卤代海洋药物的研究与开发

史大永 李祥乾 等 著

科学出版社

北 京

内 容 简 介

本书以卤代化合物为主线，系统阐述了海洋来源天然卤代化合物的发现和研究，包括海洋植物、动物、细菌、真菌等海洋生物的卤代次生代谢产物；海洋卤代化合物的合成及结构优化，包括溴代邻基酪氨酸拟肽类、溴代杂环生物碱类、氯溴代中环醚类、溴酚类杂合体和其他氯代海洋化合物的全合成方法；卤代化合物的合成方法学，包括脂肪烃和芳香烃的取代卤化、不饱和烃的加成卤化、置换卤化、过渡金属催化的卤化等；海洋卤代化合物的生物活性与应用研究，包括海洋卤代化合物的抗肿瘤、降血糖、抑菌、抗炎、抗氧化、抗病毒、杀虫和除草等活性，以及在预防和治疗心血管疾病、神经系统疾病中的作用。

本书可为新型卤代海洋药物的研发提供科学理论和决策依据，也可为从事海洋科学、药学及相关领域的科研人员系统了解卤代化合物并进行生产实践提供参考。

图书在版编目 (CIP) 数据

卤代海洋药物的研究与开发/史大永等著. —北京：科学出版社，2022.6
ISBN 978-7-03-072145-7

Ⅰ. ①卤… Ⅱ. ①史… Ⅲ. ①卤代基–海洋药物–研究 Ⅳ. ①R282.77

中国版本图书馆 CIP 数据核字（2022）第 068524 号

责任编辑：王海光 闫小敏 / 责任校对：郑金红
责任印制：吴兆东 / 封面设计：北京图阅盛世文化传媒有限公司

科 学 出 版 社 出版
北京东黄城根北街 16 号
邮政编码：100717
http://www.sciencep.com
北京厚诚则铭印刷科技有限公司 印刷
科学出版社发行 各地新华书店经销

*

2022 年 6 月第 一 版 开本：720×1000 1/16
2023 年 4 月第二次印刷 印张：17
字数：343 000
定价：180.00 元
(如有印装质量问题，我社负责调换)

前　言

卤代化合物具有独特的结构和生理活性，可作为抗菌、抗肿瘤、抗病毒药物广泛应用于人类疾病治疗，为新药的创制提供了"源"。海洋生境特殊，产生了许多特异、新颖的卤代活性物质。近年来，卤代化合物的研究与开发已经成为药物化学研究的热点，但目前尚无系统介绍卤代化合物的资料。随着我国从事卤代化合物研究的人员日益增多，迫切需要一本相关书籍供大家参考。

作者研究团队长期致力于海洋卤代活性物质的系统研究，包括溴酚-二苯甲烷类、溴酚-二苯醚、溴酚-糖类和溴酚-二氢异苯并呋喃类等天然产物的全合成、结构修饰和降血糖、抗肿瘤、抗病毒等活性研究。利用在结构和生物活性上都具有独特优势的卤代天然产物及其衍生物，构建了卤代化合物生物活性信息库，研发了新的合成策略和方法，同时在实现全合成的基础上，还进行了活性和选择性基团的优化，为后续相关化学生物学研究提供了原料。为了促进海洋活性物质的开发利用，我们对卤代天然产物的来源、活性、化学合成、酶催化和药学活性等研究成果进行整理，撰写了本书。

主要撰写人员有山东大学助理研究员李祥乾，中国科学院海洋研究所副研究员吴宁，山东大学博士后刘瑞华、王泽敏、史婷、陈平、张众、戴佳佳、虞燕燕、李宇修，山东大学科研助理邢盼、朱继强，山东大学博士生李晓伟，中国科学院海洋研究所博士生刘华、徐琦、史晓琳、张良，以及后期参与校正工作的山东大学博士生石聪，硕士生胡文鹏、高亚楠、李硕、刘芳、张依婷、白晓易、袁磊峰、孙昊等。

本书在撰写过程中，得到了山东大学、中国科学院海洋研究所有关专家的支持，参编人员所在实验室的研究生也提供了大力帮助，在此表示感谢。此外，本书还参阅了大量相关文献，已列于书后，在此向文献编著者表示深切的谢意。

本书的出版得到了国家"万人计划"青年拔尖人才基金、泰山学者工程、山东省自然科学杰出青年基金、山东大学杰出青年基金和青岛市科技惠民示范专项等项目的资助。

限于著者水平，书中难免存在不足之处，恳请广大读者批评指正。

史大永

2022 年 1 月于山东大学

目　　录

第一章　绪　　论

卤素虽然是有机生物体的几种常见组成元素，但它们在陆地天然产物中并不多见。已知的陆栖生物含卤代谢产物不多，而尤以含溴化合物为少，而受海洋高卤环境的影响，在海洋生物中天然卤代化合物广泛存在。其中，含氯化合物的分布很广，含溴化合物的分布相对比较集中，且含量较高。海洋高盐、高压、寡营养、低温、低光照等特殊的物理化学环境，使得海洋生物的代谢和机体防御机制较陆地生物更为独特（孙明昆和钱佐国，1981），并反映在它们的代谢产物中，其代谢产物复杂、多样、特殊，是开发海洋药物的重要资源。在过去的几十年中，海洋卤代天然产物由于在药物开发和研究方面的巨大潜力，成为诸多科研人员及医药专家研究的热门领域。

海洋占据了地球表面积的 70%，其丰富的生物种类及这些生物赖以生存的海洋环境构成了海洋生态系统（黄满荣，2010）。自 20 世纪 70 年代起，科学家从包括海绵、海鞘、海洋软体动物、珊瑚、海洋细菌和真菌等在内的各类海洋生物中提取出了大量具有极高生物活性或新颖结构的卤代天然代谢产物。海洋植物中红藻含卤量最高，常含有大量的溴、氯和碘，且具有特殊的生化合成机制。在海洋动物中，多孔类、内肛类、软体类和棘皮类等常富含有机溴，但有机碘较少。研究结果证实，海洋动物含卤代谢产物的直接来源是植物，而很多曾被认为是海洋动植物产生的活性化合物，其真正生产者是海洋动植物的共附生微生物。微生物来源的次级代谢产物涉及萜类、蒽醌、生物碱、大环内酯、黄酮等多种结构类型，具有抗菌、抗病毒、酶抑制等药理学活性。随着海洋卤代天然产物的持续发现及活性研究的深入，卤代海洋药物已成为海洋资源开发的热点领域，应用前景广阔。

藻类植物种类繁多，形态多样，广泛生长于潮间带或浅海海底的岩礁上或漂浮生长，是海洋生态系统的主要初级生产者，为人类的生存提供了大量可利用的资源，在食品、医药领域得到广泛应用。大型海藻种类繁多，形态多样，主要包括红藻、褐藻、绿藻和蓝藻四大门类。针对海藻化学成分的研究主要集中于红藻门和褐藻门，红藻门中以松节藻科物种最多（包括 125 属约 700 种）。据统计（Wang et al.，2013），1960～2012 年，从海洋生物中共鉴定出 4079 个卤代化合物，仅松节藻科海藻中的卤代化合物就有 808 个，占到了全部海洋天然卤代化合物的 20%。

从海藻中得到的溴酚类化合物具有丰富多样的生物活性，主要包括抗氧化、抗微生物、抗肿瘤、抗血栓、抗炎、抑制 α-葡萄糖苷酶、抑制蛋白酪氨酸磷酸酶（PTP1B）、抑制蛋白酪氨酸激酶、生物拒食等方面。其中很多具有抗生活性，如抗菌二螺环类 aerothionin（Fattorusso et al.，1970）、具拒食活性和抗菌活性的二溴吡唑酰胺类 dispacamide A～D（Cafieri et al.，1996）、具抗疟原虫活性的氨基咪唑类 oroidin（Scala et al.，2010），以及具抗菌活性的氯代二苯甲酮化合物 pestalone（Cueto et al.，2001）。卤代化合物因其新颖的化学结构及独特的生物活性成为新药研发的宝库，引起药物化学家极大的研究兴趣。

与海藻一样，海绵中也含有大量的卤代化合物。海绵分布广泛，从赤道到两极，从浅海到深海海域都有海绵的存在。种类约有 15 000 种，其颜色、形状千姿百态，大小、质量相差非常大（许嵘等，2014）。海绵的生存能力非常强，很多海绵对其他海洋生物具有拒食作用，而且不会被微生物分解。这些现象提示海绵体内应该存在一种化学防御机制，即通过代谢出丰富的化学物质来抵御外敌的侵扰。目前已从海绵中发现了大量的具有抗菌、抗肿瘤、抗病毒和免疫调节等活性的卤代化合物。例如，Aratake 等（2009）从印度尼西亚海绵 *Haliclona* sp.中分离得到具有抗肿瘤活性的多元不饱和溴代脂肪酸；Ebada 等（2009）从印度尼西亚加里曼丹岛的海绵 *Jaspis splendens* 中分离得到具有抗肿瘤活性的溴代环肽类化合物 jaspamide；Galeano 等（2011）从加勒比海绵 *Verongula rigida* 中分离得到溴代酪氨酸类生物碱 bromotyrosine，其对利什曼原虫和疟原虫显示出选择性抗寄生虫活性。

红树林（mangrove）是指生长在热带、亚热带低能海岸潮间带上部，受周期性潮水浸淹，由以红树植物为主体的常绿灌木或乔木组成的潮滩湿地木本生物群落。它生长于陆地与海洋交界带的滩涂浅滩，是陆地向海洋过渡的特殊生态系统（Attaway and Zaborsky，1994；Xu，2015）。红树林系统的高盐、低氧、营养限制、潮汐渐变、高温、强光及干旱等环境特点，导致生存于其中的生物具有独特的代谢途径和遗传背景，其能通过产生一些独特且有活性的次级代谢产物来选择性地适应这种环境（Attaway and Zaborsky，1994；Feller et al.，2010）。例如，从冲绳的红树林植物海漆 *Excoecaria agallocha* 中分离到 1 个氯代的二萜类化合物；从湛江红树林植物木榄 *Bruguiera gymnorrhiza* 中发现了 3 个氯代的螺二萘化合物（palmarumycin）类化合物；从印度红树林植物 *E. agallocha* 中分离到 3 个氯代的半日花烷型衍生物 agallochin A～C；从巴哈马的红树林专属放线菌 *Salinispora tropica* CNB-392 中分离得到具有 γ-内酰胺-β-内酯双环结构的 20S 蛋白酶体抑制剂 salinosporamide A（别名马里佐米）（Feling et al.，2003）。

在海洋生态系统中，珊瑚礁具有极高生产力和生物多样性。珊瑚是珊瑚礁生态系统中常见的低等无脊椎动物，是海洋天然产物热点资源，全球有珊瑚6100多种。珊瑚身体柔软，固着生长，形态学上缺乏有效的物理防御手段，其通过体内积累或向外界释放化学防御物质来抵御捕食者进攻，从而在竞争激烈的残酷的海洋环境中安然生存（傅秀梅等，2009）。大量结构新颖、生物活性良好且在陆地生物中从未发现过的卤代化合物，都是从这些海洋低等无脊椎动物中发现的，其中包括二萜类、前列腺素类、甾体类和生物碱类。这些次级代谢产物多具有抗肿瘤、抗炎、抗病毒和免疫调节等活性，是海洋药物先导化合物的重要来源（Schwartsmann et al.，2001；Blunt et al.，2008）。例如，Sun 等（2012）从采集自中国南海珊瑚礁环境的海洋无脊椎动物蕾二歧灯芯柳珊瑚 *Dichotella gemmacea* 中分离得到了多个氯代 briarein 型二萜单体化合物，具有卤虫致死活性。Palermo 等（2000）从冻干的软珊瑚 *Alcyonium paessleri* 中得到具有抗肿瘤活性的氯代倍半萜类化合物。Yan 等（2010）从采自中国海南三亚湾的软珊瑚 *Lobophytum pauciflorum* 中分离得到氯代四萜类化合物，其对小鼠腹腔巨噬细胞中脂多糖（lipopolysaccharide，LPS）诱导的一氧化氮产生具有显著的抑制作用。

海洋微生物种类多，分布广泛，使得海洋微生物成为海洋卤代化合物的主要生产者（占49%）。例如，在 Biabani 和 Hartmut（1998）总结的173个海洋真菌次生代谢产物中，有13个氯代和1个溴代化合物；在 Bugni 和 Ireland（2004）总结的272个海洋真菌新天然产物中，有22个氯代和1个溴代化合物。这些化合物的生物活性表现为抗肿瘤、抗菌和抗病毒，可能与其来源于高竞争性的海洋环境相关。近年来海洋细菌的研究逐渐增多。例如，salinosporamide A（NPI-0052）已经作为抗癌剂进入人类临床试验（Fenical et al.，2009）。来自帕劳的海洋沉积细菌 *Salinispora arenicola* 产生了与多色霉素类（pluramycin）代谢产物 altromycin 相似的氯醇柳氮醌（saliniquinone）（Murphy et al.，2010），可有效抑制人结肠癌 HCT-116 细胞系（半抑制浓度 IC_{50} 值为 $9.9×10^{-9}$ mol/L）。来自加利福尼亚州拉霍亚的海洋沉积物中糖单胞菌属 *Saccharomonospora* sp.产生了新生物碱洛多吡啶酮（lodopyridone），对 HCT-116 细胞系也具有活性（Maloney et al.，2009）。从生活在东太平洋深海热液烟囱中的海洋热瓦氏菌中首次发现了次生代谢产物氨苄 ammonificin A 和 B。

海洋卤代化合物结构独特，且具有多种生物活性和特殊的药理作用，引起了学者的广泛关注。然而，其在海洋生物中含量低，分离难度大，极大地限制了进一步的活性研究和临床应用。除了饲养或培养海洋生物外，通过化学方法大批量合成是获取海洋卤代化合物最常规、最重要的途径。对海洋卤代化合物进行合成和结构修饰，不仅能确定化合物的结构，而且能为其构效关系研究、药物设计提供依据。例如，来自真海绵目的 200 多种溴代肟基酪氨酸拟肽类化合物中，已有 40 多种至少实现了一种全合成方法（Hentschel and Lindel，2010）。同样来自海绵的溴代生物碱类化合物的全合成方法也被大量报道（Rane et al.，2014）。自从 1965 年第一个从凹顶藻属 *Laurencia* 中分离出来的中环醚被 Irie 等（1965）报道后，氯溴代中环醚的全合成方法相继被报道（Fujiwara，2006）。氯代天然产物的全合成报道较少，仅一些氯酚类（Cueto et al.，2001；Iijima et al.，2004）、氯代生物碱类（Macherla et al.，2005；Chen et al.，2009）、氯代吡喃并萘醌类（Tatsuta et al.，2002）和氯代糖苷类（Meng et al.，2008）等氯代海洋天然产物的全合成方法有报道。

参 考 文 献

傅秀梅, 王长云, 邵长伦, 等. 2009. 中国珊瑚礁资源状况及其药用研究调查. 珊瑚礁资源与生态功能[J]. 中国海洋大学学报(自然科学版), 39(4): 676-684.

黄满荣. 2010. 全球气候变暖对海洋生态系统的影响[J]. 大自然, (4): 19-23.

孙明昆, 钱佐国. 1981. 海洋含卤天然产物[J]. 海洋湖沼通报, (2): 59-67.

许嵘, 顾琼, 汪洪玲, 等. 2014. 海绵中活性化学成分的研究进展[J]. 现代药物与临床, 29(12): 1433-1440.

Aratake S, Trianto A, Hanif N, et al. 2009. A new polyunsaturated brominated fatty acid from a *Haliclona* sponge[J]. Marine Drugs, 7(4): 523-527.

Attaway D H, Zaborsky O R. 1994. Marine biotechnology. Vol 1. Pharmaceutical and bioactive natural products[J]. Bulletin of Marine Science-Miami, 54(2): 573-574.

Biabani M A F, Hartmut L. 1998. Advances in chemical studies on low-molecular weight metabolites of marine fungi[J]. Journal Fur Praktische Chemie, 340(7): 589-607.

Blunt J W, Copp B R, Hu W P, et al. 2008. Marine natural products[J]. Natural Product Reports, 25(1): 35-94.

Bugni T S, Ireland C M. 2004. Marine-derived fungi, a chemically and biologically diverse group of microorganisms[J]. Natural Product Reports, 21: 143-163.

Cabrita M T, Vale C, Rauter A P. 2010. Halogenated compounds from marine algae[J]. Mar Drugs, 8(8): 2301-2317.

Cafieri F, Fattorusso E, Mangoni A, et al. 1996. Dispacamides, anti-histamine alkaloids from Caribbean *Agelas* sponges[J]. Tetrahedron Letters, 37(20): 3587-3590.

Chen J, Fu X G, Zhou L, et al. 2009. A convergent route for the total synthesis of malyngamides O, P, Q, and R[J]. The Journal of Organic Chemistry, 74(11): 4149-4157.

Cueto M, Jensen P R, Kauffman C, et al. 2001. Pestalone, a new antibiotic produced by a marine fungus in response to bacterial challenge[J]. Journal of Natural Products, 64(11): 1444-1446.

Ebada S S, Wray V, Voogd N J D, et al. 2009. Two new jaspamide derivatives from the marine sponge *Jaspis splendens*[J]. Marine Drugs, 7(3): 434-444.

Fattorusso E, Minale L, Sodano G, et al. 1970. Aerothionin, a tetrabromo compound from *Aplysina aerophoba* and *Verongia thiona*[J]. Chemical Communications, 12(12): 752-753.

Feling R H, Buchanan G O, Mincer T J, et al. 2003. Salinosporamide a: a highly cytotoxic proteasome inhibitor from a novel microbial source, a marine bacterium of the new genus

Salinospora[J]. Angewandte Chemie International Edition, 42(3): 355-357.

Feller I C, Lovelock C E, Berger U, et al. 2010. Biocomplexity in mangrove ecosystems[J]. Annual Review of Marine Science, 2(2): 395.

Fenical W, Jensen P R, Palladino M A, et al. 2009. Discovery and development of the anticancer agent salinosporamide A (NPI-0052)[J]. Bioorganic and Medicinal Chemistry, 17(6): 2175-2180.

Fernando I P, Kim M, Son K T, et al. 2016. Antioxidant activity of marine algal polyphenolic compounds: a mechanistic approach[J]. J Med Food, 19(7): 615-628.

Fujiwara K. 2006. Total Synthesis of Medium-Ring Ethers from Laurencia Red Algae[M]. Berlin Heidelberg: Springer: 97-148.

Galeano E, Thomas O P, Robledo S, et al. 2011. Antiparasitic bromotyrosine derivatives from the marine sponge *Verongula rigida*[J]. Marine Drugs, 9(10): 1902-1913.

Hentschel F, Lindel T. 2010. Synthesis of oximinotyrosine-derived marine natural products[J]. Synthesis, (2): 181-204.

Iijima D, Tanaka D, Hamada M, et al. 2004. The first total synthesis of SB87-Cl and pestalone, novel bioactive benzophenone natural products[J]. Tetrahedron Letters, 45(28): 5469-5471.

Irie T, Suzuki M, Masamune T. 1965. Laurencin, a constituent from *Laurencia* species[J]. Tetrahedron Letters, 6(16): 1091-1099.

Macherla V R, Mitchell S S, Manam R R, et al. 2005. Structure-activity relationship studies of salinosporamide A (NPI-0052), a novel marine derived proteasome inhibitor[J]. Journal of Medicinal Chemistry, 48(11): 3684-3687.

Maloney K N, Macmillan J B, Kauffman C A, et al. 2009. Lodopyridone, a structurally unprecedented alkaloid from a marine actinomycete[J]. Organic Letters, 11(23): 5422-5424.

Meng W, Ellsworth B A, Nirschl A A, et al. 2008. Discovery of dapagliflozin: a potent, selective renal sodium-dependent glucose cotransporter 2 (SGLT2) inhibitor for the treatment of type 2 diabetes[J]. Journal of Medicinal Chemistry, 51(5): 1145-1149.

Murphy B T, Narender T, Kauffman C A, et al. 2010. Saliniquinones A-F, new members of the highly cytotoxic anthraquinone-γ-pyrones from the marine Actinomycete *Salinispora arenicola*[J]. Cheminform, 41(49): 929-934.

Palermo J A, Brasco M F, Spagnuolo C, et al. 2000. Illudalane sesquiterpenoids from the soft coral *Alcyonium paessleri*: the first natural nitrate esters[J]. Journal of Organic Chemistry, 65(15): 4482-4486.

Rane R, Sahu N, Shah C, et al. 2014. Marine bromopyrrole alkaloids: synthesis and diverse medicinal applications[J]. Current Topics in Medicinal Chemistry, 14(2): 253-273.

Scala F, Fattorusso E, Menna M, et al. 2010. Bromopyrrole alkaloids as lead compounds against protozoan parasites[J]. Marine Drugs, 8(7): 2162-2174.

Schwartsmann G, Rocha A B D, Berlinck R G, et al. 2001. Marine organisms as a source of new anticancer agents[J]. Lancet Oncology, 2(4): 221-225.

Sun L L, Shao C L, Chen J F, et al. 2012. New bisabolane sesquiterpenoids from a marine-derived fungus *Aspergillus* sp. isolated from the sponge *Xestospongia testudinaria*[J]. Bioorganic and Medicinal Chemistry Letters, 22(3): 1326-1329.

Tatsuta K, Tanaka Y, Kojima M, et al. 2002. The first total synthesis of (±)-napyradiomycin A1[J]. Chemistry Letters, 31(1): 14-15.

Wang B G, Gloer J B, Ji N Y, et al. 2013. Halogenated organic molecules of Rhodomelaceae origin: chemistry and biology[J]. Chemical Reviews, 113(5): 3632-3685.

Xu J. 2015. ChemInform abstract: bioactive natural products derived from mangrove-associated microbes[J]. Rsc Advances, 46(12): 841-892.

Yan P, Lv Y, van Ofwegen L, et al. 2010. Lobophytones A-G, new isobiscembranoids from the soft coral *Lobophytum pauciflorum*[J]. Organic Letters, 12(11): 2484-2487.

第二章　海洋来源天然卤代化合物的发现和研究

第一节　概　　述

卤代化合物是天然产物中非常具有海洋特色的一类化合物，目前已发现4500余种天然卤化产物，主要为氯化物或溴化物，其中溴化物主要由海洋生物产生。研究表明，天然卤代化合物具有重要的生物活性，并可以作为抗生素、抗肿瘤和抗病毒药物等广泛地应用于人类疾病治疗。但由于生存环境特殊，海洋卤代活性物质具有结构复杂、生物活性多样、含量微少及难以重复获得等特点，因而存在若干成药技术瓶颈（药源短缺、结构复杂难以合成、有毒性等）。与西方发达国家相比，我国海洋生物开发利用研究的深度和广度存在明显差距，目前我国的研究仍多集中于先导化合物的发现，研发过程存在严重的链条缺失、信息碎片化、技术装备落后等问题，加强卤代活性物质利用过程的系统化与智慧化，对于新型卤代海洋药物的开发具有重要意义，不仅能够为国家海洋生物资源利用提供保障，也能全面提升我国海洋医药产业的创新能力。

第二节　海洋植物的卤代次生代谢产物

一、海洋藻类来源的卤代次生代谢产物

藻类植物种类繁多，形态多样，广泛生长于潮间带或浅海海底的岩礁上或漂浮生长，是海洋生态系统的主要初级生产者，为人类的生存提供了大量可利用资源，在食品、医药领域得到广泛应用。独特的生长环境造就了海洋生物次生代谢产物的多样性。作为海藻极具特色的产物之一，卤代化合物因其新颖的化学结构及独特的生物活性成为新药研发的宝库。此类化合物在抗肿瘤、抗菌、抗氧化、生物拒食、抑制 α-葡萄糖苷酶和抑制蛋白酪氨酸磷酸酶等方面均表现出较好的生物活性，极大地引起了药物化学家的研究兴趣。

大型海藻有红藻、褐藻、绿藻和蓝藻四大门类。针对海藻化学成分的研究主要集中于红藻门和褐藻门，红藻门中以松节藻科物种最多（包括125属约700种）。中国科学院海洋研究所的王斌贵研究员等针对松节藻科海藻中的卤代化合物，已在《化学评论》（*Chemical Reviews*）上进行了长篇综述，系统总结了松节藻科海藻卤代化合物的研究进展，包括卤代化合物的分子多样性、分布规律、化学合成、

生物合成、化学分类、生物活性及其化学生态学意义等。共归纳了 697 个卤代化合物，引用了 525 篇参考文献。据该综述统计，1960～2012 年，从松节藻科海藻中共分离得到 1058 个化合物，其中，808 个是卤代化合物，其又可细分为 760 个溴代化合物，262 个氯代化合物，218 个溴和氯均有取代的结构及 4 个碘代化合物。同时期，从海洋生物中共鉴定出 4079 个卤代化合物，仅松节藻科海藻中的卤代化合物就占到了全部海洋天然卤代化合物的 20%（Wang et al.，2013）。

　　怀着对该论文的崇高敬意，本书作者在其基础之上，主要针对来源于松节藻科植物以外的卤代化合物进行归纳，并进一步对 2012～2017 年报道的来自松节藻科植物的卤代化合物进行适当补充。

1. 卤代萜类

　　海洋萜类化合物的特点是多含卤素原子，且具独特的生物活性。Motti 等（2014）从澳大利亚的摩顿岛摩尔顿（Moreton）湾附近采集到了红藻 *Plocamium hamatum* 植物，从潘达洛维耶（Pandalowie）港湾附近采集到了红藻 *Plocamium costatum* 植物，运用高效液相色谱-紫外-质谱-蛋白电泳-核磁共振波谱（HPLC-UV-MS-SPE-NMR）技术从两株海藻提取物中鉴定出 8 个新的卤代单萜类衍生物（2-1～2-8）（图 2-1）。Sabry 等（2017）从南非东海岸采集到红藻 *Plocamium cartilagineum* 植物，室温下借助 CH_2Cl_2-MeOH（V/V=2∶1，下文同）溶剂从中提取并分离得到 1 个新的卤代单萜（2-9），该化合物对 NCI-H460 人肺癌细胞系和 N2α 小鼠神经母细胞瘤细胞系表现出较好的抑制活性。Yu 等（2017）从红藻复生凹顶藻 *Laurencia composita* 中分离得到了 11 个高度卤代的花柏烷型倍半萜（2-10～2-20），其中包括 1 个较罕见的重排的花柏烷型倍半萜类化合物（2-10）。对此系列化合物进行细胞毒及抗真菌活性评价后，发现化合物 2-16 对石膏样小孢子菌 *Microsporum gypseum* 具有较强的抑制活性，其 MIC_{80} 值（抑制 80%细菌生长的药物浓度）为 4 mg/mL。化合物 2-13 和 2-16 对 A549 细胞株表现出较弱的抑制活性，其 IC_{50} 值分别为 85.2 mmol/L 和 48.6 mmol/L。Chen 等（2016）从红藻三列凹顶藻 *Laurencia tristicha* 植物中分离得到 8 个新的花柏烷型倍半萜（2-21～2-28）和 1 个新的溴代花侧柏烯类化合物（2-29）。Ji 等（2016）从红藻羽状凹顶藻 *Laurencia pinnata* 植物中分离得到 4 个新的卤代艾里莫酚烷型倍半萜（2-30～2-33），这也是首次在羽状凹顶藻中发现此类化学成分，今后可将其作为本属植物化学分类的标志物。Kladi 等（2014）从希腊南部的克里特岛附近采集到新鲜的红藻 *Laurencia glandulifera*，室温下借助 CH_2Cl_2-MeOH 溶剂从中提取并分离得到 2 个新的溴代二萜类化合物（2-34 和 2-35）。

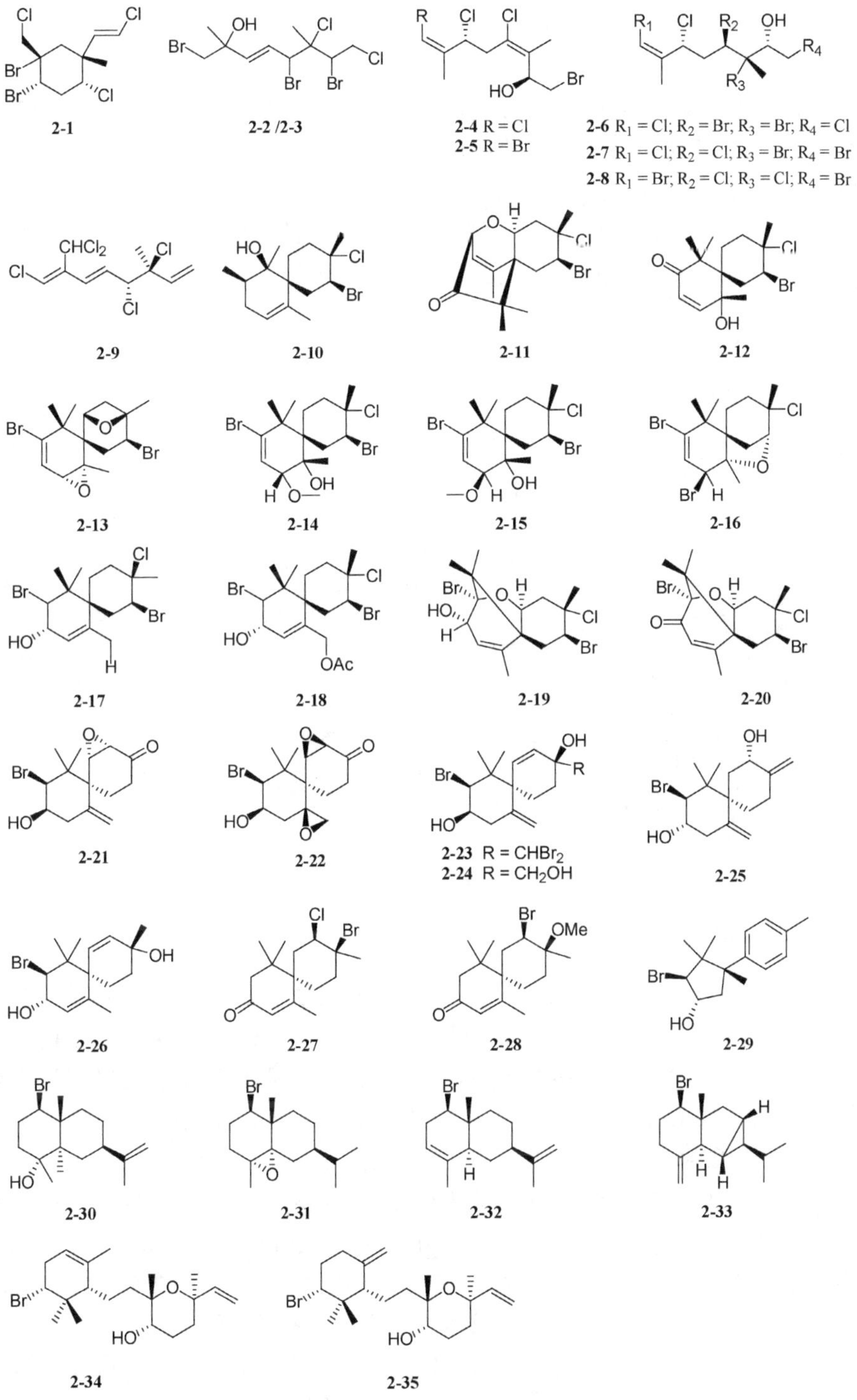
2-1
2-2 /2-3
2-4 R = Cl
2-5 R = Br
2-6 R1 = Cl; R2 = Br; R3 = Br; R4 = Cl
2-7 R1 = Cl; R2 = Cl; R3 = Br; R4 = Br
2-8 R1 = Br; R2 = Cl; R3 = Cl; R4 = Br
2-9
2-10
2-11
2-12
2-13
2-14
2-15
2-16
2-17
2-18
2-19
2-20
2-21
2-22
2-23 R = CHBr2
2-24 R = CH2OH
2-25
2-26
2-27
2-28
2-29
2-30
2-31
2-32
2-33
2-34
2-35

图 2-1　卤代萜类化合物

2. 卤代吲哚生物碱类

吲哚生物碱是一类重要的海洋次生代谢产物，其重要特征之一是含卤素取代基。Woolner 等（2016）从红藻门植物 *Rhodophyllis membranacea* 中分离得到 11 个新的卤代吲哚类化合物（2-36～2-46）（图 2-2）；药理测试结果显示，这些化合物对 HL-60 人急性早幼粒白血病细胞系表现出弱的抑制活性；同时，对酿酒酵母 *Saccharomyces cerevisiae* 也表现出一定的抗真菌活性。

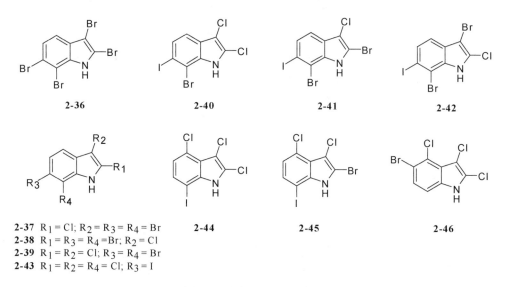

2-37 R_1 = Cl; R_2 = R_3 = R_4 = Br
2-38 R_1 = R_3 = R_4 = Br; R_2 = Cl
2-39 R_1 = R_2 = Cl; R_3 = R_4 = Br
2-43 R_1 = R_2 = R_4 = Cl; R_3 = I

图 2-2 卤代吲哚生物碱类

3. 其他卤代化合物

Kamada 和 Vairappan（2012）从红藻凹顶藻属植物 *Laurencia nangii* 中首次分离得到了 1 个新的溴代番茄枝内酯类化合物（2-47）（图 2-3），而在此之前，该属植物仅报道含有乙酰化的 C_{15}-番茄枝内酯类化合物，此类结构也可以作为该属植物的化学标志物。Oguri 等（2017）从红藻 *Laurencia* sp.植物中分离得到了 4 个新的溴代化合物（2-48～2-51），并评价了它们的防污活性，测试结果显示，化合物 2-48 和 2-49 对藤壶 *Amphibalanus amphitrite* 表现出较强的抗污活性（半致死浓度 EC_{50} 值=0.15～0.23 μg/mL）。Greff 等（2017）从红藻门柏桉藻科植物 *Asparagopsis taxiformis* 中分离得到了 2 个新的高度溴代的环戊酮类化合物（2-52 和 2-53），这也是文献中首次报道 2,3-二溴代环戊酮类衍生物。药理学结果显示，这两个化合物表现出强的生态毒性，EC_{50} 值均为 0.16 μmol/L；此外，其对人类病原体鲍曼不动杆菌 *Acinetobacter baumannii* 表现出弱的抑菌活性。

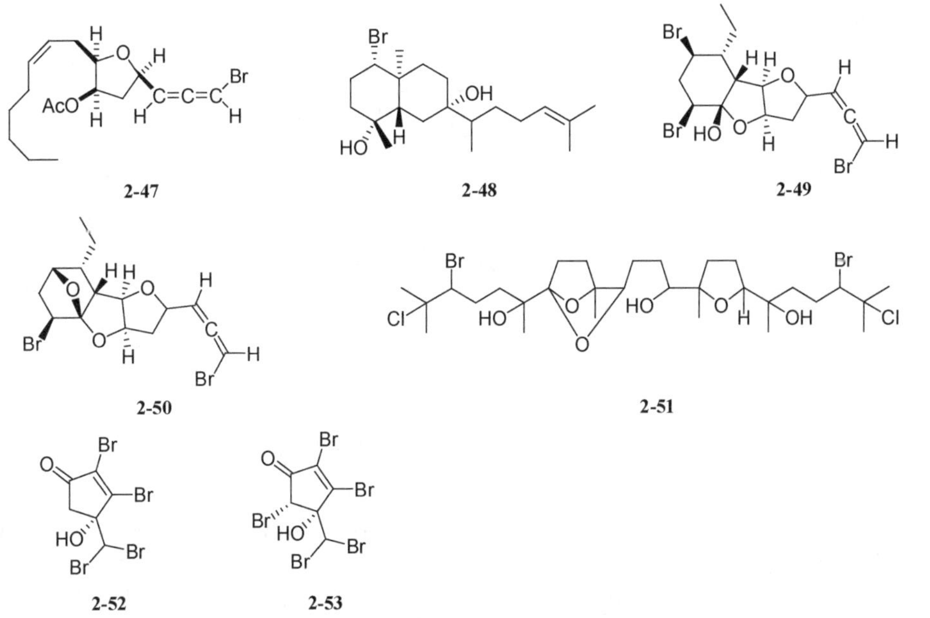

2-47　　　　　　2-48　　　　　　2-49

2-50　　　　　　　　　2-51

2-52　　　　2-53

图2-3　溴代番茄枝内酯类化合物

二、海洋苔藓植物来源的卤代次生代谢产物

苔藓虫是固着生活的群体动物，其次生代谢产物中，以溴代的生物碱类物质最具特色。

从澳大利亚的苔藓虫 *Amathia wilsoni* 中分离到了 2 个新生物碱类化合物 wilsoniamine A（2-54）和 B（2-55）（图 2-4）（Carroll et al.，2010a），它们有着在天然产物中从未发现过的六氢吡咯[1,2-c]并咪唑-1-酮结构。新西兰的 *Pterocella vesiculosa* 体内含有一种新的 β-咔啉类生物碱（2-56）（Till and Prinsep，2009）。*Flustra foliacea* 类苔藓虫在次生代谢产物合成方面技艺精湛，研究者从采自斯堪的纳维亚和加拿大的这类生物中分离到了 9 个新的溴代吡咯并二氢吲哚类生物碱（2-57～2-65）（Peters et al.，2002，2003）；从来自北极的苔藓虫 *Tegella* cf. *spitzbergensis* 中分离到了 3 个新的生物碱 eusynstyelamide D～F（2-66～2-68）（Tadesse et al.，2011）。

从采自澳大利亚巴斯海峡的苔藓虫 *Amathia tortusa* 中分离到的溴代生物碱 convolutamine I 和 J（2-69 和 2-70）（图 2-5）均对布氏锥虫 *Trypanosoma brucei* 表现出了抑制作用，同时 convolutamine I 对 HEK293 细胞表现出细胞毒活性（Davis et al.，2011）。amathamide C～F 和 H（2-71～2-75）同样是分离自苔藓虫的溴代生物碱类化合物，其中化合物 amathamide C 与 H（2-71 和 2-75）对氯喹

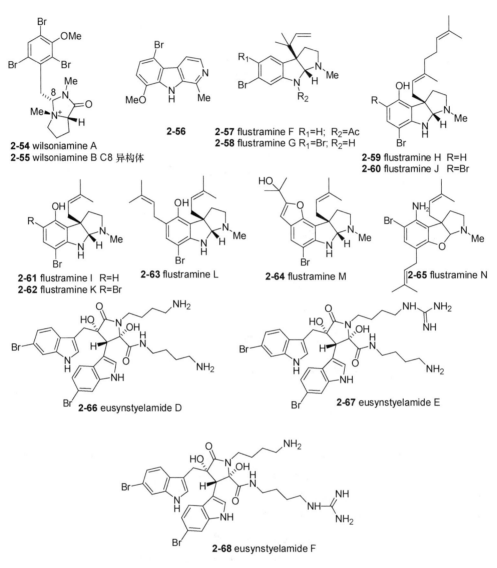

2-54 wilsoniamine A
2-55 wilsoniamine B C8 异构体

2-56

2-57 flustramine F R₁=H; R₂=Ac
2-58 flustramine G R₁=Br; R₂=H

2-59 flustramine H R=H
2-60 flustramine J R=Br

2-61 flustramine I R=H
2-62 flustramine K R=Br

2-63 flustramine L

2-64 flustramine M

2-65 flustramine N

2-66 eusynstyelamide D

2-67 eusynstyelamide E

2-68 eusynstyelamide F

图 2-4　溴代生物碱类化合物

敏感和对耐药的恶性疟原虫有中等强度的抑制作用（Blackman and Green，1987）。
2013 年，又一个溴代 β-咔啉类生物碱（2-76）从新西兰的 *Pterocella vesiculosa* 中
被分离出来（Prinsep and Dumte，2013）。研究者又从采自南美海域的苔藓虫
Aspidostoma giganteum 中分离到 10 个溴代生物碱，分别为 aspidostomide A～H
（2-77～2-84）、9-*O*-ethyl-aspidostomide C（2-85）和 aspidazide A（2-86），其中
aspidostomide E 对人肾癌细胞株 786-O 表现出一定的抑制活性（Cano and Patricia，
2013；Laura et al.，2014）。从苔藓虫 *Amathia tortuosa* 中得到的化合物 kororamide

B（2-87）对 hONS 细胞表现出一定的抑制作用（Dashti et al.，2016）。从另一海洋苔藓虫 *Securiflustra securifrons* 中分离到的 1 个溴代生物碱 securidine A（2-88）未表现出生物活性（Michael et al.，2017）。

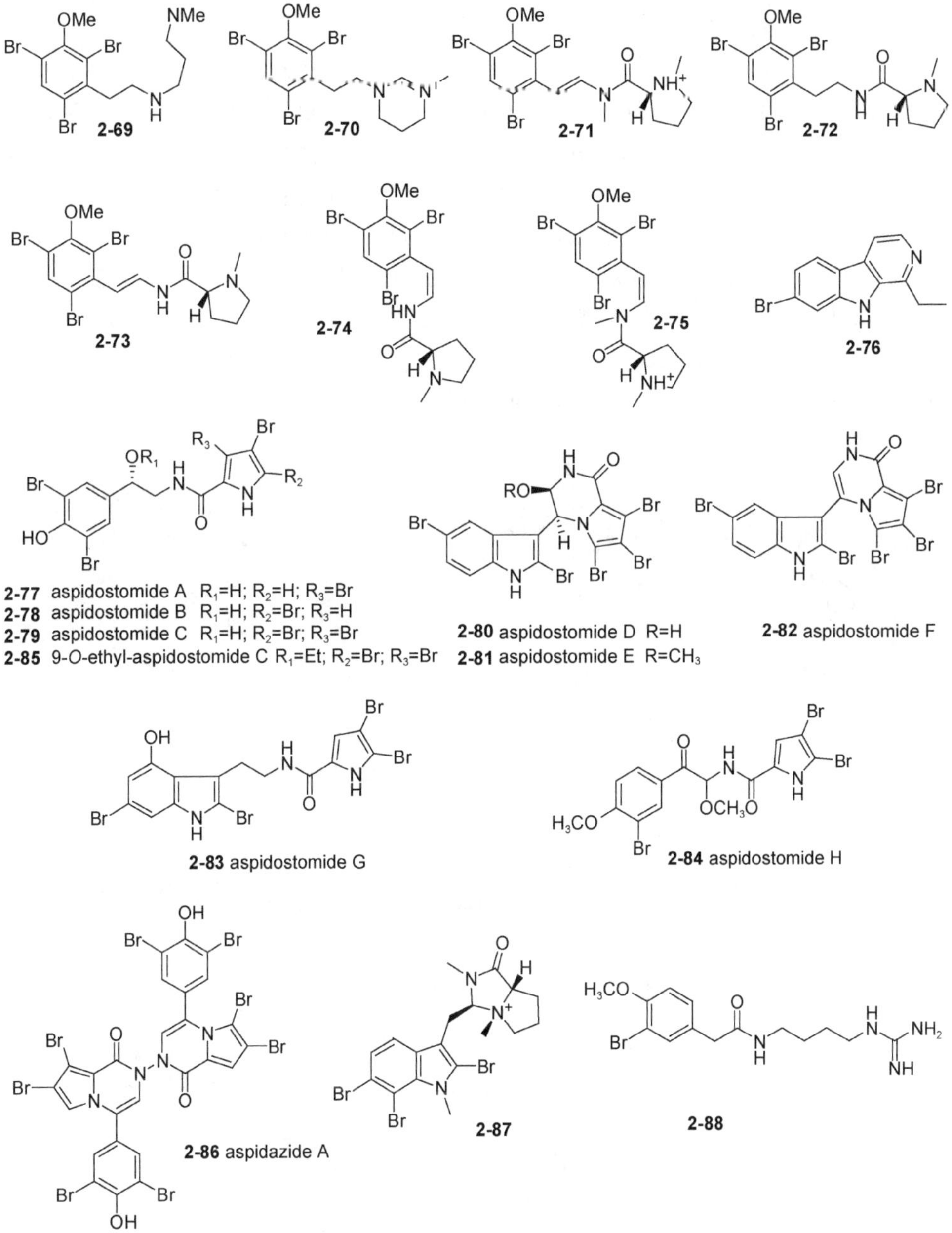

图 2-5　溴代生物碱类化合物

三、红树林等其他海洋植物来源的卤代次生代谢产物

红树林植物产生了大量结构新颖、活性独特的次生代谢产物，但是有关其次生代谢产物中卤代化合物的报道并不多见。

从日本冲绳的红树林植物海漆 *Excoecaria agallocha* 中分离到了 1 个氯代半日花烷型二萜类化合物（2-89）（图 2-6）（Konishi et al.，1998）。从中国湛江红树林植物木榄 *Bruguiera gymnorrhiza* 中发现了 3 个氯代 palmarumycin 类化合物（2-90～2-92）（Cai et al.，2011）。从中国北部湾红树林植物白骨壤 *Avicennia marina* 的果实中分离到了 1 个氯代蓝花楹酮的类似物 marinoid F（2-93）（Yi et al.，2014）。从老鼠簕属植物 *Acanthus ilicifolius* 中分离到了系列的苯并噁嗪-3-酮类生物碱，其中包括两个氯代苯并噁嗪-3-酮类糖苷（2-94 和 2-95）（Wolf et al.，1985）。从印度红树林植物 *Excoecaria agallocha* 中分离到了 3 个氯代半日花烷型衍生物 agallochin A～C（2-96～2-98）（Anjaneyulu and Rao，2000）。

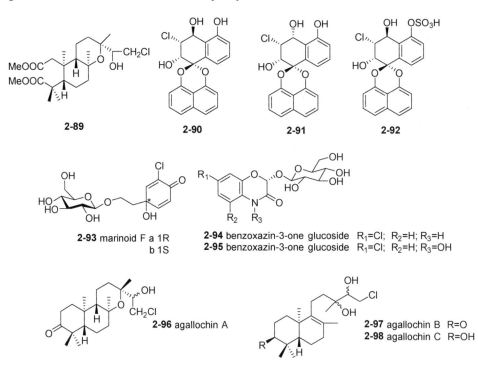

图 2-6　氯代半日花烷型萜类化合物

第三节　海洋动物的卤代次生代谢产物

一、珊瑚来源的卤代次生代谢产物

珊瑚是珊瑚礁生态系统中常见的低等无脊椎动物,属腔肠动物门珊瑚虫纲,全球珊瑚有6100多种,我国有496种(张文等,2005)。珊瑚依据其消化腔分支数目可分为八放珊瑚和六放珊瑚两个亚纲。八放珊瑚亚纲中的软珊瑚和柳珊瑚是现代海洋天然产物及海洋药物研究的热点生物种类,六放珊瑚亚纲中的石珊瑚由于其有益次生代谢产物的发现也受到了越来越广泛的关注。特别是Weinheimer和Spraggins(1969)从加勒比海的软珊瑚中发现高含量的前列腺素类成分后,掀起了科研工作者对珊瑚活性次级代谢产物的研究热潮。研究表明,珊瑚在生命过程中产生大量结构新颖的次级代谢产物,主要包括二萜类、前列腺素类、甾体类和生物碱类。这些次级代谢产物多具有抗肿瘤、抗炎、抗病毒和免疫调节等活性,是海洋药物先导化合物的重要来源(Faulkner,2001;Schwartsmann et al.,2001;Donia and Hamann,2003;Haefner,2003;Laura,2003;Newman and Cragg,2004;Simmons et al.,2005;Blunt et al.,2009)。

1. 萜类

(1)二萜

Look等(1984)和Pordesimo等(1991)将1983年采自美国维尔京群岛的冻干 *Erythropodium caribaeorum*(248 g)用正己烷浸泡6 h后温浸24 h,再用二氯甲烷浸泡24 h,氯仿-甲醇(1∶1)溶液浸泡48 h。溶剂减压蒸发分别得到400 mg正己烷提取物、3.1 g二氯甲烷提取物和5 g氯仿-甲醇(1∶1)提取物。二氯甲烷部分用色谱法分离得到briarein型二萜类化合物erythrolide A(2-99)和B(2-100)、6个新化合物erythrolide C~G、I(2-101~2-106)(图2-7)。牙买加 *E. caribaeorum* 的正己烷提取物用硅酸镁柱色谱分离,滤液减压浓缩亦能得到晶状物 2-99~2-106(Pordesimo et al.,1991)。另外,这些briarein型二萜中的某些呈现一定的抗炎活性。

Sheu等(1998)将2.25 kg冻干 *Briareum excavatum* 组织切碎,并用EtOAc(12 L×5)充分浸提;有机相减压蒸干得到深绿色固体(58.4 g),固体用EtOAc重新溶解,0℃储存析出固体(5.1 g),过滤;滤液拌样,经硅胶柱色谱分离,正己烷-EtOAc(4∶1)洗脱得到excavatolide A(2-107),正己烷-EtOAc(3∶2~1∶1)洗脱得到brianolide(2-108)。此前研究证实brianolide具有抗炎活性,但其对4种肿瘤细胞的生长无抑制效果(Kobayashi et al.,1991)。

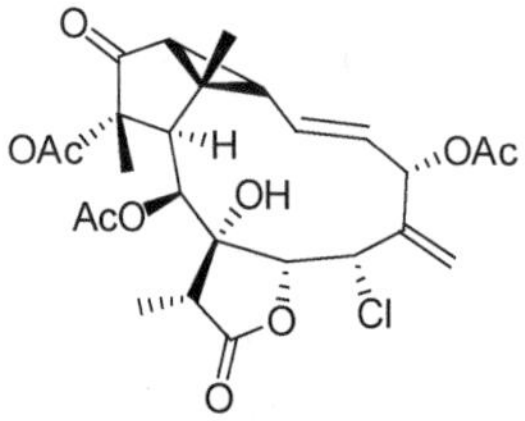

2-99 erythrolide A

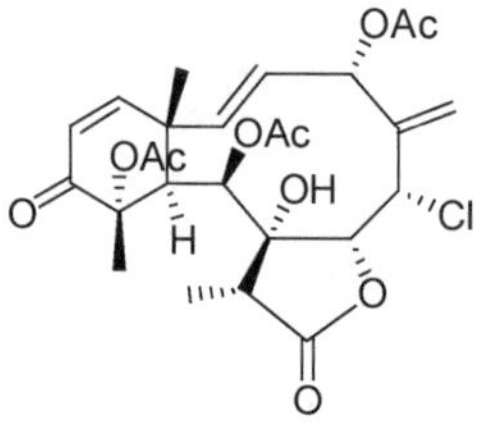

2-100 erythrolide B

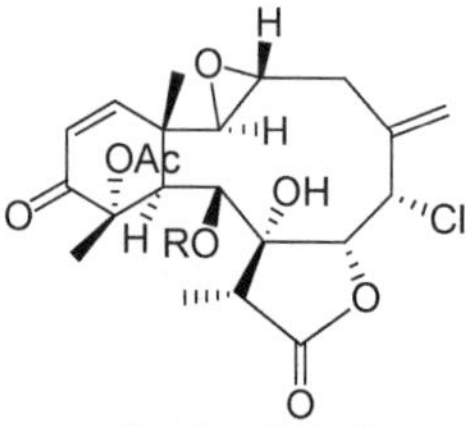

2-101 eythrolide C R=Ac

2-102 erythrolide D
R=(CO)CH₂O(CO)CH₃

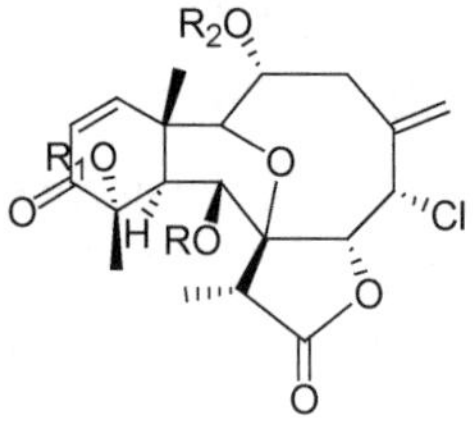

2-103 erythrolide E R=R₁=Ac; R₂=H

2-104 erythrolide F R=(CO)CH₂O(CO)CH₃;
R₁=Ac; R₂=H

2-105 erythrolide I R=(CO)CH₂OH;
R₁=Ac; R₂=H

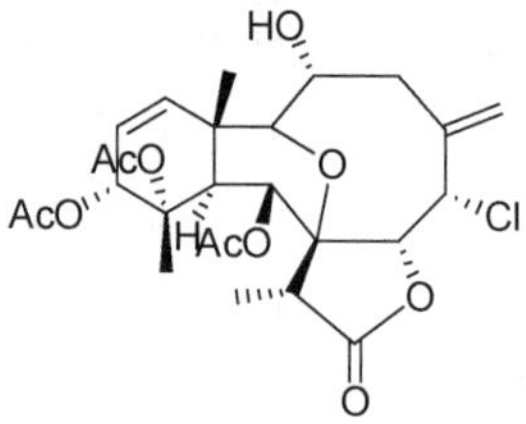

2-106 erythrolide G

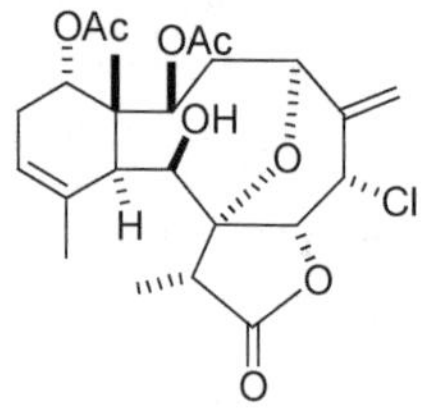

2-107 excavatolide A

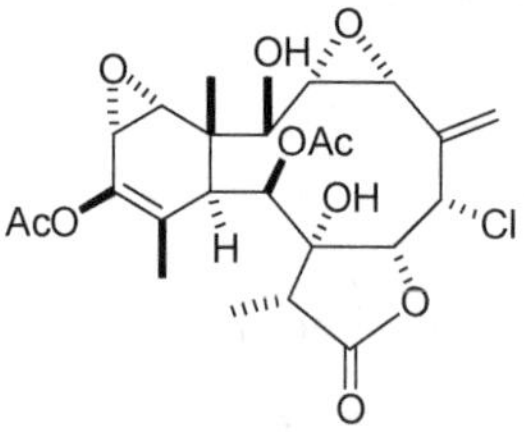

2-108 brianolide

图 2-7　Briarein 型二萜类化合物

　　孙玲玲（2012）将采集自中国南海珊瑚礁环境的海洋无脊椎动物蕾二歧灯芯柳珊瑚 *Dichotella gemmacea* 新鲜生物样品（1000 g）用自来水清洗，除去泥沙，样品晾干粉碎后用 95%的乙醇浸提 3 次，然后用氯仿-甲醇混合液（1：1）浸提 3 次。合并两次提取液，旋转蒸发至干，再用 10 倍量的甲醇脱盐 3 次，减压浓缩得到总浸膏（30.0 g）。总浸膏分散于 500 mL 水中，用等体积的乙酸乙酯萃取 6 次，减压浓缩得到乙酸乙酯相浸膏（15.0 g）。依据生物活性，乙酸乙酯相粗浸膏经反复的正相和反相硅胶柱层析、凝胶柱层析及高效液相色谱（HPLC）制备得到 6 个 briarein 型二萜化合物 2-109～2-114（图 2-8）（Isaacs et al.，2004；Tanaka et al.，2004；孙玲玲，2012）。同时，该团队又从采自中国南海涠洲岛海域的蕾二歧灯芯柳珊瑚 *Dichotella gemmacea* 中分离获得 9 个 briarein 型二萜单体化合物 2-115～

2-123（Isaacs et al.，2004；Qi et al.，2004，2007；Sung et al.，2010a；孙玲玲，2012）。多种化学生态学活性研究发现：化合物 2-121 具有卤虫致死活性，化合物 2-115～2-117、2-119、2-120、2-122、2-123 具有抗藤壶幼虫附着活性。

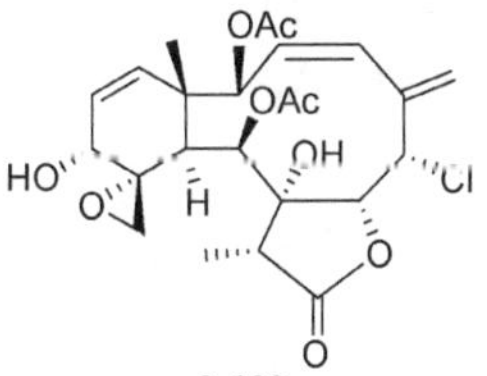

2-109

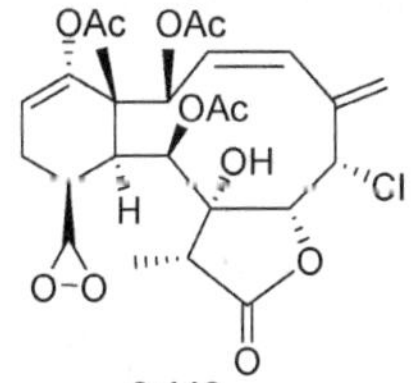

2-110

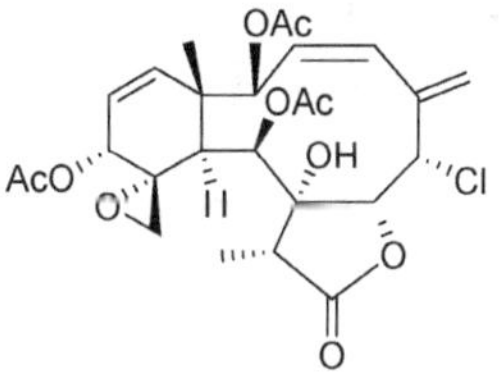

2-111

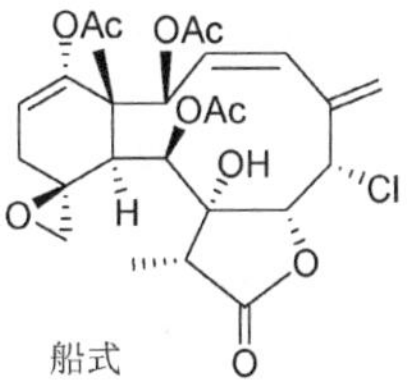

2-112

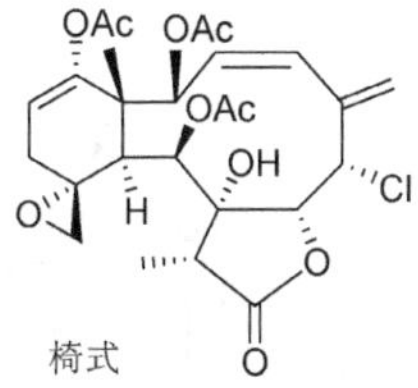

2-113

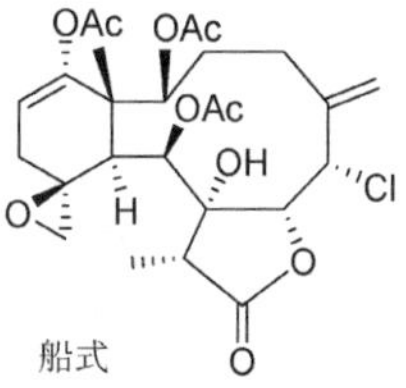

2-114

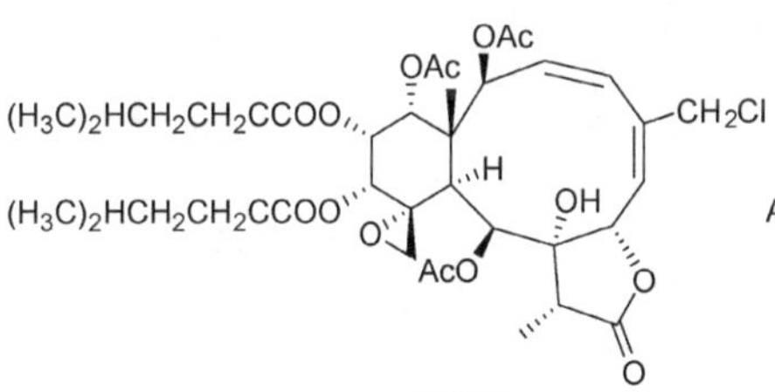

2-115

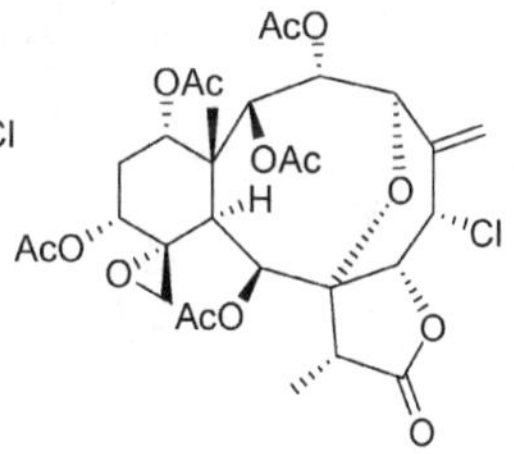

2-116

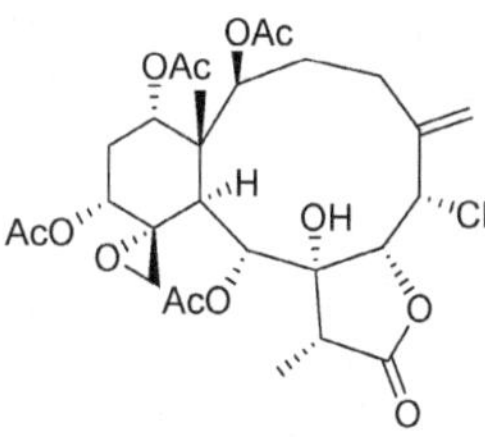

2-117

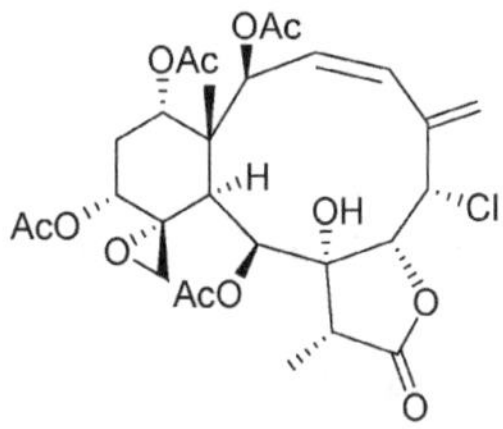

2-118

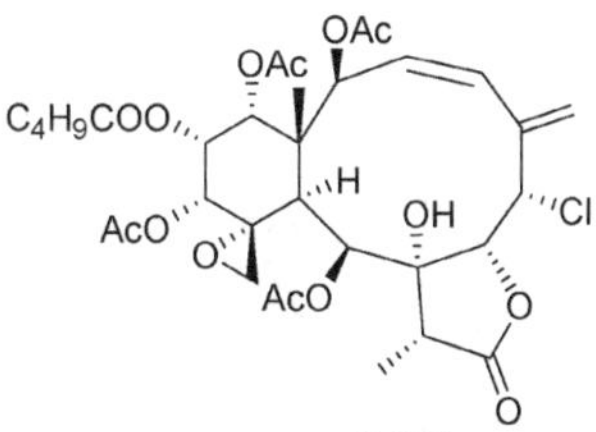

2-119

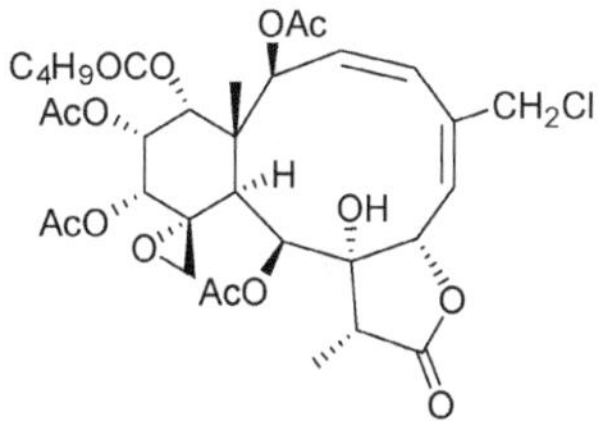

2-120

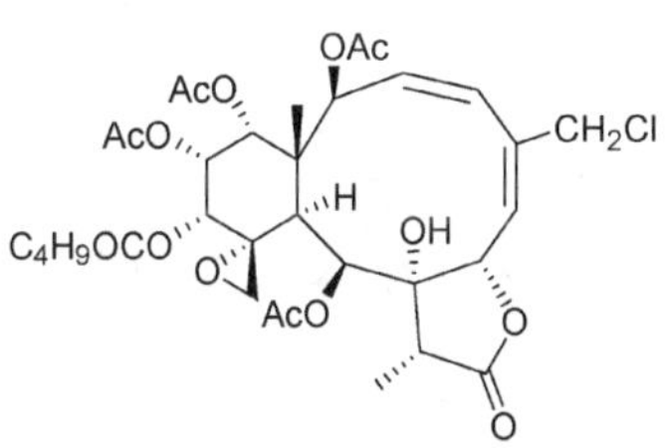

2-121

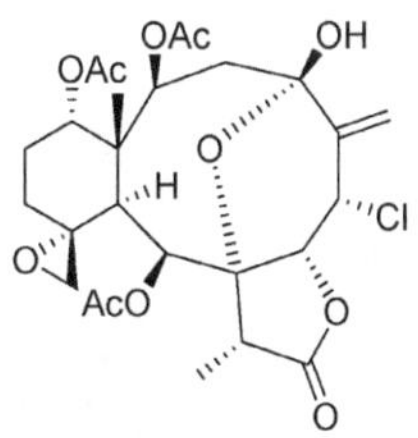

2-122

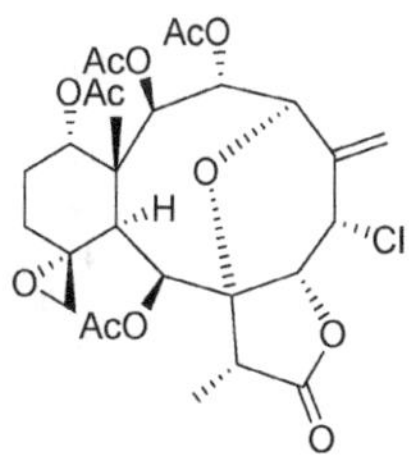

2-123

图 2-8　briarein 型二萜化合物

Sun 等（2011）将新鲜的柳珊瑚（4 kg）用 95% EtOH 萃取两次，室温下用氯仿-甲醇（1：1）萃取一次，溶剂减压蒸发得到固体混合物，水溶，萃取分别得到乙酸乙酯部分（18 g）和正丁醇部分（5 g）。经过多种分离手段得到化合物 2-115 和 2-124～2-128（图 2-9）。对所分离的化合物均进行了针对人体 4 种肿瘤细胞的细胞毒活性评价，只有化合物 2-126 表现出较弱的抗人体胰腺癌细胞 SW1990 活性。

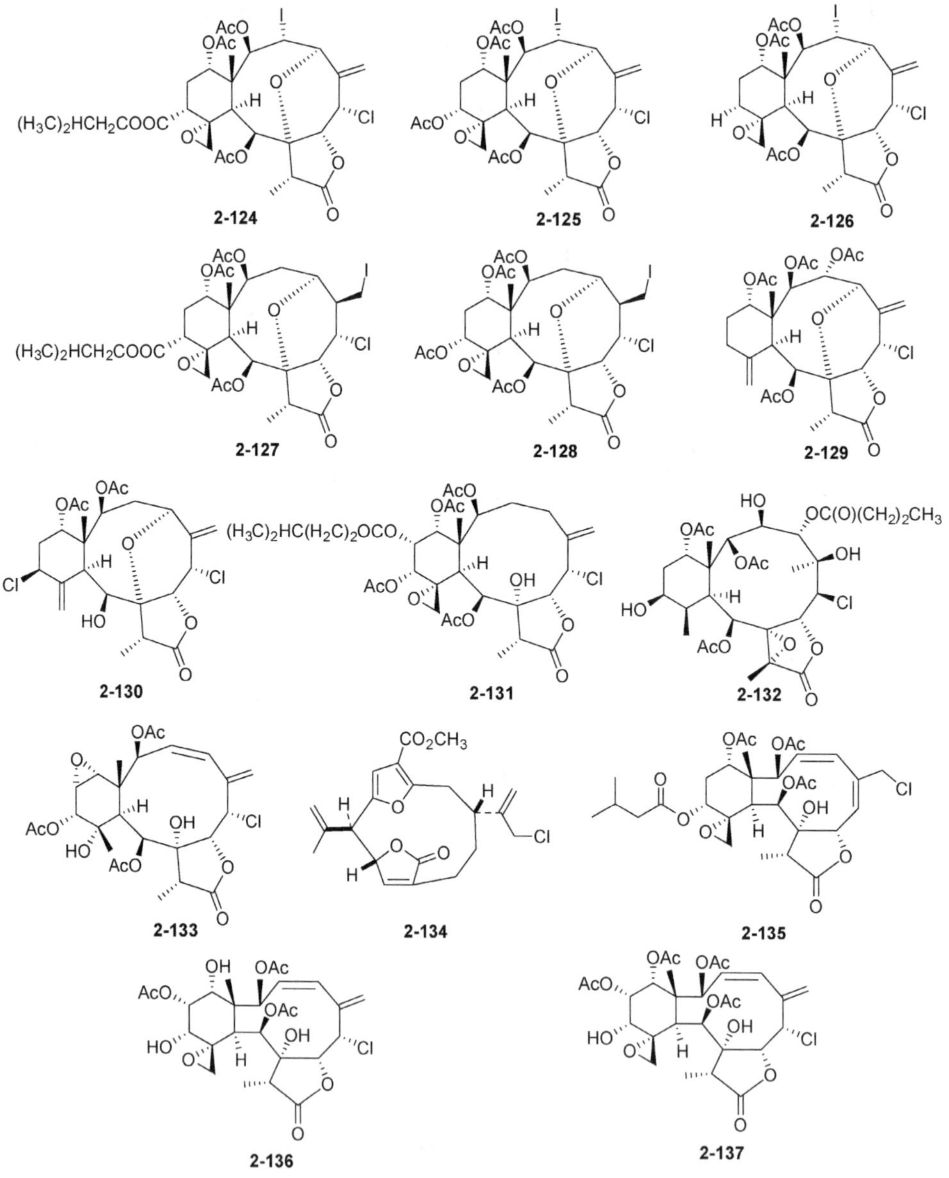

图 2-9　卤代类天然产物

Subrahmanyam 等（1998）和 Shin 等（1989）将干燥的 *Gorgonella umbraculum* 有机体（3.5 kg）破碎后用乙醇（15 L）浸泡数日，再用乙醇浸提至少 6 次，收集溶剂，得到深色固体用乙酸乙酯萃取，蒸干溶剂，得到深色油状物（55 g），将所得油状物溶解拌样，经分离纯化得到 junceellin（2-129）（0.4 g）。

Su 等（2014）将切碎的 *Briareum* sp. 珊瑚（干重 2.78 kg）用甲醇-二氯甲烷（1∶1）混合溶液提取，提取物分别溶于乙酸乙酯和水两相之中，乙酸乙酯相经硅胶柱色谱以正己烷-乙酸乙酯（100∶1～0∶100）洗脱得到 18 部分洗脱液 A～R。合并级分 M～P，经柱色谱以正己烷-乙酸乙酯（100∶1～0∶100）洗脱得到 9 部分洗脱液 M1～M9；级分 M4 经正相 HPLC 以二氯甲烷-乙酸乙酯（40∶1）为流动相分离得到 9 部分溶液 M4A～M4I；其中，级分 M4B 再经反相 HPLC 以甲醇-水（1∶1）为流动相纯化得到化合物 briarenolide J（2-130）。生物学实验表明：该化合物能够抑制超氧化物阴离子产生和人中性粒细胞释放弹性蛋白酶，IC_{50} 值分别为 14.98 μmol/L 和 9.96 μmol/L。

Qi 等（2009）将冷冻 *Junceella juncea* 珊瑚样品在室温下用 EtOH-CH₂Cl₂（2∶1）萃取 3 次，溶剂减压蒸发。所得固体置于水中，用 EtOAc 和 *n*-BuOH 各萃取 3 次。减压浓缩 EtOAc 和 *n*-BuOH 相，分别得到 85 g 和 56 g 固体物。乙酸乙酯部分经硅胶柱色谱以石油醚-乙酸乙酯（10∶1～0∶10）洗脱，配合薄层色谱（GF254）检测，得到 12 个级分。级分 3 和 4 再经硅胶柱色谱以氯仿-丙酮（11∶1～8∶2）洗脱，用半制备型 HPLC（Luna^{TM}C18（2），250 mm×10 mm i.d.，5 mL/min）纯化，甲醇-水作为流动相，得到 juncin ZII（2-131）（12 mg）。juncin ZII（2-131）系第一个 C_{12} 位为氯原子取代的二萜类化合物。实验表明：juncin ZII（2-131）具有一定的抗藤壶幼虫附着活性，是潜在的天然无毒防污剂；但该化合物对肿瘤细胞系 K562、A549、HeLa 和 Hep-2 没有显示出明显的细胞毒活性。

Sung 等（2010e）将采集到的八放珊瑚 *Briareum excavatum*（湿重 1 kg）冻干粉碎，用乙酸乙酯提取。提取物经硅胶柱色谱先后以正己烷、正己烷-乙酸乙酯混合溶液洗脱，得到 12 个级分。级分 3 经正相 HPLC 以二氯甲烷-丙酮为流动相分离，得到 excavatoid P（2-132）（0.9 mg）。excavatoid P（2-132）系珊瑚代谢产物中第一个有着 6 位 β-氯取代的二萜类化合物。生物活性测试实验发现，10 μg/mL 的 excavatoid P（2-132）对人类嗜中性粒细胞胰蛋白酶释放的抑制率为 16.1%。

Sung 等（2009）将采集的八放珊瑚 *Briareum excavatum*（干重 270 g）冻干破碎，用甲醇-二氯甲烷（1∶1）提取，所得固体物溶解分配于乙酸乙酯和水两相中。其中，乙酸乙酯相经 Sephadex LH-20 以甲醇-二氯甲烷（2∶1）洗脱，得到 A～C 三个级分；C 级分经硅胶柱色谱以正己烷-乙酸乙酯（20∶1 至 0∶100）洗脱，得到 9 个级分 C1～C9；级分 C9 经反相 HPLC 以甲醇-乙腈-水（49∶1∶50）为流动相分离纯化得到 briaexcavatin U（2-133）。该化合物是分离自 *Briareum excavatum* 的一种结构新颖的含氯二萜；在生物活性方面，目前仅对其进行了 CCRF-CEM（人急性 T 淋巴细胞白血病）和 DLD-1（人结直肠癌上皮细胞）细胞毒活性评价，但该化合物对两种肿瘤细胞均未表现出抑制活性（ED_{50} 值>50 mg/mL）。

Kate 等（2010）将冻干的柳珊瑚 *Pseudopterogorgia acerosa* 样品先后用乙酸乙酯和二氯甲烷萃取，得到 26.7 g 固体提取物；提取物溶解拌样，经硅胶柱色谱以正己烷-乙酸乙酯进行洗脱，得到 11 个级分；合并中等极性和完全极性两部分洗脱液，用制备型薄层色谱（TLC）或硅胶柱色谱再次纯化，最后经半制备型 HPLC 分离得到 15-chlorodeoxypseudopterolide（2-134）。该化合物系从珊瑚中发现的第一个卤素取代的 pseudopterane 型二萜；在对其进行针对三种肿瘤细胞（HeLa、PC-3 和 HCT-116）的细胞毒活性评价实验中发现，化合物 2-134 仅选择性地对 HCT-116 表现出中等强度的抑制活性（IC_{50} 为 2.7 mmol/L）。

周远明（2011）将冷冻的 *Dichotella fragilis* 样品（2.85 kg）粉碎后先用乙醇浸提三次，再用氯仿-甲醇（1:1）浸提三次，旋转蒸发浓缩后得到总浸膏。总浸膏用水溶解后再用乙酸乙酯萃取分离，对两相再次旋转蒸发浓缩萃取液分别获得乙酸乙酯相浸膏和水相浸膏。乙酸乙酯相浸膏和水相浸膏分别经正相硅胶柱层析（100～200 目），以石油醚-乙酸乙酯（0～100%）和氯仿-甲醇（30%～100%）梯度洗脱，得到 13 个级分（F1～F13）。其中，级分 F5 经反复的正相硅胶柱层析、Sephadex LH-20 凝胶柱层析和制备型 HPLC 等分离纯化，得到化合物 2-135（7 mg）。

Faulkner（1991）将冻干的 *Junceella gemmacea* 样品（干重 60 g）用甲醇-乙酸乙酯（1:1，2×600 mL）浸提 2 天，提取液减压蒸干得固体，固体溶解后用乙酸乙酯（3×150 mL）萃取，有机相用无水硫酸钠干燥，溶剂减压旋干得到棕色油状物（0.62 g）；将油状物溶解拌样，经硅胶柱层析以正己烷-乙酸乙酯（极性渐增）洗脱，合并正己烷-乙酸乙酯混合洗脱（4:1～1:1）的洗脱液，蒸干溶剂得到无色油状物（170 mg），将其经 HPLC 以乙酸乙酯-正己烷（85:15）为流动相分离得到 4 个级分。级分 3 经反相 HPLC 以甲醇-水（65:35）为流动相分离得到 gemmacolide E（2-136）（6 mg）；级分 4 纯化得到 gemmacolide D（2-137）（12 mg）。

Fattorusso 等（2011）将 *Sinularia* sp.（湿重 580 g）均质化并于室温下用甲醇和氯仿反复提取，有机相提取物（6.8 g）经中压硅胶液相色谱先后以正己烷、乙酸乙酯和甲醇进行梯度洗脱，洗脱液再经 HPLC（正己烷-乙酸乙酯，15:85）分离纯化，得到化合物 2-138 和 2-139（图 2-10）。对这两个新化合物进行了 iNOS 蛋白抑制活性评价，结果显示为阴性；另外，研究表明，这两个化合物结构中多一个五元环或多一个氯原子，其药理毒性将大大增加。

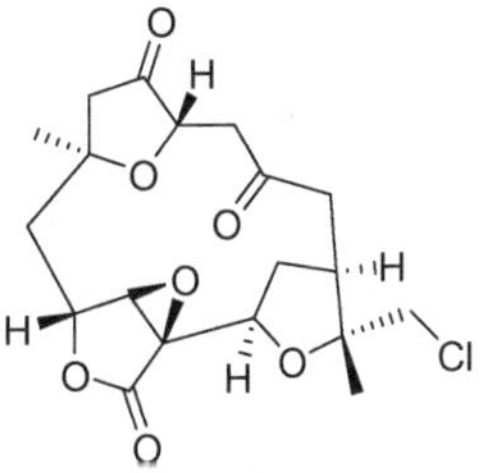

2-138

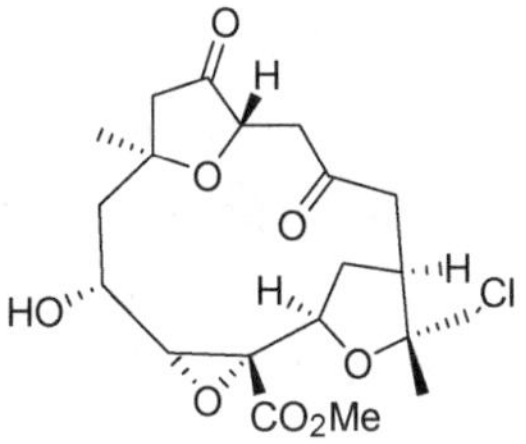

2-139

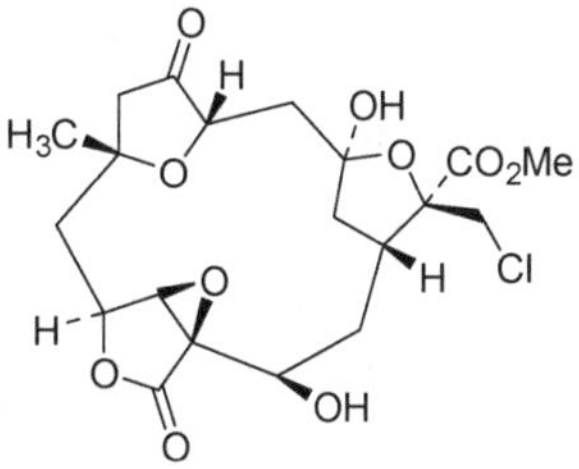

2-140

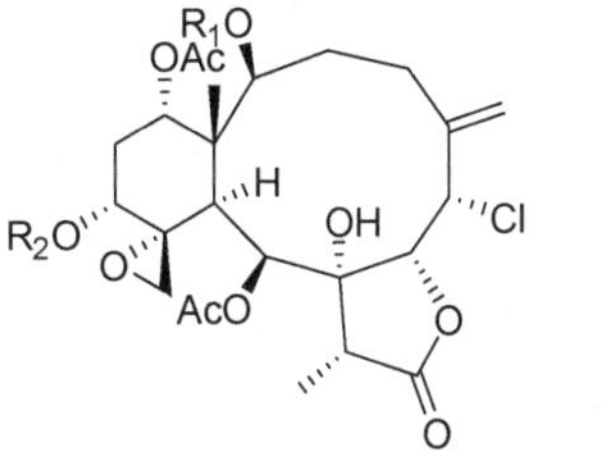

2-141 R_1=Me_2CHCO; R_2=Ac
2-142 R_1=Ac; R_2=Me_2CHCO

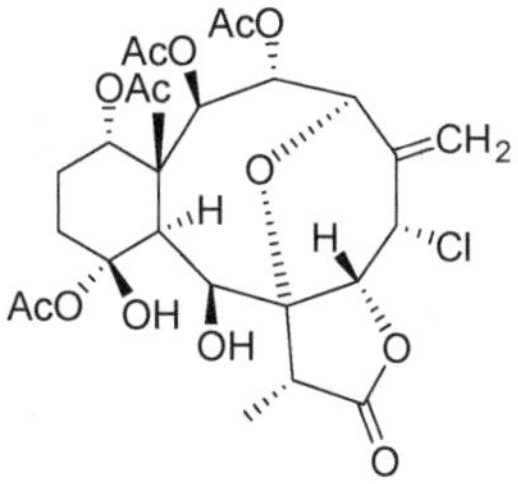

2-143

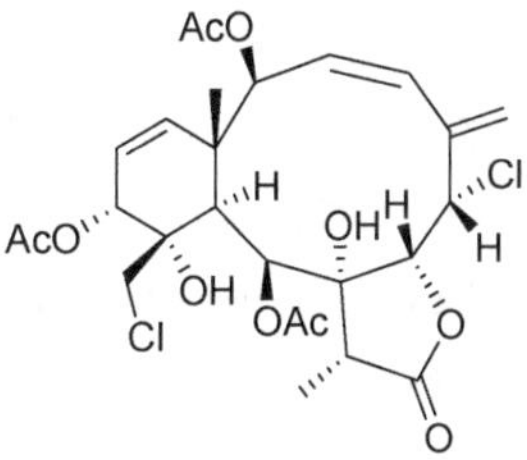

2-144

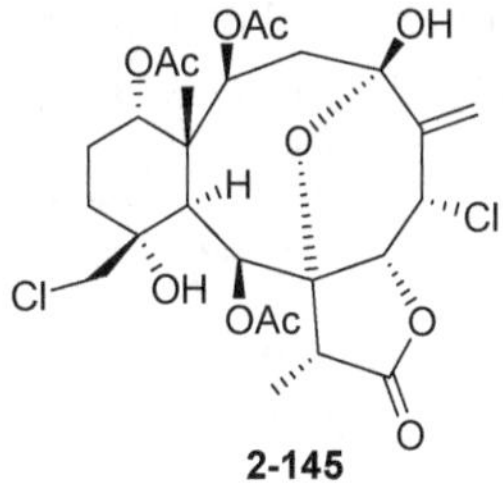

2-145

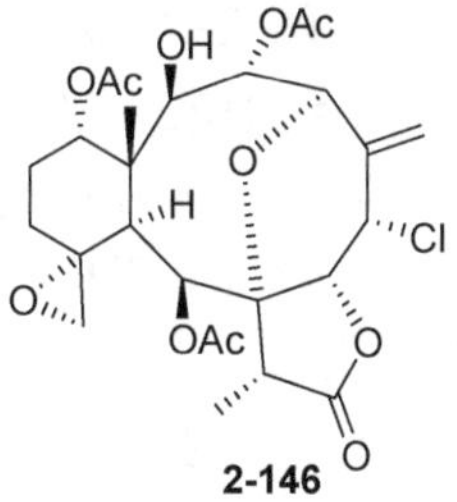

2-146

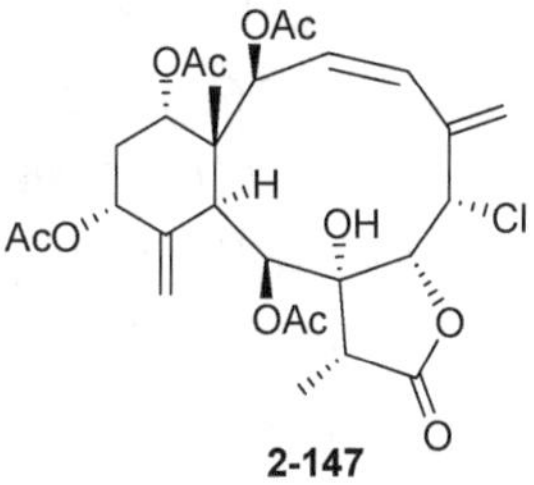

2-147

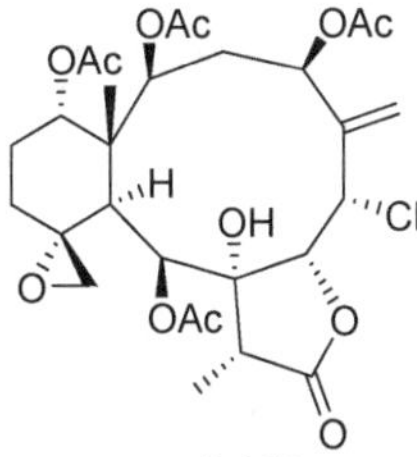

2-148

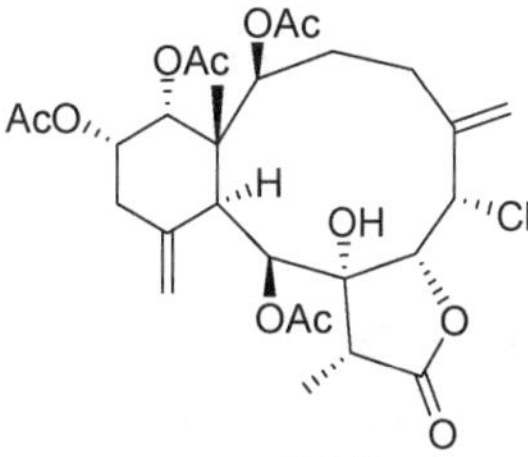

2-149

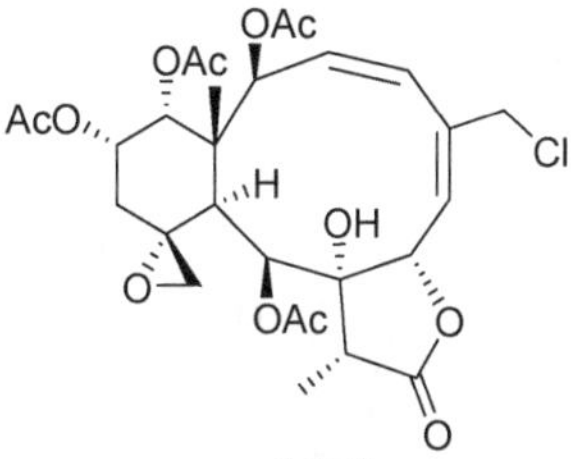

2-150

图 2-10　卤代天然产物

Rudi 等(2006)将冻干的 *Sinularia erecta* 样品(15 g)用乙酸乙酯-甲醇-水(10∶10∶1，750 mL）提取，提取物溶解再分配，二氯甲烷部分经 Sephadex LH-20 以正己烷-二氯甲烷-甲醇（2∶1∶1）洗脱得到化合物 2-140。

Wang 等（2009）将冻干的柳珊瑚 *Junceella juncea* 样品（2 kg）分别用丙酮和二氯甲烷（5 L×3）浸提，浓缩提取液，所得固体再分配于乙酸乙酯和水（1∶1）两相中，乙酸乙酯相经柱色谱(SiO_2)、反相 HPLC 分离，得到化合物 2-141 和 2-142。

Sung 等（2010b）从柳珊瑚 *Junceella fragilis* 样品中分离得到化合物 2-143。

Sung 等（2007）将冻干磨碎的柳珊瑚 *Ellisella robusta* 样品于室温下用甲醇-二氯甲烷（1∶1）浸提，减压浓缩，所得固体再分配于乙酸乙酯和水两相中，乙酸乙酯相经硅胶柱色谱洗脱、反相 HPLC 纯化得到化合物 2-144。该化合物系第一个结构中存在 2 个卤原子的天然次生代谢产物。该团队又经上述提取分离过程从柳珊瑚 *Junceella fragilis* 样品中得到化合物 2-145（Sung et al.，2010d）。

Wang 等（2010）分别将冻干磨碎的柳珊瑚 *Junceella fragilis* 样品和 *Ellisella robusta* 样品于室温下用甲醇-二氯甲烷（1∶1）浸提，溶剂减压浓缩，所得固体再分配于乙酸乙酯和水两相中，乙酸乙酯相经硅胶柱色谱洗脱、正相 HPLC 纯化得到化合物 2-146 和 2-147。

Liaw 等（2011）从 *Junceella fragilis* 珊瑚样品中分离得到化合物 2-148 和 2-149。研究表明：这两种化合物均能抑制人嗜中性粒细胞释放弹性蛋白酶，化合物 2-149 作用强烈（Gordon，2015）。

Chang 等（2012）将采集的 *Junceella juncea* 珊瑚样品用丙酮浸提，浓缩提取液，所得粗品再分配于乙酸乙酯和水两相中。乙酸乙酯相经硅胶柱色谱洗脱分离得到级分 1～16；Fr.12（第 12 级分）经 HPLC 进一步分离纯化得到化合物 2-150。

Liaw 等（2013）将破碎的 *Junceella fragilis* 珊瑚样品（3.9 kg）用丙酮浸提，减压浓缩，所得固体再分配于乙酸乙酯和水两相中。其中，乙酸乙酯相加正己烷-甲醇-水（4∶3∶1）混合，甲醇部分减压蒸干溶剂，所得物经 Sephadex LH-20 色谱分离得到 8 个级分 L1～L8。L3 进一步经硅胶柱色谱分离得到 31 个亚级分 L3-1～L3-33；其中，L3-17 经反相 HPLC 以甲醇-水-乙腈（70∶25∶5）为流动相纯化得到化合物 2-152（7.5 mg）（图 2-11）；L3-20 经相似分离过程得到化合物 2-151（3.5 mg）。

Li 等（2012）将冻干破碎的 *Dichotella gemmacea* 珊瑚样品用丙酮萃取，提取液减压蒸干，所得残渣再分配于乙酸乙酯和水两相中，乙酸乙酯相依次经硅胶柱色谱、Sephadex LH-20 色谱和反相 HPLC 分离纯化得到化合物 2-153～2-158。Sun 等（2013）从该种属珊瑚中分离得到化合物 2-159 和 2-160。体外生物活性实验表明：化合物 2-155 对 A549 和 MG63 肿瘤细胞系均表现出强烈的生长抑制活性且该作用要高于阳性对照药阿霉素；此外，该化合物还具有弱的抗微生物活性。

Li 等（2013）将冻干的 *Dichotella gemmacea* 珊瑚样品（湿重 3.5 kg）分别用甲醇和丙酮浸提 3 次，提取物合并后再分配于乙酸乙酯和水两相中。乙酸乙酯相分别用甲醇和正己烷萃取，甲醇相浸膏经硅胶柱色谱分离得到 16 个级分。经过不同的柱层析手段，最终获得 4 个化合物：2-161（4.5 mg）、2-162（1.1 mg）、2-163（1.0 mg）和 2-164（1.0 mg）。体外生物活性实验发现，化合物 2-161、2-163、2-164 对 A549 和 MG63 肿瘤细胞系表现出不同程度的抑制作用（图 2-11）。

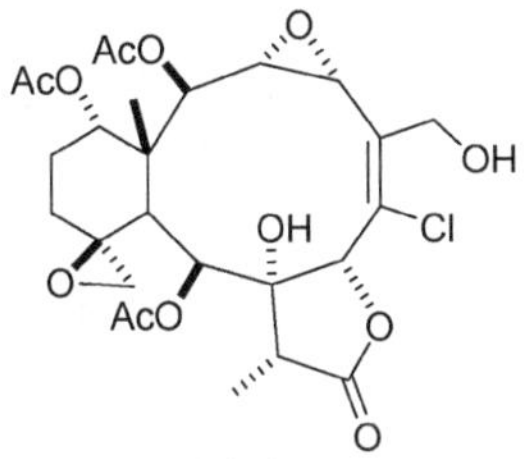

2-151

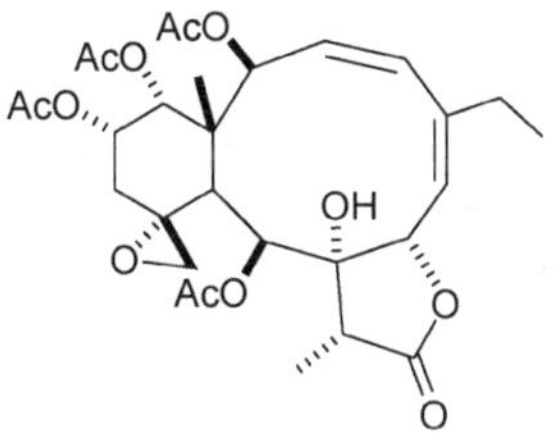

2-152

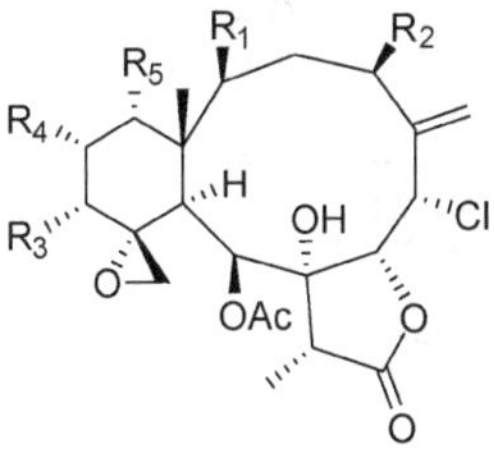

2-153 R_1=R_2=R_5=OAc; R_4=H; R_3=$OCOCH_2CH(CH_3)_2$
2-154 R_1=R_2=R_3=OAc; R_4=H; R_5=$OCOCH_2CH(CH_3)_2$
2-155 R_1=R_2=R_3=R_5=OAc; R_4=H
2-156 R_1=R_3=R_5=OAc; R_2=R_4=$OCOCH_2CH(CH_3)_2$
2-157 R_1=R_5=OAc; R_2=R_4=H; R_3=$OCOCH_2CH(CH_3)_2$

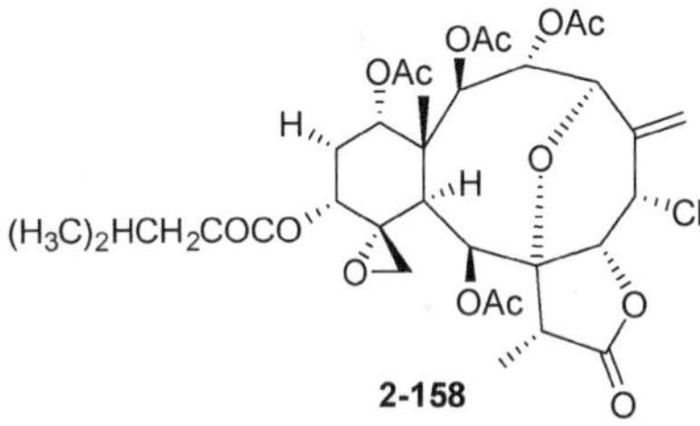

2-158

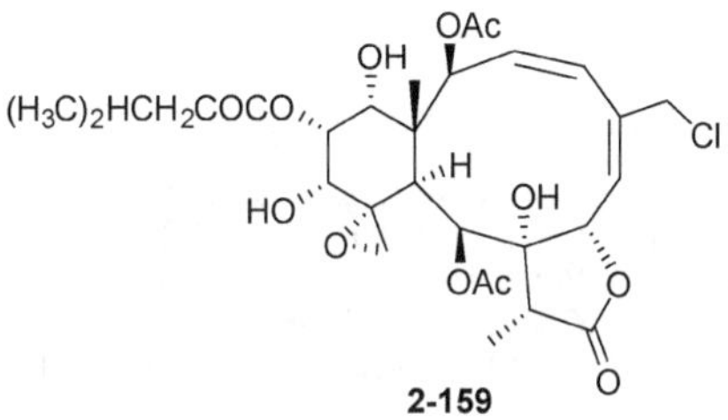

2-159

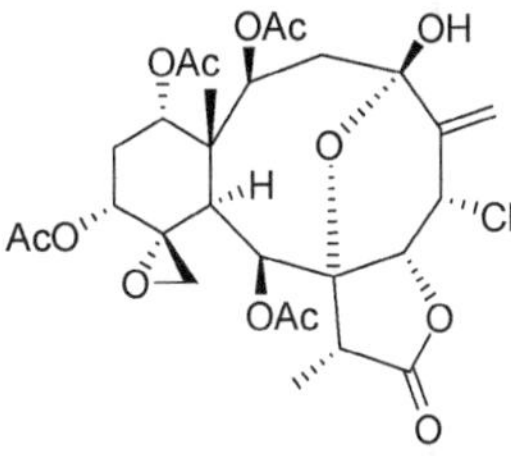

2-160

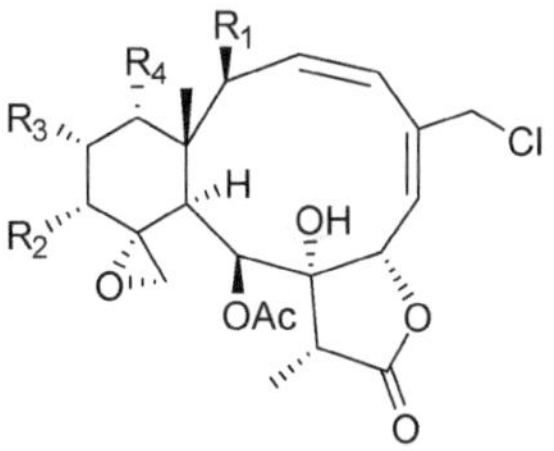

2-161 R_1=$OCOCH_2OCOCH_2CH(CH_3)_2$; R_2=$OCOCH_2CH(CH_3)_2$; R_3=R_4=OAc
2-162 R_1=$OCOCH_2OCOCH_2CH(CH_3)_2$; R_2=R_4=OAc; R_3=$OCOCH_2CH(CH_3)_2$
2-163 R_1=$OCOCH_2OH$; R_2=R_4=OAc; R_3=$OCOCH_2CH(CH_3)_2$
2-164 R_1=$OCOCH_2OH$; R_2=R_3=OAc; R_4=$OCOCH_2CH(CH_3)_2$

图 2-11　卤代类天然产物

Lai 等（2011）将 *Sinularia rigida* 珊瑚样品（2.5 kg）均质化并用甲醇浸提、脱盐，所得粗品溶于水，分别用石油醚、乙酸乙酯和正丁醇萃取得到相应的提取液。乙酸乙酯相（5.5 g）经减压液相色谱（VLC）以石油醚-乙酸乙酯梯度洗脱得到 6 个级分 P1～P6；P2（516.7 g）再经硅胶柱色谱、十八烷基-硅胶（ODS）柱色谱分离纯化得到化合物 2-165（5.2 mg）（图 2-12）。

Lin 等（2013）将 *Klyxum molle* 珊瑚样品用乙酸乙酯浸提，有机相经硅胶柱色谱分离得到 31 个级分。合并级分 24、25，经反相 HPLC 以甲醇-水洗脱得到 4 个亚级分 A1～A4；从 A2、A3 中分离得到化合物 2-166（6.7 mg）、2-167（5.3 mg）

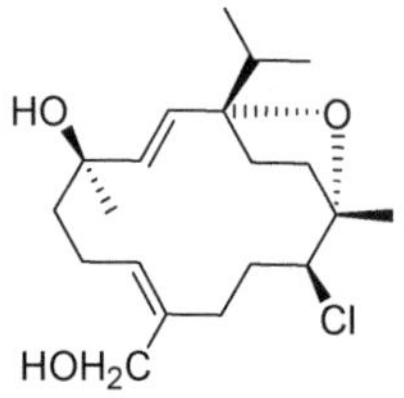

2-165

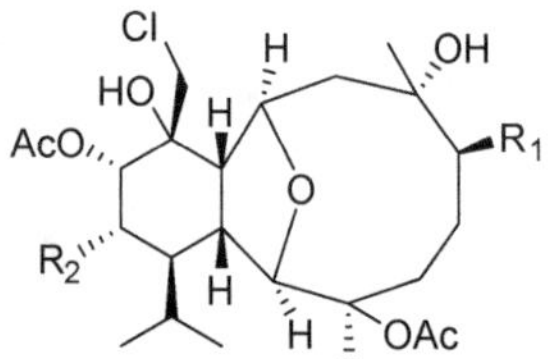

2-166 R₁=R₂=OAc
2-167 R₁=OH；R₂=OAc
2-168 R₁=OAc；R₂=H
2-169 R₁=OH；R₂=H

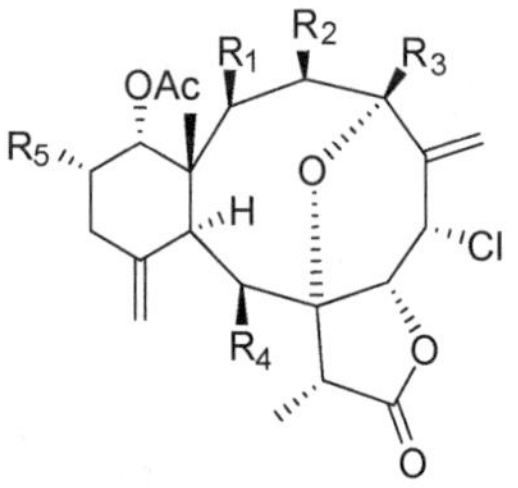

2-170 R₁=OAc；R₂=R₅=H；R₃=R₄=OH
2-173 R₁=R₂=OAc；R₃=R₅=H；R₄=OH
2-174 R₁=R₄=OAc；R₂=I；R₃=R₅=H
2-175 R₁=R₄=R₅=OAc；R₂=I；R₃=H
2-178 R₁=R₄=OAc；R₂=R₅=H；R₃=OH
2-179 R₁=R₂=OH；R₃=R₅=H；R₄=OAc

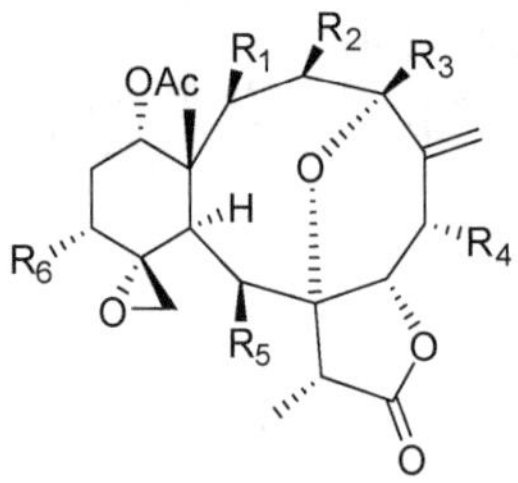

2-171 R₁=OAc；R₂=R₆=H；R₃=R₅=OH；R₄=Cl
2-172 R₁=R₂=OAc；R₃=R₆=H；R₄=Cl；R₅=OH
2-176 R₁=R₄=OAc；R₂=I；R₃=R₆=H；R₄=OCH₃
2-177 R₁=OCOCH₂CH₃；R₂=I；R₃=R₆=H；R₄=Cl；R₅=OAc
2-180 R₁=OCOCH₂CH₃；R₂=R₆=H；R₃=OH；R₄=Cl；R₅=OAc

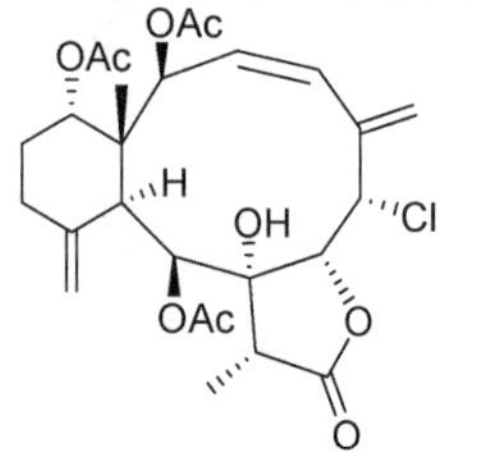

2-181

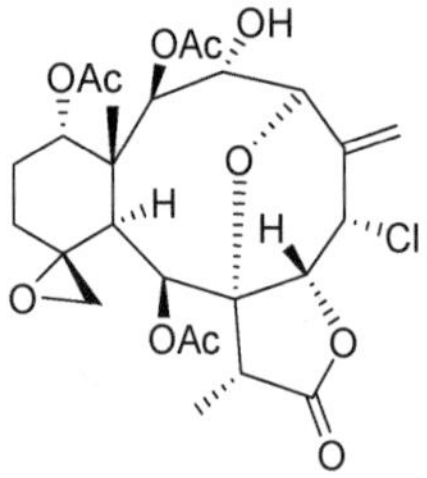

2-182

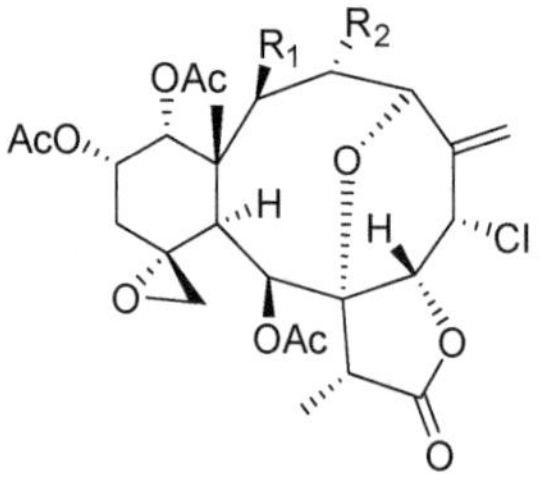

2-183 R₁=OAc；R₂=OH
2-184 R₁=OH；R₂=OAc

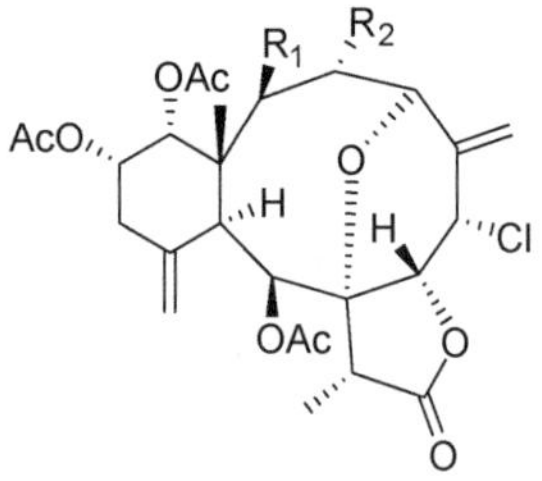

2-185 R₁=OAc；R₂=OH
2-186 R₁=OH；R₂=OAc

图 2-12　卤代天然产物

和 2-168（3.3 mg）。级分 29 经反相 HPLC 以甲醇-水洗脱分离得到 4 个亚级分 C1～C4；其中，C2、C3 经相似分离过程纯化得到化合物 2-169（3.6 mg）。

　　Lei 等（2014）将切碎的 *Junceella fragilis* 珊瑚样品（湿重 5 kg）用 95%的乙醇浸提 3 次，减压蒸干溶剂，所得粗品溶于水中，用乙酸乙酯和正丁醇萃取，分离获得到化合物 2-170～2-181。实验研究表明，化合物 2-175、2-178 和 2-179 在无毒浓度下具有有效的防污活性，EC₅₀ 值分别为 11.9 mmol/L、5.6 mmol/L 和 10.0 mmol/L。

　　Cheng 等（2017）将冻干的 *Junceella fragilis* 珊瑚样品（2.7 kg）用 95%的乙醇（8 L×3）萃取、浓缩，所得提取物（32.9 g）经甲醇脱盐得到粗浸膏，将该粗浸膏再分配于乙酸乙酯和水两相中，分离纯化得到化合物 2-182～2-186。研究表明，这 5 个新化合物均能抑制 RAW264.7 巨噬细胞产生氮氧化物。

（2）倍半萜

Núñez-Pons 等（2013）利用制备型 TLC 等纯化手段从 *Alcyonium roseum* 珊瑚提取液中分离得到 2 个新型倍半萜类化合物 2-187 和 2-188（图 2-13）。

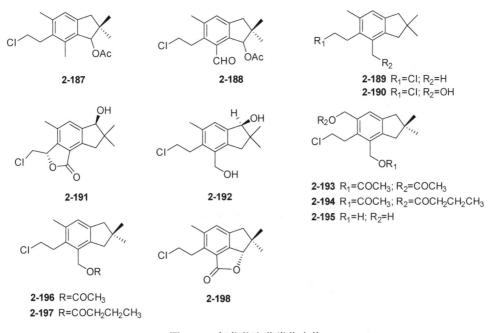

图 2-13　氯代倍半萜类化合物

Palermo 等（2000）将冻干的软珊瑚 *Alcyonium paessleri* 样品（3.5 kg）磨碎，分别用乙醇（5 L）和乙酸乙酯（5 L）浸提 3 次，浓缩提取液，残余水相用乙酸乙酯充分萃取，减压蒸干有机溶剂得到棕色油状物。所得物经硅胶真空闪蒸色谱以多种有机溶剂进行梯度洗脱，得到 10 个级分。级分 2 经反相真空闪蒸色谱分离得到化合物 2-189；进一步纯化，从级分 3 中得到化合物 2-190，从级分 5 中得到化合物 2-191，从级分 7 中得到化合物 2-192。这些化合物是首次从海洋环境中分离得到的倍半萜类化合物，生物活性实验表明：仅化合物 2-189 对人体肿瘤细胞表现出中等强度的细胞毒活性。

Carbone 等（2009）将采自南极西威德尔海的软珊瑚 *Alcyonium grandis* 样品冻干，之后用丙酮（25 mL×3）浸提，减压蒸干有机溶剂，所得水相用乙醚和正丁醇依次萃取。萃取物分离纯化得到化合物 2-193（0.5 mg）、2-194（1.2 mg）、2-195（2.8 mg）、2-196（0.7 mg）、2-197（0.5 mg）和 2-198（1.0 mg）。

（3）四萜

Yan 等（2010a）将采自海南三亚湾的软珊瑚 *Lobophytum pauciflorum* 样品用乙醇浸提，提取液用乙酸乙酯萃取，减压蒸干有机溶剂，所得物经反复柱层析、反相 HPLC 分离得到化合物 2-199（图 2-14）。生物学实验表明：化合物 2-199 对小鼠腹腔巨噬细胞中 LPS 诱导的一氧化氮产生具有显著的抑制作用。

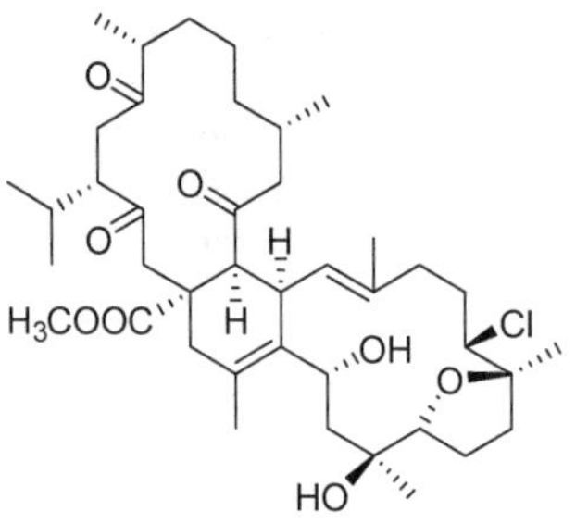

2-199 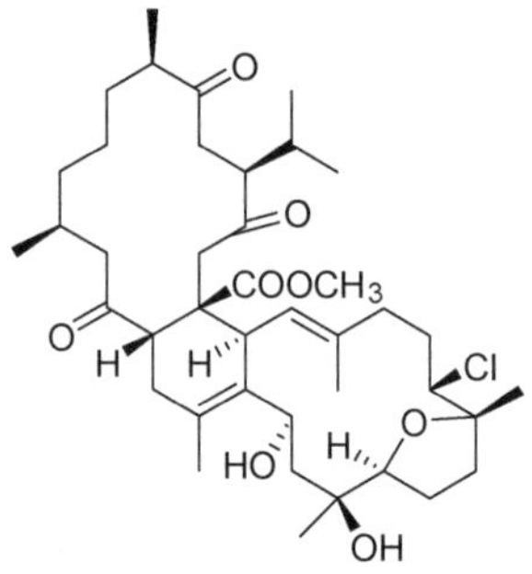　　　　　　　　　　　　　　　　　　**2-200**

图 2-14　氯代四萜类化合物

同年，Yan 等（2010b）将冻干的 *Lobophytum pauciflorum* 珊瑚样品（2.3 kg）均质化并用乙酸乙酯（5 L×2）萃取，提取液浓缩脱盐得到油状粗浸膏（92.7 g）。将该粗浸膏再分配于水和乙酸乙酯两相中，其中乙酸乙酯相经硅胶柱色谱分离得到 7 个级分 F1～F7；合并 F5、F6，经 Sephadex LH-20 色谱柱以二氯甲烷-甲醇洗脱得到 6 部分洗脱液 P1～P6，P5 经 ODS HPLC 分离纯化得到化合物 2-200。

2. 前列腺素类

Watanabe 等（2003）将冻干的软珊瑚 *Clavularia viridis* 样品（470 g）依次用正己烷、乙酸乙酯和甲醇浸提，所得溶液减压浓缩得到正己烷部分提取物（14.5 g）、乙酸乙酯部分提取物、甲醇部分提取物。取部分正己烷提取物，经硅胶柱色谱连续用正己烷、正己烷-乙酸乙酯、乙酸乙酯、甲醇梯度洗脱，分离出 5 个组分。组分 2（4.54 g，正己烷-乙酸乙酯 3∶1 洗脱得到）经正相液相色谱（LCC）以正己烷-乙酸乙酯洗脱得到 7 个级分 A～G。D 级分（517 mg）经反复正相 HPLC（流动相依次为正己烷-乙醚、正己烷-乙酸乙酯）和反相循环 HPLC（流动相为乙腈-水 4∶1）分离出化合物 2-203（0.9 mg）、2-204（0.6 mg）、2-205（0.4 mg）、2-206（0.2 mg）、2-207（0.3 mg）、2-208（0.4 mg）和 2-209（0.3 mg）（图 2-15）。E 级分（384 mg）使用相似的分离手段，经 LCC（流动相为正己烷-乙酸乙酯 8∶2）、正相中压液相色谱（MPLC）（流动相为正己烷-乙酸乙酯 4∶1）和反复的反相循环 HPLC（流动相为乙腈-水 7∶3）分离纯化得到化合物 2-201（1.2 mg）、2-202（0.3 mg）、2-210（0.8 mg）、2-211（0.5 mg）、2-212（0.1 mg）、2-213（0.1 mg）和 2-214（0.3 mg）；除此之外，分离过程中还得到了化合物 2-215（Iguchi et al.，1985；Nagaoka et al.，1986）、2-216、2-217（Iguchi et al.，1986）、2-218（Bader et al.，1991）和 2-219（Watanabe et al.，2001）。生物学研究发现，这些卤代前列腺素类化合物通常具有很强的抗恶性肿瘤细胞增殖活性。

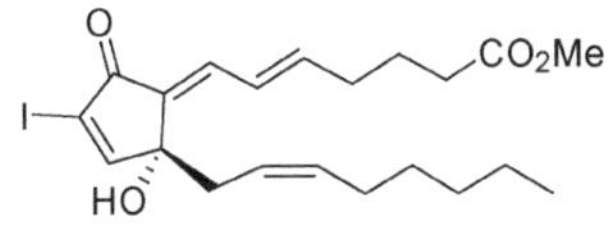

2-201

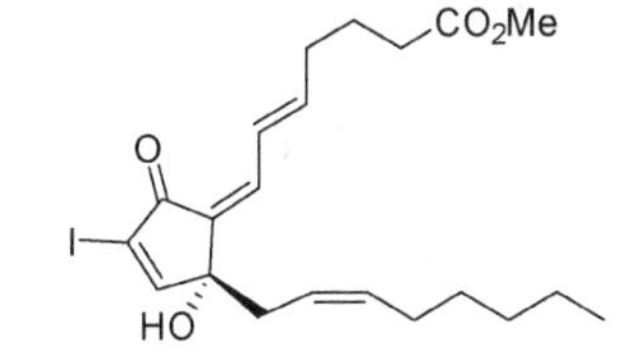

2-202

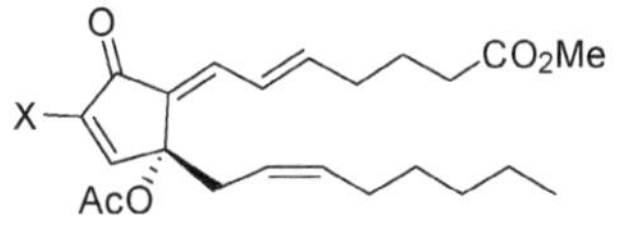

2-203 X=I
2-205 X=Br
2-207 X=Cl

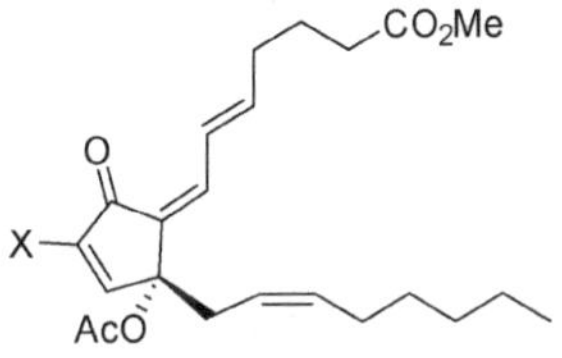

2-204 X=I
2-206 X=Br
2-208 X=Cl

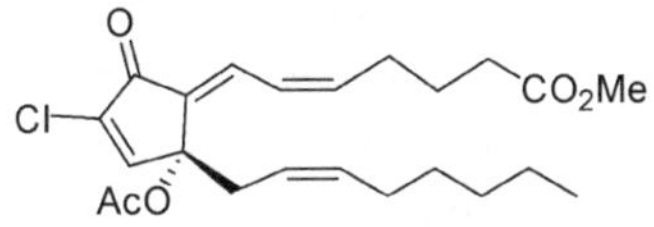

2-209

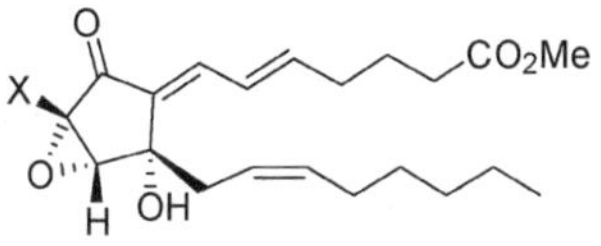

2-210 X=I
2-212 X=Br
2-214 X=Cl

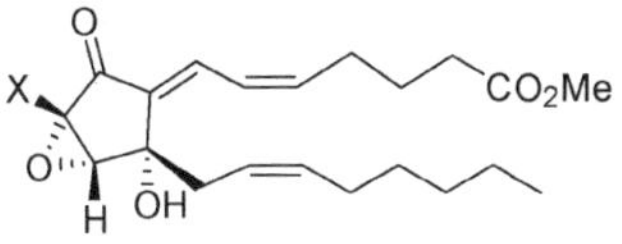

2-211 X=I
2-213 X=Br

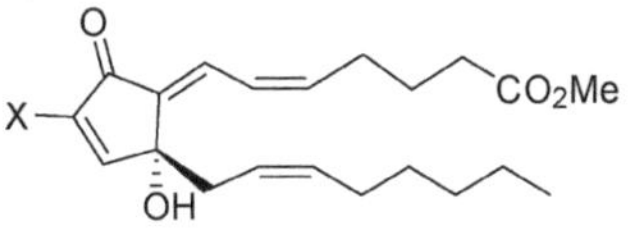

2-215 X=Cl
2-216 X=Br
2-217 X=I

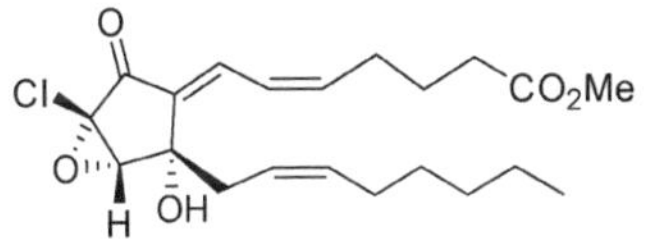

2-218

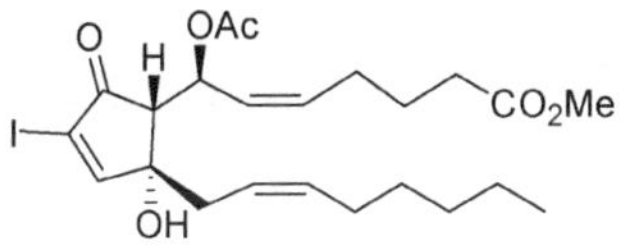

2-219

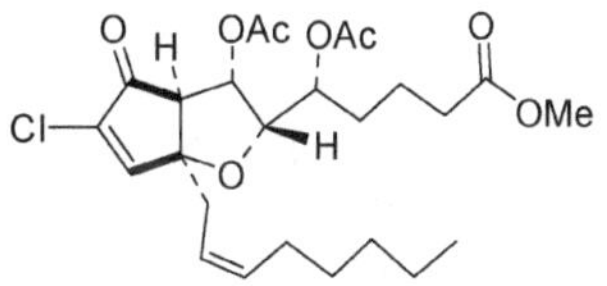

2-220

图 2-15　卤代前列腺素类化合物

Dorta 等（2004a）将 *Carijoa multiflora* 样品用丙酮提取，提取物经真空闪蒸色谱以正己烷-乙酸乙酯（1∶2）洗脱，洗脱液经凝胶过滤、硅胶柱层析和 HPLC 等标准色谱分离手段纯化，得到 carijenone（2-220）。

Ciavatta 等（2004）将 *Carijoa* sp.（113 g）样品用丙酮充分提取，提取液再分配于水和乙醚两相中；经 TLC 分析，乙醚相中含有常见脂肪酸、固醇及一系列化合物。取少量乙醚提取物（860 mg）经 Sephadex LH-20 色谱柱以氯仿-甲醇（1∶1）洗脱得到 7 个级分Ⅰ～Ⅶ；级分Ⅲ（93 mg）经硅胶柱色谱（石油醚-乙醚梯度洗脱）、反相 HPLC（乙腈-水梯度洗脱）得到化合物 2-221（6.1 mg）、2-222（6.5 mg）、2-223（1.1 mg）、2-224（12.1 mg）、2-225（3.7 mg）和 2-226（1.0 mg）（图 2-16）（Baker et al.，2002）。

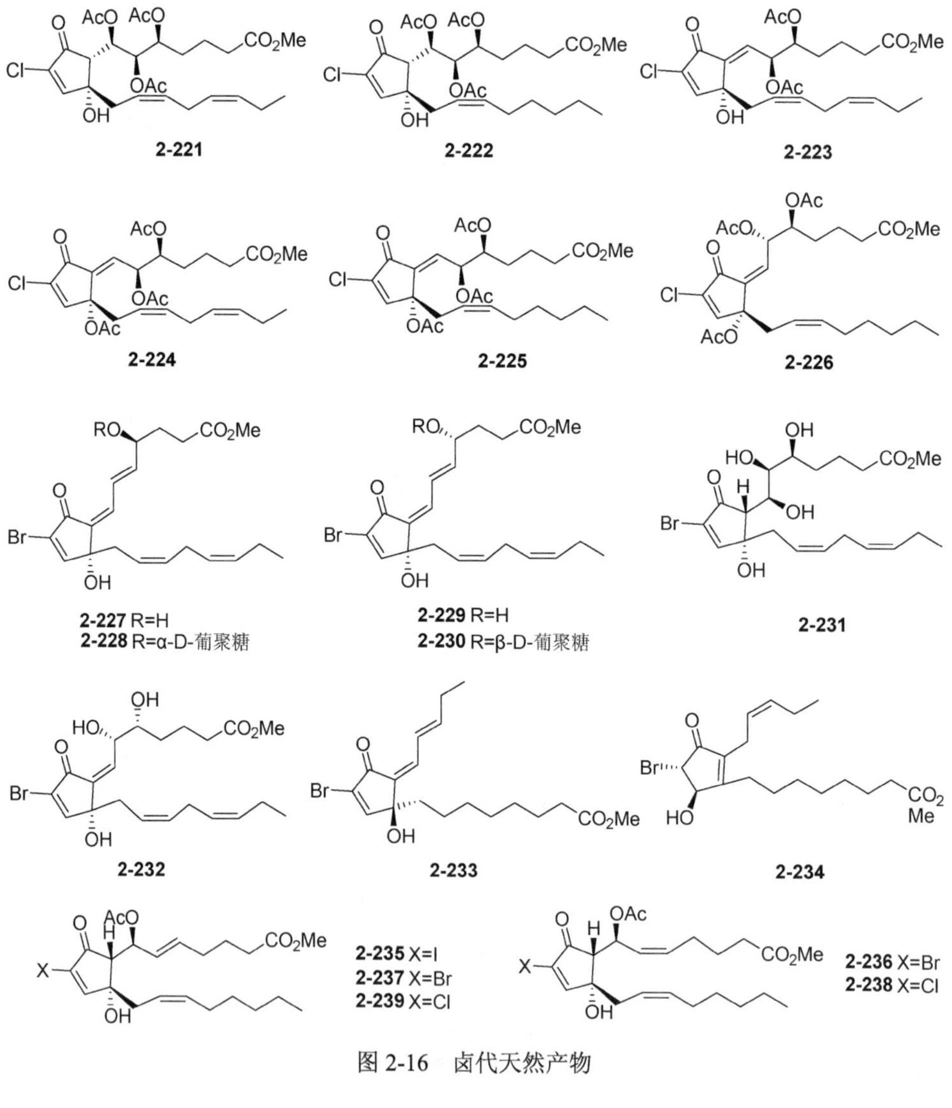

图 2-16　卤代天然产物

Rezanka 和 Dembitsky（2003）将 *Dendrophyllia* sp.、*Dendronephthya* sp.（红

色品种）、*Dendronephthya* sp.（黄色品种）和 *Tubipora musica* 的新鲜珊瑚样品分别用乙醇于–10℃浸提数日。乙醇提取液在氮气保护下浓缩，分别用 Bligh 和 Dyer（1959）的方法提取；氯仿部分提取液先经 Sephadex LH-20 柱色谱以氯仿-正己烷（65∶35）洗脱，再经反相 HPLC 以乙腈-水（60∶40～100∶0）纯化，得到化合物 2-227～2-232；甲醇部分除掉 *Dendronephthya* sp.两个种中的脂质后经 Sephadex LH-20 柱色谱、反相 HPLC 分离纯化，最终得到化合物 2-233 和 2-234；其中，化合物 2-227 提取自 *Dendronephthya* sp.（红色品种）；化合物 2-228、2-234 提取自 *Dendronephthya* sp.（黄色品种）；化合物 2-229 和 2-230 提取自 *Tubipora musica*；化合物 2-231 和 2-232 提取自 *Dendrophyllia* sp.。此外，生物学研究表明：化合物 2-227～2-234 具有不同程度的抗金黄色葡萄球菌、芽孢杆菌活性及卤虫致死活性。

Watanabe 等（2001）将 *Clavularia viridis* 样品（470 g）用正己烷提取，溶剂减压蒸干得到 14.5 g 提取物；取 6.83 g 经硅胶柱色谱先后以正己烷、正己烷-乙酸乙酯、乙酸乙酯、甲醇梯度洗脱，得到 5 个组分；组分 2 经正相 MPLC 和反相 HPLC 以正己烷-乙酸乙酯（3∶1）进行分离纯化，得到化合物 2-235～2-239（图 2-16）。

3. 甾体类

Dorta 等（2004b）将 *Carijoa multiflora* 样品提取物用真空闪蒸色谱、凝胶过滤色谱和反复的 HPLC 分离纯化，得到化合物 2-240 和 2-241（图 2-17）。

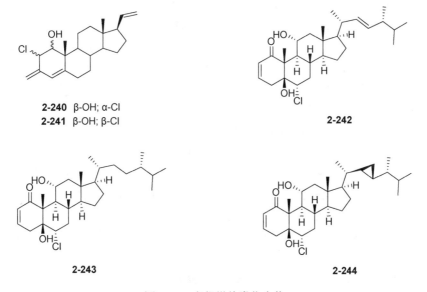

2-240 β-OH; α-Cl
2-241 β-OH; β-Cl

2-242

2-243

2-244

图 2-17 卤代甾体类化合物

Iwashima 等（2001）将 *Clavularia viridis* 样品（2.28 kg）用甲醇（3 L × 3）浸提，过滤，滤液减压浓缩。甲醇粗浸膏（84 g）再分配于乙酸乙酯和水两相中，水相用正丁醇萃取，得到的有机相均减压浓缩。乙酸乙酯部分（16.1 g）经硅胶柱色谱先后以正己烷（300 mL）、正己烷-乙酸乙酯（5:1、3:1、2:1 和 1:1 各 300 mL）、乙酸乙酯（300 mL）和甲醇（300 mL）洗脱，得到 7 个级分。级分 5（0.73 g，正己烷-乙酸乙酯 1:1 洗脱得到）经硅胶闪蒸色谱先后以水-甲醇（5:1）和甲醇进行洗脱分离，得到 3 部分洗脱液；其中，第二部分洗脱液先经正相硅胶柱色谱分别用正己烷-异丙醇（10:1）和正己烷-丙酮（5:1 和 3:1）进行洗脱，再用正相 MPLC（流动相为正己烷-乙酸乙酯 2:1）和正相 HPLC（流动相为正己烷-异丙醇 8:1）纯化，得到 2 个级分。从级分 1 中得到化合物 2-243（3.1 mg）；级分 2 经反向循环 HPLC 纯化，分别得到化合物 2-242（2.1 mg）和 2-244（1.7 mg）。这是首次从软珊瑚中分离得到天然氯代甾体类化合物，这些新化合物的生物活性评价研究也正在进行中。

4. 生物碱类

张文等（2006）将 *Tubastraea* sp.珊瑚样品用丙酮提取，减压除去有机溶剂，用水稀释，分别用乙醚和正丁醇萃取 4 次，有机相萃取液经减压浓缩分别得到乙醚粗浸膏 1.12 g 及正丁醇粗浸膏 0.5 g。粗浸膏依次用硅胶柱层析和凝胶柱层析反复纯化，得到化合物 2-245 和 2-246（图 2-18）（Guella et al.，1988）。其相关生物活性测试正在进行中。

Iwagawa 等（2003）将 *Tubastraea* sp.珊瑚样品（湿重 8.7 kg）的甲醇提取物再分配于二氯甲烷和水两相中，水相用正丁醇萃取；有机相经 60H 真空硅胶色谱以二氯甲烷-甲醇进行洗脱，甲醇-二氯甲烷（1:9～1:4）洗脱所得级分重复上述步骤；最后，经 HPLC 用 µ-Bondapack C18 柱以乙腈-水-三氟乙酸（30:70:0.1）为流动相分离纯化，得到具有光学活性的化合物 2-247。生物学研究表明，该化合物没有抗菌和细胞毒等生物活性。

Bialonska 和 Zjawiony（2009）从 *Tubastraea coccinea* 珊瑚样品中分离得到化合物 2-248 与 2-249。Koh 和 Sweatman（2001）从 *Tubastraea faulkneri* 珊瑚中分离得到化合物 2-250。研究表明，化合物 2-248 和 2-249 对 5-HT2C 具有很强的亲和力；化合物 2-249 抗疟原虫活性显著（0.34 µg/mL），选择性指数为 14，化合物 2-248 则对其具有中等活性（1.1 µg/mL），选择性指数大于 4.3。

Fattorusso 等（2004）从石珊瑚 *Astroides calycularis* 样品中分离得到化合物 2-251。

Cachet 等（2013）将冻干的 *Astroides calycularis* 样品（250 g）于室温下用二氯甲烷-甲醇（1000 mL）浸提 3 次，蒸干溶剂得到 15 g 棕色油状物；该粗浸膏

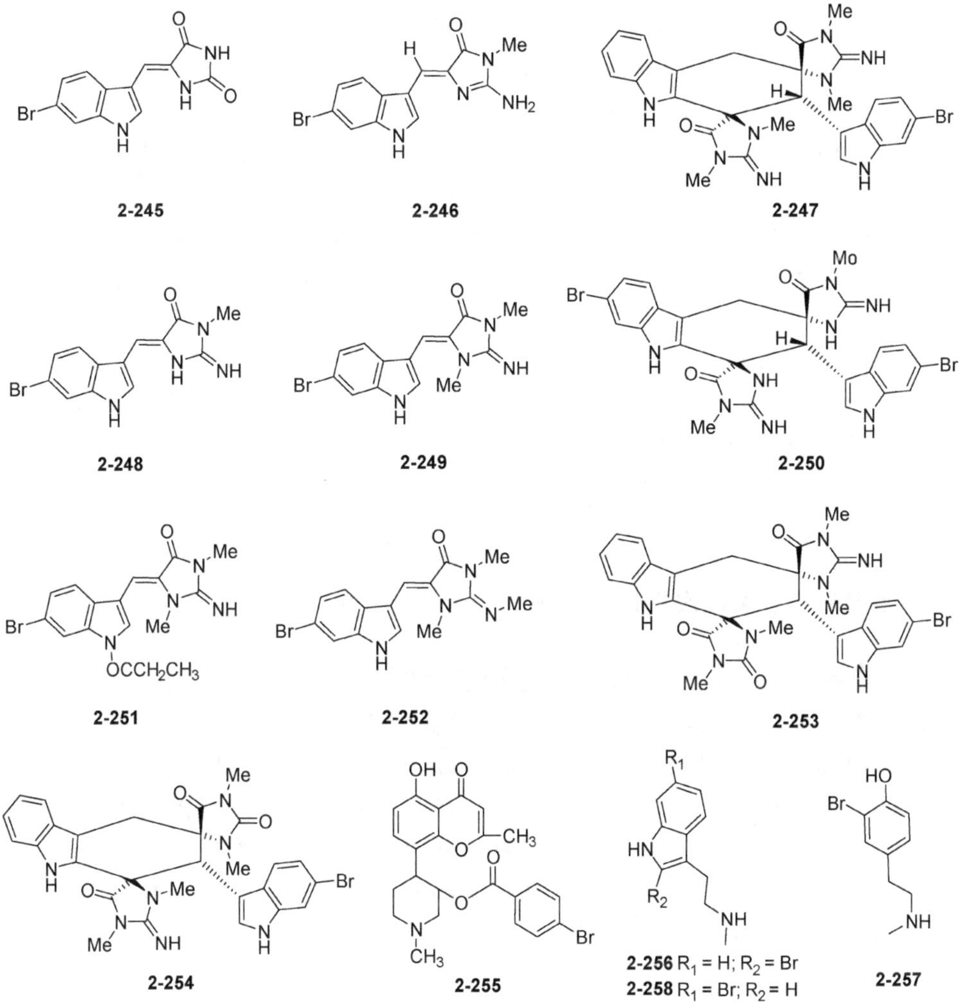

图 2-18 卤代生物碱类化合物

经 HPLC 依次用水、甲醇和二氯甲烷（各 500 mL）洗脱；甲醇洗脱所得（288.1 mg）经反相半制备型 HPLC 以水-乙腈-三氟乙酸（90∶10∶0.1～65∶35∶0.1）为流动相进行分离；混合物再经分析级反相 HPLC（Phenomenex，Luna C$_{18}$，150 mm×4.6 mm，5 mm）纯化，最终得到化合物 2-252（1.2 mg）。

Iwagawa 等（2003）将 *Tubastraea aurea* 样品（湿重 8.7 kg）切碎后用甲醇浸提 3 次，干燥的甲醇提取物悬于水中，用二氯甲烷萃取，得到有机相提取物 37.8 g，取 5.1 g 拌样，经硅胶柱色谱进行洗脱，得到级分 1 和 2（流动相为 CH$_2$Cl$_2$-n-正己烷 4∶1），3 和 4（流动相为 CH$_2$Cl$_2$），5 和 6（流动相为 MeOH-CH$_2$Cl$_2$ 1∶49），7 和 8（流动相为 MeOH-CH$_2$Cl$_2$ 1∶19），9～11（流动相为 MeOH-CH$_2$Cl$_2$ 1∶9），

12 和 13（流动相为 MeOH-CH₂Cl₂ 1：1），14～18（流动相为 MeOH）各 100 mL。级分 11～18（3.1 g）经硅胶柱色谱以甲醇-二氯甲烷（3：97～3：17）洗脱得到粗浸膏，该粗浸膏再经 ODS HPLC 先后以甲醇-水（3：17～3：7，含 0.1%的三氟乙酸）及乙腈-水（3：7～1：4，含 0.1%的三氟乙酸）进行纯化，得到化合物 2-253（1.5 mg）和 2-254（2.5 mg）。

Alam 等（1988）将 *Tubastraea micrantha* 干燥样品的乙醇粗提液在正己烷中浸泡脱脂，用三氯甲烷萃取。提取物用反相硅胶柱色谱分离，获得具有玻璃光泽的化合物 2-255。

Pénez 等（2011）将 *Paramuricea clavata* 珊瑚样品（干重 35 g）用二氯甲烷-甲醇混合溶液浸提，浓缩得到 3.5 g 深棕色粗提物。该物质经闪蒸色谱以水-乙腈-二氯甲烷进行梯度洗脱得到 39 部分洗脱液；其中，级分 9 经多次半制备型 HPLC 以水-乙腈进行梯度洗脱分离得到化合物 2-256（0.8 mg）和 2-258（4.5 mg）；级分 8 经 HPLC 洗脱纯化获得到化合物 2-257（0.9 mg）。

二、海绵来源的卤代次生代谢产物

像海藻一样，海绵一直以来都是卤代产物的丰富来源。至少这里所描述的一些化合物来源于海绵的共生细菌。很多海绵的代谢产物是含溴的酪氨酸的杂环衍生物。包括来源于冲绳岛的海绵 *Psammaplysilla purpurea* 的溴代杂环化合物 JBIR-44（2-259）（图 2-19）（Fujiwara et al.，2009）、来源于佛罗里达群岛深水 *Aphrocallistes beatrix* 的腺嘌呤取代的 aphrocallistin（2-260）（Wright et al.，2009）和来源于冲绳真海绵目海绵的提洛克啶（tyrokeradine）A（2-261）和 B（2-262）（Mukai et al.，2009）在内的新型化合物，都包含咪唑基喹诺酮亚基。

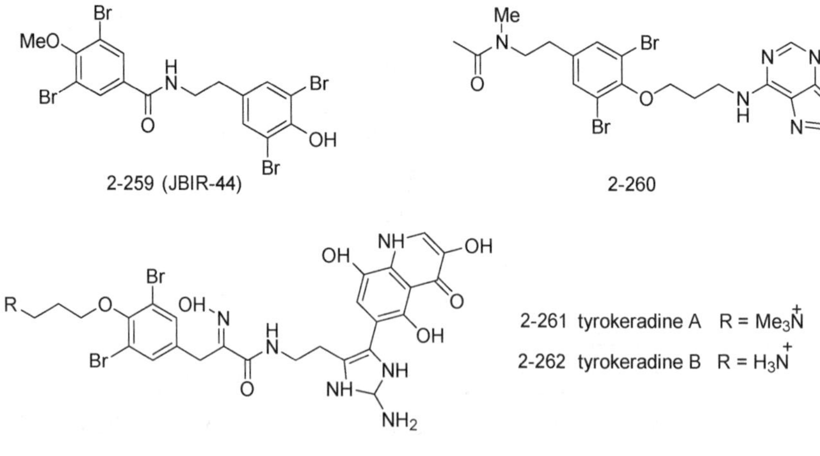

图 2-19 海绵来源的卤代次生代谢产物

　　从来源于冲绳的真海绵目中发现的化合物苏那贝丁（sunabedine）（2-263）（图 2-20）具有螺环己二烯（spirocyclohexadienyl）异噁唑骨架（Uemura et al.，2010）。从澳大利亚海绵 *Hyattella* sp.中分离得到的新型化合物淀粉蛋白（psammaplysin）G（2-264）和一同从澳大利亚 *Pseudoceratina* sp.海绵中提取出来的化合物 psammaplysin F（2-265）对疟原虫有着有效的抵抗作用（Liu et al.，1997）。

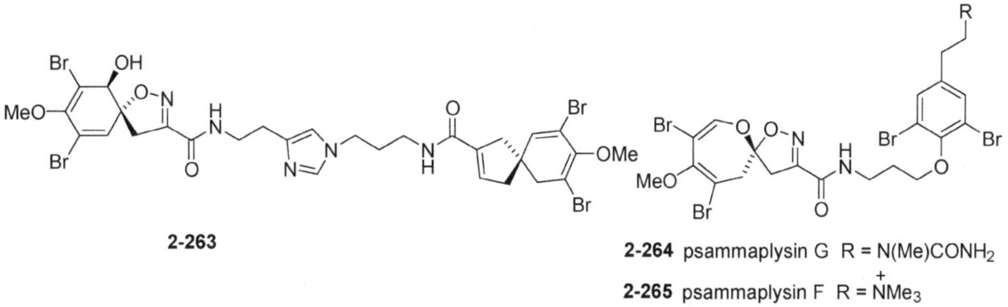

2-263

2-264 psammaplysin G　R = N(Me)CONH$_2$
　　　　　　　　　　　　　　　　+
2-265 psammaplysin F　R = NMe$_3$

图 2-20　spirocyclohexadienyl 类代谢产物

　　冲绳 *Pseudoceratina* sp.海绵含有的新型化合物为西达那丁（ceratinadin）A～C（2-266～2-268）（图 2-21）（Kon et al.，2010），澳大利亚海绵 *Ianthella flabelliformis* 能够产生 3 种新型化合物，分别是巴斯他丁（bastadin）25（2-269）、15-*O*-巴斯他丁磺酰酯（sulfonatobastadin）11（2-270）和 bastadin 26（2-271）（Carroll et al.，2010b）。与之相似的海绵 *Ianthella* cf. *reticulata* 含有一种已知为非对映异构体的化合物(*E,Z*)-bastadin 19，和一种新型的化合物 dioxepine bastadin 3（2-272）（Calcul et al.，2010）。

　　在过去的 10 年里，有大量的新型含溴氨基酸衍生物类海绵代谢产物被报道。澳大利亚 *Ancorina* sp.产生的抗疟疾化合物(+)-7-bromotrypargine（2-273）（图 2-22）（Davis et al.，2010）和结构高度复杂的化合物 dictazole A 与 B（2-274）（Dai et al.，2008），以及从巴拿马海绵 *Smenospongia cerebriformis* 分离得到的相类似的化合物 dictazoline C～E，大多数含溴原子（Dai et al.，2010）。

　　从 *Jaspis splendens* 海绵得到的多个 2-溴吲哚环羧酚酸肽 jaspamide 的类似物已经被 3 个研究组所报道。这些化合物与 jaspamide R（2-275）具有类似的结构（图 2-23）（Gala et al.，2009）。从帕劳群岛海绵 *Theonella swinhoei* 所得到的 paltolide C（2-276）是一种相似的 6-溴吲哚环肽（Plaza et al.，2010）。

　　4 个新型的含氯环缩肽米拉巴胺（mirabamide）E、F、G 和 H 是从澳大利亚托雷斯海峡的海绵 *Stelletta clavosa* 中分离出来的（Lu et al.，2011）。mirabamide E 和 F 分别是 mirabamide G（2-277）和 H（2-278）的 L-鼠李糖衍生物。澳大利亚海绵 *Suberea clavata* 含有 clavatadine C（2-279）和 D（2-280），它们均为与已知

2-266 ceratinadin A

2-267 ceratinadin B

2-268 ceratinadin C

2-269 bastadin 25 R = OH
2-270 15-*O*-sulfonatobastadin 11 R = H

2-271

2-272

图 2-21 卤代海洋天然产物

2-273

2-274 dictazole B

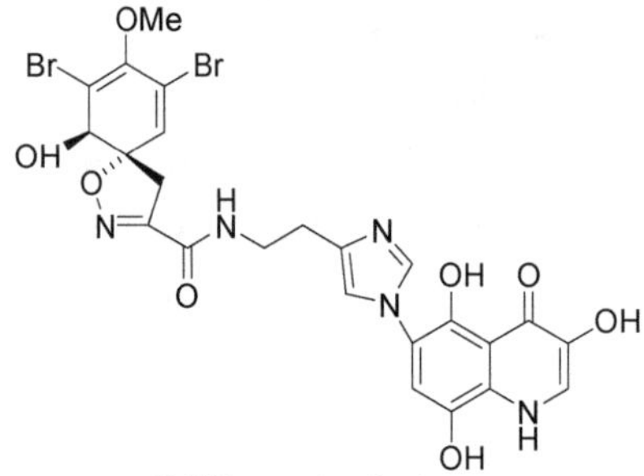

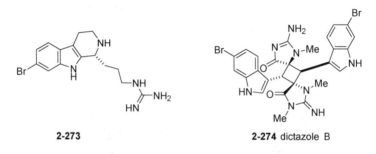

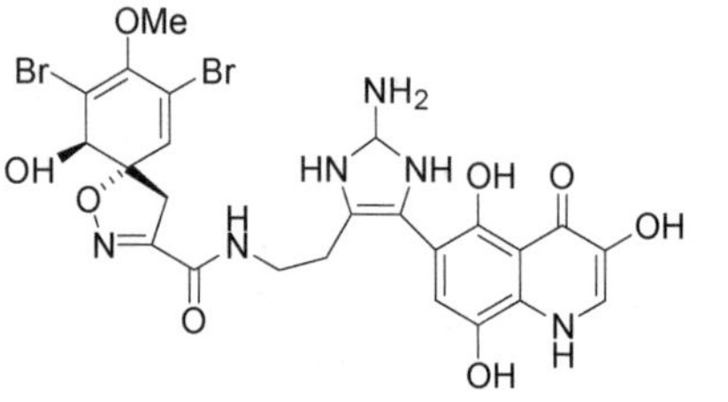

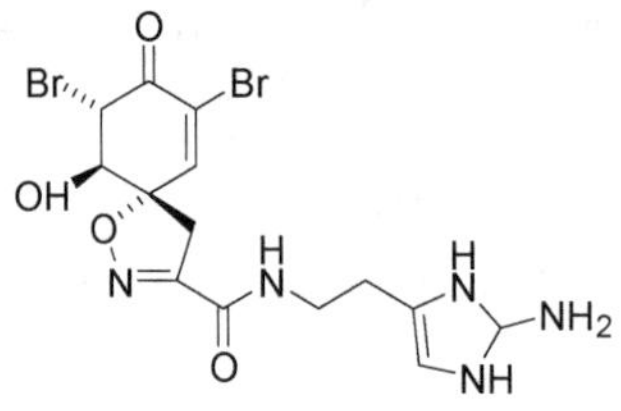

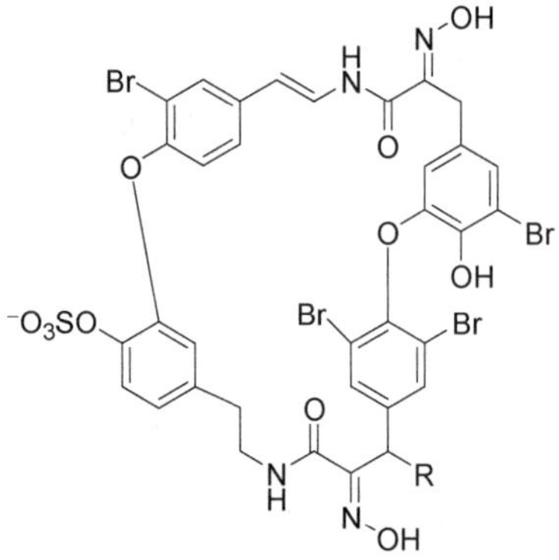

图 2-22 新型含溴氨基酸衍生物类代谢产物

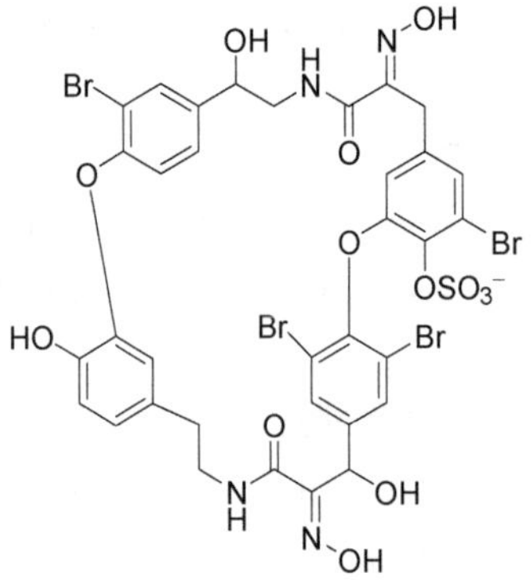

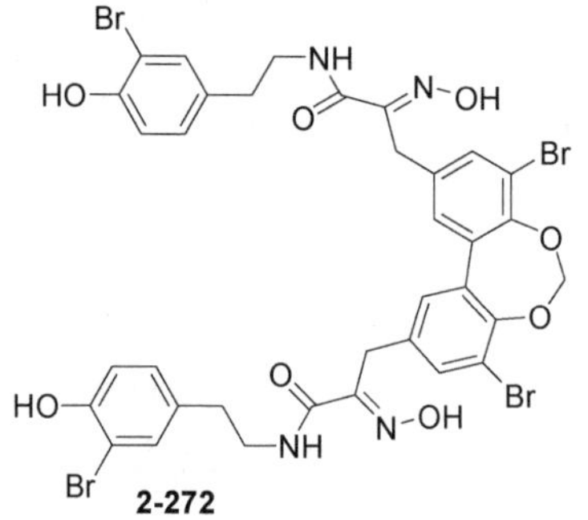

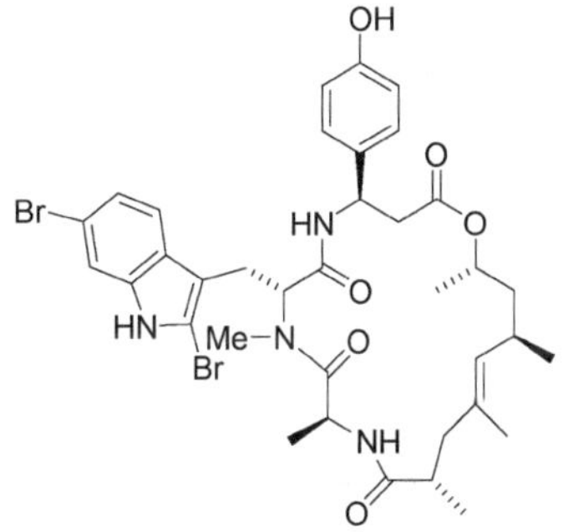

2-275

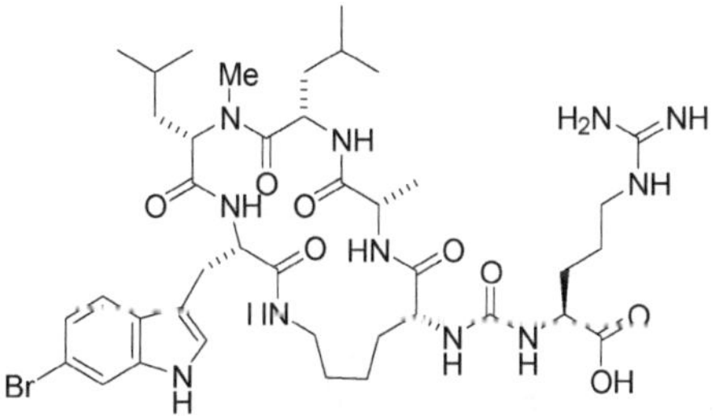

2-276

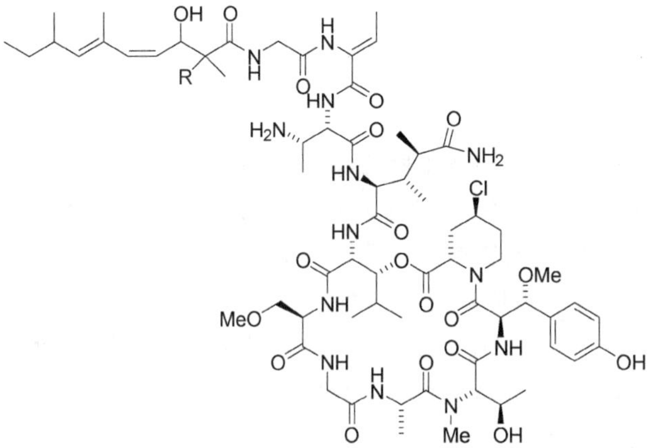

2-277 mirabamide G　R = OH

2-278 mirabamide H　R = H

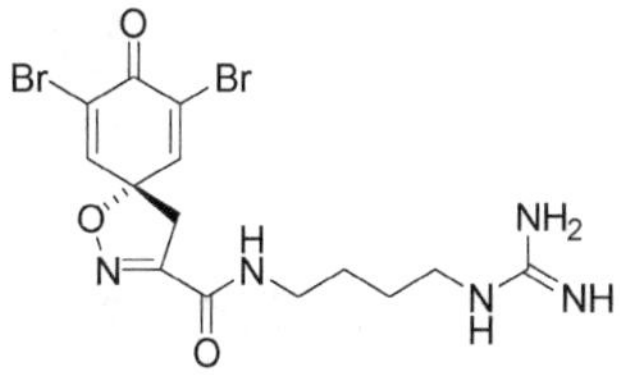

2-279

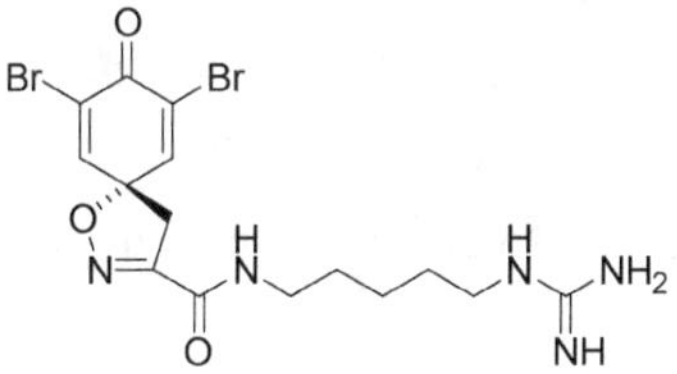

2-280

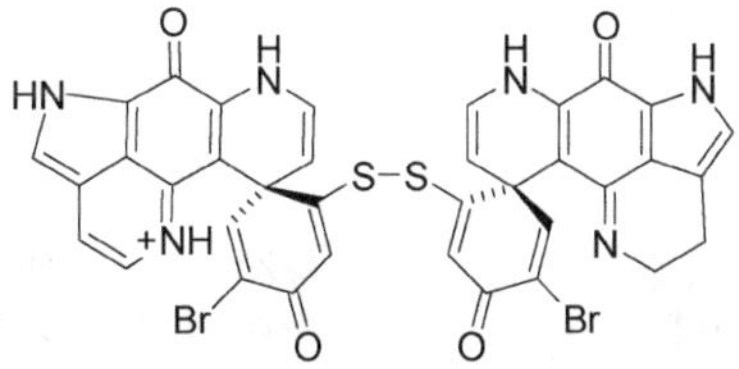

2-281

图 2-23　2-溴吲哚环羧酚酸肽 jaspamide 的类似物

化合物 purealdin L 相关联的胍类生物碱（Buchanan et al.，2009）。吡咯胺喹酮 discorhabdin 类新化合物陆续被发现，其中有 4 个包含溴原子，如 16a,17a-脱氢吡咯喹酮（dehydrodiscorhabdin）W（2-281）（Gribble，2012）。

最近发现，采集于印度尼西亚的海绵 *Agelas linnaei* 产出 11 种新型的溴吡咯（如化合物 2-282～2-287），包括新型的牛磺酸类似物 2-288（图 2-24）（Sebeia et al.，2019）。

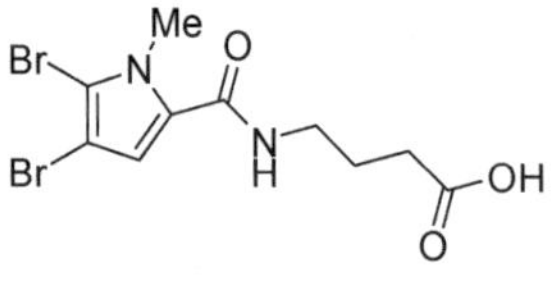

2-282

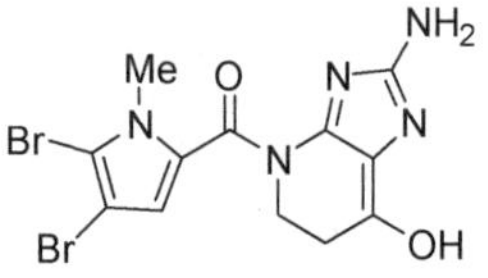

2-283

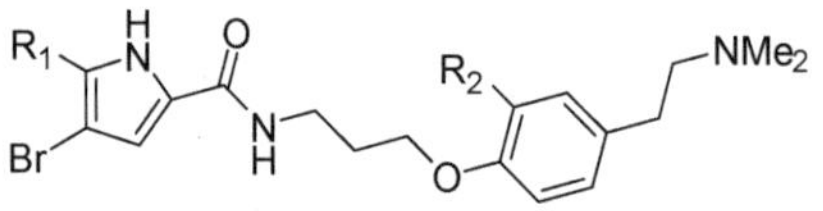

2-284 R_1 = H; R_2 = Br
2-285 R_1 = H; R_2 = I
2-286 R_1 = Br; R_2 = Br
2-287 R_1 = Br; R_2 = I

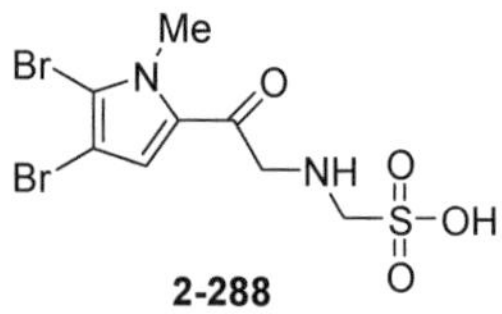

2-288

图 2-24 卤代天然产物

群海绵科海绵也产生了一些新型的二聚体吡咯-2-氨基咪唑生物碱，其中一些是溴化的。苯并赛特林（benzosceptrin）B（2-289）和 C（2-290）是从 *Agelas dendromorpha* cf. *mauritiana*（瓜达尔卡纳尔岛）海绵、*Phakellia* sp.（新喀里多尼亚）海绵、*Agelas dendromorpha*（新喀里多尼亚）海绵和 *Agelas* sp.（冲绳县）海绵中发现的（图 2-25）（Tilvi et al.，2010）。除此之外，其中有研究发现了新型的阿捷他汀（agelastatin）E（2-291）和 F（2-292）（Tilvi et al.，2010）。

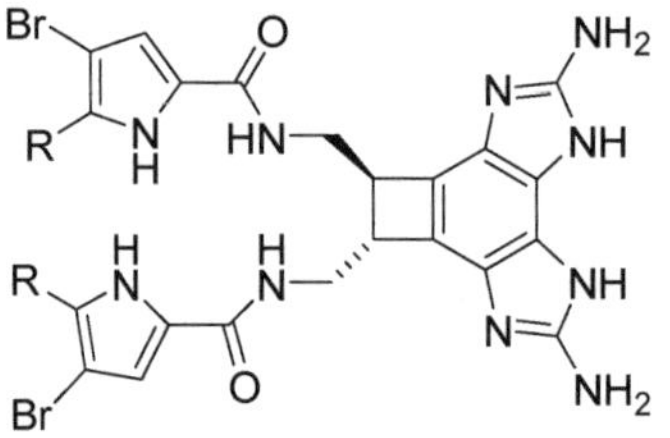

2-289 benzosceptrin B R = H
2-290 benzosceptrin C R = Br

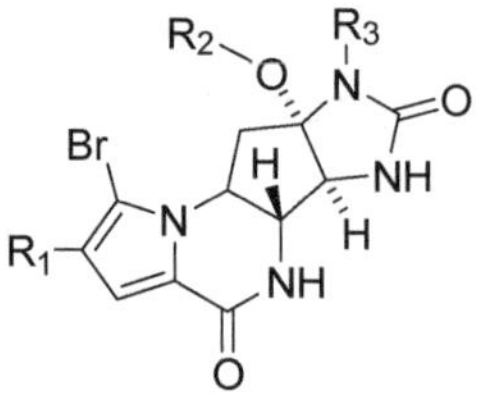

2-291 agelastatin E R_1 = H; R_2 = Me; R_3 = Me
2-292 agelastatin F R_1 = Br; R_2 = H; R_3 = H

图 2-25 溴代生物碱类化合物

斐济海绵 *Siliquariaspongia* sp.含有一系列含溴 motualevic acid，其中有杂环 motualevic acid F（2-293）（图 2-26），以及相应的甲基酯(4*E*)-(R)-苯他嗪（antazirine）（2-294）（Keffer et al.，2009）。中国的 *Xestospongia testudinaria* 海绵含有 39 种新型的溴化多不饱和脂肪 xestospongiene，其中一些为内酯，如 xestospongiene A（2-295）和 Z12（2-296），还有一个为呋喃 xestospongiene Z11（2-297）（Jiang et al.，2011）。特殊的聚酮化合物磷酸二酯富兰克林内酯（franklinolide）A～C（2-298～2-300）是从混有 *Halichondria* sp.的 *Geodia* sp.海绵中所分离得到的（Zhang et al.，2010）。

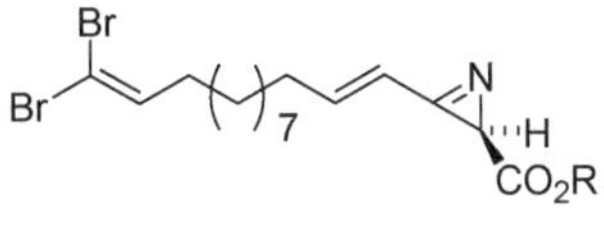

2-293 motualevic acid F R = H
2-294 4E-(R)-antazirine R = Me

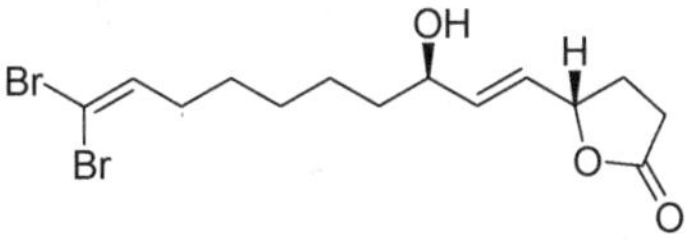

2-295

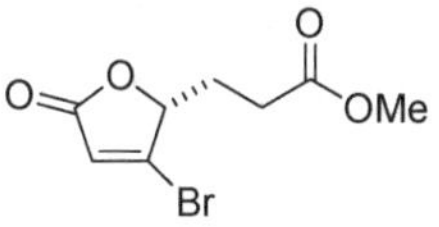

2-296

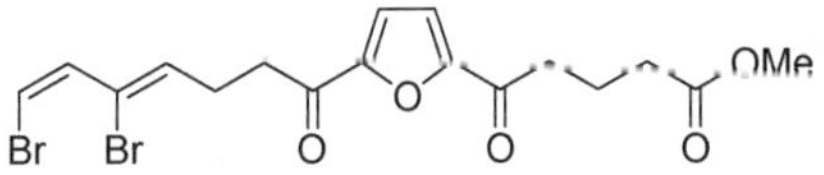

2-297

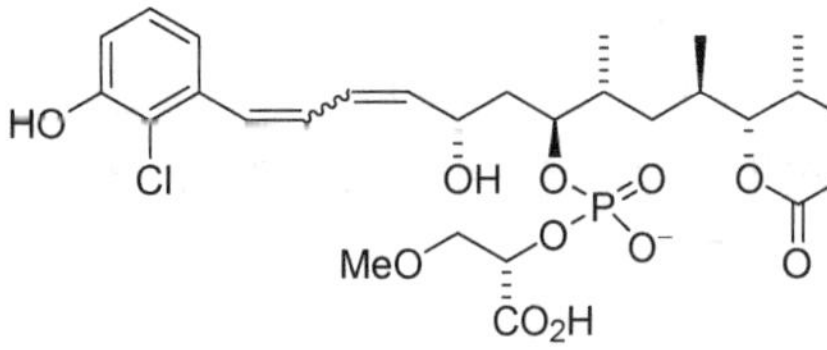

2-298 franklinolide A 12Z,14Z
2-299 franklinolide B 12E,14E
2-300 franklinolide C 12E,14Z

图 2-26　溴代酯类天然产物

西澳的 *Phorbas* sp.海绵产生了新化合物佛尔巴苷（phorbaside）G～I（如化合物 2-301）（图 2-27），产量在纳克数量级（Tilvi et al.，2010）。黑色海洋海绵 *Halichondria okadai* 产生的羽扇碱（pinnarine）（2-302）是大环生物碱 halichlorine 家族的一种新成员（Xu et al.，2011）。

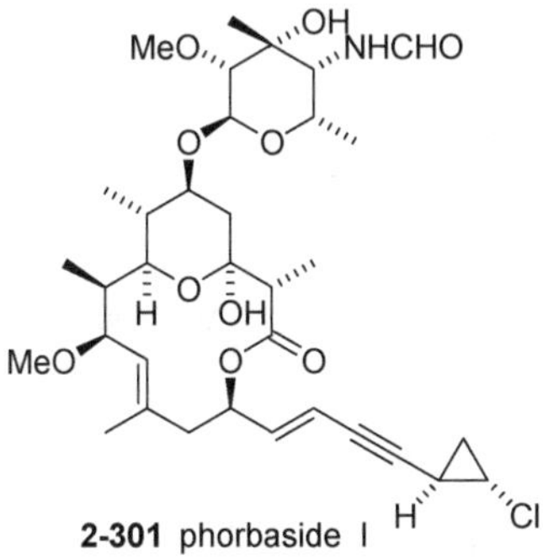

2-301 phorbaside I

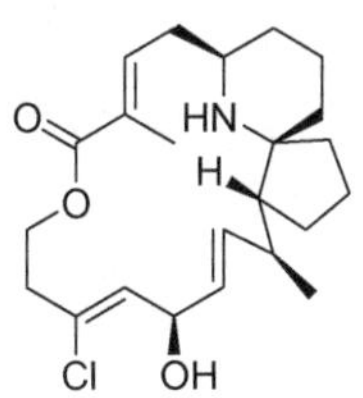

2-302

图 2-27　氯代生物碱类化合物

第四节　海洋微生物的卤代次生代谢产物

一、细菌来源的卤代次生代谢产物

近年来，海洋细菌的研究逐渐增多（Rahman et al.，2010）。例如，salinosporamide A（NPI-0052）已经作为抗癌剂进入人类临床试验（Fenical et al.，2009）。同时 salinosporamide A（*Salisporpora tropica*）可转化为 antiproteialide（2-303）（图 2-28）（Manam et al.，2009）。来自帕劳的海洋沉积细菌 *Salinispora arenicola* 产生了与

pluramycin-altromycin 类代谢产物相似的氯醇柳氮醌（saliniquinone）C（2-304）（Murphy et al.，2010）。saliniquinone A（未氯化）显示出对人结肠癌 HCT-116 细胞系具有显著的抑制作用（IC$_{50}$值为 9.9×10^{-9} mol/L）（Fenical et al.，2009）。来自加利福尼亚州拉霍亚海洋沉积物的糖单胞菌属 *Saccharomonospora* sp.产生了新生物碱洛多吡啶酮（lodopyridone）（2-305），对 HCT-116 细胞系也具有活性（Maloney et al.，2009）。从生活在东太平洋深海热液烟囱中的海洋热瓦氏菌中首次发现了次生代谢产物氨苄（ammonificin）A（2-306）和 B（2-307）（Andrianasolo et al.，2009）。

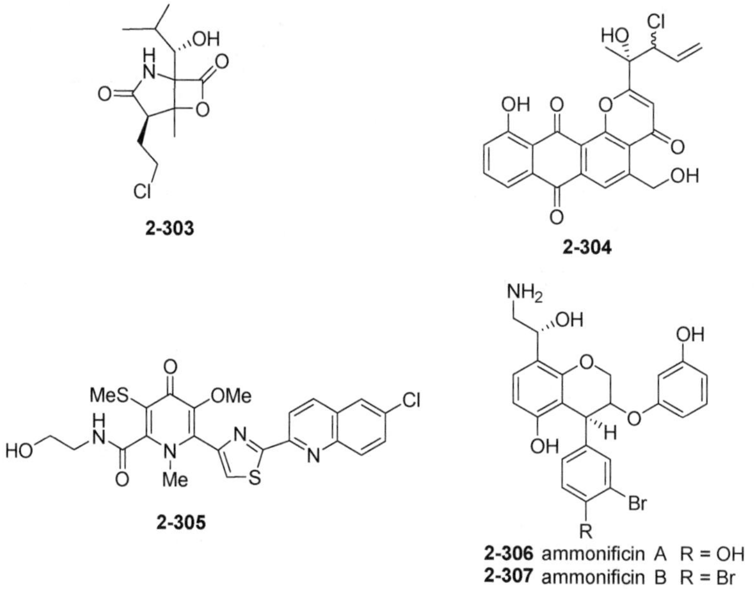

图 2-28　细菌来源的卤代次生代谢产物

来自斐济（Fiji）的海洋沉积细菌（*Nocardiopsis* sp.）产生了菲吉奥利德（fijiolide）A（2-308）和 B（2-309）（图 2-29）（Nam et al.，2010），这些由 NF-κB 活化的抑制剂具有类似于在孢子和氯孢子虫中发现的氯环戊烯[a]茚环体系。海洋 *Streptomyces* 菌种是独特的卤代代谢产物的丰富来源，包括从收集自德国北海岸的沉积物中分离出的曼舒拉霉素（mansouramycin）B（2-310）（Hawas et al.，2009），来自巴哈马底部沉积物的 ammosamide A（2-311）与 B（2-312）（Hughes et al.，2009）以及来自日本海绵（*Haliclona* sp.）链霉菌的 JBIR-34（2-313）和 JBIR-35（2-314）（Motohashi et al.，2010）。氨酰胺（ammosamide）A 和 B 都显示出对 HCT-116 有显著的体外细胞毒活性（IC$_{50}$值=0.32 μmol/L）（Hughes et al.，2009）。

从海洋来源 Streptomycetaceae 细菌中分离出硝基吡咯啉（nitropyrrolin）A～E，其中两种代谢产物 nitropyrrolin C（2-315）和 E（2-316）都是氯醇（图 2-30）（Kwon

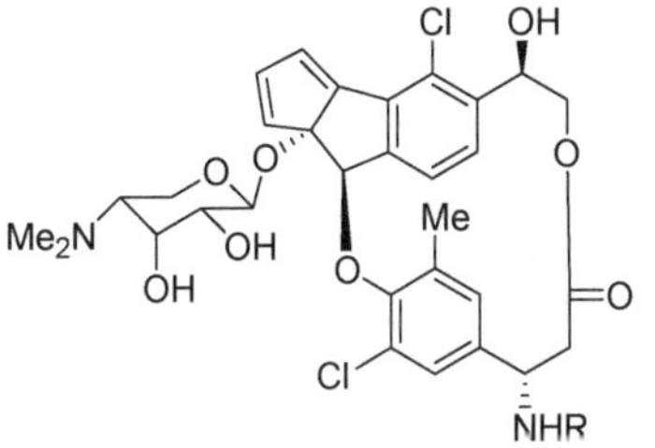

2-308 fijiolide A　R = COMe
2-309 fijiolide B　R = H

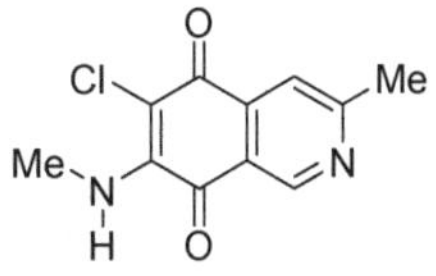

2-310

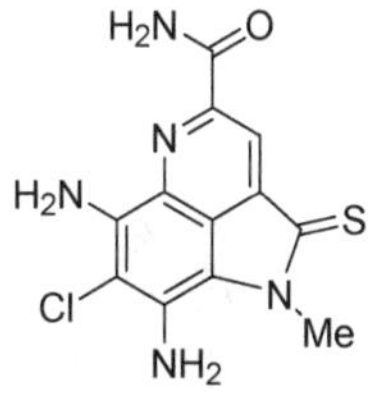

2-311

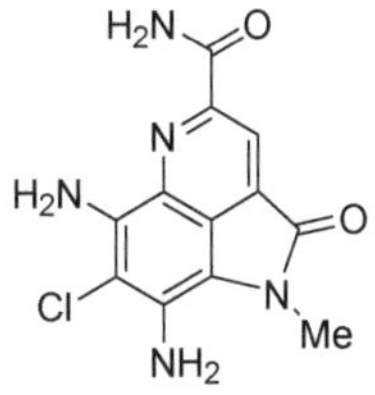

2-312

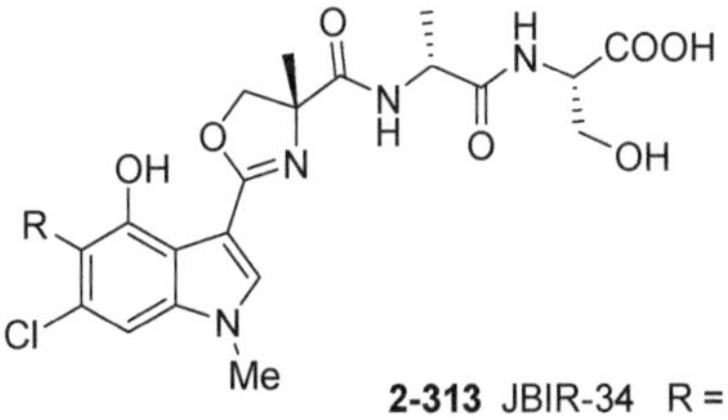

2-313 JBIR-34　R = Me
2-314 JBIR-35　R = H

图 2-29　细菌来源的卤代次生代谢产物

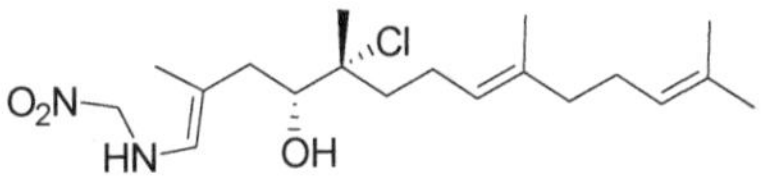

2-315

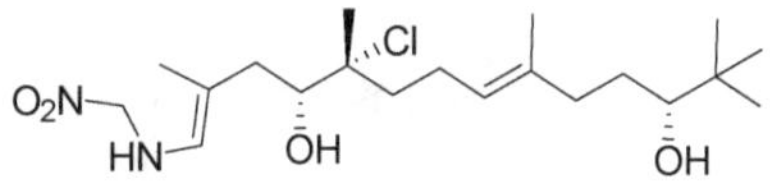

2-316

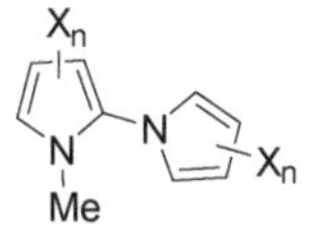

2-317 X = Cl, Br, H

图 2-30　细菌来源的卤代次生代谢产物

et al.，2010)。虽然多卤代 1′-甲基-1,2′-联吡咯 (2-317) 的收集来源尚未确定，但其在环境中存在的范围正扩大到各种海洋哺乳动物 (Pangallo and Reddy，2009) 和老虎鲨 *Galeocerdo cuvier* 的肝脏 (Haraguchi et al.，2009)。这些不寻常的卤代联吡咯最有可能是海洋细菌的产物。

拉霍亚深海沉积物可能含有一种新发现的链霉菌属，其产生了新颖的双吡啶马里诺吡咯 (marinopyrrole) A～F (图 2-31) (Hughes et al.，2008)。2010 年报道的这类新实例包括 marinopyrrole C (2-318)、D (2-319)、E (2-320) 和 F (2-321) (Hughes et al.，2010)，除 marinopyrrole F (2-321) 外，其余类似于 5,5′-二氯-1,1′-二甲基-3,3′，4,4′-四溴-2,2′-联吡咯是具有光学活性的对映异构体 (Rosenfelder et al.，2010)。marinopyrrole 对耐甲氧西林金黄色葡萄球菌显示出优异的活性。海洋鞭毛藻 *Karlodinium veneficum* 产生了几种剧毒的毒素，包括核黄素 (karlotoxin) 2 (=KmTx2) (2-322) (Peng et al.，2010)、65-*E*-氯-KmTx1 (2-323) (Van Wagoner et al.，2010) 和 64-*E*-chloro-KmTx3 (2-324) (Van Wagoner et al.，2010)。这些化合物大规模杀伤鱼类，给海产品行业带来了巨大的经济损失。

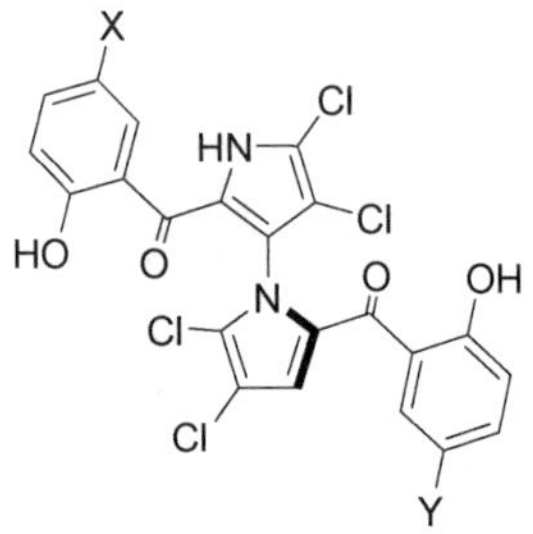

图 2-31　细菌来源的卤代次生代谢产物

二、放线菌来源的卤代次生代谢产物

放线菌在人类的生产和生活中发挥着不可或缺的作用，它产生的抗生素占人类应用抗生素总量的 70%。此外，一些具有重要生物活性的酶制剂、维生素等也

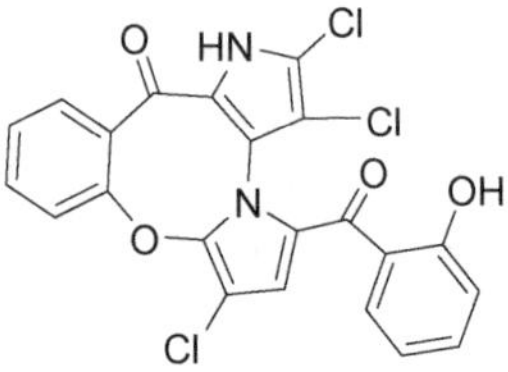

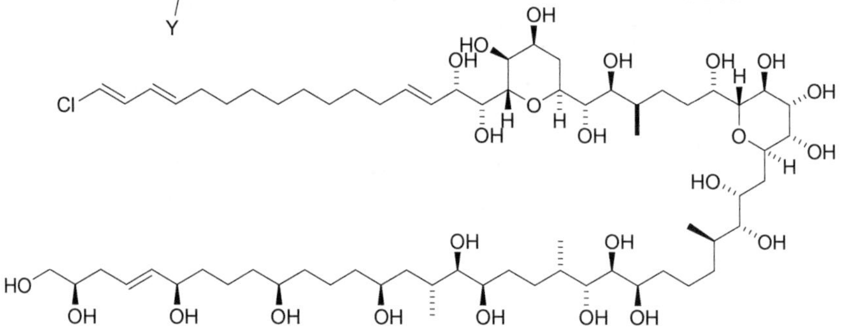

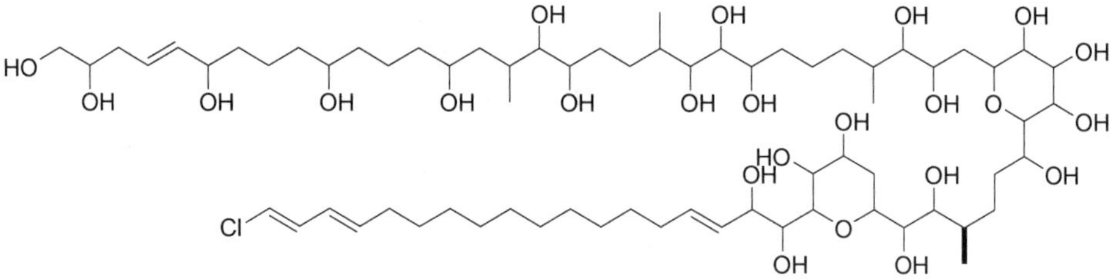

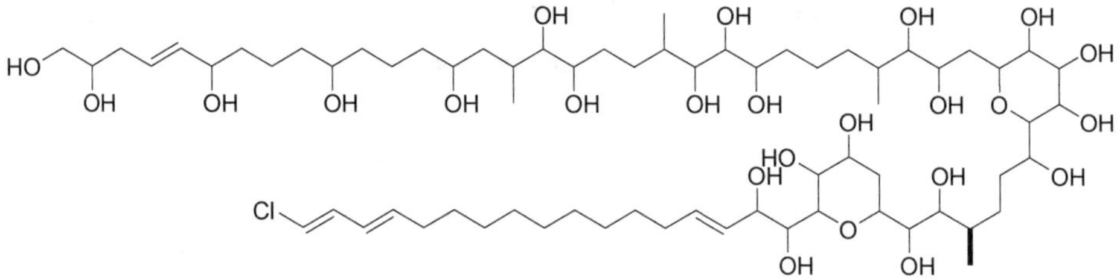

来源于放线菌。海洋特殊的环境条件和富含卤素的特点为海洋放线菌富集卤素并产生卤代天然活性分子创造了条件。常用的卤代抗生素类药物如万古霉素、金霉素、氯霉素等来源于海洋放线菌。本节内容主要总结来源于放线菌的卤代天然产物（谭亿等，2013）。

1. 卤代内酰胺类

内酰胺在药物分子中大量存在，从海洋放线菌 *Salinispora tropica* CNB-392 分离得到的环内酰胺类代谢产物沙利氨嘧啶（salinosporamide）A（2-325）（图 2-32）具有优异的抗肿瘤活性，因此具有良好的应用前景（Feling et al.，2003；Fenical et al.，2009）。此外，来源于 *Salinispora tropica* CNB-392 的 salinosporamide B～J 含有众多卤代活性分子（Beer and Moor，2007；Reed et al.，2007）。从链霉菌 *Streptomyces* sp. Sp080513GE-23 中分离得到的三肽化合物 JBIR-34（2-326）和 JBIR-35（2-327）具有抗氧化作用，能够还原淬灭自由基（Kwon et al.，2010）。从 *Streptomyces* sp. CNQ-593 中分离得到了 3 种具有潜在药物活性的环肽类结构哌嗪霉素（piperazimycin）A～C（2-328～2-330）。其中 piperazimycin A 对肿瘤细胞具有较强的细胞毒活性（Miller et al.，2007）。

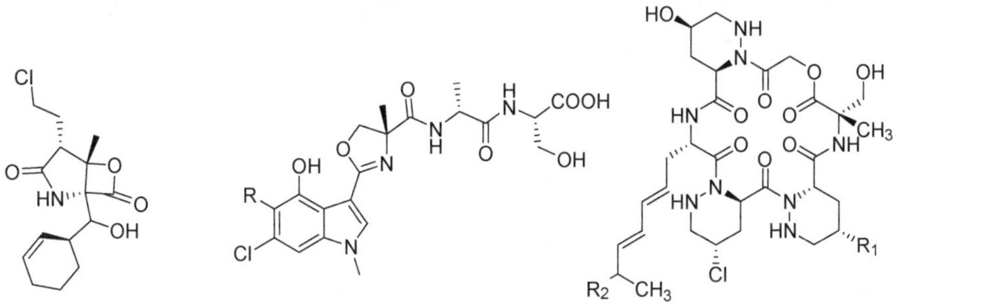

2-325

2-326 JBIR-34 R = CH$_3$
2-327 JBIR-35 R = H

2-328 piperazimycin A R$_1$ = OH; R$_2$ = CH$_3$
2-329 piperazimycin B R$_1$ = H; R$_2$ = CH$_3$
2-330 piperazimycin C R$_1$ = OH; R$_2$ = CH$_2$CH$_3$

图 2-32 放线菌来源的卤代内酰胺类天然产物

2. 卤代大环内酯类

大环内酯是众多药物分子和生物活性分子的核心骨架，从海洋放线菌 *Salinispora tropica* CNB-392 和 *Nocardiopsis* sp. CNQ-653 分离得到了结构独特的大环内酯类化合物孢子醇（sporolide）A、B（2-331 和 2-332）与 fijiolide A、B（2-333 和 2-334）（图 2-33）（Buchanan et al.，2005；Oh et al.，2006；Nam et al.，2010）。其中 fijiolide A 具有高效酶抑制和酶还原活性。

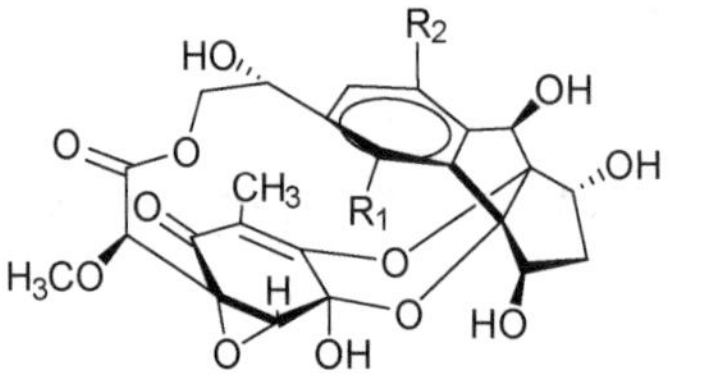

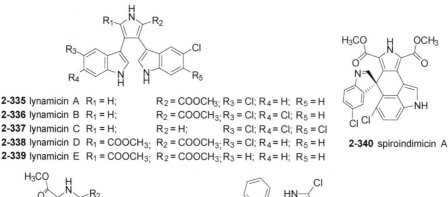

2-331 sporolide A R₁ = Cl; R₂ = H
2-332 sporolide B R₁= H; R₂ = Cl

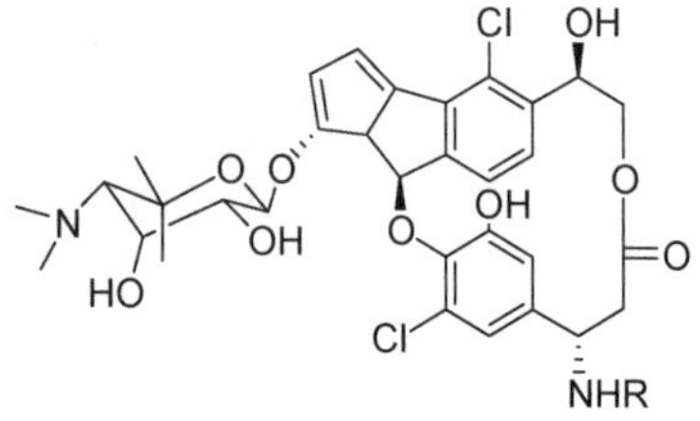

2-333 fijiolide A R = COCH₃
2-334 fijiolide B R = H

图 2-33 放线菌来源的卤代大环内酯类天然产物

3. 卤代吡咯类

海洋放线菌产生的种类丰富的卤代吡咯类天然产物具有显著的生物活性。分离自链霉菌科 *Marinispora*（MAR2）的卤代吡咯类化合物利奈霉素（lynamicin）A～E（2-335～2-339）能显著抑制细菌生长（图 2-34）。与 lynamicin A～D 相比较，不含卤素的 lynamicin E 抑菌能力较差，表明卤素能显著调节化合物的活性（McArthur et al.，2008）。从链霉菌 *Streptomyces* sp. SCSIO 03032 分离得到的吡咯类化合物螺旋双霉（spiroindimicin）A～D（2-340～2-343）具有一定的抗肿瘤作用（Zhang et al.，2012）。由链霉菌 *Streptomyces* sp. CNQ-418 产生的轴手性化合物 marinopyrrole A 和 B（2-344 和 2-345）具有显著的抗结肠癌活性（Hughes et al.，2008）。

2-335 lynamicin A R₁ = H; R₂ = COOCH₃; R₃ = Cl; R₄ = H; R₅ = H
2-336 lynamicin B R₁ = H; R₂ = COOCH₃; R₃ = Cl; R₄ = Cl; R₅ = H
2-337 lynamicin C R₁ = H; R₂ = H; R₃ = Cl; R₄ = Cl; R₅ = Cl
2-338 lynamicin D R₁ = COOCH₃; R₂ = COOCH₃; R₃ = Cl; R₄ = H; R₅ = H
2-339 lynamicin E R₁ = COOCH₃; R₂ = COOCH₃; R₃ = H; R₄ = H; R₅ = H

2-340 spiroindimicin A

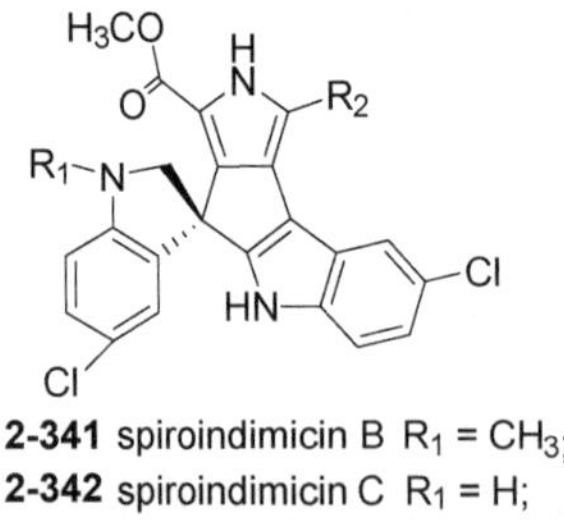

2-341 spiroindimicin B R₁ = CH₃; R₂ = H
2-342 spiroindimicin C R₁ = H; R₂ = H
2-343 spiroindimicin D R₁ = CH₃; R₂ = COOCH₃

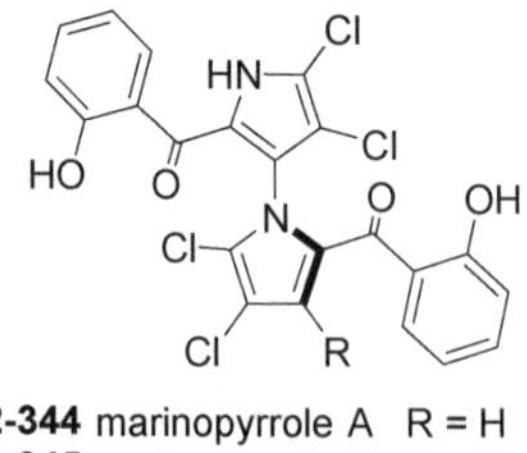

2-344 marinopyrrole A R = H
2-345 marinopyrrole B R = Br

图 2-34 放线菌来源的卤代吡咯类天然产物

4. 卤代多酚类

来源于海洋放线菌的卤代多酚类化合物具有抑菌和抗肿瘤活性。卤代多酚类化合物异马林酮（isomarinone）（2-346）、马里诺内（marinone）（2-347）来源于MAR4 菌株。isomarinone 具有抗结肠癌活性（图 2-35）；marinone 具有抑菌活性（Wang et al.，1997）。来源于另一 MAR4 菌株的多酚类化合物 2-348～2-352，具有显著的抗菌和抗肿瘤活性（Soria-Mercado et al.，2005）。

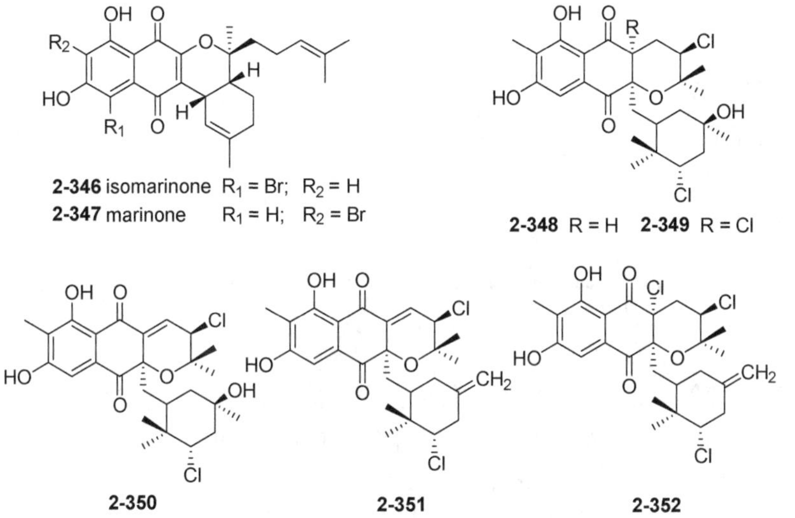

2-346 isomarinone R₁ = Br；R₂ = H
2-347 marinone R₁ = H；R₂ = Br

2-348 R = H 2-349 R = Cl

2-350

2-351

2-352

图 2-35　放线菌来源的卤代多酚类天然产物

5. 卤代吡啶类

来源于海洋放线菌的卤代生物碱类化合物洛多吡啶酮（lodopyridone）（2-353）具有一定的细胞毒活性（图 2-36）（Harris et al.，1985）。来源于 *Streptomyces* sp. CNR-698 的卤代吡啶类天然产物 ammosamide A、B 和 D（2-354～2-356）具有广谱的抗肿瘤活性（Hughes et al.，2009；Pan et al.，2012）。

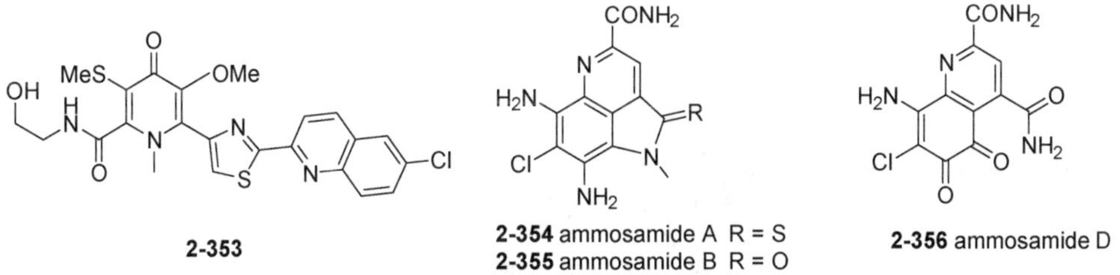

2-353

2-354 ammosamide A R = S
2-355 ammosamide B R = O

2-356 ammosamide D

图 2-36　放线菌来源的卤代吡啶类天然产物

三、蓝细菌来源的卤代次生代谢产物

从蓝藻菌（蓝绿藻）中已发现了 1000 余种天然产物，大部分含有卤素，通常含氯原子。从培养的费氏藻 *Ambigua* 中分离得到三种氯代异氰化合物五环歧因（ambiguine）K isonitrile、M isonitrile 和 O isonitrile（2-357～2-359）（图 2-37），其表现出很强的抗结核杆菌和芽孢杆菌活性（Mo et al.，2009）。进一步研究得到了新的化合物菲沙姆比古因（fischambiguine）B（2-360）及相关的非氯代同系物（Mo et al.，2010）。

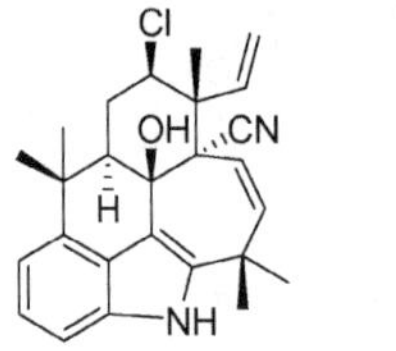

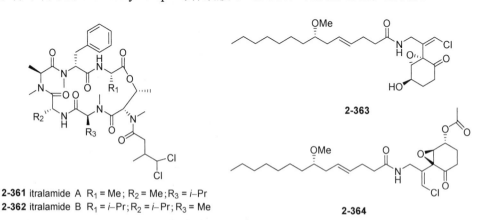

2-357 ambiguine K isonitrile 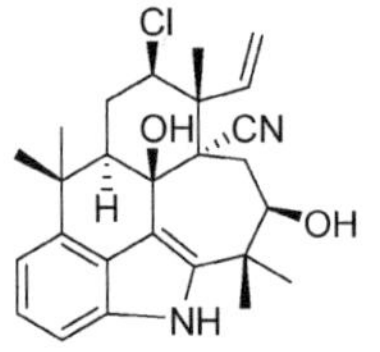　**2-358** ambiguine M isonitrile 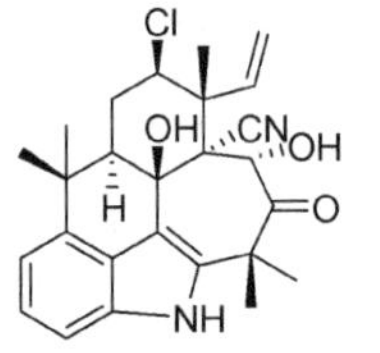　**2-359** ambiguine O isonitrile 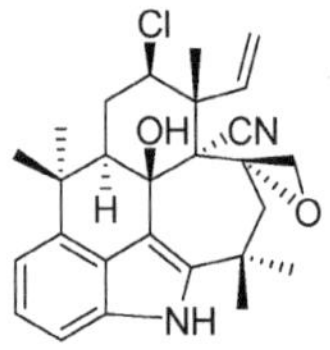　**2-360** fischambiguine B

图 2-37　氯代异氰化合物

蓝藻细菌属 *Lyngbys* 是新型卤代代谢产物的有效来源，含有很多含氯化合物。最主要的是 *Lyngbys majuscula*，从采集自格林纳达的这种藻中分离得到了 4 个新氯代化合物，其中两个化合物 itralamide A（2-361）和 B（2-362）是缩肽（图 2-38）（Li et al.，2005）。从采集自佛罗里达州的蓝藻细菌里得到了 8-epi-马林酰胺（malyngamide）C（2-363）（Gross et al.，2010）。从采集自格林纳达的蓝藻中得到了含环氧环的 8-O-acetyl-8-epi-马林酰胺 C（2-364）（Gross et al.，2010）。

2-361 itralamide A R_1 = Me；R_2 = Me；R_3 = *i*-Pr
2-362 itralamide B R_1 = *i*-Pr；R_2 = *i*-Pr；R_3 = Me

2-363

2-364

图 2-38　氯代异氰化合物

从采集自关岛的 *Lyngbya bouillonii* 中发现了 6 种新的氯代和溴代化合物：2-epi-山葵苷（lyngbyaloside）（2-365）、18*E*-（2-366）和 18*Z*-lyngbyaloside C（2-367）、27-脱氧苜蓿碱（deoxylyngbyabellin）A（2-368）、林比亚贝林（lyngbyabellin）J（2-369）及兰戈利德（laingolide）B（2-370）（图 2-39）（Liu and Rein，2010）。另一研究从此藻中发现了溴代化合物肉汤酰胺（bouillomide）B（2-371）（Rubio et al.，2010）。

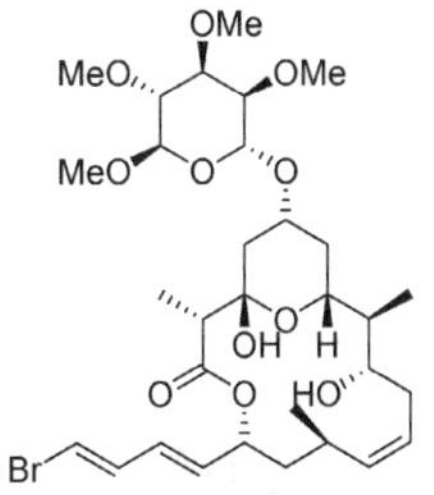

2-365

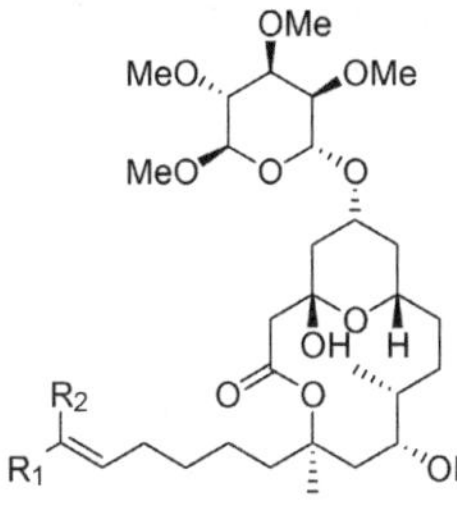

2-366 18 *E*-lyngbyaloside C R_1 = Br; R_2 = H
2-367 18 *Z*-lyngbyaloside C R_1 = H; R_2 = Br

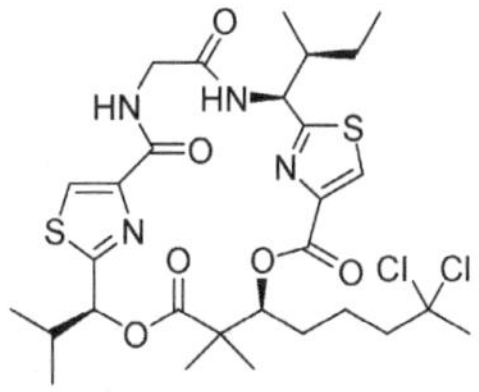

2-368

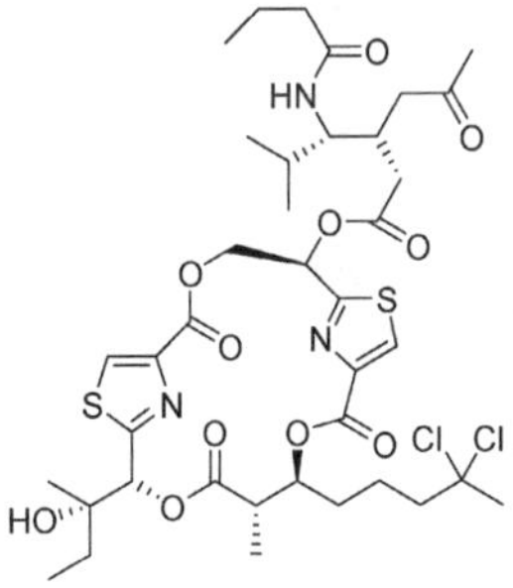

2-369

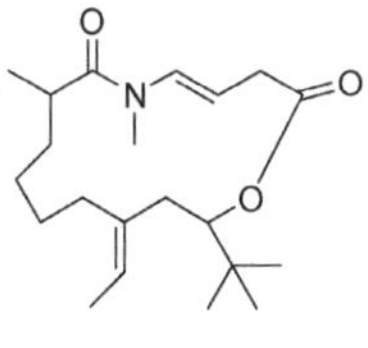

2-370

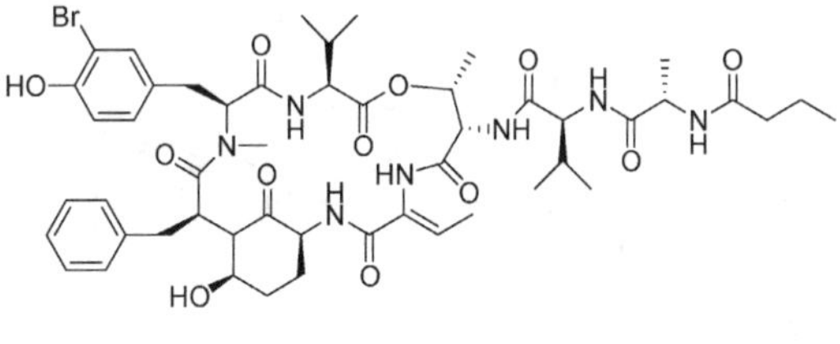

2-371

图 2-39　蓝细菌来源的卤代次生代谢产物

从采集自关岛的另一种蓝藻细菌 *Lyngbya semiplena* 中得到了 1 个新的含溴原子的环肽化合物林格比亚斯汀（lyngbyastatin）10（2-372）（图 2-40）（Liu and Rein，

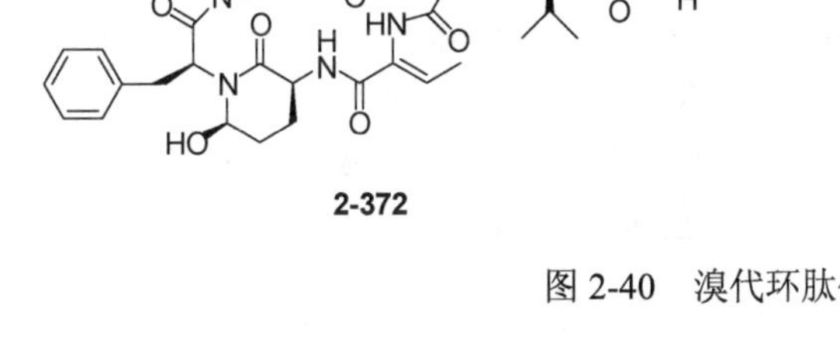

2-372

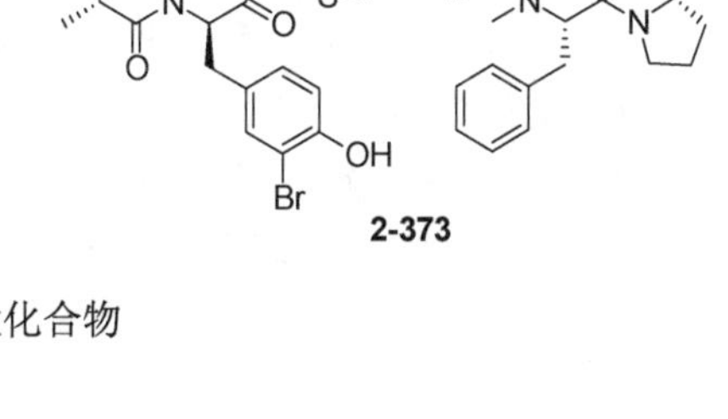

2-373

图 2-40　溴代环肽化合物

2010）。在冲绳的 *Lyngbya* sp.中发现了溴酚化合物比塞溴酰胺（bisebromoamide）
（2-373），它的结构经过全合成修正（Liu and Rein，2010）。

从采集自巴拿马的蓝藻细菌 *Oscillatoria margaritifera* 中发现了环肽化合物，
即维拉瓜胺（veraguamide），此类化合物中含有少见的溴代乙炔基团（Mevers et
al.，2011）。veraguamide A（2-374）和 B（2-375）（图 2-41）在两种样品中均有
发现，veraguamide K（2-376）和 L（2-377）只在 *O. margaritifera* 中发现。其中，
veraguamide A 对 H-460 人肺癌细胞具有很强的抑制作用，半数有效致死剂量
（LD_{50} 值）=0.14 μmol/L（Mevers et al.，2011）。

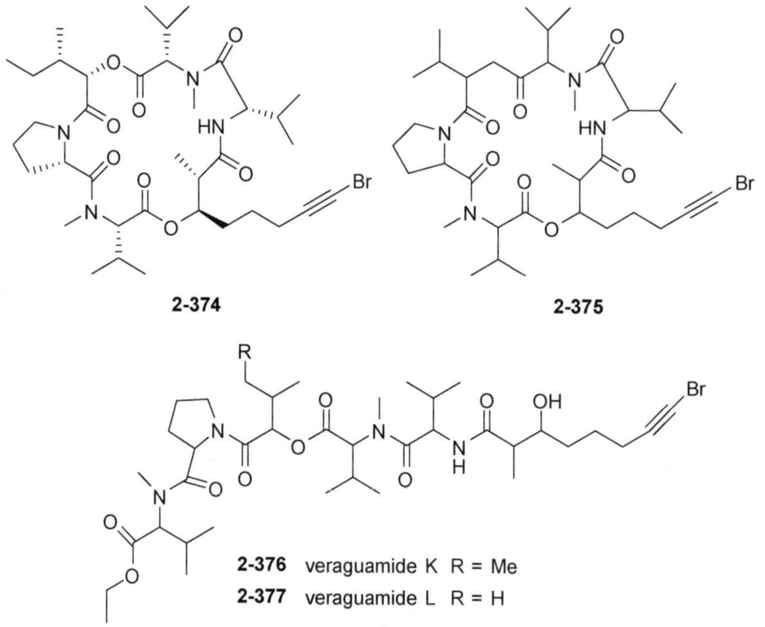

2-374　　　　　　　　　　　　　　**2-375**

2-376　veraguamide K　R = Me
2-377　veraguamide L　R = H

图 2-41　溴代环肽化合物

在以色列用蓄水池培养的干净水里的蓝藻细菌 *Microcystis* sp.中发现了铜绿素
（aeruginosin）KY642（2-378）和 KY608（2-379）（图 2-42）（Raveh and Carmeli，
2009）。在 *Microcystis aeruginosa* 中发现了 7 种氯代蛋白酶抑制剂，分别是微肽
HU1069（2-380）、HU989（2-381）、HU1041（2-382）、HU975（2-383）、HU895A
（2-384）、HU909（2-385）和 HU895B（2-386）（Gesner-Apter and Carmeli，2009）。
它们抑制胰蛋白酶的活性在 0.7～5.2 μmol/L，抑制胰凝乳蛋白酶的活性在 2.8～
72 μmol/L。在蓝藻细菌 *Anabaena constricta* 中发现了新型含溴原子的吲哚生物碱
类化合物 2-387，其以消旋体形式存在（Volk et al.，2009）。

2-378 aeruginosin KY642 R = Cl

2-379 aeruginosin KY608 R = H

2-387 溴吲哚酮 (bromoanaindolone)

		R$_1$	R$_2$	R$_3$	R$_4$	R$_5$
2-380 微肽 (micropeptin)	HU1069	Me	Me	H	SO$_3^-$	SO$_3^-$
2-381 micropeptin	HU989	Me	Me	H	H	SO$_3^-$
2-382 micropeptin	HU1041	H	H	H	SO$_3^-$	SO$_3^-$
2-383 micropeptin	HU975	H	Me	H	H	SO$_3^-$
2-384 micropeptin	HU895A	H	Me	H	H	H
2-385 micropeptin	HU909	H	Me	Me	H	H
2-386 micropeptin	HU895B	Me	H	H	H	H

图 2-42 卤代环肽化合物

参 考 文 献

孙玲玲. 2012. 中国南海六种珊瑚次级代谢产物及其化学防御作用[D]. 青岛: 中国海洋大学博士学位论文.

谭亿, 周红霞, 王以光, 等. 2013. 海洋放线菌来源的卤代天然产物及其卤代机制[J]. 药学学报, 48(9): 1369-1375.

张文, 郭跃伟, Ernesto M, 等. 2005. 中国南海豆荚软珊瑚(*Lobophytum* sp.)中倍半萜化学成分的研究[J]. 天然产物研究与开发, (6): 740-742.

张文, Gavagnin M, 郭跃伟, 等. 2006. 中国南海石珊瑚 *Tubastraea* sp. 化学成分研究[J]. 中国天然产物, 4(2): 94-97.

周远明. 2011. 中国南海五种柳珊瑚次级代谢产物及其化学分类学意义[D]. 青岛: 中国海洋大学博士学位论文.

Alam M, Sanduja R M, Wellington G. 1988. Tubastraine: isolation and structure of a novel alkaloid from the stony coral *Tubastraea micrantha*[J]. Heterocycles, 27(3): 719-723.

Andrianasolo E H, Haramaty L, Rosario-Passapera R, et al. 2009. Ammonificins A and B, hydroxyethylamine chroman derivatives from a cultured marine hydrothermal vent bacterium, *Thermovibrio ammonificans*[J]. Journal of Natural Products, 72(6): 1216-1219.

Anjaneyulu A, Rao V L. 2000. Five diterpenoids(agallochins A-E) from the mangrove plant *Excoecaria agallocha* Linn[J]. Phytochemistry, 55(8): 891-901.

Bader T, Yamada Y, Ankel H. 1991. Antiviral activity of the prostanoid clavulone II against vesicular stomatitis virus[J]. Antiviral Research, 16(4): 341-355.

Baker B J, Okuda R K, Yu P T K, et al. 2002. Punaglandins: halogenated antitumor eicosanoids from the octocoral *Telesto riisei*[J]. Journal of the American Chemical Society, 107(10): 2976-2977.

Beer L L, Moore B S. 2007. Biosynthetic convergence of salinosporamides A and B in the marine actinomycete *Salinispora tropica*[J]. Organic Letters, 9(5): 845-848.

Bialonska D, Zjawiony J K. 2009. Aplysinopsins-marine indole alkaloids: chemistry, bioactivity and ecological significance[J]. Marine Drugs, 7(2): 166-183.

Blackman A J, Green R D. 1987. Further amathamide alkaloids from the bryozoan *Amathia wilsoni*[J]. Australian Journal of Chemistry, 40(10): 1655-1662.

Bligh E G, Dyer W J. 1959. A rapid method of total lipid extraction and purification[J]. Canadian Journal of Biochemistry and Physiology, 37(8): 911-917.

Blunt J W, Copp B R, Hu W P, et al. 2009. Marine natural products[J]. Natural Product Reports, 26(2): 170-244.

Buchanan G O, Williams P G, Feling R H, et al. 2005. Sporolides A and B: structurally unprecedented halogenated macrolides from the marine actinomycete *Salinispora tropica*[J]. Organic Letters, 7(13): 2731-2734.

Buchanan M S, Carroll A R, Wessling D, et al. 2009. Clavatadines C-E, guanidine alkaloids from the Australian sponge *Suberea clavata*[J]. Journal of Natural Products, 72(5): 973-975.

Cachet N, Loffredo L, Vicente O O, et al. 2013. Chemical diversity in the scleractinian coral *Astroides calycularis*[J]. Phytochemistry Letters, 6(2): 205-208.

Cai Y S, Kurtan T, Miao Z H, et al. 2011. Palmarumycins BG1-BG7 and preussomerin BG1: establishment of their absolute configurations using theoretical calculations of electronic circular dichroism spectra[J]. Journal of Organic Chemistry, 76(6): 1821-1830.

Calcul L, Inman W D, Morris A A, et al. 2010. Additional insights on the bastadins: isolation of analogues from the sponge *Ianthella* cf. *reticulata* and exploration of the oxime configurations[J]. Journal of Natural Products, 73(3): 365-372.

Cano P, Patricia L. 2013. Aislamiento y elucidación estructural de metabolitos secundarios a partir de esponjas, corales, tunicados y briozoos del Atlántico Sur y la Antártida[Z]. Facultad De Ciencias Exactas Y Naturales Universidad De Buenos Aires.

Carbone M, Núez-Pons L, Castelluccio F, et al. 2009. Illudalane sesquiterpenoids of the alcyopterosin series from the antarctic marine soft coral *Alcyonium grandis*[J]. Journal of Natural Products, 72(7): 1357-1360.

Carroll A R, Duffy S, Sykes M, et al. 2010a. Wilsoniamines A and B: novel alkaloids from the temperate *Australian bryozoan, Amathia wilsoni*[J]. Organic & Biomolecular Chemistry, 9(2): 604-609.

Carroll A R, Kaiser S M, Davis R A, et al. 2010b. A bastadin with potent and selective delta-opioid receptor binding affinity from the Australian sponge *Ianthella flabelliformis*[J]. Journal of Natural Products, 73(6): 1173-1176.

Chang J Y, Chia-Ching L, Eid F A, et al. 2012. New briarane diterpenoids from the gorgonian coral *Junceella juncea*[J]. Marine Drugs, 10(12): 1321-1330.

Chen J Y, Huang C Y, Lin Y S, et al. 2016. Halogenated sesquiterpenoids from the red alga *Laurencia tristicha* collected in Taiwan[J]. Journal of Nature Products, 79(9): 2315-2323.

Cheng W, Li X D, Yin F L, et al. 2017. Halogenated briarane diterpenes with acetyl migration from the gorgonian coral *Junceella fragilis*[J]. Chemistry & Biodiversity, 14(5): e1700053.

Ciavatta M L, Lopez Gresa M P, Manzo E, et al. 2004. New C21 Δ20 pregnanes, inhibitors of mito-chondrial respiratory chain, from Indopacific octocoral *Carijoa* sp.[J]. Tetrahedron Letters, 45(41): 7745-7748.

Dai J, Jimenez J I, Kelly M, et al. 2008. Dictazolines A and B, bisspiroimidazolidinones from the marine sponge *Smenospongia cerebriformis*[J]. Journal of Natural Products, 71(7): 1287-1290.

Dai J, Jimenez J I, Kelly M, et al. 2010. Dictazoles: potential vinyl cyclobutane biosynthetic precursors to the dictazolines[J]. Journal of Organic Chemistry, 75(7): 2399-2402.

Dashti Y, Vial M, Wood S A, et al. 2016. ChemInform abstract: kororamide B, a brominated alkaloid from the bryozoan *Amathia tortuosa* and its effects on Parkinson's disease cells[J]. Tetrahedron, 47(2): 7879-7884.

Davis R A, Duffy S, Avery V M, et al. 2010.(+)-7-bromotrypargine: an antimalarial β-carboline from the Australian marine sponge *Ancorina* sp.[J]. Tetrahedron Letters, 51(4): 583-585.

Davis R A, Sykes M, Avery V M, et al. 2011. Convolutamines I and J, antitrypanosomal alkaloids from the bryozoan *Amathia tortusa*[J]. Bioorg Med Chem, 19(22): 6615-6619.

Donia M, Hamann M T. 2003. Marine natural products and their potential applications as anti-infective agents[J]. Lancet Infectious Diseases, 3(6): 338-348.

Dorta E, Diaz-Marrero A R, Cueto M, et al. 2004a. Carijenone, a novel class of bicyclic prostanoid from the eastern Pacific octocoral *Carijoa multiflora*[J].Organic Letters, 6(13): 2229-2232.

Dorta E, Díaz-Marrero A R, Cueto M, et al. 2004b. Unusual chlorinated pregnanes from the eastern Pacific octocoral *Carijoa multiflora*[J]. Tetrahedron Letters, 45(5): 915-918.

Fattorusso E, Lanzotti V, Magno S, et al. 2004. Tryptophan derivatives from a mediterranean anthozoan, *Astroides calycularis*[J]. Journal of Natural Products, 48(6): 924-927.

Fattorusso E, Luciano P, Putra M Y, et al. 2011. Chloroscabrolides, chlorinated norcembranoids from the Indonesian soft coral *Sinularia* sp.[J]. Tetrahedron, 67(41): 7983-7988.

Faulkner D J. 2001. Marine natural products[J]. Nat Prod Rep, 18: 1-49.

Faulkner H. 1991. New chlorinated diterpenes from the gorgonian *Junceella gemmacea*[J]. Tetrahedron, 47(20-21): 3271-3280.

Feling R H, Buchanan G O, Mincer T J, et al. 2003. Salinosporamide A: a highly cytotoxic proteasome inhibitor from a novel microbial source, a marine bacterium of the new genus *Salinospora*[J]. Angewandte Chemie, 115(3): 369-371.

Feng Y, Davis R A, Sykes M L, et al. 2010. Pseudoceratinazole A: a novel bromotyrosine alkaloid from the Australian sponge *Pseudoceratina* sp.[J]. Tetrahedron Letters, 51(37): 4847-4850.

Fenical W, Jensen P R, Palladino M A, et al. 2009. Discovery and development of the anticancer agent salinosporamide A (NPI-0052)[J]. Bioorganic & Medicinal Chemistry, 17(6): 2175-2180.

Fujiwara T, Hwang J H, Kanamoto A, et al. 2009. JBIR-44, a new bromotyrosine compound from a marine sponge *Psammaplysilla purpurea*[J]. The Journal of Antibiotics, 62(7): 393-395.

Gala F, D'Auria M V, De Marino S, et al. 2009. Jaspamides M-P: new tryptophan modified jaspamide derivatives from the sponge *Jaspis splendans*[J]. Tetrahedron, 65(1): 51-56.

Gesner-Apter S, Carmeli S. 2009. Protease inhibitors from a water bloom of the cyanobacterium *Microcystis aeruginosa*[J]. Journal of Natural Products, 72(8): 1429-1436.

Gordon G. 2015. Biological activity of recently discovered halogenated marine natural products[J]. Marine Drugs, 13(7): 4044-4136.

Greff S, Aires T, Serrão E A, et al. 2017. The interaction between the proliferating macroalga *Asparagopsis taxiformis* and the coral *Astroides calycularis* induces changes in microbiome and metabolomic fingerprints[J]. Scientific Reports, 7: 42625.

Gribble G W. 2012. Recently discovered naturally occurring heterocyclic organohalogen compounds[J]. Heterocycles, 84(1): 157-207.

Gross H, McPhail K L, Goeger D E, et al. 2010. Two cytotoxic stereoisomers of malyngamide C, 8-epi-malyngamide C and 8-O-acetyl-8-epi-malyngamide C, from the marine cyanobacterium *Lyngbya majuscula*[J]. Phytochemistry, 71(14-15): 1729-1735.

Guella G, Mancini I, Zibrowius H, et al. 1988. Novel aplysinopsin-type alkaloids from scleractinian corals of the family Dendrophylliidae of the Mediterranean and the Philippines. Configurationalassignment criteria, stereospecific synthesis, and photoisomerization[J]. Helvetica Chimica Acta, 71(4): 773-782.

Haefner B. 2003. Drugs from the deep: marine natural products as drug candidates[J]. Drug Discovery Today, 8(12): 536-544.

Haraguchi K, Hisamichi Y, Kotaki Y, et al. 2009. Halogenated bipyrroles and methoxylated tetrabromodiphenyl ethers in tiger shark (*Galeocerdo cuvier*) from the southern coast of Japan[J]. Environmental Science & Technology, 43(7): 2288-2294.

Hardt I H, Jensen P R, Fenical W. 2000. Neomarinone, and new cytotoxic marinone derivatives, produced by a marine *Filamentous bacterium* (Actinomycetales)[J]. Tetrahedron Letters, 41(13): 2073-2076.

Harris C M, Kannan R, Kopecka H, et al. 1985. The role of the chlorine substituents in the antibiotic vancomycin: preparation and characterization of mono- and didechlorovancomycin[J]. Journal of the American Chemical Society, 107(23): 6652-6658.

Hawas U W, Shaaban M, Shaaban K A, et al. 2009. Mansouramycins A-D, cytotoxic isoquinolinequinones from a marine streptomycete[J]. Journal of Natural Products, 72(12): 2120-2124.

Hughes C C, Kauffman C A, Jensen P R, et al. 2010. Structures, reactivities, and antibiotic properties of the marinopyrroles A-F[J]. The Journal of Organic Chemistry, 75(10): 3240-3250.

Hughes C C, MacMillan J B, Gaudencio S P, et al. 2009. The ammosamides: structures of cell cycle modulators from a marine-derived *Streptomyces species*[J]. Angewandte Chemie International Edition, 48(4): 725-727.

Hughes C C, Prieto-Davo A, Jensen P R, et al. 2008. The marinopyrroles, antibiotics of an unprecedented structure class from a marine *Streptomyces* sp.[J]. Organic Letters, 10(4): 629-631.

Iguchi K, Kaneta S, Mori K, et al. 1985. Chlorovulones, new halogenated marine prostanoids with an antitumor activity from the stolonifer *Clavularia viridis* Quoy and Gaimard[J]. Tetrahedron Letters, 26(47): 5787-5790.

Iguchi K, Kaneta S, Mori K, et al. 1986. Bromovulone I and iodovulone I, unprecedented brominated and iodinated marine prostanoids with antitumour activity isolated from the Japanese stolonifer *Clavularia viridis* Quoy and Gaimard[J]. Journal of the Chemical Society, 12: 981-982.

Isaacs S, Carmely S, Kashman Y. 2004. Juncins A-F, six new briarane diterpenoids from the gorgonian *Junceella juncea*[J]. Journal of Natural Products, 53(3): 596-602.

Iwagawa T, Miyazaki M, Okamura H, et al. 2003. Three novel bis(indole) alkaloids from a stony coral, *Tubastraea* sp.[J]. Tetrahedron Letters, 44(12): 2533-2535.

Iwashima M, Nara K, Nakamichi Y, et al. 2001. Three new chlorinated marine steroids, yonarasterols G, H and I, isolated from the Okinawan soft coral, *Clavularia viridis*[J]. Steroids, 66(1): 25-32.

Ji N Y, Li X M, Ding L P, et al. 2016. Halogenated eudesmane derivatives and other terpenes from the marine red alga *Laurencia pinnata* and their chemotaxonomic significance[J]. Biochemical Systematics and Ecology, 64: 1-5.

Jiang W, Liu D, Deng Z, et al. 2011. Brominated polyunsaturated lipids and their stereochemistry from the Chinese marine sponge *Xestospongia testudinaria*[J]. Tetrahedron, 67(1): 58-68.

Kamada T, Vairappan C S. 2012. A new bromoallene-producing chemical type of the red alga *Laurencia nangii* Masuda[J]. Molecules, 17(2): 2119-2125.

Kate A S, Richard K, Ramanathan B, et al. 2010. A halogenated pseudopterane diterpene from the Bahamian octocoral *Pseudopterogorgia acerosa*[J]. Canadian Journal of Chemistry, 88(4): 318-322.

Keffer J L, Plaza A, Bewley C A. 2009. Motualevic acids A-F, antimicrobial acids from the sponge *Siliquariaspongia* sp.[J]. Organic Letters, 11(5): 1087-1090.

Kladi M, Ntountaniotis D, Zervou M, et al. 2014. Glandulaurencianols A-C, brominated diterpenes from the red alga, *Laurencia glandulifera* and the sea hare, *Aplysia punctata*[J]. Cheminform, 45(17): 2835-2837.

Kobayashi J, Cheng J F, Nakamura H, et al. 1991. Structure and stereochemistry of brianolide, a new antiinflammatory diterpenoid from the Okinawan gorgonian *Briareum* sp.[J]. Experientia, 47(5): 501-502.

Koh E G L, Sweatman H. 2001. Erratum to 'Chemical warfare among scleractinians: bioactive natural products from *Tubastraea faulkneri* Wells kill larvae of potential competitors' [J]. Journal of Experimental Marine Biology and Ecology, 256(1): 137-138.

Kon Y, Kubota T, Shibazaki A, et al. 2010. Ceratinadins A-C, new bromotyrosine alkaloids from an Okinawan marine sponge *Pseudoceratina* sp.[J]. Bioorganic & Medicinal Chemistry Letters, 20(15): 4569-4572.

Konishi T, Takasaki M, Tokuda H, et al. 1998. Anti-tumor-promoting activity of diterpenes from *Excoecaria agallocha*[J]. Biological & Pharmaceutical Bulletin, 21(9): 993.

Kwon H C, Espindola A P, Park J S, et al. 2010. Nitropyrrolins A-E, cytotoxic farnesyl-alpha-nitropyrroles from a marine-derived bacterium within the actinomycete family Streptomyce-taceae[J]. Journal of Natural Products, 73(12): 2047-2052.

Lai D, Li Y, Xu M, et al. 2011. Sinulariols A-S, 19-oxygenated cembranoids from the Chinese soft coral *Sinularia rigida*[J]. Tetrahedron, 67(33): 6018-6029.

Laura P P C, Muniain C, Knott M E, et al. 2014. Bromopyrrole alkaloids isolated from the patagonian bryozoan *Aspidostoma giganteum*[J]. Journal of Natural Products, 77(5): 1170-1178.

Laura S. 2003. Fishing for novel drugs[J]. Drug Discovery Today, 8(17): 770-771.

Lei H, Sun J F, Han Z, et al. 2014. Fragilisinins A-L, bew briarane-type diterpenoids from gorgonian *Junceella fragilis*[J]. Cheminform, 4(10): 5261-5271.

Li C, La M P, Tang H, et al. 2012. Bioactive briarane diterpenoids from the south China sea gorgonian *Dichotella gemmacea*[J]. Bioorganic & Medicinal Chemistry Letters, 22(13): 4368.

Li C, Jiang M, La M P, et al. 2013. Chemistry and tumor cell growth inhibitory activity of 11,20-epoxy-3Z,5(6)E-diene briaranes from the south China sea gorgonian *Dichotella gemmacea*[J]. Marine Drugs, 11(5): 1565-1582.

Li F, Maskey R P, Qin S, et al. 2005. Chinikomycins A and B: isolation, structure elucidation, and biological activity of novel antibiotics from a marine *Streptomyces* sp. isolate M045[J]. Journal of Natural Products, 68(3): 349-353.

Liaw C C, Kuo Y H, Lin Y S, et al. 2011. Frajunolides L-O, four new 8-hydroxybriarane diterpenoids from the gorgonian *Junceella fragilis*[J]. Marine Drugs, 9(9): 1477-1486.

Liaw C C, Lin Y C, Lin Y S, et al. 2013. Four new briarane diterpenoids from Taiwanese gorgonian *Junceella fragilis*[J]. Marine Drugs, 11(6): 2042-2053.

Lin M C, Chen B W, Huang C Y, et al. 2013. Eunicellin-based diterpenoids from the formosan soft coral Klyxum molle with inhibitory activity on superoxide generation and elastase release by neutrophils[J]. Journal of Natural Products, 76(9): 1161-1667.

Liu L, Rein K S. 2010. New peptides isolated from *Lyngbya* species: a review[J]. Mar Drugs, 8(6): 1817-1837.

Liu S, Fu X, Schmitz F J, et al. 1997. Psammaplysin F, a new bromotyrosine derivative from a sponge, *Aplysinella* sp.[J]. Journal of Natural Products, 60(6): 614-615.

Look S A, Fenical W, Engen D V, et al. 1984. Erythrolides: unique marine diterpenoids interrelated by a naturally occurring di-π-methane rearrangement[J]. Journal of the American Chemical Society, 106(17): 5026-5027.

Lu Z, Van Wagoner R M, Harper M K, et al. 2011. Mirabamides E-H, HIV-inhibitory depsipeptides from the sponge *Stelletta clavosa*[J]. Journal of Natural Products, 74(2): 185-193.

Maloney K N, Macmillan J B, Kauffman C A, et al. 2009. Lodopyridone, a structurally unprecedented alkaloid from a marine actinomycete[J]. Organic Letters, 11(23): 5422-5424.

Manam R R, Macherla V R, Tsueng G, et al. 2009. Antiprotealide is a natural product[J]. Journal of Natural Products, 72(2): 295-297.

Martin G D, Tan L T, Jensen P R, et al. 2007. Marmycins A and B, cytotoxic pentacyclic C-glycosides from a marine sediment-derived actinomycete related to the genus *Streptomyces*[J]. Journal of Natural Products, 70(9): 1406-1409.

McArthur K A, Mitchell S S, Tsueng G, et al. 2008. Lynamicins A-E, chlorinated bisindole pyrrole antibiotics from a novel marine actinomycete[J]. Journal of Natural Products, 71(10): 1732-1737.

Mevers E, Liu W T, Engene N, et al. 2011. Cytotoxic veraguamides, alkynyl bromide-containing cyclic depsipeptides from the marine *Cyanobacterium* cf. *oscillatoria margaritifera*[J]. Journal of Natural Products, 74(5): 928-936.

Michael P, Hansen K O, Isaksson J, et al. 2017. A novel brominated alkaloid securidine A, isolated from the marine bryozoan *Securiflustra securifrons*[J]. Molecules, 22(7): 1236.

Miller E D, Kauffman C A, Jensen P R, et al. 2007. Piperazimycins: cytotoxic hexadepsipeptides from a marine-derived bacterium of the genus *Streptomyces*[J]. The Journal of Organic Chemistry, 72(2): 323-330.

Mo S, Krunic A, Chlipala G, et al. 2009. Antimicrobial ambiguine isonitriles from the cyanobacterium *Fischerella ambigua*[J]. Journal of Natural Products, 72(5): 894-899.

Mo S, Krunic A, Santarsiero B D, et al. 2010. Hapalindole-related alkaloids from the cultured cyano-bacterium *Fischerella ambigua*[J]. Phytochemistry, 71(17-18): 2116-2123.

Motohashi K, Takagi M, Shin-Ya K. 2010. Tetrapeptides possessing a unique skeleton, JBIR-34 and JBIR-35, isolated from a sponge-derived actinomycete, *Streptomyces* sp. Sp080513GE-23[J]. Journal of Natural Products, 73(2): 226-228.

Motti C A, Thomas-Hall P, Hagiwara K A, et al. 2014. Accelerated identification of halogenated monoterpenes from Australian specimens of the red algae *Plocamium hamatum* and *Plocamium costatum*[J]. Journal of Natural Products, 77(5): 1193-1200.

Mukai H, Kubota T, Aoyama K, et al. 2009. Tyrokeradines A and B, new bromotyrosine alkaloids with an imidazolyl-quinolinone moiety from a verongid sponge[J]. Bioorganic & Medicinal Chemistry Letters, 19(5): 1337-1339.

Murphy B T, Narender T, Kauffman C A, et al. 2010. Saliniquinones A-F, new members of the highly cytotoxic anthraquinone-gamma-pyrones from the marine actinomycete *Salinispora arenicola*[J]. Australian Journal of Chemistry, 63(6): 929-934.

Nagaoka H, Iguchi K, Miyakoshi T, et al. 1986. Determination of absolute configuration of chlorovu-lones by cd measurement and by enantioselective synthesis of (−)-chlorovulone III1[J]. Tetra-hedron Letters, 27(2): 223-226.

Nam S J, Gaudencio S P, Kauffman C A, et al. 2010. Fijiolides A and B, inhibitors of TNF-alpha-induced NFkappaB activation, from a marine-derived sediment bacterium of the genus *Nocar-diopsis*[J]. Journal of Natural Products, 73(6): 1080-1086.

Newman D J, Cragg G M. 2004. Marine natural products and related compounds in clinical and advanced preclinical trials[J]. Journal of Natural Products, 67(8): 1216-1238.

Núñez-Pons L, Carbone M, Vázquez J, et al. 2013. Lipophilic defenses from alcyonium soft corals of Antarctica[J]. Journal of Chemical Ecology, 39(5): 675-685.

Oguri Y, Watanabe M, Ishikawa T, et al. 2017. New marine antifouling compounds from the red alga *Laurencia* sp.[J]. Marine Drugs, 15(9): 267.

Oh D C, Williams P G, Kauffman C A, et al. 2006. Cyanosporasides A and B, chloro- and cyano-cyclopenta[a]indene glycosides from the marine actinomycete "*Salinispora pacifica*"[J]. Organic Letters, 8(6): 1021-1024.

Palermo J A, Brasco M, Spagnuolo C, et al. 2000. Illudalane sesquiterpenoids from the soft coral *Alcyonium paessleri*: the first natural nitrate esters[J]. Journal of Organic Chemistry, 65(15): 4482-4486.

Pan E, Jamison M, Yousufuddin M, et al. 2012. Ammosamide D, an oxidatively ring opened ammosamide analog from a marine-derived *Streptomyces variabilis*[J]. Organic Letters, 14(9): 2390-2393.

Pangallo K C, Reddy C M. 2009. Distribution patterns suggest biomagnification of halogenated 1′-methyl-1, 2′-bipyrroles (MBPs)[J]. Environmental Science & Technology, 43(1): 122-127.

Patel K, Laville R, Martin M T, et al. 2010. Unprecedented stylissazoles A-C from *Stylissa carteri*: another dimension for marine pyrrole-2-aminoimidazole metabolite diversity[J]. Angewandte Chemie International Edition, 49(28): 4775-4779.

Pénez N, Culioli G, Perez T, et al. 2011. Antifouling properties of simple indole and purine alkaloids from the Mediterranean gorgonian *Paramuricea clavata*[J]. Journal of Natural Products, 74(10): 2304-2308.

Peng J, Place A R, Yoshida W, et al. 2010. Structure and absolute configuration of karlotoxin-2, an ichthyotoxin from the marine dinoflagellate *Karlodinium veneficum*[J]. Journal of the American Chemical Society, 132(10): 3277-3279.

Peters L, Konig G M, Terlau H, et al. 2002. Four new bromotryptamine derivatives from the marine bryozoan *Flustra foliacea*[J]. Journal of Natural Products, 65(11): 1633-1637.

Peters L, Konig G M, Wright A D, et al. 2003. Secondary metabolites of *Flustra foliacea* and their influence on bacteria[J]. Applied & Environmental Microbiology, 69(6): 3469-3475.

Plaza A, Keffer J L, Lloyd J R, et al. 2010. Paltolides A-C, anabaenopeptin-type peptides from the palau sponge *Theonella swinhoei*[J]. Journal of Natural Products, 73(3): 485-488.

Pordesimo E O, Schmitz F J, Ciereszko L S, et al. 1991. New briarein diterpenes from the Caribbean gorgonians *Erythropodium caribaeorum* and *Briareum* sp.[J]. J Org Chem, 56(7): 2344-2357.

Prinsep M R, Dumte M. 2013. 7-bromo-1-ethyl-β-carboline, an alkaloid from the New Zealand marine bryozoan *Pterocella vesiculosa*[J]. Natural Product Communications, 8(6): 693-694.

Qi S H, Zhang S, Huang H, et al. 2004. New briaranes from the south China sea gorgonian *Junceella juncea*[J]. Journal of Natural Products, 67(11): 1907-1910.

Qi S H, Zhang S, Qian P Y, et al. 2007. Ten new antifouling briarane diterpenoids from the south China sea gorgonian *Junceella juncea*[J]. Cheminform, 62(39): 9123-9130.

Qi S H, Zhang S, Qian P Y, et al. 2009. Antifeedant and antifouling briaranes from the south China sea gorgonian *Junceella juncea*[J]. Chemistry of Natural Compounds, 45(1): 49-54.

Rahman H, Austin B, Mitchell W J, et al. 2010. Novel anti-infective compounds from marine bacteria[J]. Marine Drugs, 8(3): 498-518.

Raveh A, Carmeli S. 2009. Two novel biological active modified peptides from the cyanobacterium *Microcystis* sp.[J]. Phytochemistry Letters, 2(1): 10-14.

Reed K A, Manam R R, Mitchell S S, et al. 2007. Salinosporamides D-J from the marine actionmycete *Salinispora tropica*, bromosalinosporamide, and thioester derivatives are potent inhibitors of the 20S proteasome[J]. Journal of Natural Products, 70(2): 269-276.

Rezanka T, Dembitsky V M. 2003. Brominated oxylipins and oxylipin glycosides from red sea corals[J]. European Journal of Organic Chemistry, (2): 309-316.

Rosenfelder N, Ostrowicz P, Fu L, et al. 2010. Enantioseparation and absolute configuration of the atropisomers of a naturally produced hexahalogenated 1,1'-dimethyl-2,2'-bipyrrole[J]. Journal of Chromatography A, 1217(13): 2050-2055.

Rubio B K, Parrish S M, Yoshida W, et al. 2010. Depsipeptides from a guamanian marine cyanobacterium, *Lyngbya bouillonii*, with selective inhibition of serine proteases[J]. Tetrahedron Lett, 51(51): 6718-6721.

Rudi A, Shmul G, Benayahu Y, et al. 2006. Sinularectin, a new diterpenoid from the soft coral *Sinularia erecta*[J]. Tetrahedron Letters, 47(17): 2937-2939.

Sabry O M M, Goeger D E, Valeriote F A, et al. 2017. Cytotoxic halogenated monoterpenes from *Plocamium cartilagineum*[J]. Natural Product Research, 31(1/3): 261-267.

Sauleau P, Retailleau P, Nogues S, et al. 2011. Dihydrohymenialdisines, new pyrrole-2-aminoimidazole alkaloids from the marine sponge *Cymbastela cantharella*[J]. Tetrahedron Letters, 52(21): 2676-2678.

Schwartsmann G, Brondani D, Berlinck R, et al. 2001. Marine organisms as a source of new anticancer agents[J]. Lancet Oncology, 2(4): 221-225.

Sebeia N, Jabli M, Ghith A, et al. 2019. Production of cellulose from *Aegagropila linnaei* macroalgae: chemical modification, characterization and application for the bio-sorptionof cationic and anionic dyes from water[J]. International Journal of Biological Macromolecules, 135: 152-162.

Sheu J H, Sung P J, Cheng M C, et al. 1998. Novel cytotoxic diterpenes, excavatolides A-E, isolated from the Formosan gorgonian *Briareum excavatum*[J]. Journal of Natural Products, 61(5): 602-608.

Shin J, Park M, Fenical W. 1989. The junceellolides, new anti-inflammatory diterpenoids of the briarane class from the chinese gorgonian *Junceella fragilis*[J]. Tetrahedron, 45(6): 1633-1638.

Simmons T L, Andrianasolo E, Mcphail K, et al. 2005. Marine natural products as anticancer drugs[J]. Molecular Cancer Therapeutics, 4(2): 333-342.

Soria-Mercado I E, Prieto-Davo A, Jensen P R, et al. 2005. Antibiotic terpenoid chloro-dihydroquinones from a new marine actinomycete[J]. Journal of Natural Products, 68(6): 904-910.

Su Y D, Cheng C H, Chen W F, et al. 2014. Briarenolide J, the first 12-chlorobriarane diterpenoid from an octocoral *Briareum* sp. (Briareidae)[J]. Tetrahedron Letters, 55(44): 6065-6067.

Subrahmanyam C, Kulatheeswaran R, Ward R S. 1998. Briarane diterpenes from the Indian ocean gorgonian *Gorgonella umbraculum*[J]. Journal of Natural Products, 61(9): 1120-1122.

Sun J F, Han Z, Zhou X F, et al. 2013. Antifouling briarane type diterpenoids from south China sea gorgonians *Dichotella gemmacea*[J]. Tetrahedron, 69(2): 871-880.

Sun J F, Huang H, Chai X Y, et al. 2011. Dichotellides A-E, five new iodine-containing briarane type diterpenoids from *Dichotella gemmacea*[J]. Tetrahedron, 67(6): 1245-1250.

Sung P J, Chiang M Y, Tsai W T, et al. 2007. Chlorinated briarane-type diterpenoids from the gorgonian coral *Ellisella robusta* (Ellisellidae)[J]. Tetrahedron, 63(52): 12860-12865.

Sung P J, Fan T Y, Fang L S, et al. 2010a. Briarane derivatives from the gorgonian coral *Junceella fragilis*[J]. Cheminform, 35(12): 1429-1431.

Sung P J, Li G Y, Su Y D, et al. 2010c. Excavatoids O and P, new 12-hydroxybriaranes from the octocoral *Briareum excavatum*[J]. Marine Drugs, 8(10): 2639-2646.

Sung P J, Li G Y, Chen Y P, et al. 2010b. ChemInform abstract: fragilide E, a novel chlorinated 20-acetoxybriarane from the gorgonian coral *Junceella fragilis*[J]. Cheminform, 40(5): 454-455.

Sung P J, Lin M R, Chiang M Y. 2009. The structure and absolute stereochemistry of briaexcavatin U, a new chlorinated briarane from a cultured octocoral *Briareum excavatum*[J]. Chemistry Letters, 38(2): 154-155.

Sung P J, Wang S H, Chang Y C, et al. 2010d. New briarane-related diterpenoids from the sea Whip gorgonian coral *Junceella fragilis* (Ellisellidae)[J]. Bulletin of the Chemical Society of Japan, 83(9): 1074-1078.

Tadesse M, Tabudravu J N, Jaspars M, et al. 2011. The antibacterial ent-eusynstyelamide B and eusynstyelamides D, E, and F from the arctic bryozoan *Tegella* cf. *spitzbergensis*[J]. Journal of Natural Products, 74(4): 837-841.

Tanaka C, Yamamoto Y, Otsuka M, et al. 2004. Briarane diterpenes from two species of octocorals, *Ellisella* sp. and *Pteroeides* sp.[J]. Journal of Natural Products, 67(8): 1368-1373.

Till M, Prinsep M R. 2009. 5-bromo-8-methoxy-1-methyl-beta-carboline, an alkaloid from the New Zealand marine bryozoan *Pterocella vesiculosa*[J]. Journal of Natural Products, 72(4): 796-798.

Tilvi S, Moriou C, Martin M T, et al. 2010. Agelastatin E, agelastatin F, and benzosceptrin C from the marine sponge *Agelas dendromorpha*[J]. Journal of Natural Products, 73(4): 720-723.

Uemura D, Koyama T, Ohno O, et al. 2010. Sunabedine, a novel toxic bromotyrosine-derivative alkaloid from pkinawan sponge, order Verongida[J]. Heterocycles, 82(1): 371-375.

Van Wagoner R M, Deeds J R, Tatters A O, et al. 2010. Structure and relative potency of several karlotoxins from *Karlodinium veneficum*[J]. Journal of Natural Products, 73(8): 1360-1365.

Volk R B, Girreser U, Al-Refai M, et al. 2009. Bromoanaindolone, a novel antimicrobial exometabo-lite from the cyanobacterium *Anabaena constricta*[J]. Natural Product Research, 23(7): 607-612.

Wang B G, Gloer J B, Ji N Y, et al. 2013. Halogenated organic molecules of rhodomelaceae origin: chemistry and biology[J]. Chemical Reviews, 113(5): 3632-3685.

Wang H, Gloer K B, Gloer J B, et al. 1997. Anserinones A and B: new antifungal and antibacterial benzoquinones from the coprophilous fungus *Podospora anserina*[J]. Journal of Natural Products, 60(6): 629-631.

Wang S H, Chang Y C, Chiang M Y, et al. 2010. ChemInform abstract: chlorinated briarane diterpenoids from the sea Whip gorgonian corals *Junceella fragilis* and *Ellisella robusta* (Ellisellidae)[J]. Chemical & Pharmaceutical Bulletin, 58(7): 928-933.

Wang S S, Chen Y H, Chang J Y, et al. 2009. Juncenolides H-K, new briarane diterpenoids from *Junceella juncea*[J]. Helvetica Chimica Acta, 92(10): 2092-2100.

Watanabe K, Sekine M, Iguchi K. 2003. Isolation and structures of new halogenated prostanoids from the Okinawan soft coral *Clavularia viridis*[J]. Journal of Natural Products, 66(11): 1434.

Watanabe K, Sekine M, Takahashi H, et al. 2001. New halogenated marine prostanoids with cytotoxic activity from the Okinawan soft coral *Clavularia viridis*[J]. Journal of Natural Products, 64(11): 1421-1425.

Weinheimer A J, Spraggins R L. 1969. The occurrence of two new prostaglandin derivatives (15-epi-PGA2 and its acetate, methyl ester) in the gorgonian *Plexaura homomalla* chemistry of coelenterates XV[J]. Tetrahedron Letters, 10(59): 5185-5188.

Wolf R B, Spencer G F, Plattner R D. 1985. Benzoxazolinone, 2,4-dihydroxy-1,4-benzoxazin-3-one, and tts glucoside from *Acanthus mollis* seeds inhibit velvetleaf germination and growth[J]. J Nat Prod, 48(1): 59-63.

Woolner V H, Jones C M, Field J J, et al. 2016. Polyhalogenated indoles from the red alga *Rhodophyllis membranacea*: the first isolation of bromo-chloro-iodo secondary metabolites[J]. Journal of Natural Products, 79(3): 463-469.

Wright A E, Roth G P, Hoffman J K, et al. 2009. Isolation, synthesis, and biological activity of aphrocallistin, an adenine-substituted bromotyramine metabolite from the Hexactinellida sponge *Aphrocallistes beatrix*[J]. Journal of Natural Products, 72(6): 1178-1183.

Xu S, Yoshimura H, Maru N, et al. 2011. Pinnarine, another member of the halichlorine family.

Isolation and preparation from pinnaic acid[J]. Journal of Natural Products, 74(5): 1323-1326.

Yan P C, Deng Z W, van Ofwegen L, et al. 2010a. Lobophytones O-T, new biscembranoids and cembranoid from soft coral *Lobophytum pauciflorum*[J]. Marine Drugs, 8(11): 2837-2848.

Yan P C, Lv Y, van Ofwegen L, et al. 2010b. ChemInform abstract: lobophytones A- G, new isobiscembranoids from the soft coral *Lobophytum pauciflorum*[J]. Organic Letters, 12(11): 2484-2487.

Yasuda T, Araki A, Kubota T, et al. 2009. Bromopyrrole alkaloids from marine sponges of the genus *Agelas*[J]. Journal of Natural Products, 72(3): 488-491.

Yi X X, Chen Y, Xie W P, et al. 2014. Four new jacaranone analogs from the fruits of a beibu gulf mangrove avicennia marina[J]. Marine Drugs, 12(5): 2515-2525.

Yu X Q, Jiang C S, Zhang Y, et al. 2017. Compositacins A-K: bioactive chamigrane-type halosesquiterpenoids from the red alga *Laurencia composita* Yamada[J]. Phytochemistry, 136: 81-93.

Zhang H, Conte M M, Capon R J. 2010. Franklinolides A-C from an Australian marine sponge complex: phosphodiesters strongly enhance polyketide cytotoxicity[J]. Angewandte Chemie International Edition, 49(51): 9904-9906.

Zhang W, Liu Z, Li S, et al. 2012. Spiroindimicins A-D: new bisindole alkaloids from a deep-sea-derived actinomycete[J]. Organic Letters, 14(13): 3364-3367.

第三章　海洋卤代化合物的合成及结构优化

地球表面约有 70% 被海洋所覆盖，广阔的海洋一方面为人类提供了源源不断的海产品，另一方面在微观上赠予人类一个巨大的活性化合物分子库。鉴于海水中富含卤素这理论上决定了海洋环境中存在大量的卤代化合物，而事实也是如此。海洋卤代化合物广泛存在于海洋动物、植物及微生物之中，同时表现出良好的生理活性，如抗癌、抗炎、抗氧化及抗菌等活性，其中的典型代表有已被广泛应用于临床的万古霉素、金霉素等。相比其他结构化合物，海洋卤代化合物具有非常优异的成药潜力，但是从海洋生物体内分离得到的卤代化合物量极少，并不足以支撑后续的研究，因而需要对其进行人工合成，同时为了更有效地研究其构效关系，也需对其结构进行人工修饰，以优选出具有良好生理活性的药物先导化合物。本章根据海洋卤代化合物的核心结构差异，对其相关合成及修饰工作进行系统阐述。

第一节　溴代肟基酪氨酸拟肽类化合物

天然肟基酪氨酸主要来自真海绵目海绵的拟肽类化合物（Hentschel and Lindel，2010）。该类化合物的一个重要特点是能环化成螺环异唑啉（spiroisoxazoline）并形成二芳醚。1960 年以来，从真海绵目海绵中已发现 200 多种 α-肟基酪氨酸拟肽类化合物，其中约 40 个海洋来源的化合物已有至少一种全合成方法。

一、溴代肟基酪氨酸-螺环类

1. 二螺环类气硫氨酸（aerothionin）

aerothionin 是非常著名的海洋天然产物（图 3-1）。Fattorusso 等（1970b）从 *Aplysina aerophoba*（*cavernicola*）和 *Aplysina fistularis* 中分离出了有较好生物活性的二螺环异噁唑啉类化合物，并将其命名为 aerothionin，之后的研究表明，(+)-aerothionin 具有良好的抗细菌及抗真菌作用。

Wasserman 和 Wang（1998）通过 Thomson 研究组设计的 2,4,4,6-四溴环乙烷-2,5-二烯酮（TBCO）路线，再加上自己研究组发展的氰基内鎓盐耦合策略，如图 3-2 所示，利用 *N*-乙基-*N*-(3-二甲氨基丙基)碳化二亚胺，高收率地活化羧酸类化合物，后再合成氰基内鎓盐化合物。臭氧分解断裂碳-磷键，生成稳定的 α,β-二酮腈，随后在 1,4-二丁胺的作用下转换为 α-羰基酰胺，生成二肟及脱去对氧基苄基（PMB）

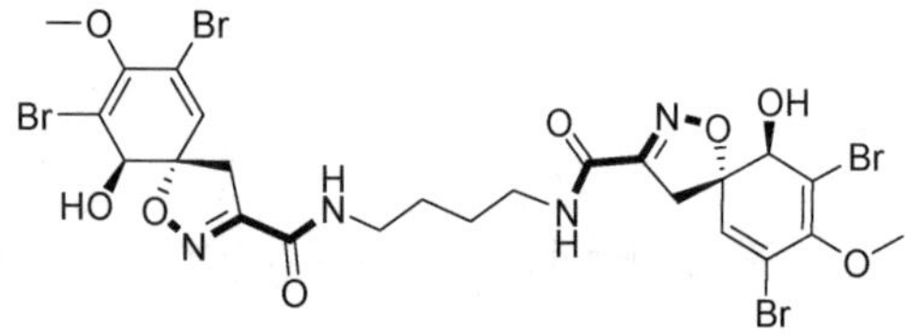

图 3-1　aerothionin 的结构

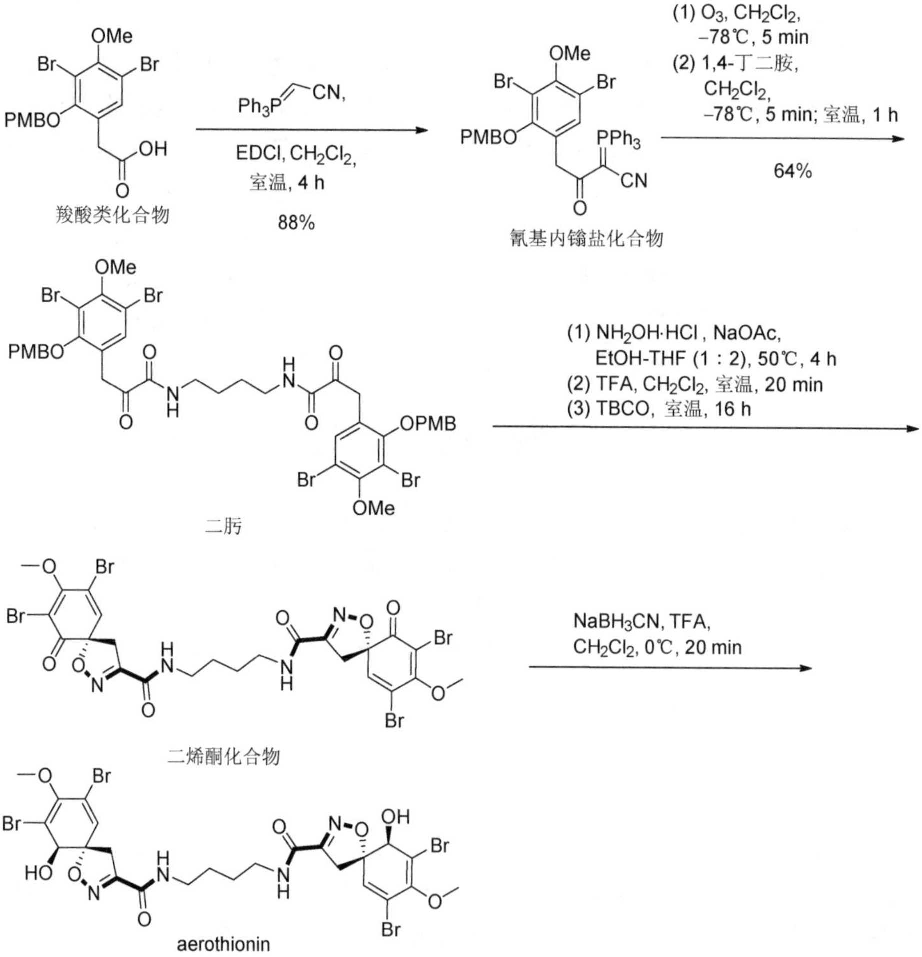

图 3-2　Wasserman 研究组关于 aerothionin 的全合成

基团。他们按照 Thomson 的氧化螺化策略，合成了二烯酮化合物，且收率较高，但是最后一步还原二烯酮的问题仍然没有解决。尝试利用硼氢化钠还原，却生成了一种非目标产物，但利用氰基硼氢化钠生成了预期的目标产物，即一种非对映异构体，而尝试使用硼氢化锌并没有使结果得到改善。

Nishiyama 和 Yamamura（1983）、Shigeru 和 Shosuke（1985）分别首次报道了 aerothionin 的反式、反式立体异构体全合成。如图 3-3 所示，利用硝酸铊金属诱导催化，使吖内酯类化合物生成 α-肟基酯类化合物。与 Thomson 研究组设计的锰诱导的氧化螺化反应相比，螺化异噁唑啉-二烯酮化合物的收率仅 27%，并伴有副产物如香豆酮的生成。利用硼氢化钠还原，也未得到目标产物，然而，使用硼氢化锌还原时得到 1∶1 的非对映体混合物，对其进行手性分离再与 1,4-二丁胺反应，最终成功合成(±)-aerothionin，但 8 步反应总收率较低（0.3%）。

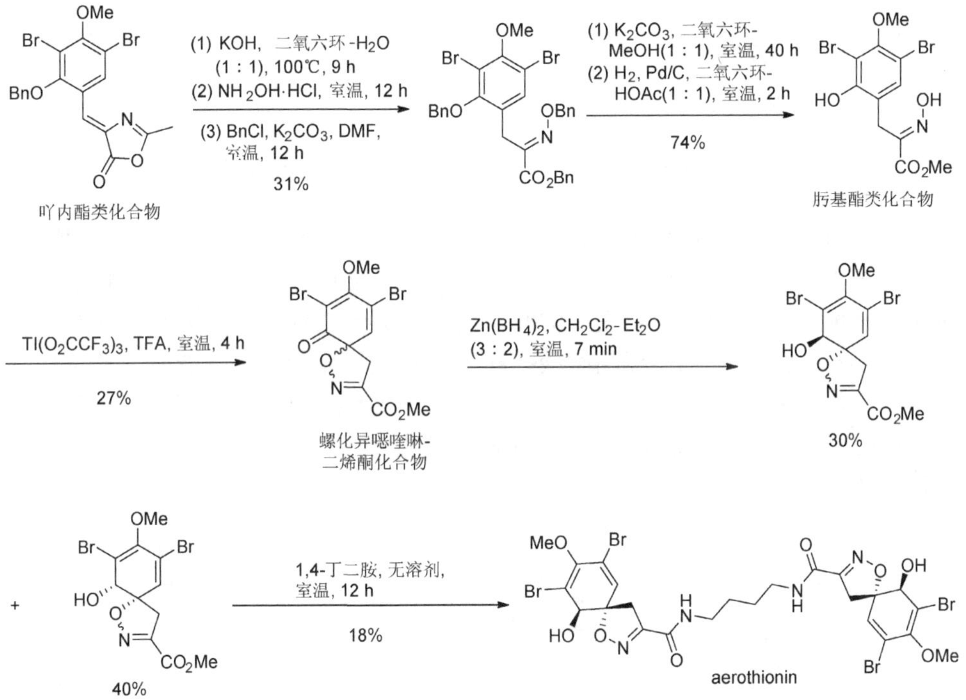

图 3-3　Yamamura 研究组关于 aerothionin 的全合成

在之后的合成优化中，Ogamino 等（2003）通过 Horner-Wadsworth-Emmons 路线代替吖内酯路线，利用烯醇硅醚合成烯醇酯，相比硝酸铊，有机电化学氧化显出独特优势。为了将螺化异噁唑啉-二烯酮化合物的收率提高，在控制电流电解这一步中，需加入四丁基高氯酸铵，而使用高氯酸锂则容易产生副产物。因还原方法无法提高收率，仍需利用色谱分离法分离硼氢化锌还原生成的非对映异构体。Nishiyama 研究组对此也进行了改进，通过转换为非对映樟脑酯的方法进行非对映异构体的分离，再通过水解即可生成天然产物(+)-aerothionin，同时平行反应中并没有生成(–)-aerothionin（图 3-4）。

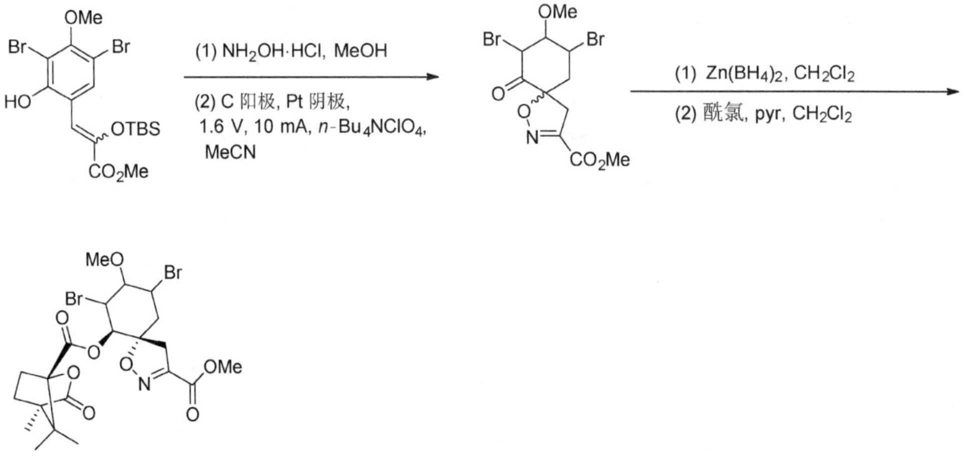

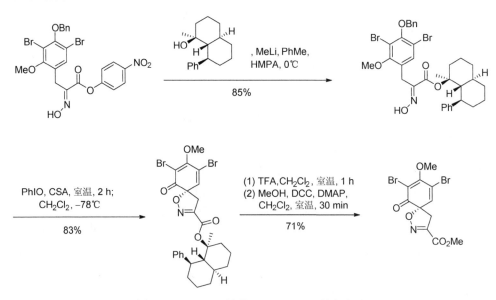

图 3-4　Ogamino 等关于 aerothionin 的合成研究

Murakata 等（1997）报道了唯一的不对称氧化螺化的方法，如图 3-5 所示，其中使用手性助剂作为 α-肟基酯的乙醇部分。在他们的合成方法中使用了(−)-8-苯基薄荷醇，但不能清除环化后的酯。同时因碱性条件下螺环开环，需精准控制 pH，在亚碘酰苯、10-樟脑磺酸存在下，生成氧化的螺环化合物，收率较高（83%），同时伴有过量的非对映异构体（70%～80%）产生。最后将二烯酮转化为(+)-aerothionin 后再按照 Yamamura 研究组报道的方法确定螺环化合物的立体化学结构。

图 3-5　Murakata 等关于 aerothionin 的全合成

2. 单螺环类 calafianin

Encarnación 等（2000）从 *Aplysina gerardogreeni* 中分离出肟基酪氨酸衍生的天然产物 calafianin。最初设计的 calafianin 合成，将 aerothionin 通过乙烯基甲醚水解，并脱去溴化氢，两步即可生成这种环氧化物。基于生物合成因素，以及 Ogamino 和 Nishiyama（2005）提供的合成材料，需要修订 calafianin 最初设计的立体化学结构。环氧与螺环噁唑啉氧位于反式部位，将(+)-aerothionin 转化为(+)-calafianin 可以通过两步实现，但收率较低（图 3-6）。

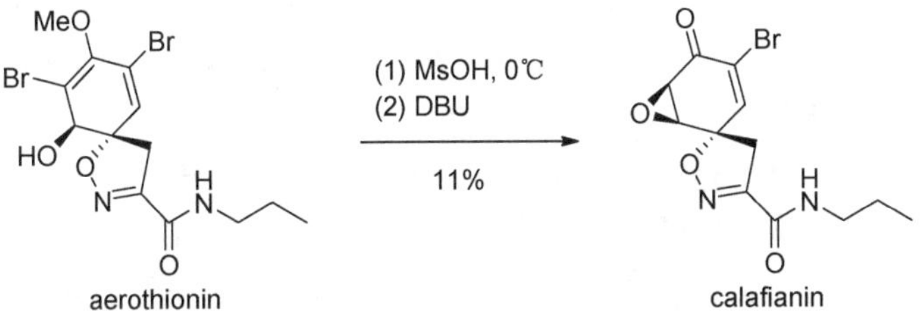

图 3-6　Encarnación 等关于 calafianin 的全合成

Ogamino 和 Nishiyama（2005）报道了一种(−)-calafianin 的非仿生全合成路径，通过 1,3-偶极环加成作用聚集螺环异噁唑啉。如图 3-7 所示，环氧化物按照对映选择性加以引入，环加成作用则受益于低的非对映立体选择性。

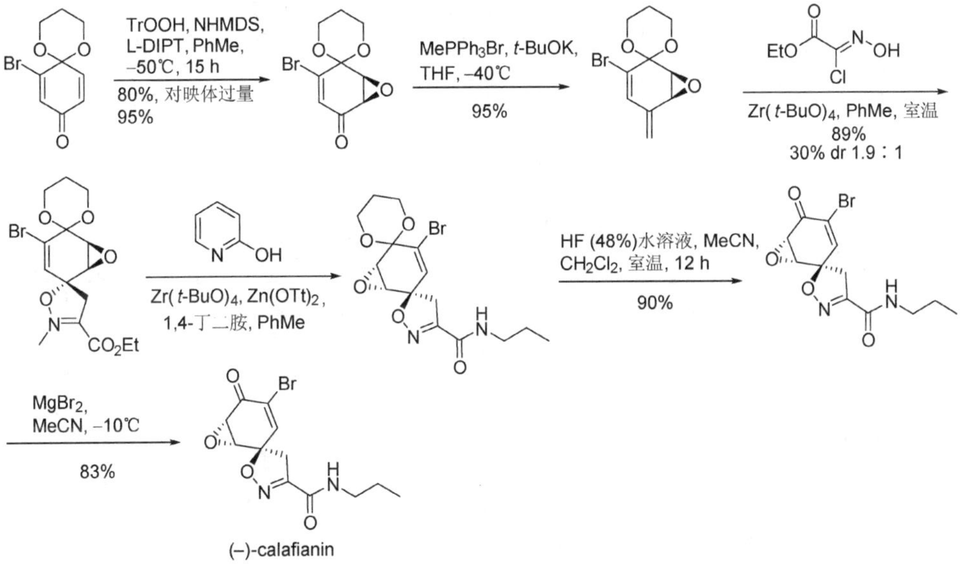

图 3-7　Ogamino 和 Nishiyama 关于 calafianin 的全合成

dr 表示非对映选择性，后同

　　醌的单缩酮通过对映选择性的亲核环氧化作用生成环氧化物，该反应收率及对映体过量百分比都很高（Li et al., 2001）。利用叔丁醇钾调节碱性，环氧化物经 Wittig 烯化反应生成烯烃化合物，继而与氧化腈、氯代肟基乙酸盐、二异丙胺发生 1,3-偶极环加成反应，这一步中碱的选择非常重要。四叔丁氧基锆缓慢去质子化生成螺环噁唑啉（Yamashita and Kobayashi, 2004），非对映体过量百分比为 30%，使得该反应有一定的提升空间。在早期的合成路线中，酯转为胺的反应收率很低，Dutta 和 Morley（1971）通过活化剂 2-羟基吡啶（吡啶酮）与四叔丁氧基锆及三氟甲烷磺酸锌的作用将收率提高至 78%。在生成(+)-calafianin 时，在乙腈中加入环氧化物、氢氟酸，发生脱缩酮反应生成(–)-calafianin。(–)-calafianin 的合成阐明了对映体天然产物(+)-calafianin 的绝对构型，同时溴化镁和(–)-calafianin 反应生成顺式溴醇，并 1∶1 生成顺、反差向异构体。

　　Beil 等（1998）和 Goldenstein 等（2000）通过对 McKillop 的方法加以改进，加入双三氟乙酸碘苯将肟螺环化，最终使得螺环二烯酮的双键对映差异化。如图 3-8 所示，因为没有进行螺环化的邻羟基，螺环二烯酮化合物发生 Diels-Alder 反应，和另一化合物手性环戊二烯生成环加成化合物，且收率和非对映立体选择性较高。经顺式-双羟基化反应及缩醛作用，该五环中间体在 110℃发生逆 Diels-Alder 反应，生成对映体的收率为 50%。断裂乙缩醛后，在对甲苯磺酰氯、二异丙基甲胺及二溴三苯基磷的作用下，对映体的 α-羟基被溴原子取代，使溴醇

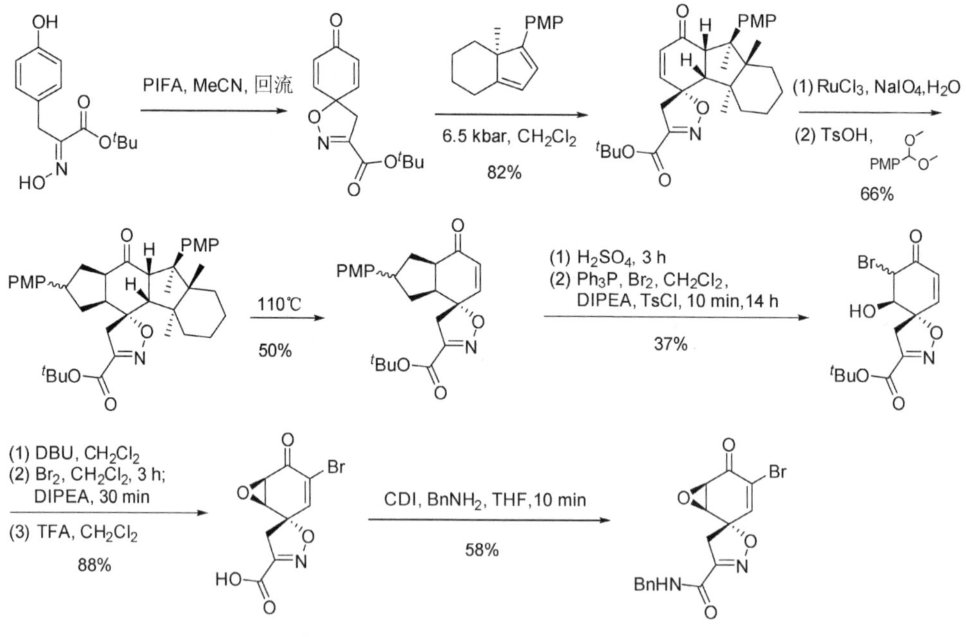

图 3-8　天然产物 calafianin 的全合成

转为环氧化物,接着进行溴处理,移去叔丁基,生成酸,而后在苄胺、Staab 试剂作用下生成酰胺类化合物。不饱和羰基化合物的双键可以高非对映立体选择性地进行环氧化,随后以中等收率发生逆 Diels-Alder 反应。

Hirotani 和 Kaji(1999)报道了另一种螺环异噁唑啉二酮类化合物的合成路线,如图 3-9 所示,在氯化钛存在下,3-芳基-2-硝基丙烯酸盐被硝基氧进攻,随后进行螺环化、亲核进攻,生成螺环异噁唑啉,同样,没有邻羟基也可进行螺环化。但关于由肟基酪氨酸衍生的天然产物没有被详细阐述,在这一步环化中手性路易斯酸可能起到诱导对映选择性的作用。

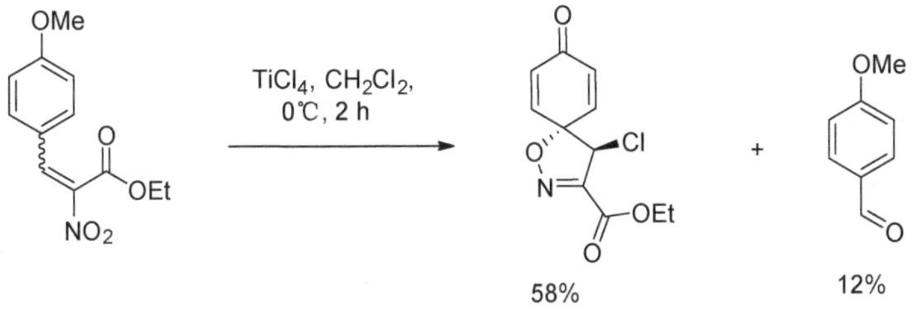

图 3-9　Hirotani 和 Kaji 关于 calafianin 的全合成

3. 单螺环类 purealin A

(–)-purealin A 是 Nakamura 等(1958)从日本冲绳岛海绵 *Psammaplysilla purea* 中分离得到的,既具有螺环异噁唑啉结构,又是具有肟基的唯一的肟基酪氨酸衍生的天然产物,同时具有 2-氨基咪唑和芳基烷基醚结构。经测定,(–)-purealin A 的绝对构型与(+)-aerothionin 相反。该化合物可以抑制运动蛋白和肌宁蛋白的腺苷三磷酸酶活性,但并不与 ATP 竞争结合位点(Fang et al., 1997)。

之后,Zhu 等(2006)设计了一条 *rac*-purealin A 的全合成路线,根据 purealidin A 的结构,也筛选了一系列螺环异噁唑啉化合物。α-肟基酯在 *N*-溴代丁二酰亚胺的作用下螺环化,生成螺环酮,收率为 92%。Harburn 等(2005)曾报道,高分子载体支持(碘苯二乙酯)的苯是另一种替代物。在之前的例子中,经硼氢化锌的还原作用生成非对映异构体的收率仅为 26%,同时生成另一种非对映异构体的收率为 16%,在该研究中提高收率的实验并没有继续尝试。用氢氧化锂进行皂化反应,高收率地生成酸。有趣的是,在相同条件下,另一种非对映异构体则会将异噁唑啉环打开。采用吖内酯路径合成氨基耦合化合物 purealidin A,氢氧化钡作为中间体水解,收率仅为 34%。随后,由 *N,N*-二环己基碳二亚胺介导生成的耦合氨基组胺,没有和 2-氨基咪唑反应。为了同时去除苄氧羰基和 PMB 保护基团,Day 研究组的 Zhu 等(2006)发现可以使用三氯化铝和苯甲醚,以硝基甲烷、二氯甲烷作为溶剂,反应收率为 94%。在此条件下,酸和 purealidin A 耦合生成

rac-purealin A，收率为 54%。purealidin A 和 *rac*-purealin A 对人类癌细胞株无作用，却对动力蛋白域的腺苷三磷酸酶起抑制作用（图 3-10）。

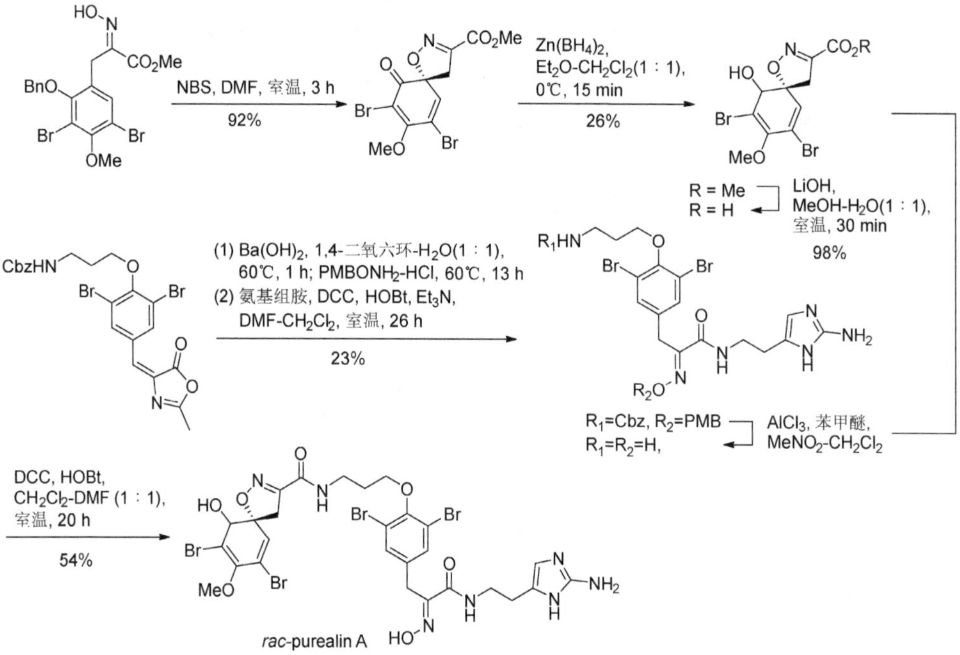

图 3-10 Day 研究组关于 purealin A 的全合成

4. 单螺环类 psammaplysin

Carmely 和 Kashman（1983）、Rotem 等（1983）分别从 *Psammaplysilla*（*Pseudoceratina*）*purpurea* 中发现了 psammaplysin A（图 3-11）及 B。Roll 等（1985）通过 X 射线晶体结构分析解析了这两种化合物的具体结构及相对构型。从生物起源来讲，其经过苯酚的环氧化作用后又发生电环化作用，代替肟羟基基团直接发起分子内进攻。

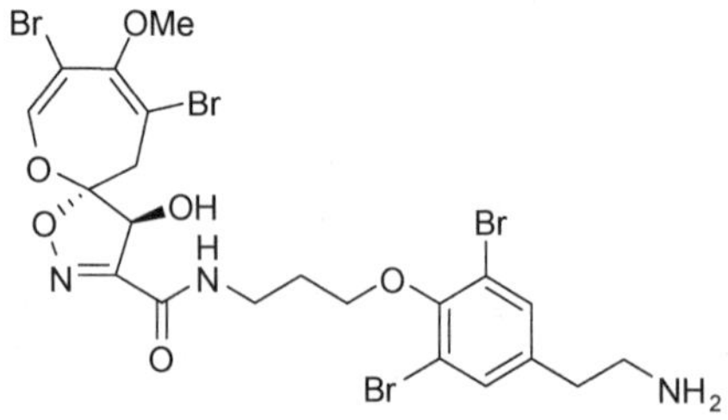

图 3-11 psammaplysin A 的结构

到目前为止，还没有 psammaplysin 的全合成报道。唯一一个相关研究是 Smietana 等（1999）报道的 α,β-二酮酯在羟胺作用下生成肟，并在原位发生螺环化，得到异噁唑啉。psammaplysin A 与其他肟基酪氨酸衍生的天然产物是中等强度的 mycothiol-S 结合酰胺酶抑制剂（Nicholas et al.，2002）（图 3-12）。

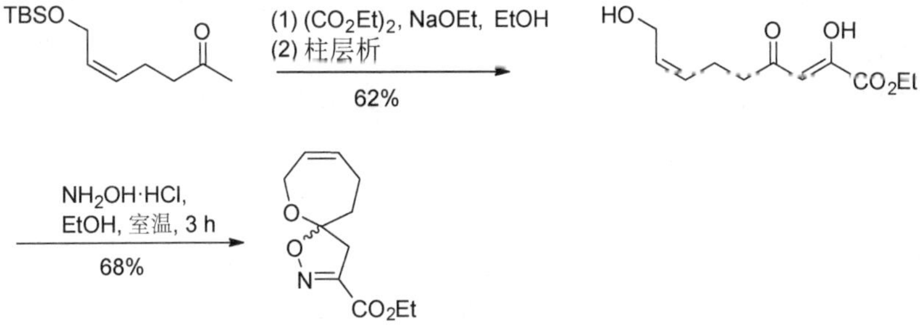

图 3-12　psammaplysin A 的合成研究

5. 单螺环类衍生物 aeroplysinin-1

aeroplysinin-1 是 Fattorusso 等（1970a）首次从 *Aplysina aerophoba* 中分离得到的一种酪氨酸衍生的天然产物。经 X 射线晶体结构分析，化合物 aeroplysinin-1 的结构包括绝对构型(−)-、(+)-对映异构体（Cosulich and Lovell，1971）。

Andersen 和 Faulkner（1975）首次报道了以发生取代的苄甲腈为原料合成 aeroplysinin-1。如图 3-13 所示，乙酸铅为氧化剂，可区域选择性地生成 α-乙酸基酮。在乙酸基存在下，α-乙酸基酮经硼氢化钠还原生成顺-二醇异 aeroplysinin-1。然而，若先脱去乙酸基，相同条件下则生成具有反-二醇结构的 aeroplysinin-1。

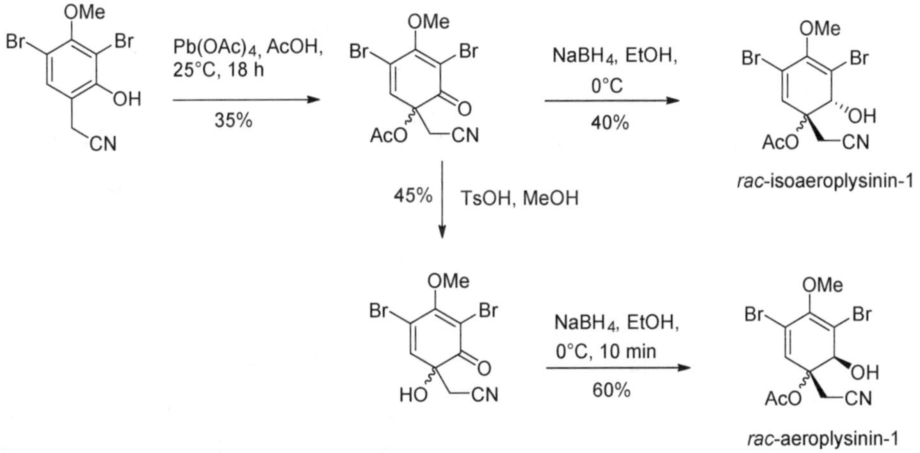

图 3-13　Andersen 和 Faulkner 关于 aeroplysinin-1 的全合成

　　根据 aeroplysinin 生源假设分析可知，二醇结构并不是由芳香氧化物水解直接生成的。从生物合成方面看，α-肟基酸通过脱羧、脱水反应形成氰基，此化学合成也可以诱导发生。1935 年发现，对乙酸酐加热，能够使 α-肟基酸脱羧生成腈（Julian and Sturgis，1935）。Boehlow 等（2001）发现 α-肟基酸在三氟乙酸作用下高收率地生成苄甲腈；在 *N*,*N*-二环己基碳二亚胺和三乙胺存在下，仍然可以形成腈。aeroplysinin-1 的合成表明 *N*-羟基丁二酰亚胺或者 *N*-羟基邻苯二甲酰亚胺，与 *N*,*N*-二环己基碳二亚胺联合使用，可以有效促进酰胺的形成（图 3-14）。

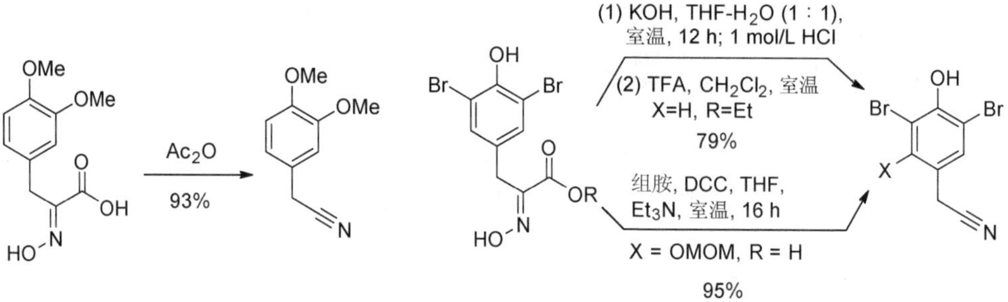

图 3-14　aeroplysinin-1 的合成研究

　　如果肟氧原子是螺环异噁唑啉的一部分，将会生成反式-二醇 aeroplysinin-1。Ogamino 等（2003，2006）在他们的全合成路线，即螺环异噁唑啉酯的开环反应中，立体专一性地合成了带有反式-环己二烯二醇结构的 aeroplysinin-1。如图 3-15 所示，在这个工作中，确定了几个去质子化反应条件，如室温条件下加 6 个当量氢氧化钠或者是在 65℃加入三乙胺，可以促进脱羧反应且收率较高。

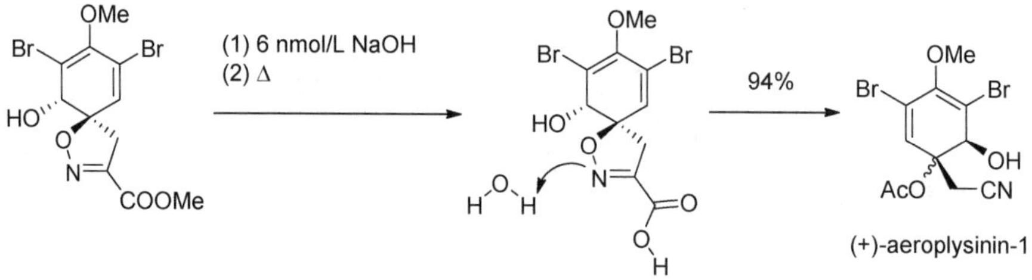

图 3-15　Ogamino 等关于 aeroplysinin-1 的合成研究

　　当羧基被一个质子取代、仲醇被叔丁基二甲基硅基（TBS）保护时，这个反应也可以进行。在乙基溴化镁或三乙胺存在时，仍可发生开环反应。Ogamino 等（2006）以经硅胶柱层析分离纯化的樟脑酸酯为原料，利用类似条件获得了螺环异噁唑啉。

　　除了温和的条件，肟基酪氨酸衍生的天然产物能够在更激烈的条件下生成 aeroplysinin-1。据 Puyana 等（2003）报道，通过在乙醇-水中研磨 *Aplysina* 海绵，也能够得到螺环异噁唑啉化合物 aeroplysinin-1，因此提出其受伤时发生化学防御激活这一假设。然而，也有实验表明，*Aplysina* 属不能激活化学防御。正如合成工作中展现的一样，尚没有明确已知的酶参与自发激活化学防御这一过程。

在细胞毒和血管生成抑制研究领域，aeroplysinin-1 是一个良好的先导物。虽然该化合物具有体外抑制表皮生长因子的受体酪氨酸激酶活性（Hinterding et al.，1998），但不能确定在体内是否仍具有该活性。在此基础上，Córdoba 等（2007）合成了具有体内表皮生长因子受体抑制活性的环氧化衍生物（IC$_{50}$ 值=10 μmol/L），关键步骤是高碘酸钠诱导下苄醇发生螺环作用。该环氧化物是一个很有前景的抗血管生成的化合物（图 3-16）。

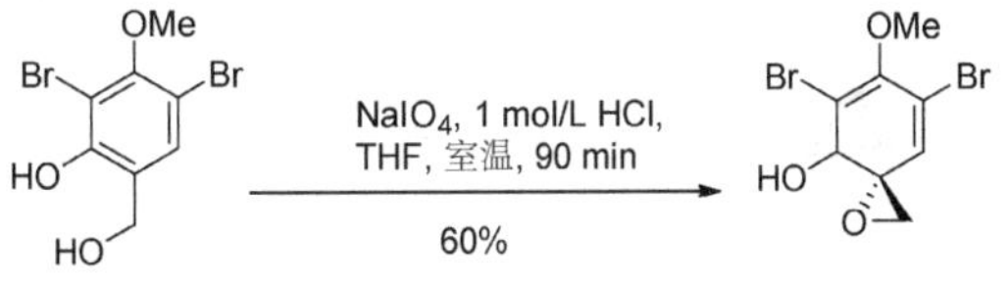

图 3-16　Córdoba 等关于 aeroplysinin-1 的合成研究

还有一个关于类似的 aeroplysinin-1 结构修饰的例子。如图 3-17 所示，Takada 等（2001）在收集自日本冲绳 Zamami 岛的 *Pseudoceratina purpurea* 中分离出溴代酪氨酸衍生物(+)-zamamistatin。该化合物具有抗红螺菌属 *Salexigens* 活性（IC$_{50}$ 值=21 mmol/L，1.6 g/disk），目前是一种新型防污剂候选化合物。对核磁共振波谱数据及质谱数据分析，该 *exo*-二聚物由两种螺环混合的环己二烯和异噁唑啉组成。aerothionin 螺环碳信号出现在 93 ppm[①]，但具有相似结构的化合物 zamamistatin 的螺环碳为单峰，信号出现在 74 ppm。

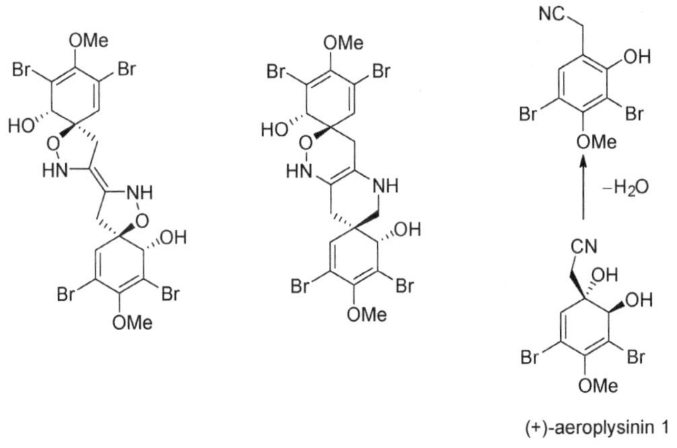

图 3-17　Takada 等关于 aeroplysinin-1 的合成修饰研究

① 1ppm=1×10^{-6}

基于模型化合物合成，Hayakawa 等（2006）将先导化合物的结构修饰为带有二氢-1,2-嗪环的 *endo*-二聚体。Kita（2008）阐述了(+)-zamamistatin 修正的二级结构，结果证明和人们熟知的 1,2-二氢芳烃-1,2-二醇单体(+)-aeroplysinin-1 一致。对核磁共振波谱数据分析发现，zamamistatin/aeroplysinin-1 在丙酮中降解为含有一个腈基的化合物。即使分子式、裂解规律及最终的二维核磁共振数据已知，但该化合物的结构仍没有得到最终解析。除越来越多的灵敏的核磁共振波谱数据之外，电喷雾-傅里叶变换离子回旋共振质谱也被更广泛地直接应用在粗提取物的检测中。近来海绵 *Ianthella flabelliformis* 的甲醇提取物利用持续偏振辐射碰撞诱导解离，但这个肟基酪氨酸衍生的天然产物的结果仍然未知（Motti et al.，2009）。

二、溴代肟基酪氨酸-胺类

1. 脂肪胺类 spermatinamine

从海绵 *Pseudoceratina* sp.中分离得到的 spermatinamine（Buchanan et al.，2007）是一种戊二烯基半胱氨酸羧甲基转移酶，García 等（2009）通过 α-氨基氧化反应合成了该化合物。如图 3-18 所示，酯类中间体和氢氧化锂在四氢呋喃-水中发生皂化反应，再与双 *N,N*-二环己基碳二亚胺在 *N*-羟基萘存在时发生耦合反应生成酰胺 spermatinamine，收率为 50%（Buchanan et al.，2008）。spermatinamine 表现出的生物活性和 aplysamine-1 类似，其中 aplysamine-1 是一种具有游离肟的溴代酪氨酸衍生物，aplysamine-1 的全合成路线也已被报道（Ullah and Arafeh，2009）。

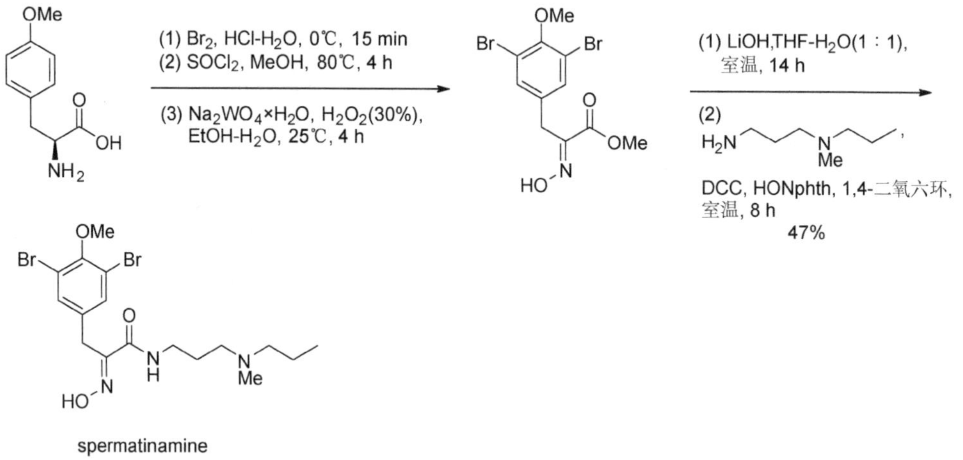

spermatinamine

图 3-18　García 等关于 spermatinamine 的全合成

2. 溴代肟基酪氨酸衍生物类 psammaplysene

psammaplysene 是溴代酪氨酸衍生的芳基烷基醚。Schroeder 等（2005）从 *Psammaplysilla* sp.中分离并鉴定了化合物 psammaplysene，进一步研究发现了该化合物在细胞生长调控方面的重要作用（抑制转录因子核输出）。

Georgiades 和 Clardy（2006）也合成了一系列 psammaplysene 类似物，但没有生物活性方面的报道。图 3-19 是 psammaplysene A 较为经济的合成路线，经对-碘苯酚两步反应合成的芳基烷基醚，与三甲基硅基乙炔发生菌头偶联反应，再在银催化下与三甲基硅烷基-溴生成炔烃，进而氨解生成二甲胺，此后，用硼氢化钠进行原位还原反应，再与丙烯酸酯发生 Heck 反应、皂化反应，生成烯烃羧酸化合物。最后，烯烃羧酸与胺、氰基磷酸二乙酯反应生成化合物 psammaplysene A。

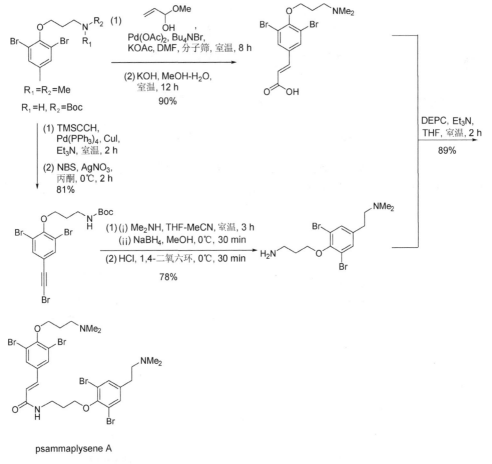

图 3-19　Georgiades 研究组关于 psammaplysene A 的全合成

3. 芳香胺类 purealidin

Boehlow 等（2001）、Bailey 和 Molinski（2002）曾报道甲硅烷基烯醇乙醚与羟胺衍生物反应,稳定地生成相应的肟。图 3-20 为从海绵 *Psammaplysilla purea* 中发现的 purealidin N（Kobayashi et al., 1995）的合成路线,以溴代苯甲醛为原料,经中间产物甲硅烷烯醇醚,三步反应生成 purealidin N,总收率为 72%。

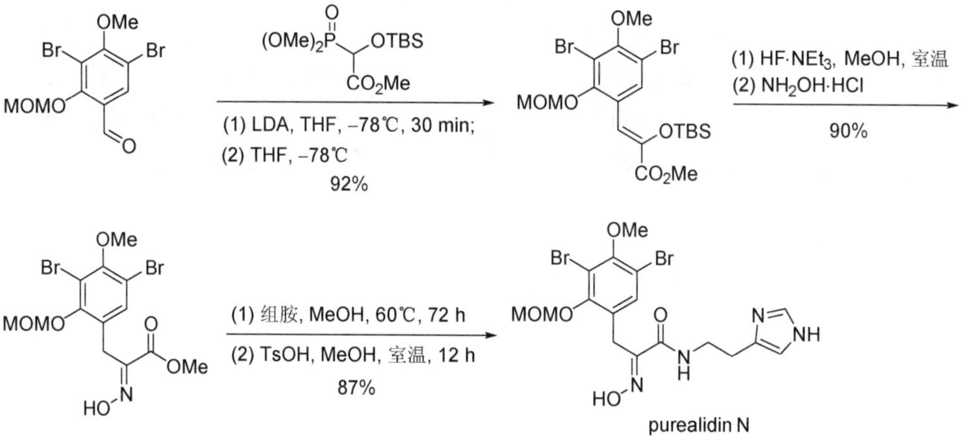

图 3-20　Kobayashi 等关于 purealidin N 的全合成

另外,Harburn 等（2005）报道了含肟基的香豆素能够以加倍的速率与组胺反应。然而,这一路线不能充分发挥 Horner-Wadsworth-Emmons 反应的优点,原因是第一步溴代苯甲醛与 *N*-乙酰甘氨酸反应生成香豆素中间体的收率太低（收率 53%）（图 3-21）。

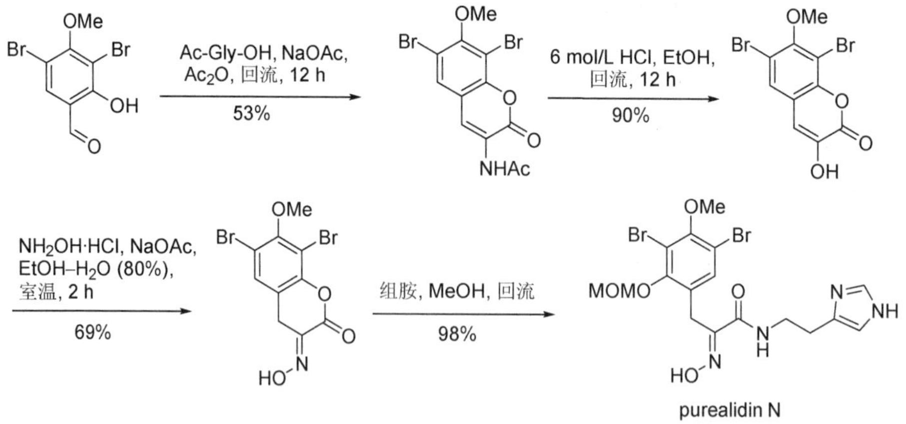

图 3-21　Harburn 等关于 purealidin N 的全合成

4. 芳香胺类 verongamine 及其衍生物

为合成肟基酰胺类化合物，Wasserman 和 Wang（1998）发现了一种氰基的内鎓盐耦合策略。如图 3-22 所示，以从 *Verongula gigantea* 中发现的组胺类 H3-拮抗剂 verongamine 的合成为例（Mierzwa et al.，1994），被 *N*-乙基-*N*-(3-二甲氨基丙基)碳二亚胺活化后的溴代苯乙酸与氰基内鎓盐反应，再用臭氧分解氧化，生成 α,β-二酮氰基，随后 α,β-二酮氰基与不同的胺如组胺缩合，即可生成目标产物，且收率较高。

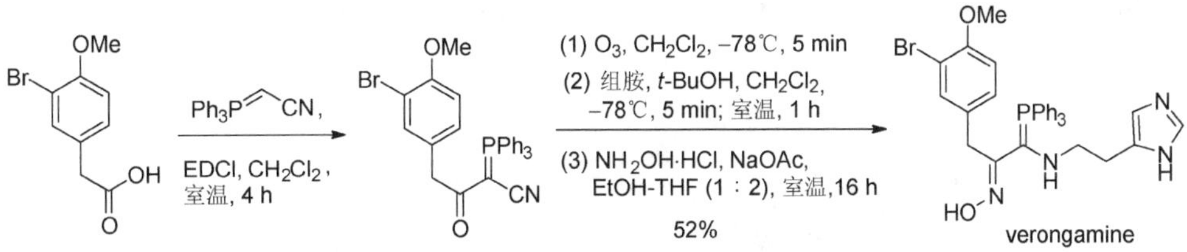

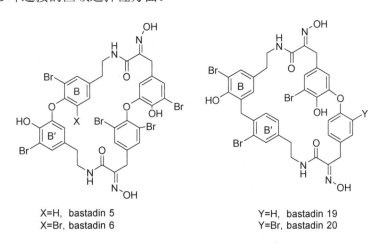

图 3-22　verongamine 的全合成

三、溴代肟基酪氨酸-二芳基醚类

二芳醚是化合物保持生物活性的重要组分（尤其是对于万古霉素类的抗生素）。如图 3-23 所示，bastadin 类化合物是从海绵 *Ianthella basta* 中分离得到的肟基酪氨酸衍生的天然产物（Kazlauskas et al.，1981；Greve et al.，2008），此类化合物的全合成路线已有报道。大部分 bastadin 是大环化合物，主要特征是含 28 元二内酰胺环和二芳基醚桥。人们普遍认为 bastarane 和异 bastarane 的不同主要在于 B 环与 B′环连接的区域选择性方面。

X=H, bastadin 5
X=Br, bastadin 6

Y=H, bastadin 19
Y=Br, bastadin 20

图 3-23　bastadin 类化合物结构

bastadin 具有多种生物活性，其在微摩尔浓度时就可以通过鱼尼丁受体/FK506 结合蛋白复合物的变构作用诱导肌细胞肌浆网 Ca^{2+} 通道打开，而 bastarane 和异 bastarane 骨架都没有该活性，因此这是一种独特的生物活性（Mack et al.，1994；Yang et al.，2007）。

1982 年，在 bastadin 被分离不久之后，Nishiyama 和 Yamamura（1982）报道了通过硝酸铊得到二芳醚氧化态的 bastadin。如图 3-24 所示，起始原料为 α-肟基酯，生成氧化的螺环二烯酮（收率 40%），同时生成单独的螺环产物（收率 10%），锌还原螺环二烯酮生成肟，继而与邻位 PMB 保护的酪胺缩合，形成双酰胺，肟基和酚羟基苄基化，脱去 PMB 官能团，在目标耦合部位溴代，生成开链化合物。

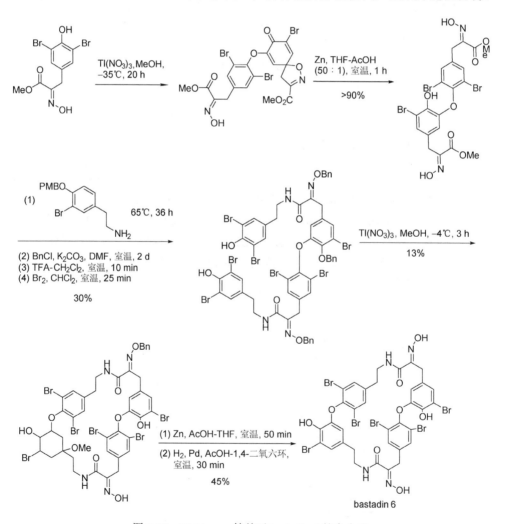

图 3-24 Nishiyama 等关于 bastadin 6 的全合成

为形成大环,他们利用氧化剂硝酸铈将开链化合物氧化为大环化合物(收率 13%),同时生成异 bastarane 异构体（收率 10%）。最后一步还原对甲氧基环己二烯酮类化合物，得到脱去苄基保护基团的苯酚类化合物 bastadin 6。

Sih 研究组（Guo et al., 1998）则报道了另一种合成 bastadin 2、3、6 的方法，这种方法利用过氧化氢、氧化苯酚辣根过氧化物酶（HRP）和大豆过氧物酶（SPO）将苯酚氧化为二芳醚，这是该研究组第一次结合二芳醚并形成两个酰胺。有趣的是，叔丁氧羰基保护的二溴酪胺相比游离的胺是一种更稳定的血红素过氧化物酶底物，生成螺环氨基甲酸酯(收率 53%)，该反应溶剂为乙腈和缓冲水溶液(pH 4～5)。该反应是一个离子转移过程，起始原料含苯氧自由基，和其内消旋化合物形成二聚体。不对称的螺环氨基甲酸酯的活性并没有被报道。

合成这些天然产物，还可以利用氯化铬和亚硫酸氢钠分别还原非对称的 spiro 先导化合物，形成两个酰胺键，随后用氯化铬或亚硫酸氢钠还原二烯酮。和早期 Yamamura 报道的方法相比，Sih 研究组发现的这种新的基于酶策略的方法共 5 步，收率为 20%。

Kotoku 等（2005，2008）报道了一种利用邻苄基保护的二溴肟基酪氨酸和硝酸铈铵发生螺环作用生成 α-肟酸的方法，收率为 53%（图 3-25）。

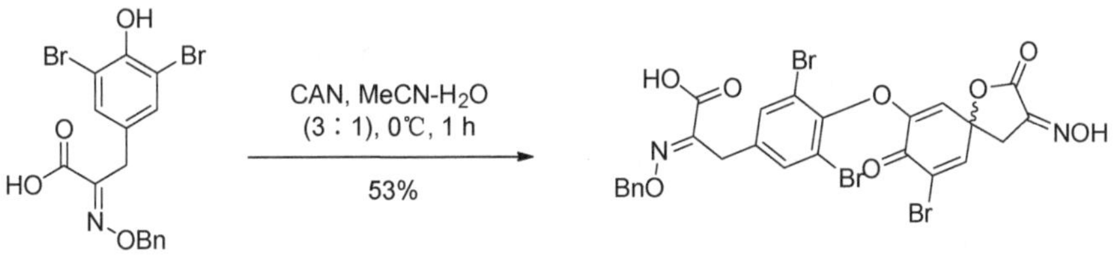

图 3-25 Kotoku 等关于 α-肟酸的合成研究

Couladouros 和 Moutsos(1999a,1999b)利用对称的二芳基碘鎓盐合成 bastadin 的中间体二芳基醚类化合物。苯酚化合物亲核进攻二芳基碘鎓盐，生成二芳基醚化合物，收率较高。通过 Knoevenagel 缩合反应延长了二芳基醚上半部分侧链，以利于下一步的还原反应。早在 1947 年，就曾报道过由乙基丙二酸酯通过 α 位的亚硝化作用和碳酸二甲酯的消除作用生成 α-肟基酯的方法（Shivers and Hauser，1947）。

肟类化合物通过苄化作用生成二苯醚，经 4 步反应生成 E/Z-立体异构的二肟基复合二苯醚化合物。有趣的是，即使没有苄肟醚，芳基苄醚也可能发生化学选择性的脱苄基作用。同时，肟基发生 E/Z 异构化作用生成 E,E 同分异构体，经邻位溴代生成 bastadin 10 和 12 的二苯醚肟基部分。

溴化碘鎓化合物和溴代酪胺通过 5 步反应生成二酪胺中间体，二酪胺中间体与先前合成的二苯醚肟基部分偶联成为含有 4 个结构单元的长链分子，最后加入偶联剂苯并三唑-1-氧代三吡咯烷六氟磷酸磷进行大环化，经肟醚、三溴化硼、茴香硫醚的脱苄基作用合成 bastadin 10 和 12（图 3-26）。利用相似方法，Couladouros 研究组合成了 bastadin 20（异 bastarane 骨架）和 21。

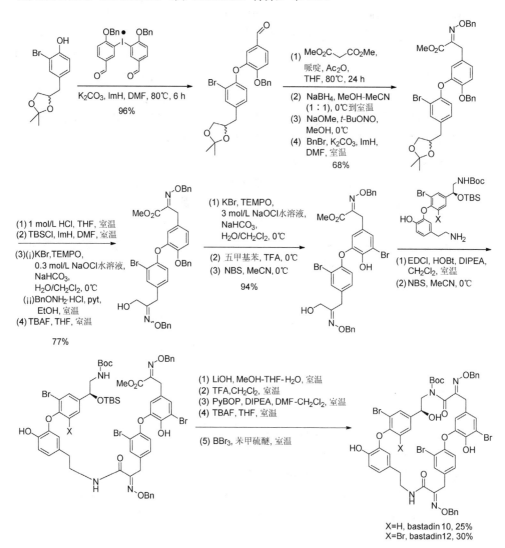

X=H, bastadin 10, 25%
X=Br, bastadin12, 30%

图 3-26　Couladouros 研究组关于 bastadin 10 和 12 的全合成

总体来说，Couladouros 研究组的方法需要至少 22 步，其中合成手性前体溴代酪胺需要 8 步。相比 Couladouros 研究组的方法，Yamamura 研究组及 Sih 研究组的合成路线较短。此外，后者的方法加上 Kotoku 等的修饰将会为更深一步的研究提供更多的原料。

四、溴代肟基酪氨酸-二硫化物类

二硫化合物 psammaplin A 由 Quiñoà 和 Crews（1987）在汤加收集及 Rodriguez 等（1987）在关岛收集的类角海绵属海绵中分离得到。如图 3-27 所示，Piña 等（2003）发现 psammaplin A 具有抑制细胞生长及抑菌活性。同时，该化合物还能抑制组蛋白脱乙酰酶（histone deacetylase）（IC_{50} 值=4.2 nmol/L±2.4 nmol/L）。

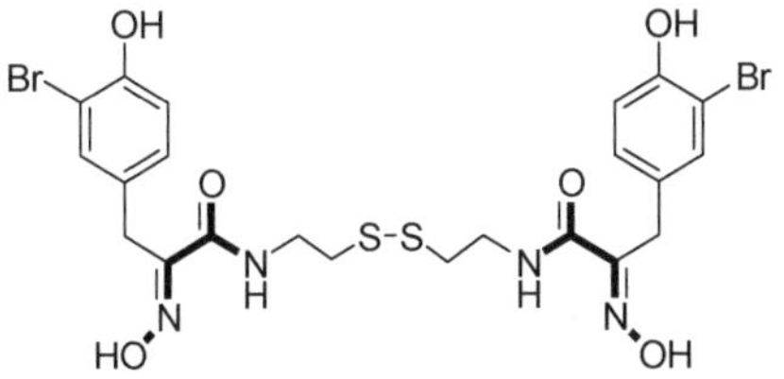

图 3-27　psammaplin A 的结构

Hoshino 等（1992）、Nicolaou 等（2001）及 Godert 等（2006）相继报道了 psammaplin A 的全合成过程。

Hoshino 及 Nicolaou 报道的 psammaplin A 合成，是溴化钾在酸性条件下和酪氨酸进行溴化反应，生成邻溴代酪氨酸；根据 Steglich 酯化反应原理，酪氨酸和三氟乙酸酐反应生成不稳定的三氟甲基吖内酯，随后在三氟乙酸条件下水解生成 α-酮酸，α-酮酸又转换为游离的肟酸或在羟胺存在时转换成吡喃阿霉素保护的肟酸（图 3-28）。

由游离的肟酸合成活化的酯，Hoshino 研究组选择二氧六环作为溶剂，并加入三乙胺、N-羟基邻苯二甲酰亚胺和 N,N-二环己基碳酰亚胺；Nicolaou 研究组则选择 N-羟基丁二酰亚胺和 N-乙基-N-(二甲胺基丙基)碳酰亚胺在二氧六环溶剂中反应，由吡喃阿霉素保护的肟酸生成活化的酯。双胺甲酰胺的合成路线均是在三乙胺存在下反应，在不加三乙胺时，反应收率低于 25%，5 步的总反应收率为 19%。

Nicolaou 研究组的合成路线需要首先水解吡喃阿霉素肟缩醛，经 4 步反应由酮酸生成化合物 psammaplin A，不需要纯化，收率为 36%（如果从酪氨酸起始算起，经 6 步反应生成 psammaplin A，总反应收率为 18%）。

Godert 等报道的合成 psammaplin A 的方法，并没有以酪氨酸为起始原料，反应步骤最短，以市场上可买到的 4-羟苯丙酮酸为起始原料，与羟胺反应后再选择性溴化，生成所需的肟酸，只需要 3 步，总收率为 42%。psammaplin A 在微摩尔范围内具有 HCT-116 细胞毒活性，但是 psammaplin A 的双-3,5-二溴代类似物没有细胞毒活性。这个结果和之前 Crews 研究组的结果相矛盾，而 Sufrin 研究组并没有得到 psammaplin A 具有 DNA 甲基转移酶抑制活性这一结论。

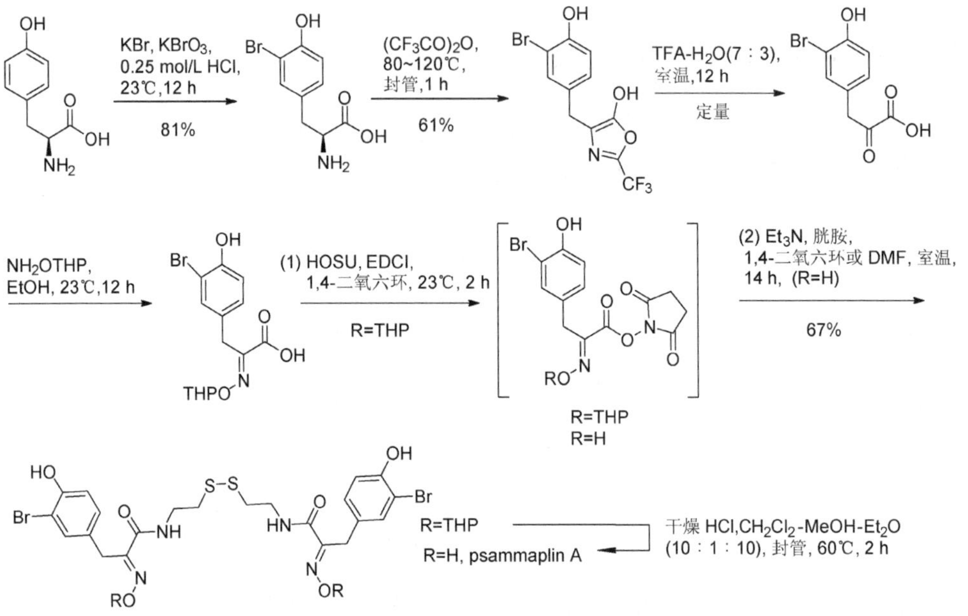

图 3-28　Hoshino 等与 Nicolaou 等关于 psammaplin A 的全合成

　　二硫化物的复分解反应除了生成 10 个 psammaplin A 同源二聚体外，还促进了超过 100 个 psammaplin A 异二聚体类似物的生成（Nicolaou et al.，2001）。如图 3-29 所示，由同源二聚体和异二聚体耦合，得到异二聚体产物的收率为 50%，以少量的二硫苏糖醇作为催化剂，生成无生物活性的反式-1,2-二噻烷-4,5-二醇副产物。Nicolaou 研究组测试了所得化合物的抗菌活性，尤其是抗耐甲氧西林金黄色葡萄球菌活性，其中发现了一些类似物比天然产物 psammaplin A 的抗菌活性更好（Nicolaou et al.，2001）。

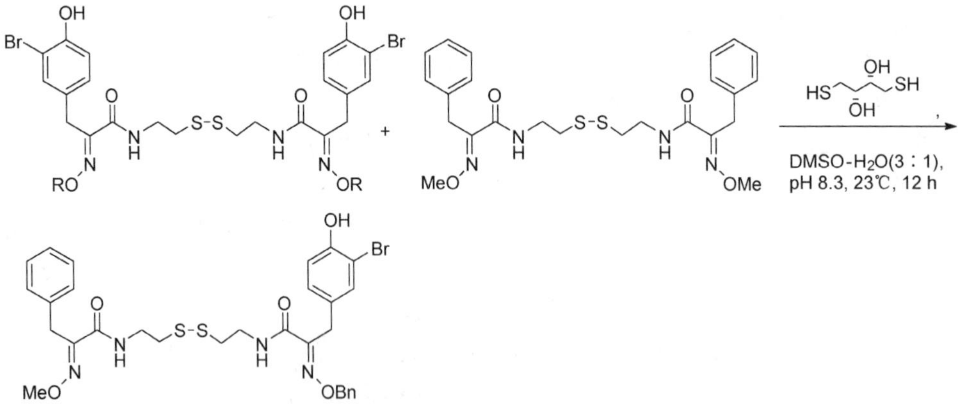

图 3-29　Nicolaou 研究组关于 psammaplin A 的合成衍生研究

psammaplin A 的一个芳香部分可以被其他的芳香基取代，优先选择氨基取代或氟代。psammaplin A 的羟基不是抗菌活性的必需官能团，但卤代是抗菌活性必需的重要官能团。二硫键的存在也能提高抗菌活性。喹啉和呋喃基衍生物，虽然有较高的抗菌活性，但因为存在细胞毒活性（成纤维细胞、淋巴细胞株）而不再继续研究。同时非酚类衍生物成为最有开发潜力的前药。

第二节　溴代杂环生物碱类天然产物

海洋天然产物结构主要分为 6 种：聚酮类、萜类、肽类、生物碱类、石基类和糖类。生物碱是天然存在的具有生物活性的含氮杂环化合物。在过去的几年里，从海洋资源中分离出大量具有抗病毒、抗菌、抗炎、抗疟疾、抗氧化剂和抗癌活性的生物碱类化合物（Rane et al.，2014a），其来源主要是海绵类生物。

一、溴吡咯-酰胺类生物碱

溴吡咯生物碱是一种非常有名的海绵代谢产物，具有抗菌、抗污、抗真菌、抗疟疾、抗凝血、抗原生动物、抗病毒、抗组胺、抗癌及抗炎作用，模型化合物是 roidin（Scala et al.，2010）。从医药的角度来看，它们新奇的结构及多种多样的生物活性使得这类生物碱受到了大量科研工作者的关注。迄今为止，此类生物碱的合成方法被大量报道。

1. 二溴吡唑酰胺 dispacamide 及其衍生物

Cafieri 等（1996）从加勒比地区的 4 种阿格拉斯海绵（*Agelas conifera*、*Agelas longissima*、*Agelas clathrodes*、*Agelas dispar*）中提取到 dispacamide A～D（图 3-30）。它们对组胺受体表现出特定且可逆的非竞争性的对抗性作用（Cafieri et al.，1997）。dispacamide B 及其衍生物，具有明显的拒食活性和抗菌活性。

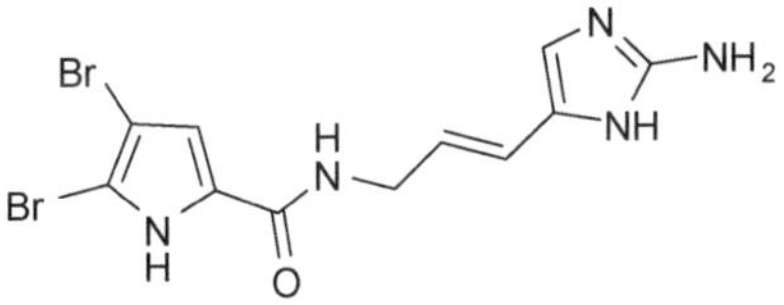

图 3-30　dispacamide 的结构

Wang 等（2011）设计合成了一系列具有抗真菌活性的新型吡咯生物碱类似物（图 3-31）。以 1H-吡咯为原料，经傅克酰基化反应得到的 2-醛-1H-吡咯，用 Ag_2O 氧化为 2-羧酸-1H-吡咯。在后面的实验中，以 2-羧酸-1H-吡咯为原料，主要分为两种实验路线。一种是 2-羧酸-1H-吡咯在二氯甲烷和 DMF 中与草酰氯及羟胺反应得到吡咯酰胺。另一种是 2-羧酸-1H-吡咯与 Br₂ 反应得到二溴取代物，再与草酰氯和羟胺进行加热回流反应得到二溴取代的吡咯酰胺。*Physalospora piricola* 的抑菌活性实验结果表明：化合物吡咯酰胺对其具有 100%的抑制率，同时化合物二溴吡唑酰胺对 *P. piricola* 也具有 90%的抑制率（fenpiclonil 作为对照）。

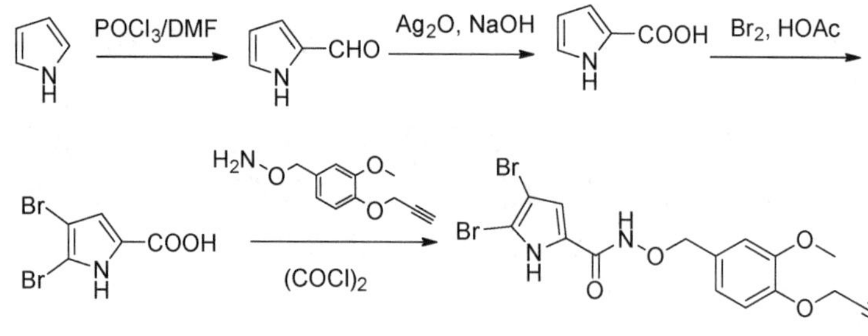

图 3-31　新型吡咯生物碱类似物的合成

2. 胺类 dispyrin

Piña 等（2007）报道从加勒比海绵 *Agelas dispar* 中发现一种新型的溴吡咯型生物碱 dispyrin。Kennedy 等（2008）设计了海洋溴吡咯生物碱 dispyrin 的全合成路线（图 3-32），并使用 G 蛋白偶联受体（α-肾上腺素和组胺的受体）对其生物活性进行了测试。以 4-溴-2-羧基吡咯为原料，与化合物 2-（3-溴-4-甲氧基苯基）乙胺反应，得到酰胺类化合物。该酰胺类化合物经脱甲基、取代两步反应，最终得到目标产物 dispyrin。生物活性测试实验表明，此类化合物对 α1D、α2A、H2 和 H3 表现出了一定的生物活性，IC₅₀ 值分别为 0.560 μmol/L、0.185 μmol/L、1.23 μmol/L 和 2.35 μmol/L。

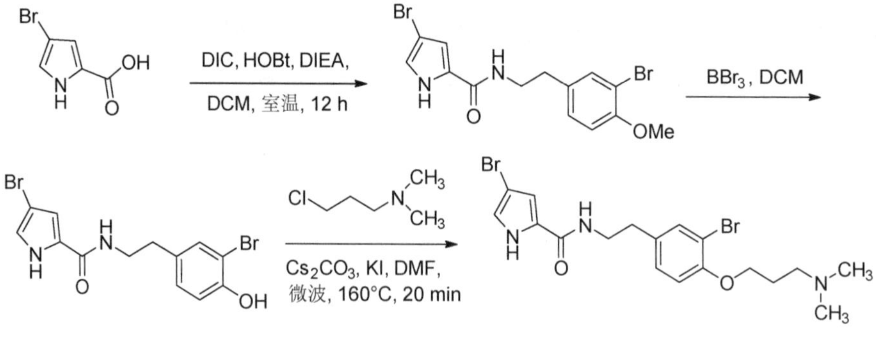

图 3-32　溴吡咯型生物碱 dispyrin 的合成

Phillip Kennedy 等（2009）合成了一系列 dispyrin 的类似物（图 3-33）。其实验方案以可购买的 3-溴-4-甲氧基苯乙胺为原料，与一元羧酸在 *N,N*-二异丙基碳二亚胺（DIC）、N,N-二异丙基乙胺（DIEA）等存在的条件下反应，得到酰胺类衍生物，再经脱甲基、取代两步反应最终得到海洋溴吡咯生物碱 dispyrin 的类似物。作为 H3 的抑制剂，dispyrin 只具有中等的活性（IC$_{50}$ 值=2.35 μmol/L，抑制常数 K_i=1.04 mmol/L），而四氢吡咯取代的 dispyrin 则具有较高的抑制活性，IC$_{50}$ 值为 0.43 μmol/L，K_i=0.19 μmol/L。

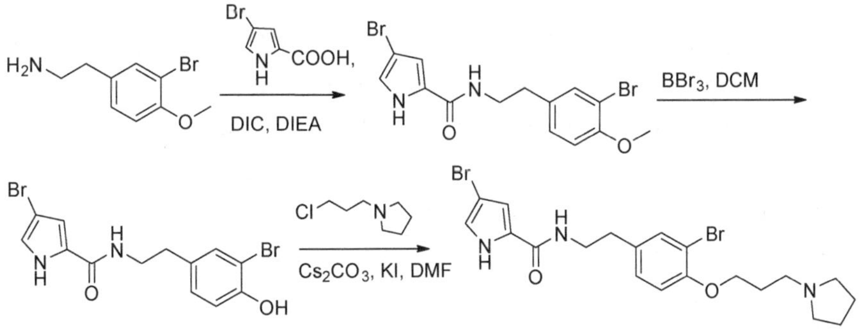

图 3-33 dispyrin 类似物的合成

3. 咪唑烷-2,4-二酮类 midpacamide

midpacamide 是从阿格拉斯海绵中提取分离出的溴吡唑海洋天然产物（Jiménez and Crews，1994）。Fresneda 等（2001）通过设计一系列的反应，最终以全合成的方式得到了化合物 midpacamide（图 3-34）。戊酸乙酯类中间体经 5 步反应得到氨基取代的戊酸乙酯，经三光气处理后的 α-氨基戊酸乙酯与甲胺反应，在碱性条件下脱去一分子乙醇，得到咪唑烷-2,4-二酮衍生物，再经溴化、取代两步反应即得到目标化合物 midpacamide。

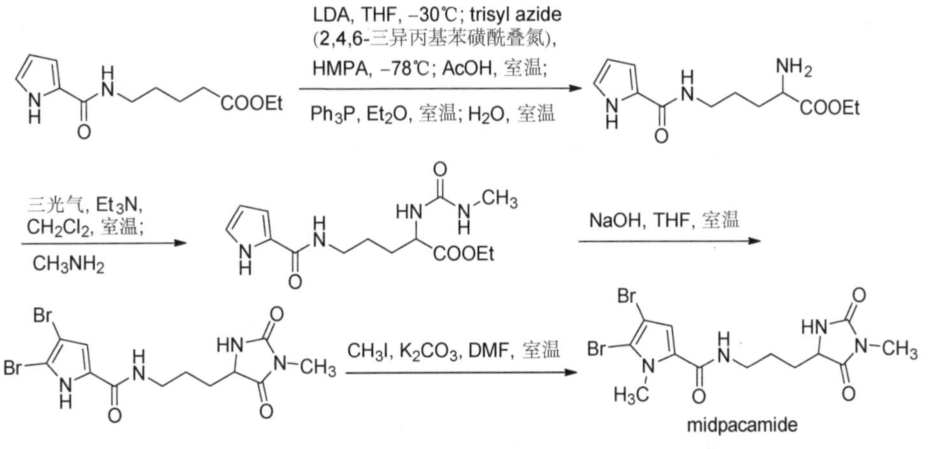

图 3-34 midpacamide 的合成

4. 亚胺二酰胺-溴吡唑类 pseudoceratidine

pseudoceratidine 是从 *Pseudoceratina purpurea* 海绵中提取分离得到的亚胺二酰胺-溴吡唑天然产物。pseudoceratidine 对纹藤壶幼虫有明显的抗污作用，后期可能会成为锡烷类防污剂的有效替代品（Tsukamoto et al., 1996b）。Ponasik 等（1998）合成了具有防污活性的海洋天然产物 pseudoceratidine。以 4,5-二溴-1H-吡咯-2-羧酸为原料，在 DMF 溶剂中与 *N,N*-羰基二咪唑（CDI）反应，产物继续与 0.5 当量的亚精胺发生脱水缩合反应，即得到化合物 pseudoceratidine（图 3-35）。对化合物 pseudoceratidine 的抗菌和防污活性进行研究，抗菌活性采用最低抑制浓度（MIC，$\mu g/mL$）表示，防污活性采用 EC_{50}（$\mu g/mL$）表示。其中抗菌活性实验得到的最低抑制浓度（MIC）：金黄色葡萄球菌为 4 $\mu g/mL$、大肠杆菌为 32 $\mu g/mL$、绿脓杆菌为 128 $\mu g/mL$、白色念珠菌为 32 $\mu g/mL$、*B. amphitrite* 为 15 $\mu g/mL$。

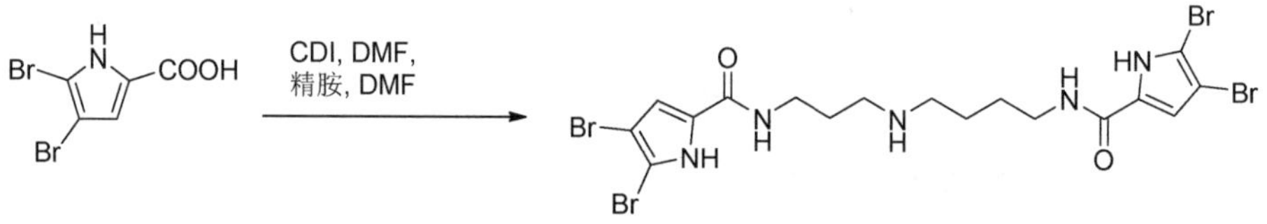

图 3-35　亚胺二酰胺-溴吡唑类 pseudoceratidine 的合成

Behrens 等（1997）通过研究发现了一个更加方便快捷的合成 pseudoceratidine 及其衍生物的方法（图 3-36）。以 2-三氯乙酰基吡咯为原料，在氯仿溶剂中与溴反应即可得到 2-三氯乙酰基吡咯的二溴取代物和单溴取代物。以这两种溴代化合物为原料，在四氢呋喃（THF）溶剂中与不同的二胺反应，得到 4 种不同的酰胺类化合物。对这 4 种酰胺类化合物进行抗菌活性的研究，实验结果表明：对金黄色葡萄球菌的 MIC 分别为 5 $\mu g/mL$、100 $\mu g/mL$、10 $\mu g/mL$、50 $\mu g/mL$；而对单核细胞增多性李斯特菌的 MIC 分别为 5 $\mu g/mL$、250 $\mu g/mL$、10 $\mu g/mL$、50 $\mu g/mL$。

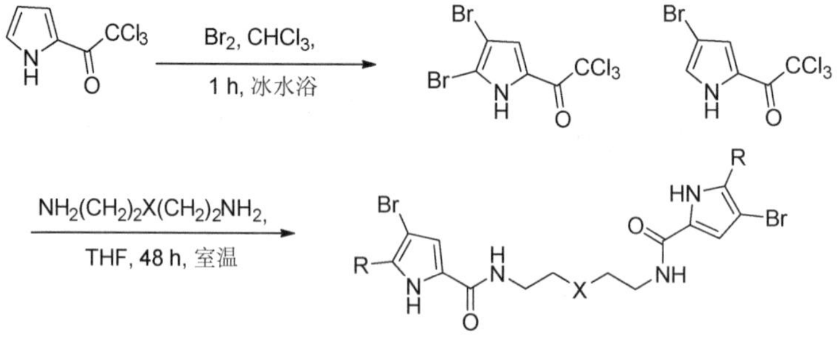

图 3-36　Behrens 研究组关于 pseudoceratidine 的合成

R 表示多种取代基，X 表示多种类型原子

5. 2-氨基苯并吡唑类衍生物

Lo 等（2008）合成了一系列的 2-氨基苯并吡唑类衍生物，可以作为有效的白介素 2 诱导 T 淋巴细胞激酶（ITK）的酶拮抗剂。实验中以可购买的 4-氟-3-硝基苯胺作为起始原料，与苯甲酰氯发生酰化反应，再经甲基化反应得到 N-（4-氟-3 硝基苯基）-甲基苯甲酰胺中间体，经取代、催化还原两步反应转化为氨基中间体，该反应中间体与溴化氰胺反应得到氨基咪唑中间体，再与溴吡咯羧酸发生偶联反应，最终得到 2-氨基苯并吡唑-溴吡咯类目标化合物（图 3-37）。酶拮抗实验结果显示：该化合物对白介素 2 诱导 T 淋巴细胞激酶（ITK）的 IC_{50} 值为 0.018 μmol/L，对胰岛素受体激酶（IRK）的 IC_{50} 值为 0.28 μmol/L，对 Ca^{2+} 的 IC_{50} 值为 0.89 μmol/L。

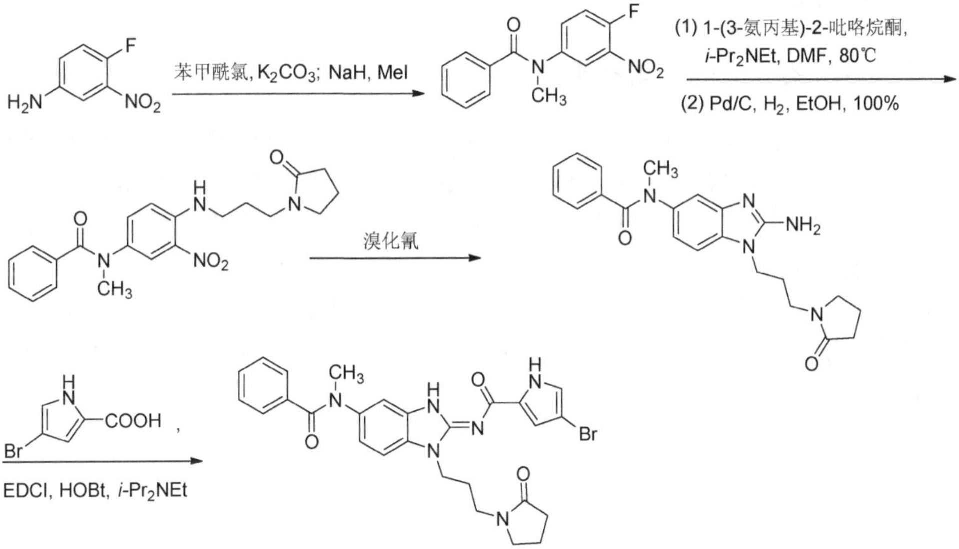

图 3-37　2-氨基苯并吡唑-溴吡咯的合成

6. 高精氨酸类 N-α-(4-溴吡咯-2-甲酸)-L-homoarginine

N-α-(4-溴吡咯-2-甲酸)-L-homoarginine 是从海绵 *Agelas wiedenmayeri* 中提取出来的溴吡咯化合物（Assmann et al., 1999）。Lindel 等（2000）设计了海洋天然产物 N-α-(4-溴吡咯-2-甲酸)-L-homoarginine 的合成路线（图 3-38）。反应路线为：L-赖氨酸甲酯和用 Boc 保护氨基的吡唑-1-甲脒反应，选择性得到了 Boc 保护的高精氨酸。该高精氨酸通过与吡咯三氯甲基酮反应进一步转化为甲基酯，随后用 HCl/Et₂O 处理，脱去 Boc 基团。随后与 8 个当量的盐酸发生水解反应得到天然产物 N-α-(4-溴吡咯-2-甲酸)-L-homoarginine。

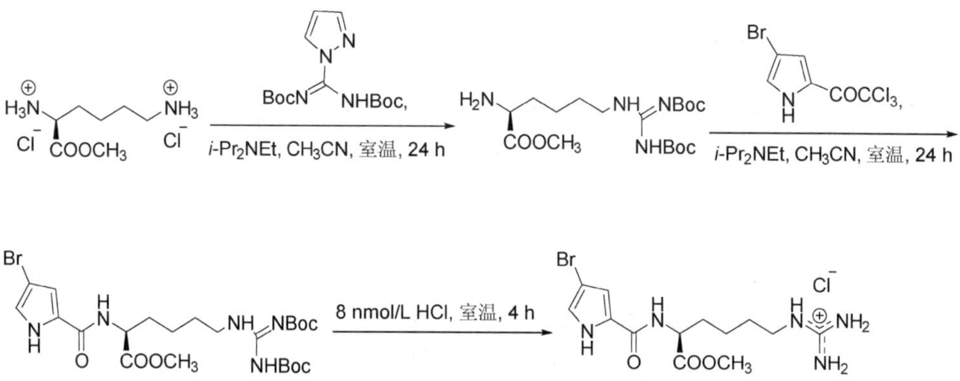

图 3-38　N-α-(4-溴吡咯-2-甲酸)-L-homoarginine 的合成

二、溴吡咯-咪唑类生物碱

1. 氨基咪唑类 oroidin 及其衍生物

1971 年，研究人员从海绵 *Agelas oroides* 中首次分离得到化合物 oroidin（Forenza et al.，1971）。这种分子能够抑制藤壶幼虫的变态发育（Tsukamoto et al.，1996a）（图 3-39）。化合物 oroidin 是一种针对 PfFabI 的有效的选择性抑制剂（IC$_{50}$ 值=0.3 μg/mL）及具抗疟原虫活性，同时表现出对结核分枝杆菌有抗菌活性（Scala et al.，2010）。oroidin 被认为是溴吡咯生物碱类化合物的基本结构单元，是更复杂的家族成员的主要组成部分，如 palauamine 和 stylissadine（Al-Mourabit and Potier，2001）。

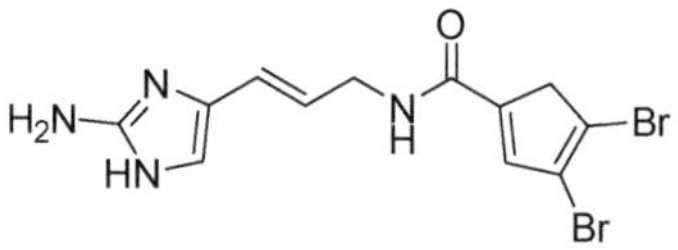

图 3-39　oroidin 的化学结构

Ando 和 Terashima（2010）设计了一种合成新型 2-氨基-1H-咪唑-4-甲醛衍生物的方法（图 3-40）。该方法目前广泛用于 2-氨基咪唑生物碱类的合成，如 oroidin、hymenidin、dispacamide、单溴取代 dispacamide。该实验方案以化合物 5-巯基-1-苯基-四氮唑为原料，以二氯甲烷为溶剂，碱性条件下与 N-(2-溴乙基)邻苯二甲酰亚胺和间氯过氧苯甲酸（m-CPBA）反应得到化合物邻苯二甲酰亚胺类反应中间体，该中间体再经加成、消除、水解三步反应得到氨基保护的产物，在酸性条件下，脱去保护基团，最终可以得到 oroidin 或者 hymenidin（取决于酰化试剂的结构）。

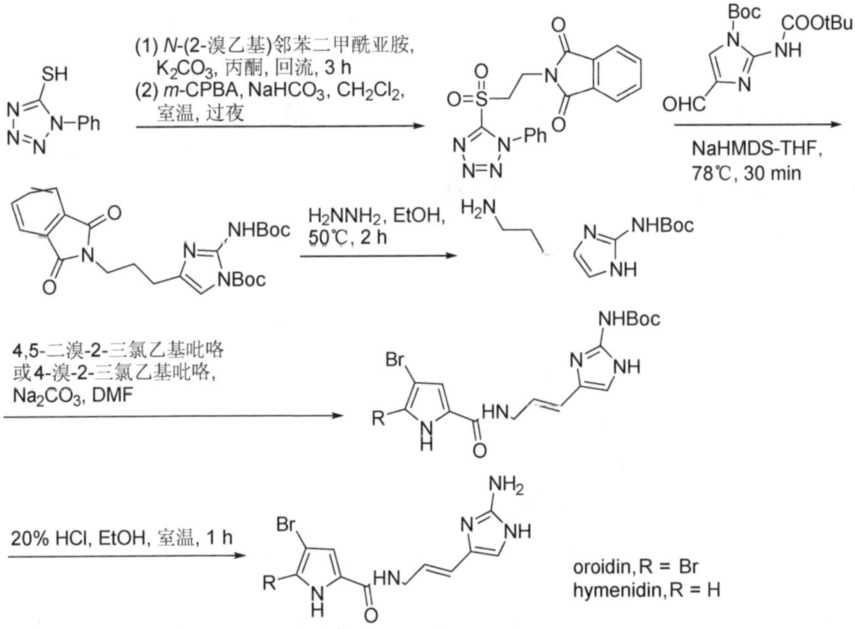

图 3-40 oroidin 及 hymenidin 的合成

Ando 和 Terashima（2010）合成了一系列的 2-氨基咪唑生物碱类衍生物（图 3-41）。邻苯二甲酰亚胺衍生物经催化加氢、水解、脱 Boc 保护基团 3 步反应得到氨基咪唑类衍生物，在一定条件下氧化为酮类中间体，与 4,5-二溴-2-三氯乙酰基吡咯或者 4-溴-2-三氯乙酰基吡咯反应得到相应的 dispacamide 或单溴代 dispacamide。

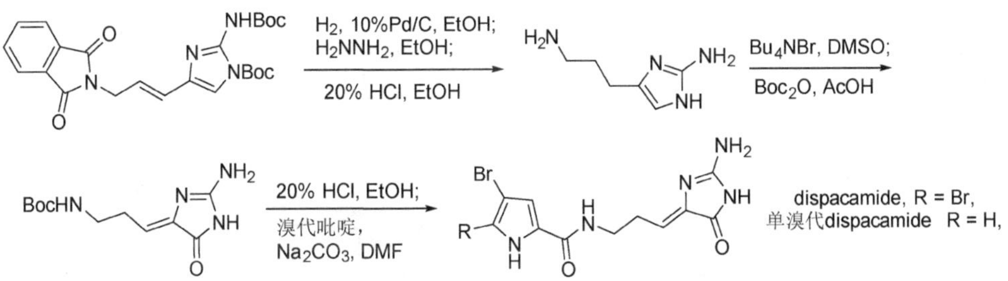

图 3-41 dispacamide 及单溴代 dispacamide 的合成

Richards 等（2008a）也合成了一系列的 oroidin 类衍生物（图 3-42），并对其抑制绿脓杆菌生物膜形成的活性进行筛选。以 DMF 为溶剂，4-(3-胺丙基)-1H-咪唑-2-胺与溴吡咯羧酸盐在室温下反应得到化合物 dihydrohymenidin、N-甲基 dihydrohymenidin 和 dihydrosventrin。活性测试表明：化合物 dihydrohymenidin 对抑制铜绿假单胞菌野生株 PAO1 和 PA14 生物膜形成的活性显著增强，其抑制率分别为 74%（PAO1）

和 86%（PA14）。化合物 *N*-甲基 dihydrohymenidin 对铜绿假单胞菌野生株 PAO1 和 PA14 生物膜形成的抑制率分别为 88%和 83%。然而，在该类化合物的结构中同时引入两个溴原子得到化合物 dihydrosventrin 时，其对铜绿假单胞菌野生株 PAO1 和 PA14 生物膜形成的抑制率明显增加，当 dihydrosventrin 检测浓度为 500 μmol/L 时，对两种铜绿假单胞菌野生株生物膜形成的抑制率均>95%。由此可见，在该分子骨架中引入第二个溴原子可以非常明显地增加该类化合物的生物活性。

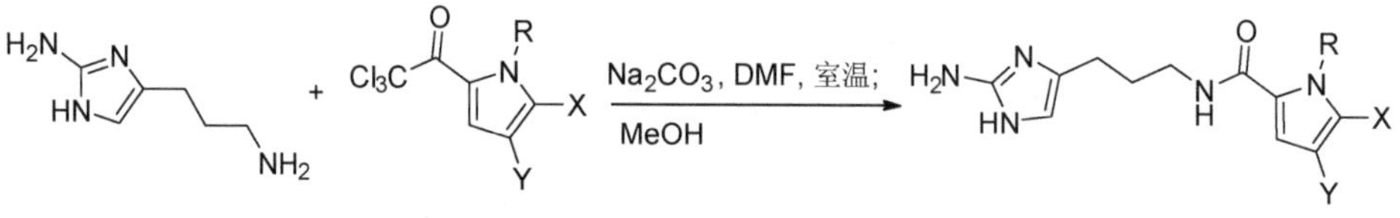

dihydrohymenidin, R = X = H, Y = Br
N-methyl dihydrohymenidin, R = CH₃, X = H, Y = Br
dihydrosventrin, R = CH₃, X = Y = Br

图 3-42 oroidin 类衍生物的合成

Richards 等（2008a）设计合成了一系列的 oroidin 衍生物，并检测了其抑制鲍氏不动杆菌生物被膜形成的活性。该实验方案以溴苯胺为反应原料，与 2,5-二甲氧基四氢呋喃加热回流，得到对溴苯基取代的吡咯中间体。经乙酰化、溴化、酯化反应得到酰胺类化合物，经盐酸酸化得到终产物 *N*-溴苯取代的二氢 sventrin。抑制生物被膜形成的活性实验结果显示：该化合物活性优于二氢 sventrin，其 IC$_{50}$ 值= 26.8±2.28 μmol/L（图 3-43）。

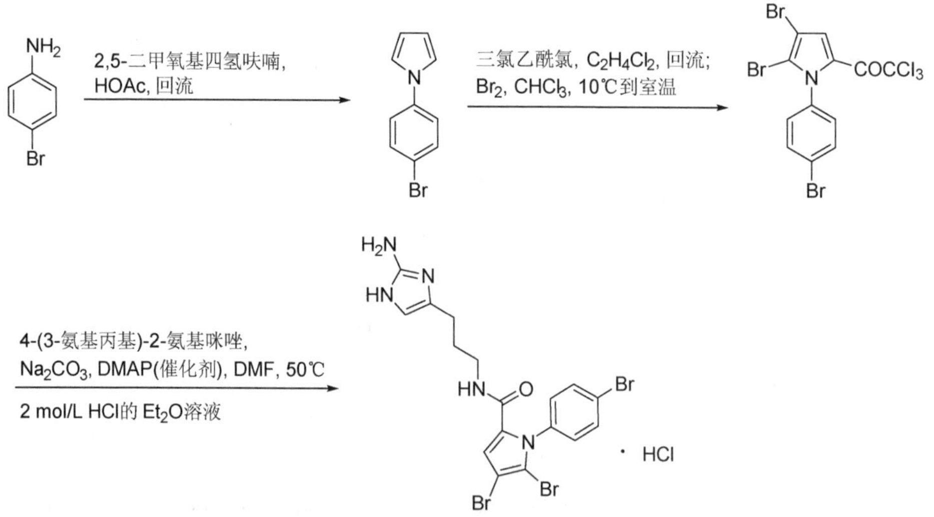

图 3-43 二氢 sventrin 的合成

Ballard 等（2009）通过还原酰化反应得到具有抑制生物被膜形成活性的 oroidin 类似物。实验以叠氮咪唑为原料，经还原、酰化反应得到酰胺咪唑中间体。在二氯甲烷溶剂中中间体与三氟乙酸反应，分别得到 oroidin 的二溴取代物和三溴取代物。抑制生物被膜形成活性实验结果表明：oroidin 的二溴取代物和三溴取代物对铜绿假单胞菌野生株（PA14）、β-actin（Actb）、视网膜母细胞瘤 RB50 生物被膜形成的抑制率都大于 95%（图 3-44）。

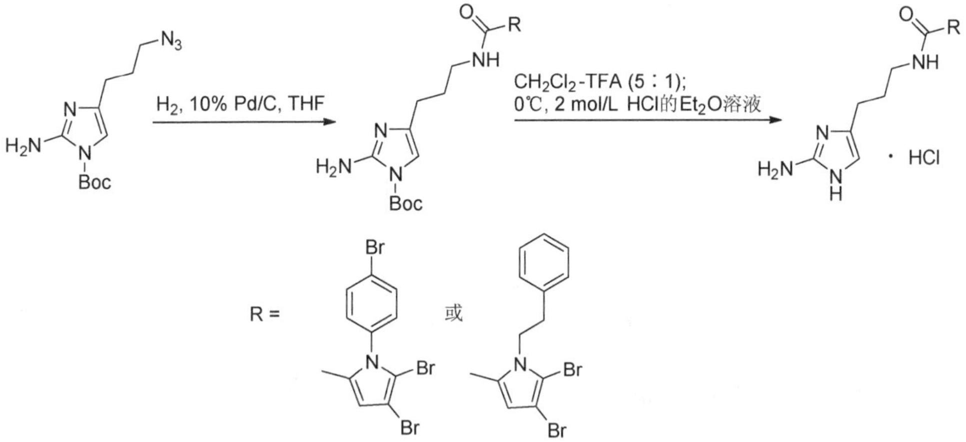

图 3-44　oroidin 二溴取代物和三溴取代物的合成

2. 双咪唑环丁烷生物碱 sceptrin

Walker 等（1981）从海绵 *Agelas sceptrum* 中提取得到(−)-sceptrin，推测并验证了(−)-sceptrin 的结构，这是一类含双咪唑环丁烷的生物碱。这类化合物在囊性纤维化疾病和阿尔茨海默病的治疗方面具有潜在活性，受到人们的广泛关注。

在人们发现 sceptrin 之后，Keifer 等（1991）又从 *A. conifera* 海绵中分离提取得到包括 sceptrin 在内的(−)-dibromosceptrin 等一系列 sceptrin 类似物。此外，人们还从该生物体中提取到一系列溴代咪唑化合物，命名为 ageliferin，具有抗菌和抗病毒的活性（图 3-45）。

一部分人也认为 sceptrin 其实是从海绵中提取到的一个代谢产物 hymenidin 以生物合成的方式通过[2+2]环加成反应得到的（Al-Mourabit et al.，2001）。同样，dibromosceptrin 可以由生物碱 oroidin 合成（Baran et al.，2004a）。Hymenidin 通过[4+2]环加成反应形成二聚化物，再进一步转化为 ageliferin。oroidin 和 hymenidin 不具有光学活性，但是其各自的衍生物 sceptrin 和 ageliferin 具有光学活性，这说明该类环加成反应可能需要酶介入。Baran（2004a）最近的研究发现，sceptrin 受热激发可以异构化，从而为代谢产物 ageliferin 的生物合成途径提供新的方式（图 3-45）。

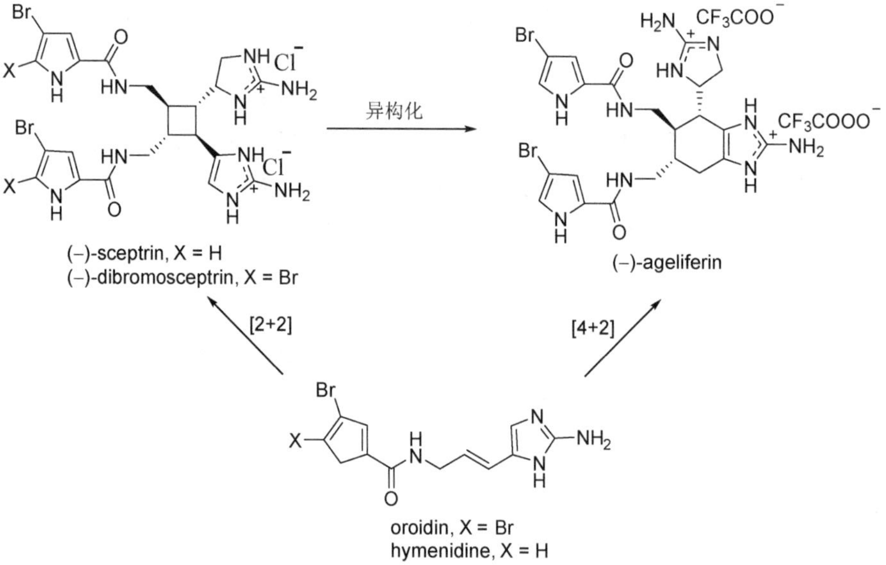

图 3-45　sceptrin 类似物的生物合成推测

3. 双咪唑环丁烷生物碱 ageliferin

美国 Scripps 研究所 Phils. Baran 研究组和 Sanford-Burnham 医学研究所 Kristiina Vuori 博士发现从海绵中分离到的 sceptrin 能抑制癌细胞迁移，Baran 研究组报道了其消旋体的全合成方法。此后不久，有研究人员发现用此类方法也可合成天然产物及其对映异构体（Baran et al.，2004b）。二甲酯经适量的酯水解酶（PLE）处理发生水解反应，得到一元羧酸，再经 3 步反应转化为异丙酯酰胺类衍生物，在酸性条件下经分子内碳正离子的重排以 50%的收率得到四元取代环丁烷基本骨架。该化合物在甲醇溶剂中，用对甲苯磺酸处理得到二甲酯二乙酰基取代的环丁烷衍生物，收率很高且存在形式为结构更稳定的全反式异构体。该环丁烷衍生物经水解、羧基保护、叠氮化、催化加氢、N-酰基化、脱羧基保护、氯代 7 步反应得到(−)-sceptrin 的前体，再在酸性条件下转化为盐酸盐，经氨腈处理，最终得到目标产物(−)-sceptrin。该方法的关键步骤是 3-oxaquadricyclane 经分子内重排转化为四元取代环丁烷基本骨架。虽然实验步骤烦琐，但是立体选择性好，且每步反应的收率都较好，总体来说是一种比较合理且具有良好应用前景的(−)-sceptrin 全合成方法（图 3-46）。

Baran 等（2004a）报道了一些有趣的实验，结果显示，sceptrin 可能是 ageliferin 的生物前体。sceptrin 和 ageliferin 具有热不稳定性，外消旋 sceptrin 在水溶剂中用微波加热至 195℃只需 1min 即可以 40%的收率得到外消旋的 ageliferin。Baran 团队设计的一些氘标记实验结果显示，这种转变可能是通过离子机制发生的。sceptrin 在实验条件下经一系列的分子内氢的迁移反应和互变异构最终得到了 ageliferin（图 3-47）。

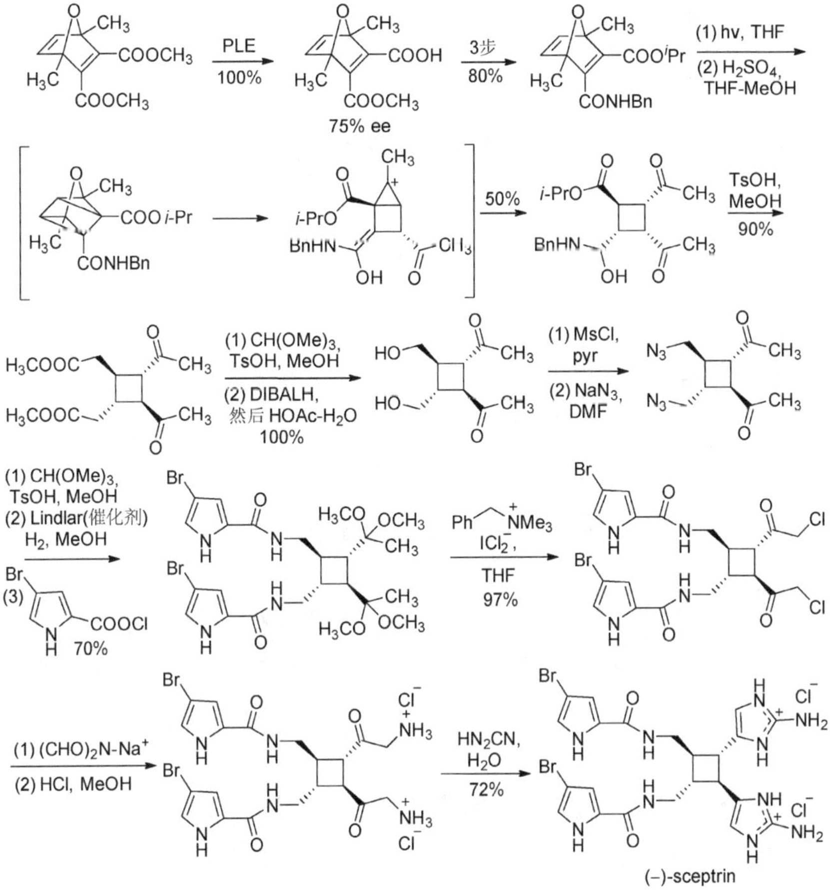

图 3-46 (−)-sceptrin 的合成

ee 表示对映体过量值，后同

4. 双咪唑环丁烷生物碱(±)-sceptrin 和(±)-dibromosceptrin

在 Baran 报道其研究后不久，其他研究者也报道了从普通中间体开始用全合成的方法得到了消旋的 sceptrin 和二溴取代的 sceptrin（Birman and Jiang，2004）。该实验路线以 1,4-二氯-2-丁烯和顺丁烯二酸酐作为起始原料，在光照条件下发生[2+2]成环反应得到环丁烷-1,2-二甲酸酐反应中间体，该中间体经重氮化、水解、溴化、环化、还原、取代 6 步反应得到 Boc 基团保护的 sceptrin 和 dibromosceptrin，然后在酸性条件下脱去 Boc 保护基团，最终得到消旋的 sceptrin 和二溴取代的 sceptrin。实验中重要的一步是用 HBr 处理环丁二酸中间体，可使二溴取代的环丁二酸的总收率达到 72%。使用 Boc 基团保护氨基咪唑化合物的氨基，提高了 N-酰化反应的选择性及反应收率。该全合成方法以市售原料为起点，仅需要 8 步，即可以较高的总收率方便而高效地得到消旋的 sceptrin 和二溴取代的 sceptrin 化合物（图 3-48）。

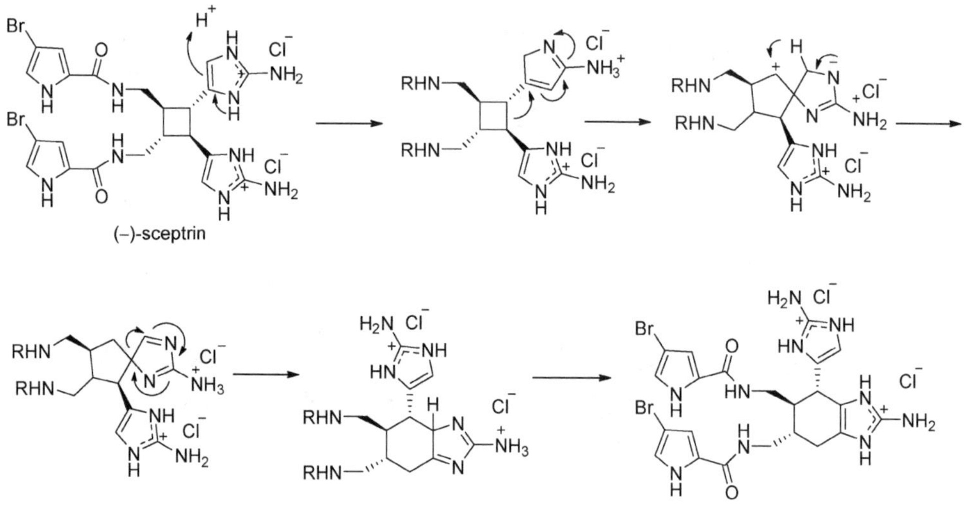

图 3-47　ageliferin 的合成

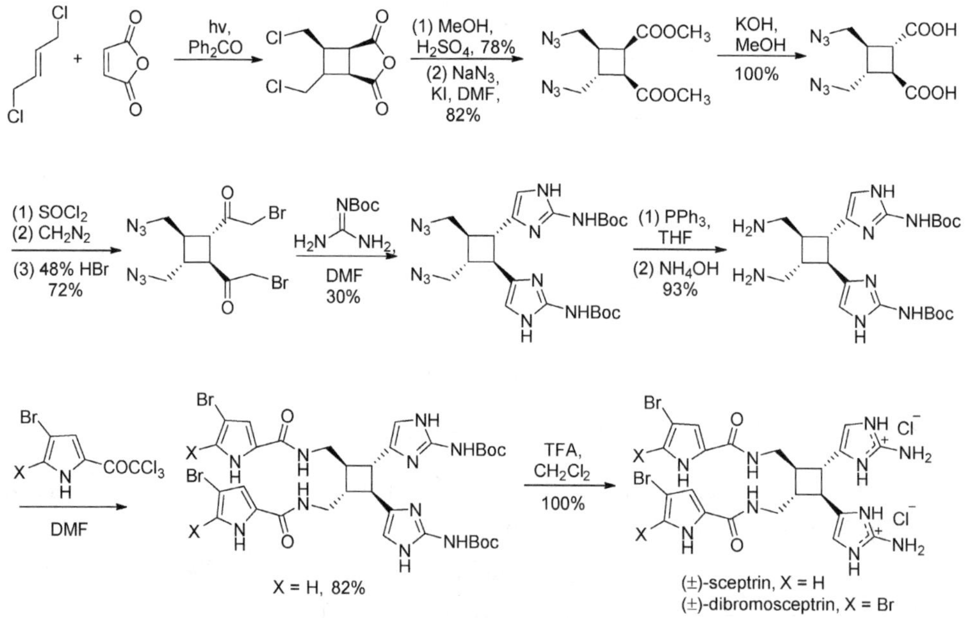

图 3-48　消旋的 sceptrin 和二溴取代的 sceptrin 化合物的合成

5. 咪唑并环己烷类 dimethylageliferin

Kawasaki 等（2002，2006）报道了利用分子间 Diels-Alder 反应将乙烯基咪唑成功转化为咪唑并环己烷基本骨架。研究发现，咪唑丙烯酸酯类衍生物在加热条件下，经[4+2]环加成作用，能以 54%的收率得到咪唑并环己烷类中间产物。该中间产物经水解、羟基保护、脱苯硫基、还原、取代等几步反应，转化为双叠氮化物。经催化还原、脱羟基保护、叠氮化、N-酰化几步反应，叠氮化合物成功转化为 dimethylageliferin 的前体。最后用稀盐酸处理即可转化为(±)-12,12′-dimethylageliferin。该合成路线可以成功得到目标产物，但收率不高（图 3-49）。

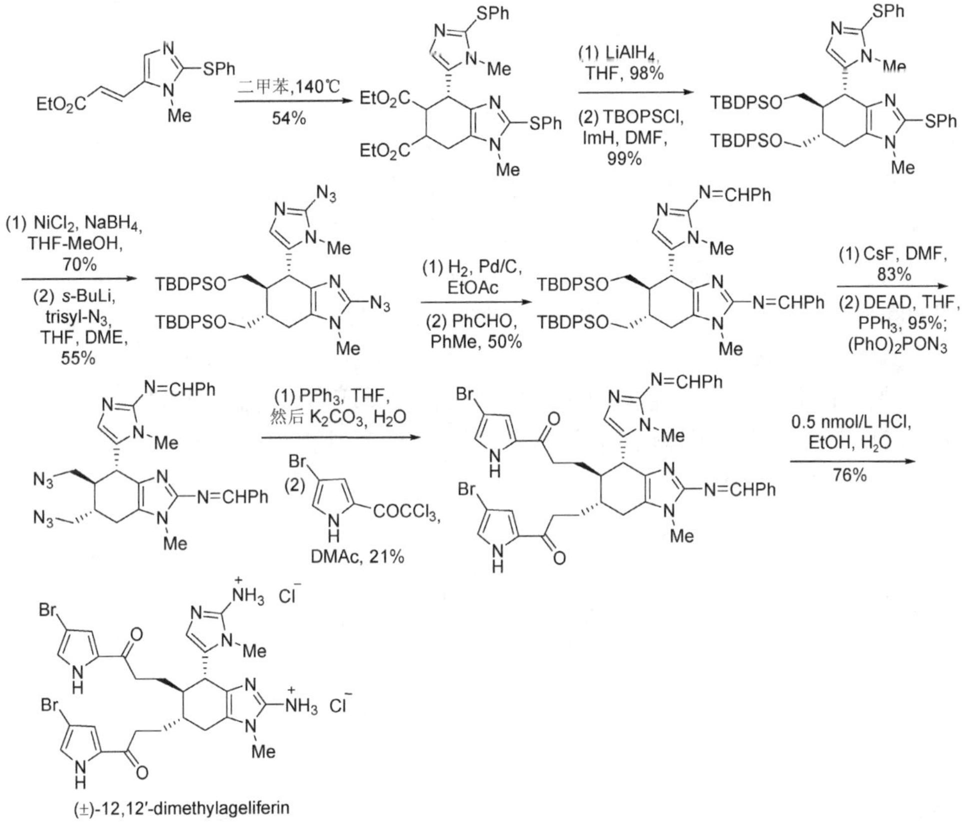

图 3-49 (±)-12,12′-dimethylageliferin 的合成

6. 咪唑并四氢吡啶 ageladine A

Fujita 等（2003）在采集自日本南部海的海绵 *Agelas nakamurai* 中成功提取分离得到 ageladine A。ageladine A 作为锌基质金属蛋白酶（MMP）的抑制剂，具有重要的生物活性，锌基质金属蛋白酶（MMP）在生物生命过程中是参与血管生成调控的一种酶。研究发现，ageladine A 通过与其他抑制剂不同的作用机制来抑制锌基质金属蛋白酶-2（MMP-2）的活性。锌基质金属蛋白酶因为需要金属离子 Zn^{2+} 等作为辅助因子而得名。研究证实了 ageladine A 与锌基质金属蛋白酶作用的机制并不是形成锌的配合物，对于其具体的作用方式目前还没有明确的答案（图 3-50）。

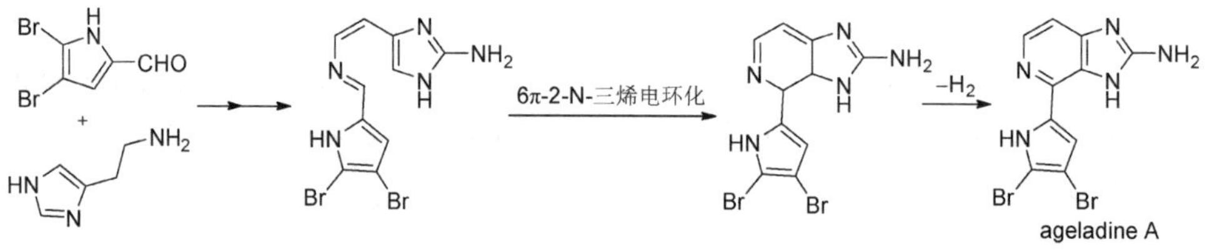

图 3-50   ageladine A 的合成 1

Meketa 和 Weinreb（2006）首次以全合成的方式成功得到了 ageladine A。该反应以简单易得的三溴咪唑为原料，经三步反应得到乙烯基咪唑类中间体。金属取代的乙烯基咪唑中间体与 CO_2 反应得到其羧酸衍生物。该羧酸衍生物与盐酸羟胺反应产生的酯化产物再经氯代反应得到氯代乙烯基咪唑中间体，其在加热状态下得到氯代的六元环状中间体。该中间体在加热状态下脱去一分子的甲醇得到氯代的咪唑并吡啶化合物。该氯代咪唑并吡啶化合物在一定条件下脱去苯硫基，再经叠氮化、催化还原 2 步反应，得到氨基咪唑并吡啶化合物。该物质经 Suzuki 反应，在原有的分子骨架上连接吡咯基团，再经溴化反应即可得到目标产物 ageladine A。该反应中单溴代产物的收率为 50%，且很容易提取分离出来并用来合成 ageladine A（图 3-51）。

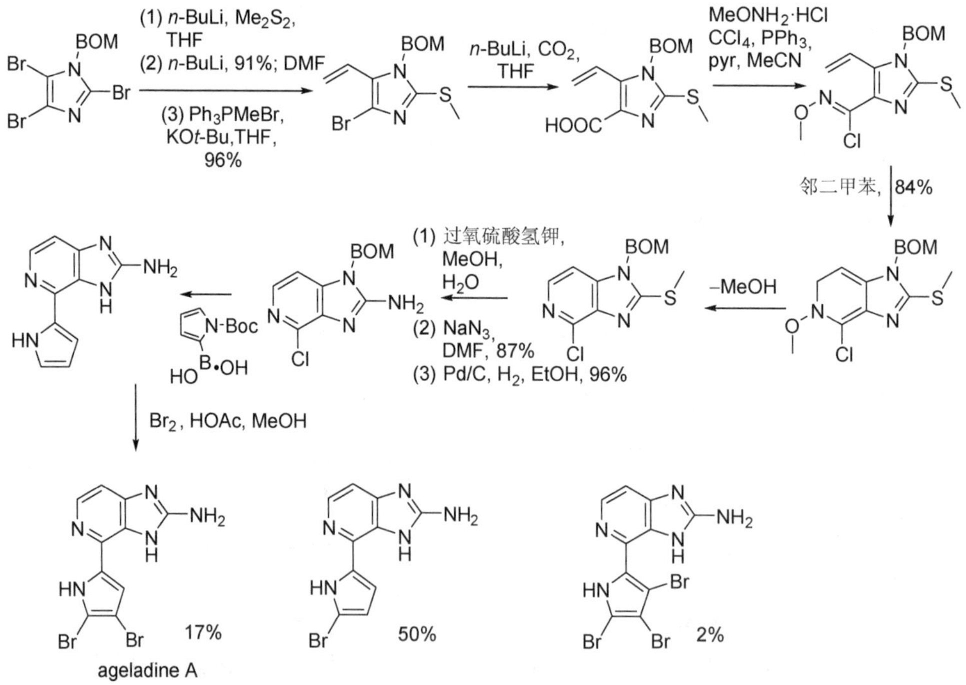

图 3-51   ageladine A 的合成 2

　　Shengule 和 Karuso（2006）报道了一种类似于生物合成中模块构建的方法，可以简单直接地合成化合物 ageladine A。该方案以可购买到的价格相对较昂贵的 2-氨基组胺为原料，在三氟甲烷磺酸钪（scandium triflate）的作用下，与吡咯醛发生 Pictet-Spengler 反应，以中等收率得到氨基取代的咪唑并四氢吡啶化合物。这种转化可能涉及一个未成环的席夫碱类中间体。在氯仿的作用下，咪唑并四氢吡啶化合物经脱氢、脱 Boc 保护基团最终以 28.6%的收率得到最终产物 ageladine A。该方法中所使用的原料虽然价格昂贵，但是实验步骤少，产率高，是一种理想的合成 ageladine A 的方法（图 3-52）。

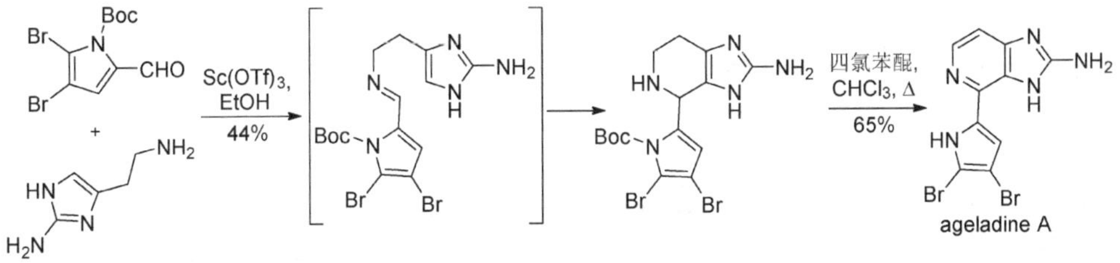

图 3-52　ageladine A 的合成 3

　　Meketa 和 Weinreb（2007）模仿生物合成过程中 6π-2-azatriene electrocyclization 的合成方法，设计得到了一种新的 ageladine A 全合成实验路线。以三溴取代咪唑为原料，在 n-BuLi 的作用下选择性地转化为硫代咪唑衍生物。以 n-BuLi 控制反应条件，咪唑衍生物经两步反应得到中间产物，其在碱性条件下脱去三甲基硅烷基（TMS）取代基团得到咪唑甲醛衍生物。经 Wittig 反应，咪唑甲醛衍生物转化为碘代乙烯基取代的咪唑，与二溴吡咯酰胺在碱性条件下发生 Buchwald-Hartwig 反应得到 C-N 交叉偶联的产物，收率 92%。偶联产物经取代和烷基化反应得到未成环的共轭化合物，在均三甲苯中加热即转化为咪唑并吡啶中间体。适当条件下，该中间体通过叠氮化、催化加氢、脱 BOM 保护基团等几步反应最终得到终产物 ageladine A。该实验方案从三溴取代咪唑出发，经 10 步反应最终得到目标产物。以溴代化合物为原料的优点是可以避免后期的吡咯溴代反应，间接地提高了反应的转化率（图 3-53）。

7. 吡啶并氨基咪唑类 ageladine A

　　Fujita 等（2003）通过溶剂萃取提取和高效液相色谱法，从日本南部 Kuchinoerabu-jima 岛海岸附近的海绵 *Agelas nakamurai* 中，提取分离得到了 ageladine A。ageladine A 是一种锌基质金属蛋白酶抑制剂，能够抑制分子水平的锌基质金属酶（MMP）——一类涉及癌细胞转移和肿瘤血管生成的酶家族。Meketa 等（2007）设计将 6-azatriene 电环化反应应用于海洋海绵代谢产物 ageladine A 及其衍生物的全合成方案中。

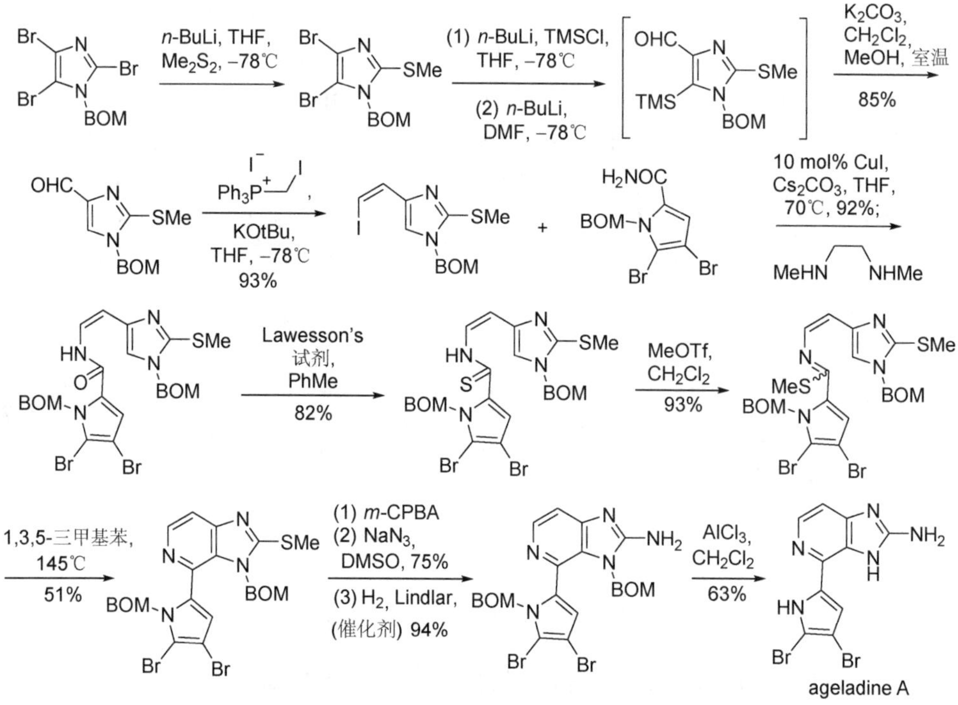

图 3-53　Meketa 和 Weinreb 关于 ageladine A 的合成

　　该实验方案以苄氧甲基（BOM）基团保护的甲巯基吡啶并咪唑为原料，经氧化、叠氮化、催化还原得到 BOM 基团保护的吡啶并氨基咪唑化合物。该化合物与 2-吡咯硼酸在金属催化条件下发生 Suzuki 反应，得到吡咯取代的吡啶并氨基咪唑中间体，其脱去 BOM 保护基团和 Boc 保护基团得到 2,4-二溴取代吡咯产物。而在酸性条件下发生溴化反应会得到两种产物，2-单溴代化合物 debromoageladine A 和 2,3-二溴代化合物 ageladine A（图 3-54）。

　　经合成方法得到的 ageladine A 对锌基质金属蛋白酶 MMP-2 和膜型锌基质金属蛋白酶 MT1-MMP 的抑制活性大小与分离提取得到的天然产物 ageladine A 一致。而 2,4-二溴代吡咯产物和 debromoageladine A 对两种酶的活性都有抑制作用，使其活性降低 5 倍。

三、溴吡咯-生物碱衍生物

1. 二溴吡咯-噁二唑类生物碱衍生物

　　Rane 等（2012a）报道了一系列的溴吡咯类生物碱衍生物，合成了可以作为新型抗菌剂的 1,3,4-噁二唑衍生物，并测试了其生物活性。该合成路线以吡咯为原料，

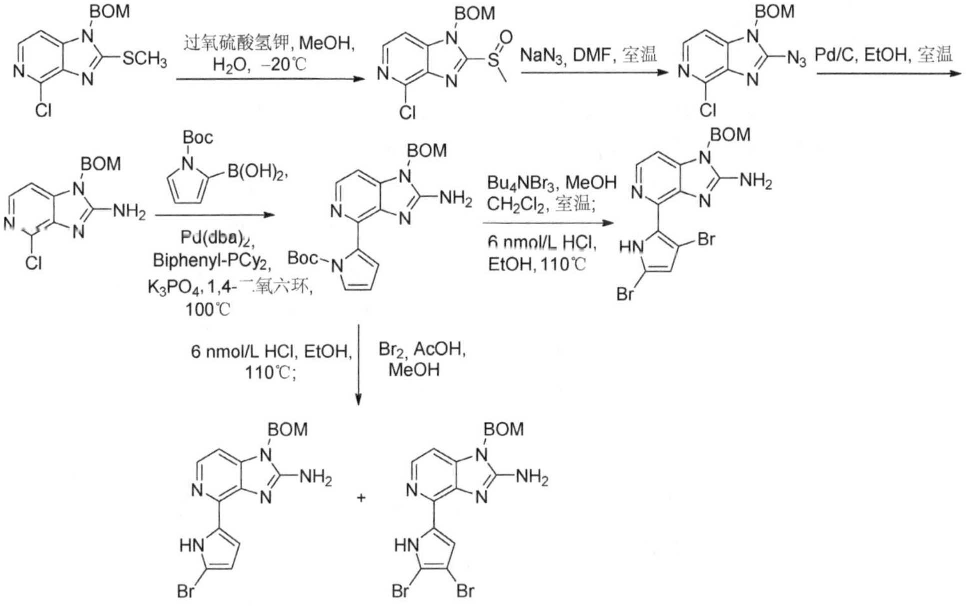

图 3-54　Fusetani 团队关于 ageladine A 的合成

经酰基化、溴化再与水合肼反应生成酰肼类中间体。以该酰肼中间体为原料，以三氯氧磷为溶剂，与羧酸经加热反应生成噁二唑类化合物。以该酰肼中间体为原料，在碱性条件下与二硫化碳 CS_2 反应得到巯基取代的噁二唑类化合物，再与芳卤化合物反应得到取代巯基噁二唑类化合物。抗结核活性测试（MIC）结果表明，噁二唑类化合物和取代巯基噁二唑类化合物分别具有 1.60 μg/mL 和 1.50 μg/mL 的抗结核活性（异烟肼作标准品对照）（图 3-55）。

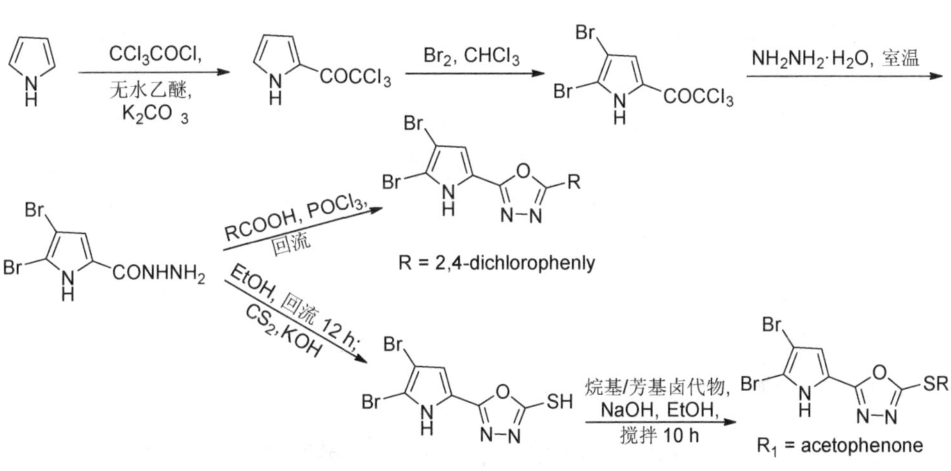

图 3-55　噁二唑类化合物和取代巯基噁二唑类化合物的合成

2. 二溴吡咯-噻唑烷酮类生物碱衍生物

Rane 等（2012b）进一步设计合成并报道了一系列的海洋天然产品 4-噻唑烷酮类衍生物的合成方法和抗菌活性。甲基吡咯经乙酰化、溴化反应得到二溴取代物。二溴取代物与水合肼反应得到酰肼，再与巯基乙酸和芳香醛反应，得到一系列目标化合物。在抑制球菌生物膜形成的活性测试实验中可以看出，活性化合物 4-甲氧基苯基取代产物、4-硝基苯基取代产物（MIC 值=0.78 μg/mL）具有 3 倍标准万古霉素（MIC=3.125 μg/mL）抑制生物薄膜形成的活性。同时化合物 2-羟基-4-甲氧基苯基取代产物、2,5-二羟基苯基取代产物、4-氟苯基取代产物和 4-氯苯基取代产物则具有 2 倍标准万古霉素抑制生物薄膜形成的活性（图 3-56）。

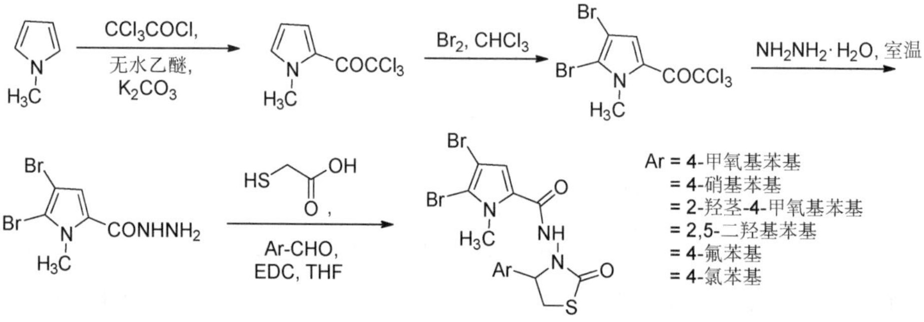

图 3-56　二溴吡咯-噻唑烷酮类生物碱衍生物的合成

3. 二溴吡咯-黄酮类生物碱衍生物

Rane 等（2013）报道合成了 23 种新型的海洋溴吡咯生物碱类化合物。该类化合物包含查耳酮类化合物、异噁唑类化合物和黄酮类化合物。吡咯（或甲基吡咯）通过 Vilsmeier-Haack 反应，得到吡咯醛，经溴化、缩合反应，得到不同的查耳酮类化合物。查耳酮与盐酸羟胺、乙酸钠和乙酸反应得到异噁唑类化合物。而邻羟基查耳酮在二甲基亚砜（DMSO）中用碘分子处理可以得到相应的黄酮类化合物。在合成的查耳酮类化合物中两种显示出了抗癌活性，IC_{50} 值范围为 0.18～12.00 mmol/L。而黄酮类化合物对癌症细胞株 PA1 和 KB403 显示出 0.41～1.28 mmol/L 的抑制活性（IC_{50} 值）。而异合成的噁唑分子中大部分物质可以选择性地抗口腔癌和抑制口腔癌细胞株 KB403（图 3-57）。

4. 二溴吡咯-酰肼类生物碱衍生物

Rane 等（2014c）设计出了由溴吡咯生物碱得到芳酰肼类化合物的反应路线。化合物甲基吡咯经乙酰化得到酰化甲基吡咯,继而通过溴化反应得到二溴化合物。

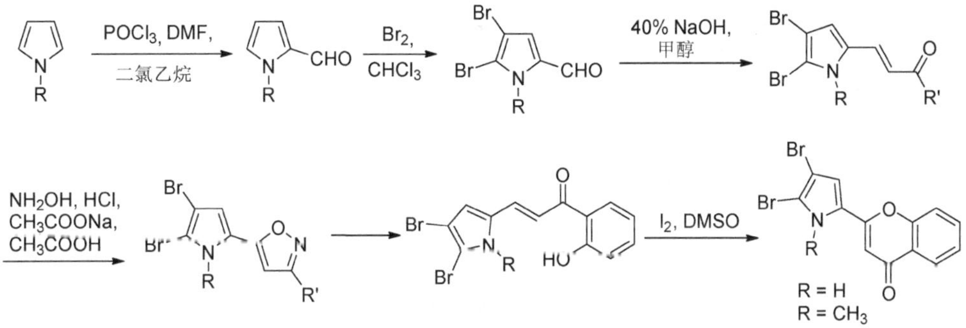

图 3-57　二溴吡咯-黄酮类生物碱衍生物的合成

二溴化合物与水合肼反应形成酰肼，然后与不同的醛发生反应，得到 16 种目标化合物。作者对合成的化合物进行了抗细菌和抑制生物膜形成的活性测试。该类化合物对金黄色葡萄球菌具有一定的抑制率，同时对抗药性金黄色葡萄球菌具有较好的抑制率，显示出了良好的抗细菌活性（图 3-58）。

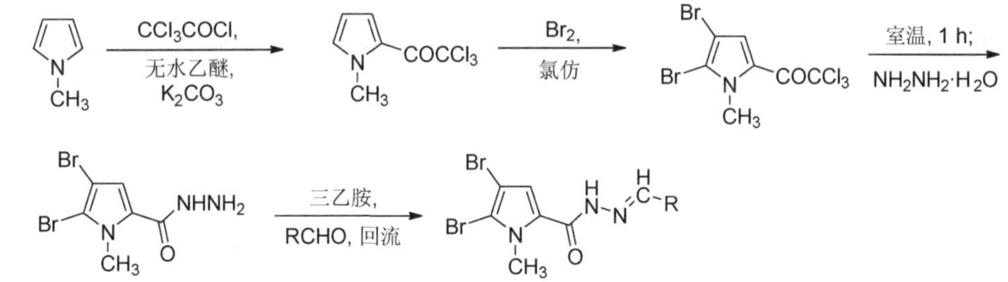

图 3-58　二溴吡咯-酰肼类生物碱衍生物的合成

　　Rane 等（2014b）合成了一系列溴吡唑-酰肼类化合物，并检测了其抗抑郁活性。强迫游泳实验（FST）测试（30 mg/kg 剂量水平）显示，大多数的具有抗抑郁治疗前景的衍生物，如 4-氟苯基取代产物（%DID=60.48）、2,6-二氯苯基取代产物（%DID=59）、2,4-二氯苯基取代产物（%DID=74.86）静止期减少了 50%~70%。此外，在悬尾实验（TST）测试中与标准氟西汀（66.56%）相比，4-氟苯基取代产物、2,6-二氯苯基取代产物、2,4-二氯苯基取代产物的抗抑郁活性分别为 47.50%、46.62%和 52.49%（图 3-59）。

　　Rane 等（2017）合成了一系列海洋溴吡唑生物碱，并检测了其抗炎活性。溴吡咯类生物碱经一系列反应过程生成芳酰基腙，并采用卡拉胶诱导老鼠模组脚水肿的实验测试，对其抗炎活性进行了评价。测试结果显示，该类化合物均有良好的抗炎活性，具有 64.78%~86.03%的水肿抑制率。另外，进一步研究了化合物 2,6-二氯苯基取代产物和 4-羟基苯基取代产物抗组胺 H1[2,6-二氯苯基取代产物

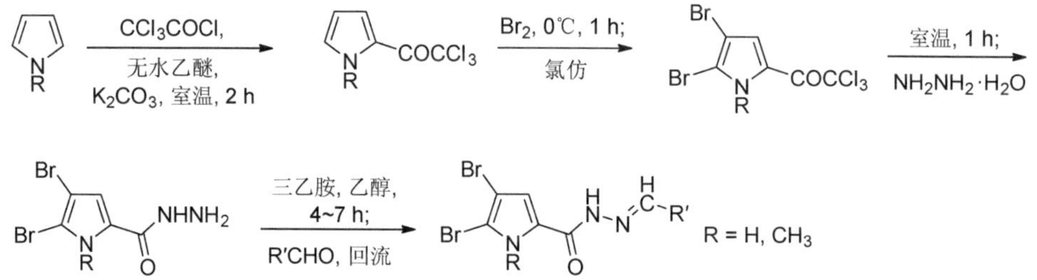

图 3-59　溴吡唑-酰肼类化合物的合成

为 8.09 μg/mL（18.5 μmol/L）；4-羟基苯基取代产物为 9.26 μg/ mL（24.05 μmol/L）和抗 5-羟色胺 5-HT3[2,6-二氯苯基取代产物为 7.01 μg/mL（16.04 μmol/L）；4-羟基苯基取代产物为 9.64 μg/mL（25.04 μmol/L）]的活性。作者的研究表明：化合物 4-羟基苯基取代产物具有抗炎、抗组胺和抗 5-羟色胺的作用，因此可作为一种潜在的抗炎药物先导化合物（图 3-60）。

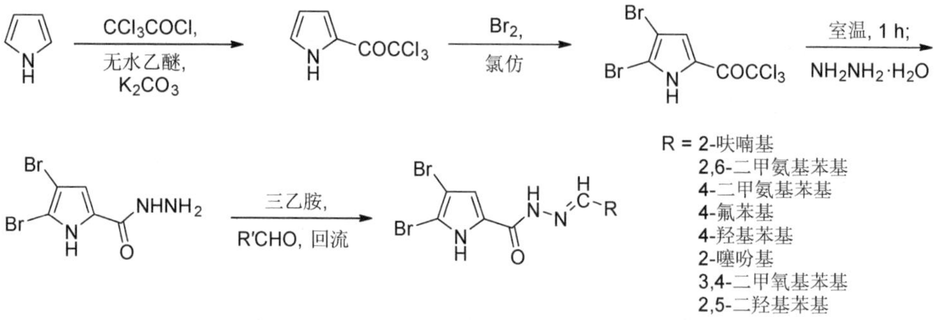

图 3-60　溴吡唑生物碱的合成

5. 二溴吡咯-β-内酰胺类生物碱衍生物

氮杂环丁酮是一种β-内酰胺的四元环，因不同的药用特性而得到广泛应用。例如，ezetimibe 是一种胆固醇吸收抑制剂，aztreonam 是一种有效的头孢菌素酶抑制剂，这些证明了氮杂环丁酮的药用价值。另外，海洋中的溴吡咯生物碱类因具有不同的生物学意义而闻名。因此，Rane 等（2015）用 4,5-二溴吡咯与氮杂环丁酮发生偶联反应合成了 20 种化合物，并对其进行了抗肿瘤活性筛选。合成的化合物均显示了良好的抗肿瘤活性（尤其对乳腺癌 MCF7 细胞），其中细胞毒活性最大的化合物 IC_{50} 值=0.5 μmol/L。这些化合物对正常的人类 Vero 细胞显示为非毒活性，而对癌细胞则显示一定的细胞毒活性，表明它们有可能进一步促进抗肿瘤药物研究发展（图 3-61）。

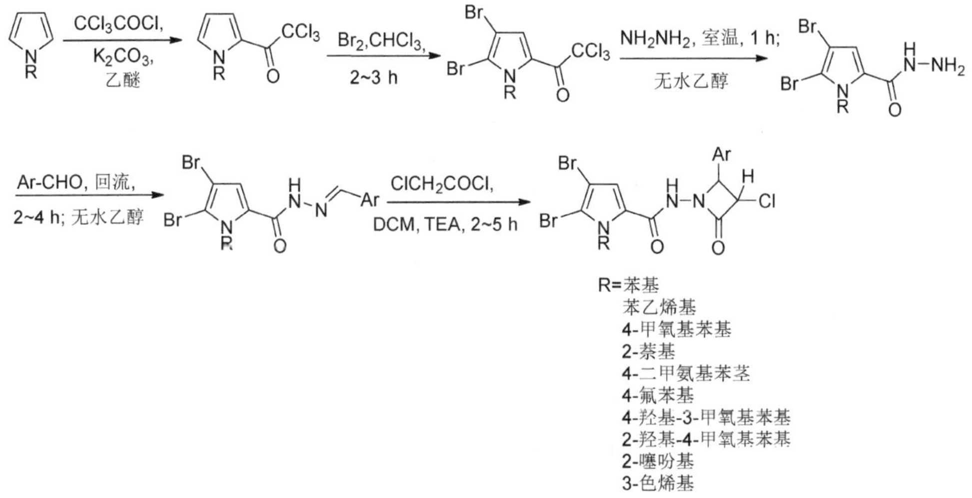

图 3-61 氮杂环丁酮的合成

四、溴吡咯-多环类生物碱

1. 三并杂环类 latonduine

从印度尼西亚海绵 *Stylissa carteri* 中分离出了两种新的生物碱 latonduine A 和 B（Linington et al.，2003），它们具有不同于先前任何代谢产物的杂环骨架。已根据各种光谱检测数据推断并证明了这两种物质的结构。对 latonduine A 和 B 进行体外细胞毒活性实验，发现这两种物质对人癌细胞系并没有细胞毒活性，对蛋白激酶也没有抑制作用。

Linington 等（2003）报道了 latonduine A 和 B 的全合成。以酰胺取代的二溴吡咯为原料，在过量的甲基磺酸条件下反应，可以得到七元环酮化合物。该环酮化合物经加成、氧化、取代 3 步反应，得到烯醇醚中间体。在 THF-H$_2$O（V∶V= 6∶1）溶剂中，烯醇醚中间体与胍加热回流，转化为终产物 latonduine A，并且收率很高（图 3-62）。

2. 四并杂环类 agelastatin A～D

D'Ambrosio 等（1993）报道了从在新喀里多尼亚附近珊瑚岛上采集的海绵中分离得到多环溴吡咯类化合物 agelastatin A。提取得到 agelastatin A 的同时，还得到了少量的 2,3-二溴吡咯类化合物 agelastatin B。几年之后，Hong 等（1998）从澳大利亚海绵 *Cymbastela* sp.中提取得到了 agelastatin A 的同时，还得到了结构类似的新的小分子代谢产物 agelastatin C 和 D（图 3-63）。

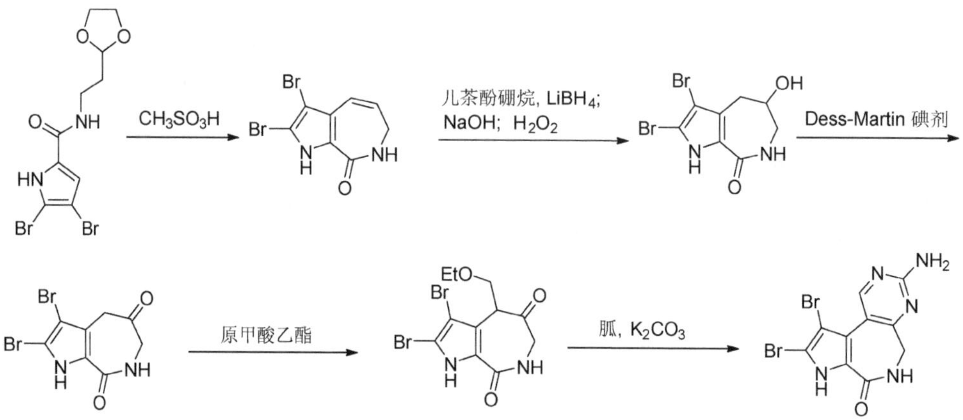

图 3-62　latonduine A 的合成

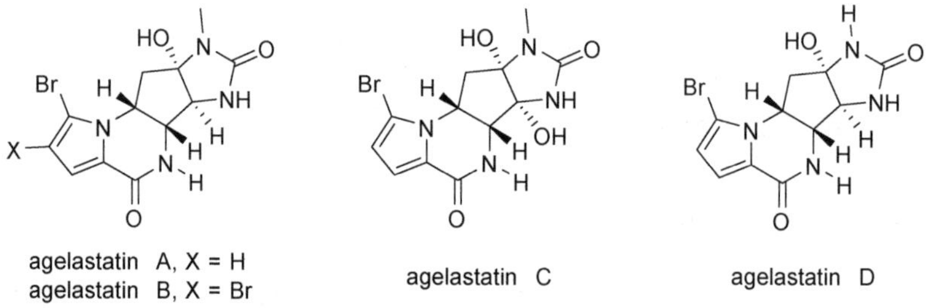

agelastatin A, X = H
agelastatin B, X = Br

agelastatin C

agelastatin D

图 3-63　化合物 agelastatin A～D 的结构

据报道，agelastatin A 对白血病细胞（L1210）和人口腔上皮癌细胞（KB 肿瘤细胞）具有显著的体外活性（D'Ambrosio et al.，1996）。同时在卤虫的活体生物测定中，agelastatin A 具有很高的毒性，对甜菜夜蛾和玉米根虫都有杀虫活性。此外，agelastatin A 最近被发现是糖原合成酶激酶 3β（GSK-3β）的抑制剂，在治疗阿尔茨海默病和其他神经退行性疾病方面可能有一定的价值。

（1）Stien 等关于 agelastatin A 的全合成

Stien 等（1999）使用 N-亚磺酰基（sulfinyl）与亲二烯体（dienophile）发生 Diels-Alder 环加成反应，首次以全合成的方法成功得到了(±)-agelastatin A。以环戊二烯为原料，经 Diels-Alder 环加成得到一种加合物。该加合物与格氏试剂反应开环，碱性条件下重排，全部转化为相对稳定的环状产物。该环状产物经氨基保护、N-酰基化、脱 Boc 保护基团得到酰胺基取代的吡咯化合物。经氧化、1,4-加成、溴化 3 步反应，吡咯化合物以较高收率转化为三环中间体。用三甲基硅咪唑（TMSI）处理，其产物发生 Ohfune 形式裂解反应，得到的氨基甲酸酯类化合物在过量的甲基异氰酸酯存在下水解，生成(±)-agelastatin A。该实验方案中最关键的一步是在碱性条件下脱 Boc 保护基团。在发生反应生成 N-Boc 保护的开环产物的同时，也有少量的脱 Boc 保护基团的环状氨基甲酸酯生成，而环状氨基甲酸酯化合物又可以通过控制反应条件选择性地引入 Boc 基团而重新变成前一步的原料，继而可以重复上述的关键步骤。该实验方案以 14 步、7%的总收率成功完成了消旋体 agelastatin A 的全合成（图 3-64）。

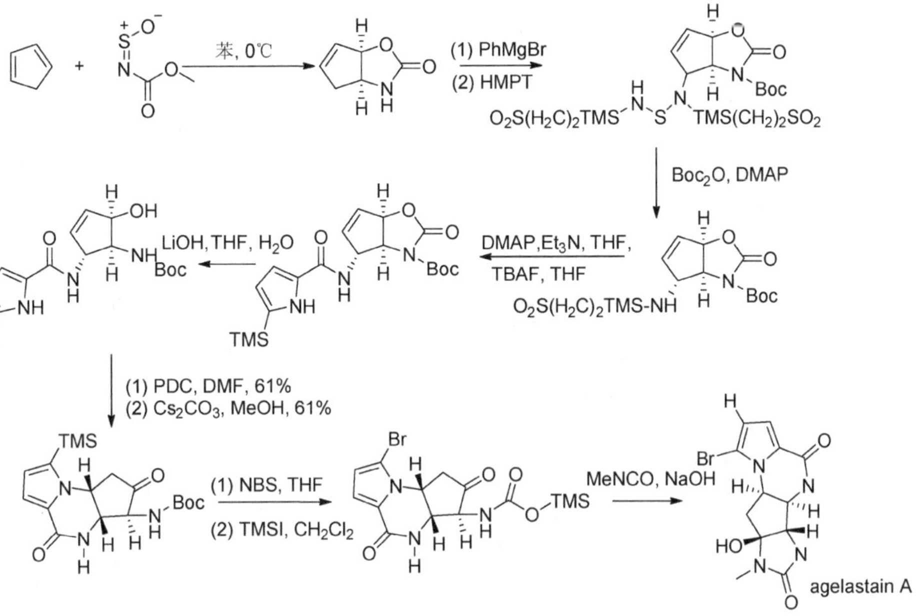

图 3-64　Stien 等关于 agelastatin A 的全合成

（2）Feldman 和 Saunders 关于 agelastatin A 与 B 的全合成

Feldman 和 Saunders（2002）首次以全合成的方法反应得到 agelastatin A 与 B 两种天然产物。在该报道中最主要的是由炔基高价碘得到亚烷基卡宾化合物，继而发生分子内插入 C—H 键从而形成代谢产物结构中的环戊烷碳骨架。将该中间产物与（R）-环氧氯丙烷反应，转化为三甲基硅烷基取代的炔类化合物。

上述化合物经两步反应生成环状氨基甲酸酯类化合物（没有改变其旋光性），经过两步反应得到唑烷酮类化合物，再经过酰化、PhIOTf 取代反应，继而与对甲苯亚磺酸钠反应生成卡宾类中间体，之后以比较温和的反应条件分别生成环戊烯类化合物（收率 34%）和 1,2-迁移产物（收率 41%）。其中由于卡宾中间体的存在，这两种产物的收率都有所提升。以环戊烯类产物为原料，经过酰化、开环、脱水缩合生成了 α,β-不饱和羰基化合物，该化合物自身发生 1,4-共轭加成形成三环酮类衍生物，光照条件下脱去 o-nitrobenzyl 保护，产物与不同剂量的 NBS 反应以较好的收率得到两种溴代产物(−)-agelastatin A（收率 73%）和(−)-agelastatin B（收率 45%）（图 3-65）。

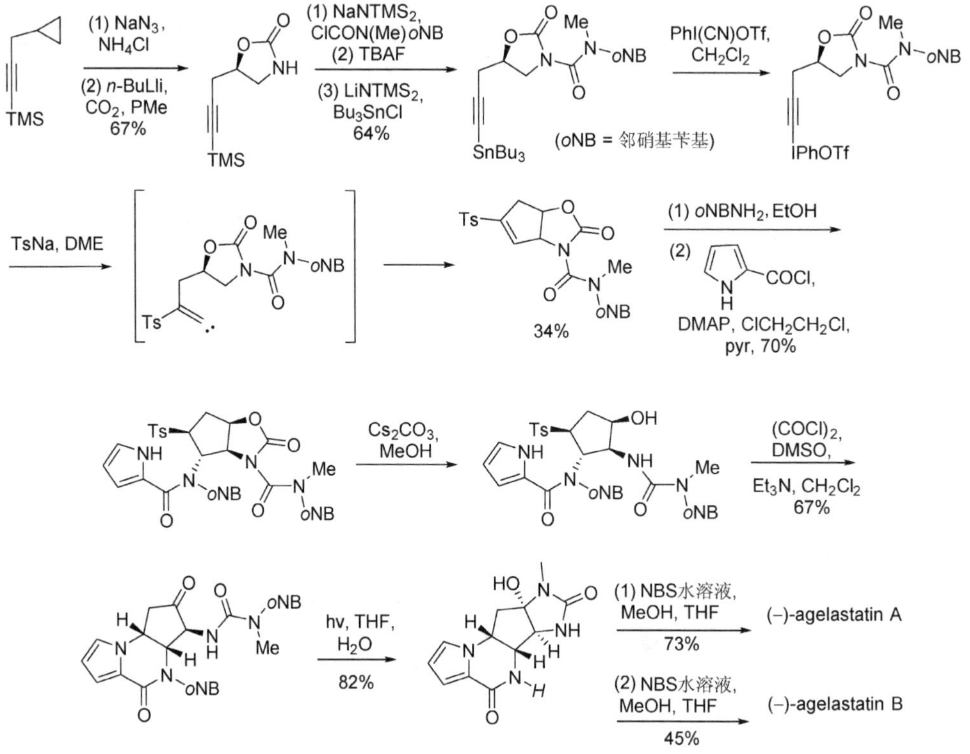

图 3-65　Feldman 和 Saunders 关于 agelastatin A 和 B 的全合成

（3）Domostoj 等关于(−)-agelastatin A 的全合成

Domostoj 等（2004）概述过一种以糖类化合物作为手性原料来源的(−)-agelastatin A 的全合成方法，并且利用环状烯烃复分解反应形成环戊烷体系。以氮丙啶（由氨基葡萄糖经过 5 步反应制备）为原料，经酰化、重氮化、取代加成、还原、开环等 6 步反应生成未成环的醛类烯烃，其经 Kocienski-Julia 反应转化为二烯化合物，后者经 Grubbs 催化剂处理发生反应，缩合生成环戊烯类产物。碱性条件下，该环戊烯类化合物最终转化为 Boc 保护的衍生物。在后续的反应中，Hale 及同事改进了合成方法，脱 Boc 保护基团的环戊烯在 n-BuLi 作用下经两步酰化反应以 88%的收率得到了三甲基硅基乙磺酰基（SES）基团保护的吡咯中间体，再经脱 SES 保护基团、碱性开环、溴化、还原等 6 步反应得到单溴取代的化合物(−)-agelastatin A。此反应路线以环戊烯类化合物为原料，经 8 步反应以总收率 4%成功合成了最终产物(−)-agelastatin A（图 3-66）。

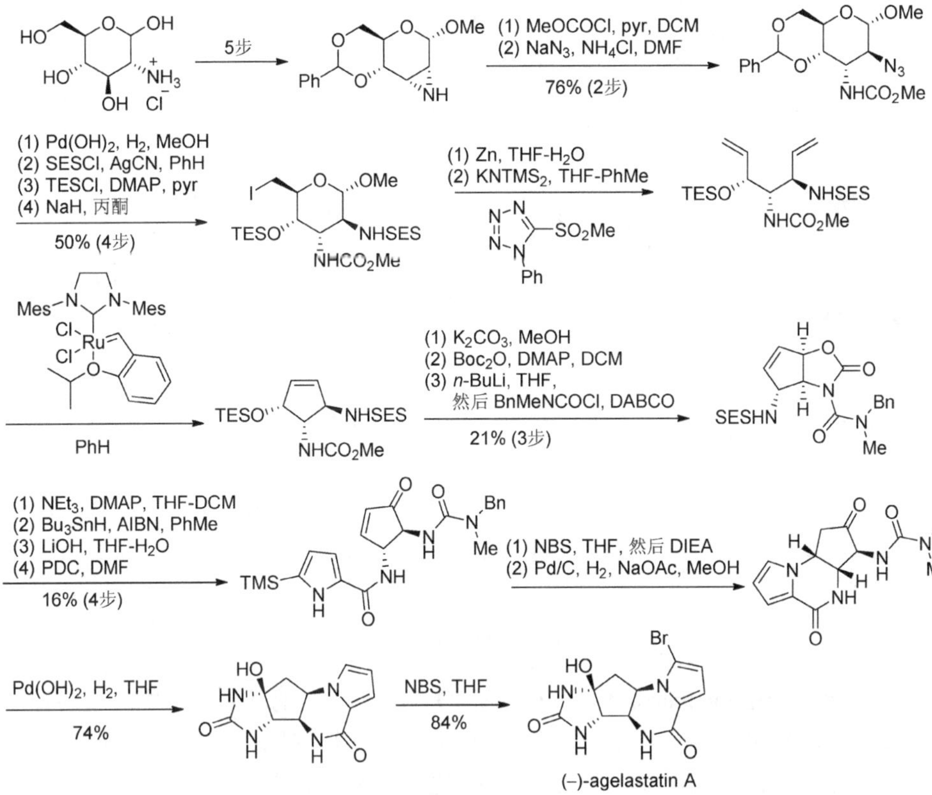

图 3-66 Domostoj 等关于 (−)-agelastatin A 的全合成

（4）Davis 和 Deng 关于(−)-agelastatin A 的全合成

Davis 和 Deng（2005）研究并设计了一种选择性添加碳原子到手性分子中的合成方法，并且将该方法成功地用于(−)-agelastatin A 的全合成。该反应以丙烯醛衍生物和锂酯烯醇化物为原料，经加成、取代、N-酰化得到吡咯中间体，其在四氢呋喃中与格氏试剂反应得到 α,β-不饱和羰基化合物。用 Grubbs 催化剂处理该化合物，生成的中间产物经 1,4-共轭加成、还原、溴化 3 步反应，最终得到目标化合物(−)-agelastatin A。该反应路线必须通过控制碳酸铯的量才能使产物的产量最优化（图 3-67）。

（5）Trost 和 Dong 关于(+)-agelastatin A 的全合成

Trost 和 Dong（2006）报道过一种可以得到天然产物(+)-agelastatin A 的全合成方法。在该反应条件下，用手性催化剂催化取代反应得到 N-取代的吡咯化合物，收率很高（其中 92% 为 ee 构象）。该 N-取代的吡咯化合物经两步反应得到 Boc保护的中间产物。中间产物通过加成、环化、铜催化加成 3 步反应得到的 N-甲基

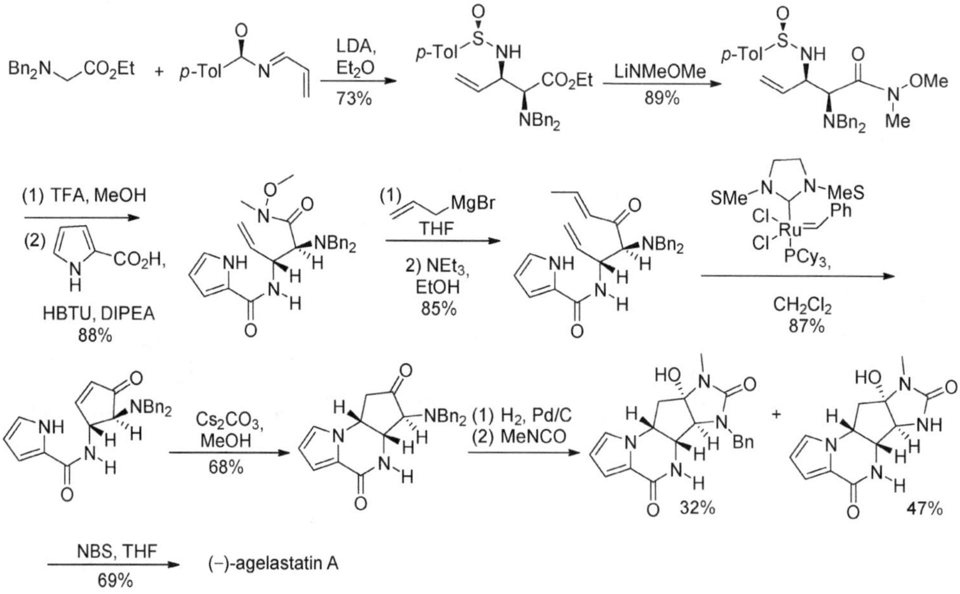

图 3-67　(−)-agelastatin A 的全合成

磺酰基氮杂环丙烷（tosylaziridine）在 DMSO 中加热生成的环裂解产物继续与异氰酸甲酯反应，产物用碘化钐处理，即可以较高的收率得到目标化合物(+)-agelastatin A。这一方法通过 Trost 团队发展的钯催化不对称烯丙基化策略实现。相对于Feldman、Hale 和 Davis 等设计的方法，Trost 提出的方案的不同之处在于是从一个完整的环戊烯中间体开始的。烷基化过程原则上不需要手性配体，但相比于其他配体，手性配体的使用使反应的收率得到了大幅的提高（图 3-68）。

3. 四并杂环类 phakellin 及其衍生物

phakellin 是一类溴代吡咯并咪唑类化合物，其结构中具有天然化合物（从海绵中得到）的结构片段。phakellin 家族中包含了(−)-dibromophakellin、(−)-bromophakellin、(−)-dibromophakellstatin、(−)-dibromoisophakellin 和 ugibohlin 等几种主要的化合物（Pettit et al.，1997）。除了这类代谢产物独特简洁的结构以外，dibromophakellstatin 由于抑制细菌生长的活性而吸引了合成工作者的广泛兴趣（Nakadai and Harran，2006）（图 3-69）。

（1）Foley 和 Buchi 关于 dibromophakellin 的合成

Foley 和 Buchi（1982）报道了一种非常简洁的 dibromophakellin 合成方法，即 dihydrooroidin 经氧化环化、溴化反应得到的反应中间体用叔丁醇钾处理可以得到消旋产物 dibromophakellin（图 3-70）。

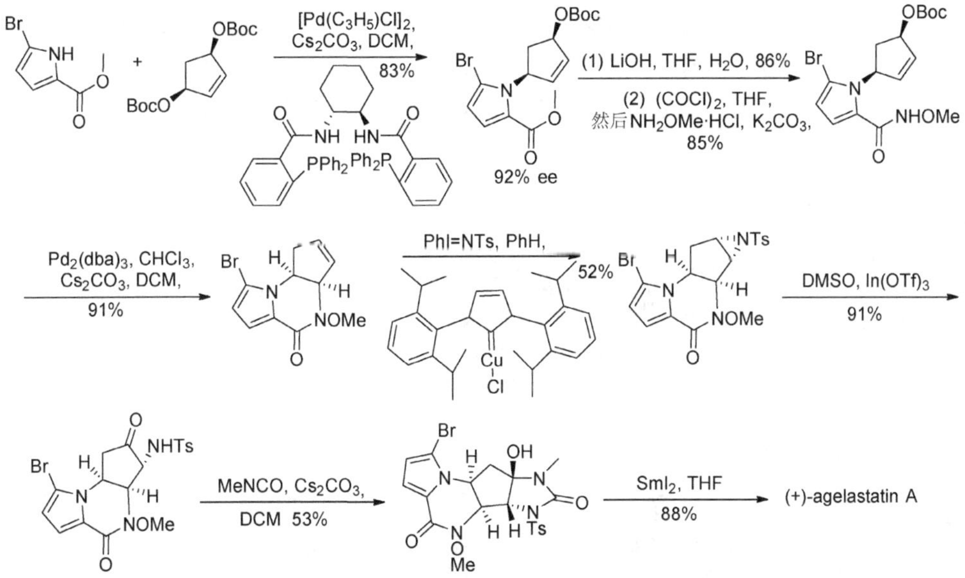

图 3-68　Trost 和 Dong 关于(+)-agelastatin A 的全合成

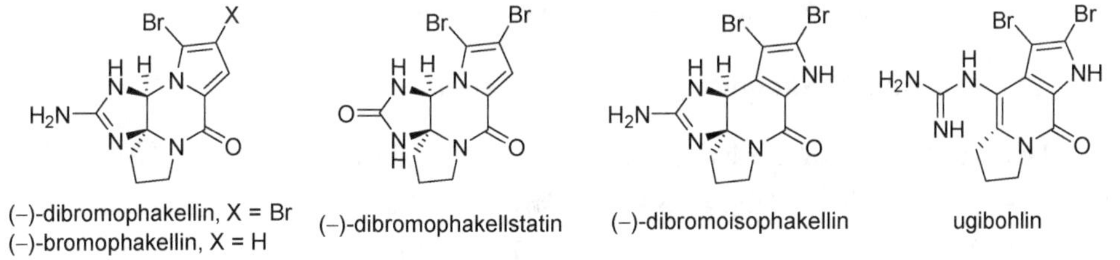

(−)-dibromophakellin, X = Br
(−)-bromophakellin, X = H

(−)-dibromophakellstatin

(−)-dibromoisophakellin

ugibohlin

图 3-69　化合物 phakellin 的结构

dihydrooroidin

(±)-dibromophakellin

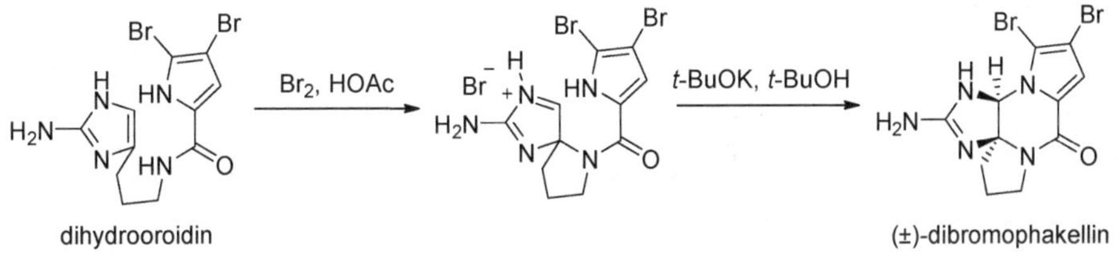

图 3-70　Foley 和 Buchi 关于 dibromophakellin 合成

（2）Wiese 等关于(±)-dibromoisophakellin 的合成

在尝试制备 dibromophakellstatin 和相关生物碱的过程中，Wiese 等（2002）使用的氧化环化方法在概念上类似于 Buchi 的氧化环化反应。以 imidazolone 为原料，与溴代丁二酰亚胺（NBS）反应，产物使用三乙胺处理，最终以 45% 的收率得到了(±)-dibromophakellstatin，以及螺环化合物，其收率为 40%。相对于最初 Buchi

的反应条件来说，NBS/三氟乙酸（TFA）实验条件会显著提高(±)-dibromophakellin 的收率。同时发现：若用碳酸钾处理(±)-dibromophakellin，会以 40%的收率得到 N—C 的重排产物，即(±)-dibromoisophakellin 及一些可回收再使用的反应原料（图 3-71）。

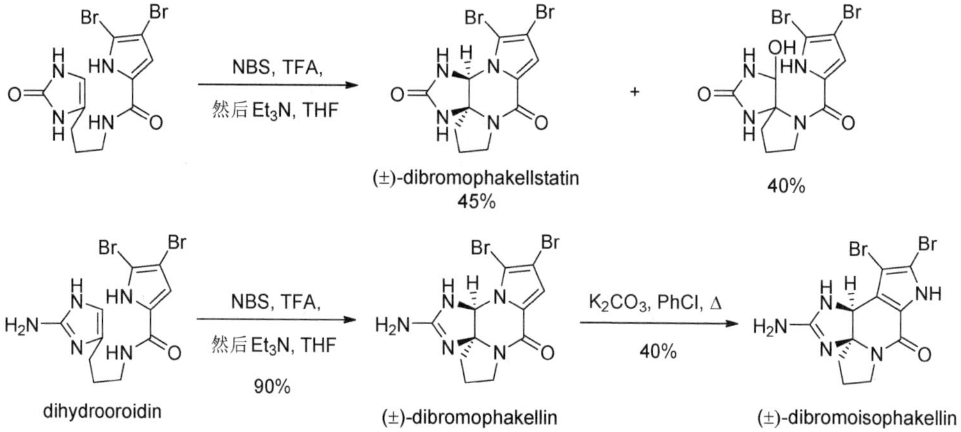

图 3-71 Wiese 等关于(±)-dibromoisophakellin 的合成

（3）Feldman 和 Skoumbourdis 关于 dibromkellstatin 的简洁合成

Feldman 和 Skoumbourdis（2005）在设计合成 dibromkellstatin 时采用了一种方便、简单、高效的方法。咪唑经 6 步反应制备得到 2-thiophenylimidazole，该反应中间体经分子内重排、螺化作用、闭环得到多环化合物，使用硝酸铈铵处理多环化合物发生氧化水解反应，最终得到(±)-dibromophakellstatin。该反应中使用 Stang 试剂（PhI（CN）OTf）使得反应以较高的收率直接产生了期望中的三环化合物（图 3-72）。

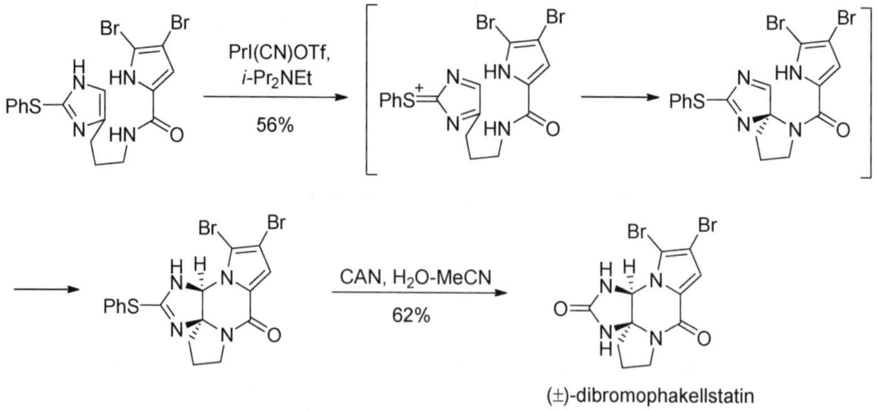

图 3-72 Feldman 和 Skoumbourdis 关于 dibromkellstatin 的简洁合成

（4）Jacquot 等关于(±)-dibromophakellstatin 的非仿生合成

Jacquot 等（2005）采取一种非仿生的方法得到了(±)-dibromophakellstatin，这种方法基于反应的立体选择性在后期引入咪唑酮环。由 L-脯氨酸转化生成的中间产物在 2-碘酰基苯甲酸（IBX）存在的条件下自发地环化形成一种稳定的 N,O-半缩醛。该半缩醛经还原、脱水缩合生成的环状烯胺化合物用氧化钙处理，经重排得到的反应中间体经溴化、脱 N-乙氧甲酰基反应得到终产物(±)-dibromophakellstatin。该反应的关键步骤是 N-酰基化亚胺离子中间体与阴离子化合物反应得到了一种取代产物，该取代产物可能包括顺式和反式两种立体异构。由于环张力，只有顺式的同分异构体才能发生环化反应得到咪唑酮类化合物（图 3-73）。

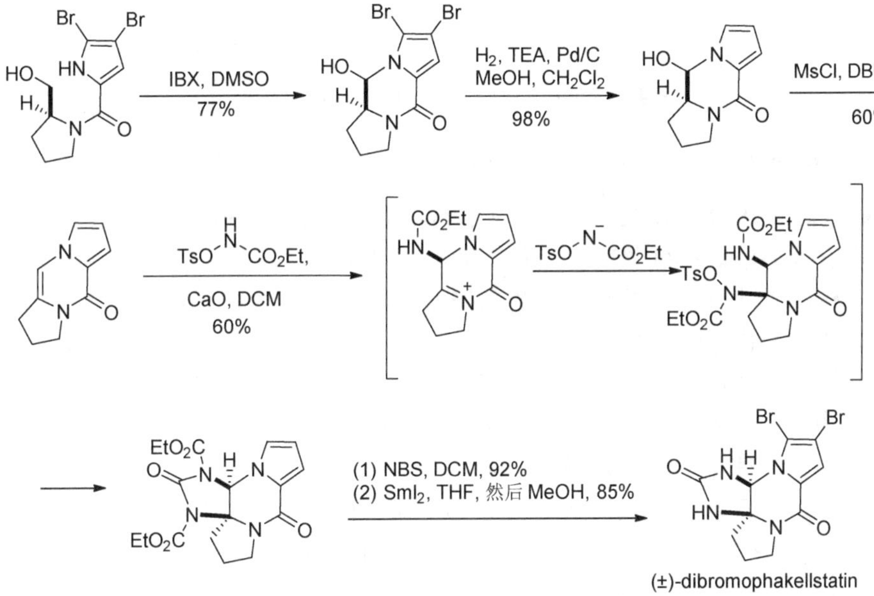

图 3-73　Jacquot 等关于(±)-dibromophakellstatin 的非仿生合成

（5）Chung 等关于 dibromkellstatin 的合成

Chung 等（2004）使用了一种非常类似于 Lindel 的方法合成了 dibromkellstatin。如图 3-74 所示，实验中使用了和 Lindel 实验中相同的烯胺，但在这个方案中使烯胺发生重氮化反应得到反式二叠氮化合物（7%）和顺式二叠氮化合物（41%）。顺式二叠氮化合物经催化加氢，继而用 N,N'-硫羰基二咪唑处理可以生成环硫脲中间体。其经氧化、溴化反应即可得到目标化合物(±)-dibromophakellstatin。在该实验方案中，烯胺的重氮化是通过碘鎓离子中间体完成的，明显提高了顺式二叠氮化合物的收率，使得反应总收率有所提高。

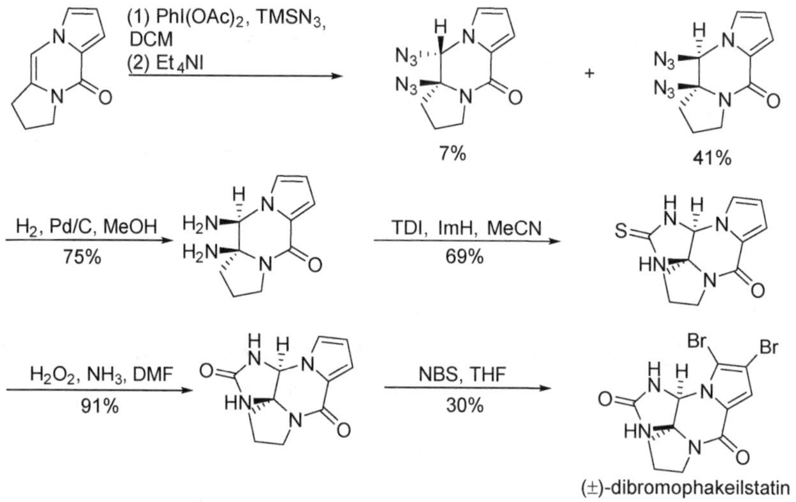

图 3-74　Chung 等关于 dibromkellstatin 的合成

（6）Poullennec 和 Romo 关于(+)-dibromophakellstatin 的合成

Poullennec 和 Romo（2003）报道了第一个(+)-dibromophakellstatin 对映异构体的全合成方法。L-脯氨酸二聚体在双(三甲基硅烷基)氨基钾存在的条件下，转化为单烯醇类化合物，并与氯甲酸苄酯发生反应生成 C-酰基化的中间体。经氧化、还原、酰化、催化加氢、酯化 5 步反应 C-酰基化的中间体成功转化为酯类化合物。该酯化产物在乙酸盐的作用下发生 Mitsunobu 反应得到构型翻转的产物，形成了一个不稳定的四环中间体。该四环中间体经三氯化钛还原、霍夫曼重排、溴化、催化加氢 4 步反应得到终产物(+)-dibromophakellstatin。该方法的一个关键步骤是具有旋光性的 L-脯氨酸二聚体的选择性去对称化。该方案中提到的 C-酰基化的中间体为主产物（选择性为 12∶1）。这种 C-酰基化反应发生在单烯醇结构中空间位阻较小的一面。经过一系列的反应，最终得到产物(+)-dibromophakellstatin（图 3-75）。

4. 溴吡咯并六元环酮(−)-longamide B 及其衍生物

大多数的溴代吡咯-2-羧酸酯是从海绵中分离出来的，如(−)-hanishin（Mancini et al.，1997）、(−)-longamide B（Cafieri et al.，1998；Umeyama et al.，1998）和(−)-longamide B 甲酸酯。这些生物碱都具有新的手性二氢吡咯[1,2-a]吡唑-1-酮结构骨架，同时具有重要的生物活性。例如，化合物(−)-hanishin 对人支气管肺癌 NSCLC-N6 细胞具有一定的细胞毒活性（IC_{50} 值=9.7 μg/mL）。(−)-longamide B 具有抗非洲锥体虫的活性（IC_{50} 值=1.53 μg/mL）。(−)-longamide B 甲酸酯对淋巴细胞白血病细胞 P-388 表现出了一定的细胞毒活性（ED_{50} 值=30 μg/mL）。

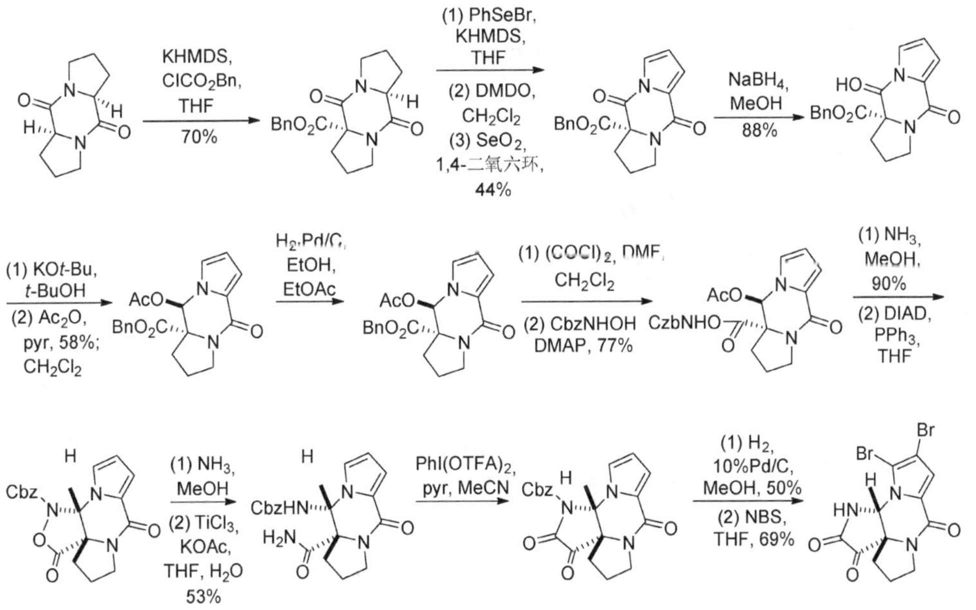

图 3-75　Poullennec 和 Romo 关于(+)-dibromophakellstatin 的合成

longamide B 是 Cafieri 等（1998）从加勒比海地区 *Angelas* 海绵中分离提取出的一种溴吡咯生物碱。同时发现 longamide B 对革兰氏阳性细菌枯草芽孢杆菌（MIC 值=45 μg/mL）和金黄色葡萄球菌（MIC 值=55 g/mL）都显示出中等程度的抑菌活性。

（1）Chen 研究组关于 *rac*-longamide B 的全合成

Chen 研究组报道了 *rac*-longamide B 的全合成方法（Sun and Chen，2007）。如图 3-76 所示，酰胺取代的吡咯与 Boc 保护的丁烯化合物经 Pd₂(dba)₃ 经催化反应得到一个六元环酮中间体。该中间体经过加成、溴化、氧化、再氧化 4 步反应最终得到 *rac*-longamide B。

（2）Hu 研究组关于(–)-longamide B 的合成

Hu 研究组设计的方法从 N-取代吡咯-2-羟酸盐开始，经一系列反应全合成了化合物(–)-hanishin、(–)-longamide B 和(–)-longamide B 甲酸酯（Cheng et al.，2012）。从可购买到的叠氮化合物开始，经取代、还原、氨基保护、加成环化反应得到二氢异噁唑中间体。该中间体经催化加氢、溴化、脱 Boc 保护基团及酰化反应得到内酰胺类酯。酯在碱性条件下水解得到内酰胺类羧酸，而羧酸在酸性条件下与甲醇发生酯化反应，得到甲酯类衍生物(–)-longamide B 甲酸酯（图 3-77）。

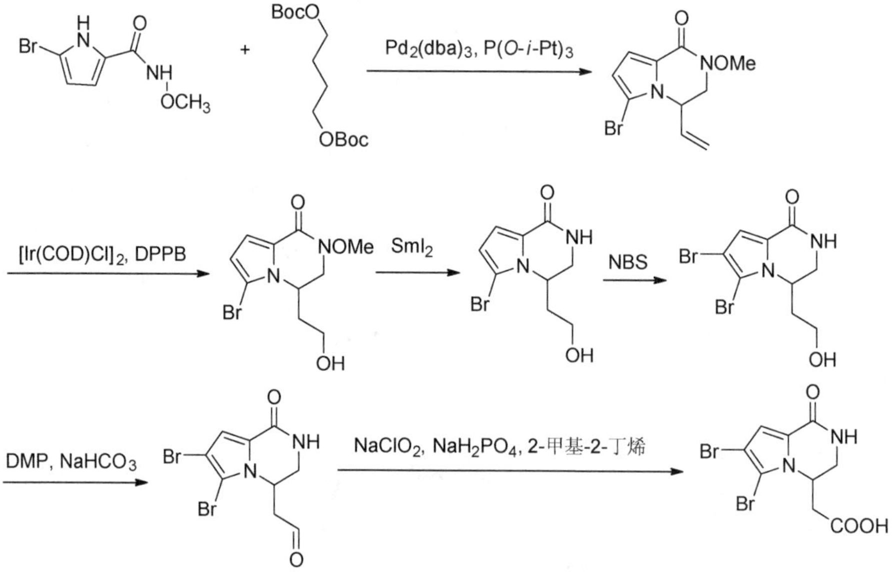

图 3-76　Chen 研究组关于 *rac*-longamide B 的全合成

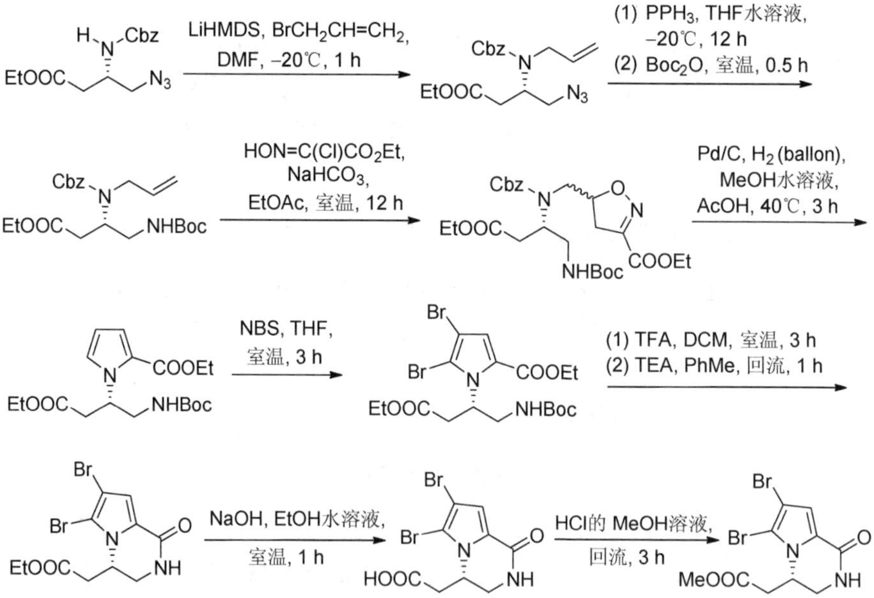

图 3-77　Hu 研究组关于(–)-longamide B 的合成

5. 溴吡咯并六元环酮类 cyclooroidin

Fattorusso 和 Taglialatela-Scafati（2000）从地中海 *Agelas* 海绵中分离出来一

种新型生物碱(–)-cyclooroidin。(–)-cyclooroidin 的形成采用了一种与 oroidin 不同的环化方式，它是吡咯-咪唑类生物碱的主要次生代谢产物（Hoffmann and Lindel，2003）。

Papeo 等（2005）报道了关于(±)-cyclooroidin 全合成的方案。该实验方案以二溴吡咯酮为原料，与氨基乙醛缩二甲醇发生酰化反应，其产物在酸性条件下形成六元环酮化合物。该环酮化合物经 NaH 和三甲基磷酰基乙酸酯处理，与另一原料反应形成酯，后经 5 步反应最终得到(±)-cyclooroidin（图 3-78）。

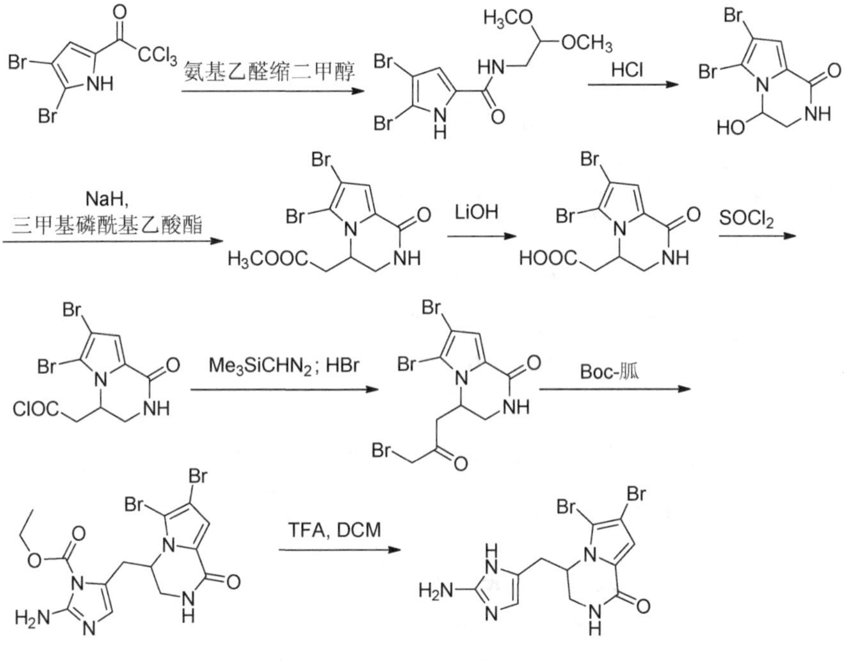

图 3-78 溴吡咯并六元环酮类 cyclooroidin 的合成

五、其他溴代杂环生物碱

1. 溴吲哚-环己二酮 barettin

Sölter 等（2002）从挪威海岸的海绵中分离得到了一种含溴的吲哚生物碱 barettin。随后，Johnson 等（2004）报道了该化合物的结构和全合成过程。

以 Boc 保护的吡唑为原料，与二价铜离子形成精氨酸配合物，经 Boc 保护后，与乙二胺四乙酸（EDTA）作用形成氨基酸衍生物。在 1-乙基-3-(3′-二甲基丙胺)碳二亚胺盐酸盐（EDCI）催化下，羧酸与水解后的磷酸酯氨基酸的氨基反应，以 64%的收率生成二肽。二肽的磷酸甘氨酸盐基团进一步与 6-溴-1-(二碳酸二叔丁酯)-吲哚-3-甲醛缩合，以 55% 的收率得到二肽的 Z-异构体。虽然反应中可能生成 E-异构体，但是作者发现使用 1,8-二氮杂二环[5.4.0]十一碳-7-烯（DBU）作为缩合剂，只检测到 Z-异构体。最后，利用 TFA 脱掉 4 个 Boc 保护基团，即获得 barettin（图 3-79）。

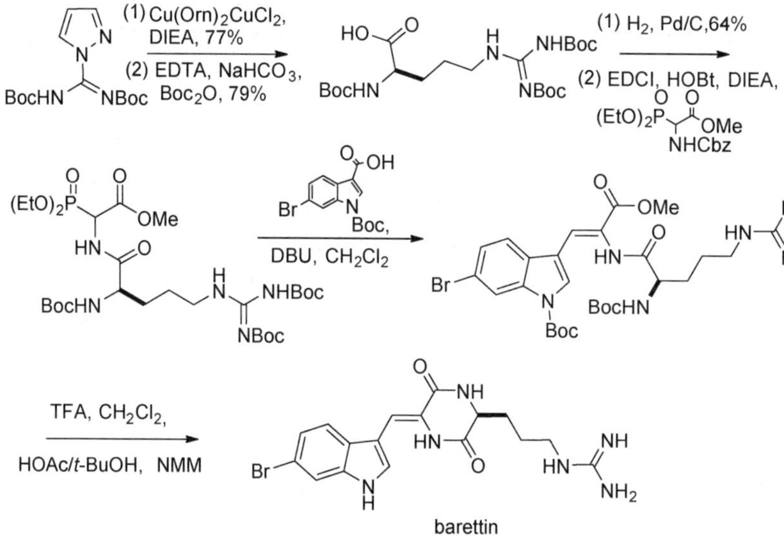

图 3-79　溴吲哚-环己二酮 barettin 的合成

2. 溴代二吲哚-咪唑 nortopsentin A～C 及其衍生物

如图 3-80 所示，Sakemi 和 Sun（1991）从深水海绵 *Spongosorites ruetzleri* 中分离得到了具 2,4-二(3-吲哚)咪唑骨架的 nortopsentin A、B 和 C。nortopsentin A～C 对 P388 细胞表现出体外抑制活性，IC_{50} 值分别为 7.6 mg/mL、7.8 mg/mL 和 1.7 mg/mL（Mancini et al.，1996；Dembitsky et al.，2005）。

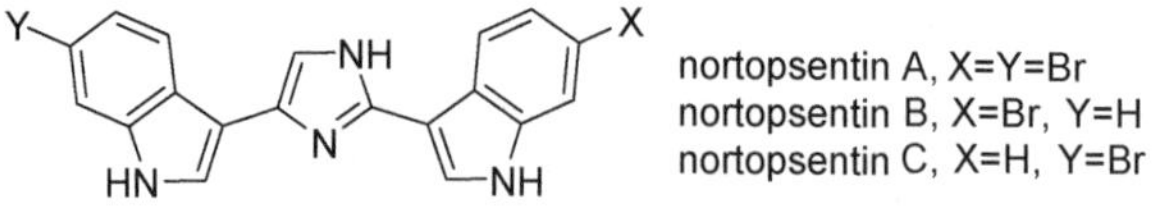

nortopsentin A, X=Y=Br
nortopsentin B, X=Br, Y=H
nortopsentin C, X=H, Y=Br

图 3-80　化合物 nortopsentin A～C 的结构

日本的 Kawasaki 等（1996）完成了 nortopsentin A、B 和 C 的合成。以 1 位(三甲基硅)乙氧基甲基（SEM）保护的单碘取代咪唑为原料，经碘化获得双碘取代咪唑，再与两分子 6-溴-3-吲哚硼酸在四丁基氟化铵（TBAF）催化下发生取代反应，以 9% 的收率生成 1 位 SEM 保护的 nortopsentin A，再在 20% HCl 作用下，脱掉保护基团 SEM 后即获得 nortopsentin A，收率为 70%（图 3-81）。

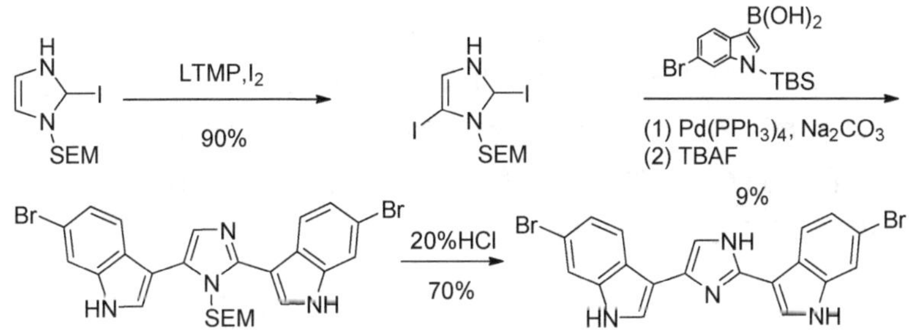

图 3-81　nortopsentin A、B 和 C 的合成

nortopsentin B 的合成采用类似的方法，用 *N*-碘代丁二酰亚胺（NIS）处理原料 3-咪唑-吲哚，以 65%的收率获得碘代吲哚咪唑，再与 6-溴-3-吲哚硼酸作用，20% HCl 脱保护基团后即以 46%的收率获得 nortopsentin B（图 3-82）。

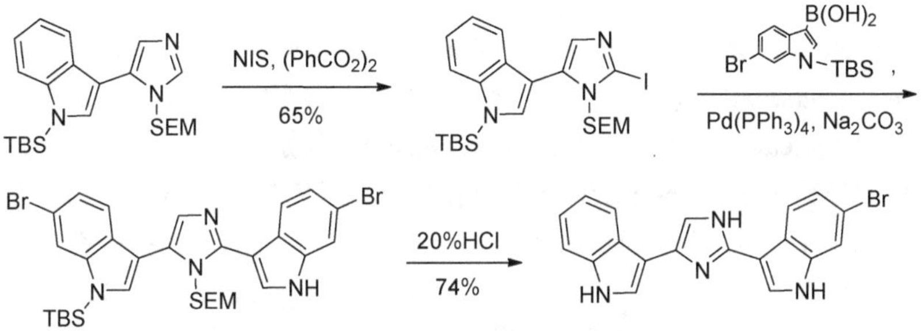

图 3-82　以原料 3-咪唑-吲哚合成 nortopsentin B

nortopsentin C 的合成始于 1-SEM 保护的 2,4,5-三碘咪唑，通过与吲哚硼酸发生取代反应，以 45%收率获得吲哚咪唑，然后经 EtMgBr 处理，与 6-溴-3-吲哚硼酸进行偶联反应，用 20% HCl 脱保护基团等一系列反应，即可获得 nortopsentin C（图 3-83）。

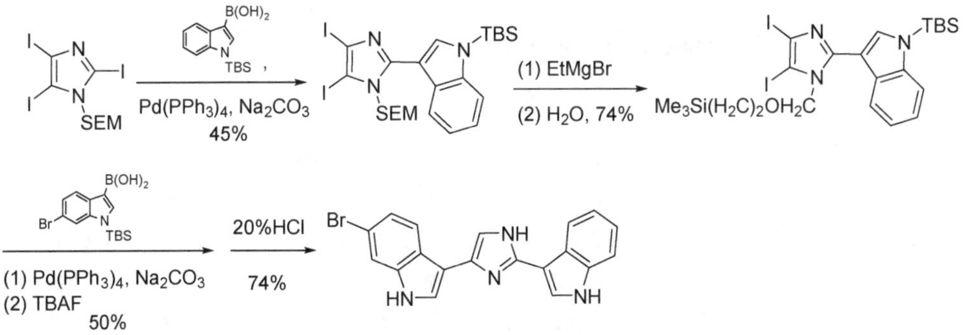

图 3-83　以 1 位 SEM 保护的 2,4,5-三碘咪唑合成 nortopsentin C

nortopsentin 表现出较良好的细胞毒活性，但是存在合成困难和生物利用度低等问题，中国科学院上海有机化学研究所的研究者以 nortopsentin 为先导物，以易合成的噻唑环代替吲哚环，合成了一系列 2,4-二吲哚-噻唑衍生物，并检测了其细胞毒活性（Jiang and Gu，2000）。该系列化合物合成简单，且对 60 株人肿瘤细胞系具有较高的杀伤能力（图 3-84）。

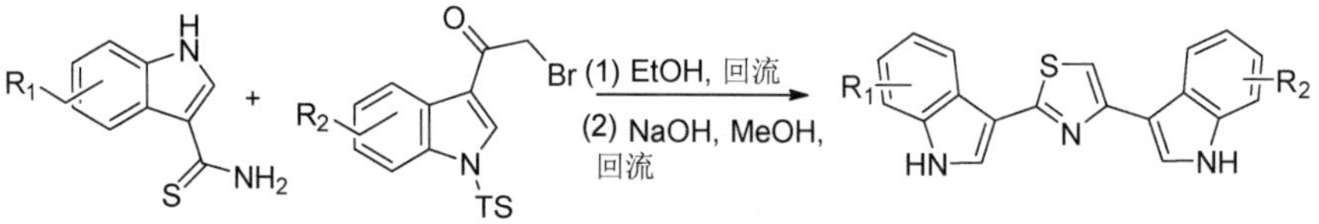

图 3-84　2,4-二吲哚-噻唑衍生物的合成

3. 溴代二吲哚-吡嗪 dragmacidin D

dragmacidin 类化合物是 *Dragmacidon*、*Halicortex*、*Spongosorites*、*Hexadella*、*Didemnum candidum* 等深水海绵生物产生的具有生物活性的一类海洋天然产物（Morris and Andersen，1990）。尤其是 dragmacidin D 是蛋白磷酸酶的有效抑制剂，并有初步的证据表明，dragmacidin D 是蛋白磷酸酶 2（PP2A）的选择性抑制剂（Capon et al.，1998）。dragmacidin D 还是一个非甾体类的体内抗炎药。作者通过设计首次通过全合成的方式得到 dragmacidin D（Garg et al.，2002）。

溴代吡嗪和溴吲哚硼酸在室温下发生 Suzuki 偶联，生成吲哚吡嗪，再与吲哚硼酸发生 Suzuki 偶联，生成二吲哚吡嗪中间体。该中间体的甲硅烷基醚经脱叔丁基二甲基硅基（TBS）成醇，氧化生成醛，再与硝基甲烷作用，生成硝基保护的二吲哚吡嗪中间体。该中间体在 KOH 作用下脱去一个吲哚上的甲苯磺酰基（Ts），再在 LiBF$_4$ 和 NaOH 作用下脱去另一个吲哚上的 SEM。剩下的硝基经 SnCl$_2$ 还原成氨基，三甲基碘硅烷（TMSI）脱去苄基和甲基，生成完全去掉保护基团的氨基酮。最后，氨基酮与氨基乙腈反应，生成氨基咪唑，获得目标产物 dragmacidin D（图 3-85）。

4. 溴代酪氨酸类生物碱 ma'edamine A 和 B

2000 年，日本一研究组从冲绳海绵 *Suberea* sp.中分离出两个新的溴代酪氨酸生物碱化合物 ma'edamine A 和 B（Hirano et al.，2000）。ma'edamine A 和 B 对鼠源白血病细胞株 L1210 具有杀伤能力（IC$_{50}$ 值分别为 4.3 mg/mL 和 3.9 mg/mL），也对皮肤癌 KB 细胞株表现较高的细胞毒活性（IC$_{50}$ 值分别为 5.2 mg/mL 和 4.5 mg/mL）。ma'edamine A 和 B 结构中含有两个溴代酪氨酸基团，被一个 2-(1H)吡嗪酮结构连接在一起。作者猜测该类化合物可能是由脱氢化的 aplysamine-2 或者 purpuramine H 经脱水环化反应获得（图 3-86）。

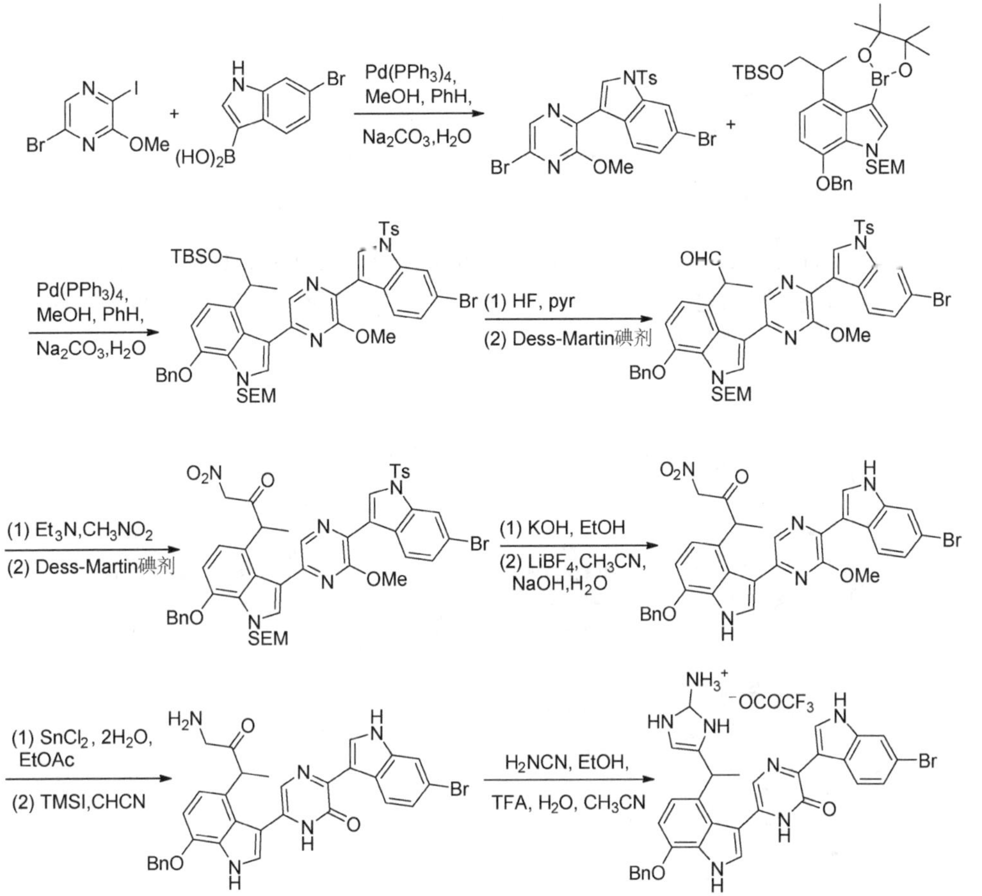

图 3-85 溴代二吲哚-吡嗪 dragmacidin D 的合成

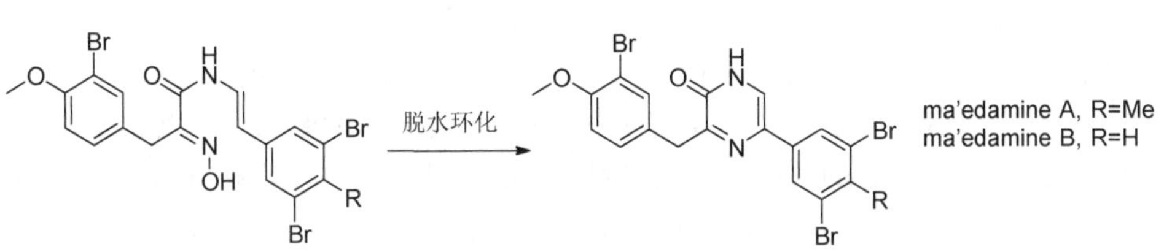

图 3-86 溴代酪氨酸类生物碱 ma'edamine A 和 B 的合成

5. 溴代稠环生物碱类 3-bromofascaplysin 和 14-bromoreticulatine

Segraves 等（2003）从印度尼西亚的海绵 *Fascaplysinopsis reticulate* 中分离出两个溴代的稠环生物碱 3-bromofascaplysin 和 14-bromoreticulatine。经检测，化合物对人源和鼠源肿瘤细胞株均具有一定的杀伤能力与选择性（图 3-87）。

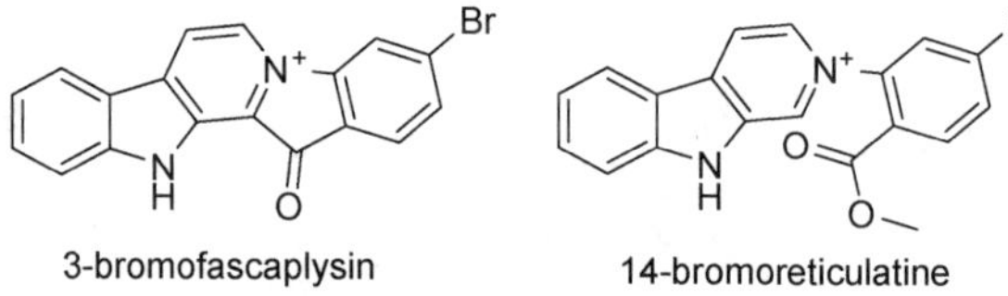

3-bromofascaplysin   14-bromoreticulatine

图 3-87　化合物 3-bromofascaplysin 和 14-bromoreticulatine 的结构

该类化合物的合成可以采用 fascaplysin 的合成方法（Radchenko et al.，1997）。以色胺为原料，经酯化、POCl₃ 合环、MnO₂ 氧化、高温环化和氯化 5 步反应制得，合成收率为 44%（图 3-88）。

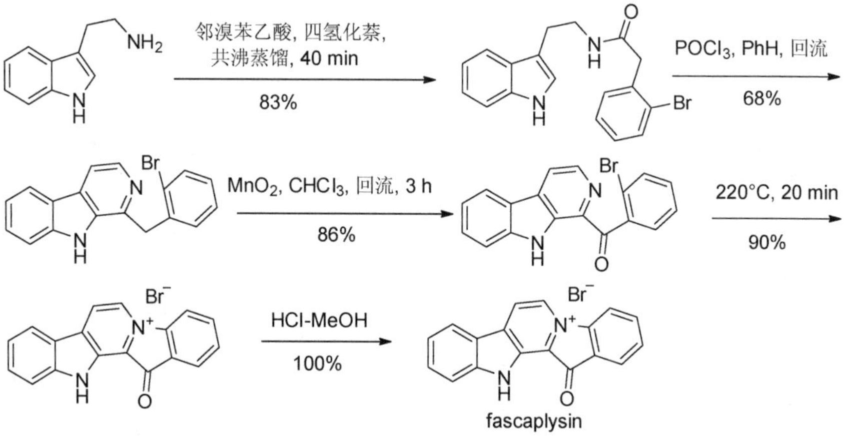

图 3-88　fascaplysin 的合成

6. 溴代五元环二烯类 stevensine

stevensine 是由 Albizatihe Faulkner（1985）从密克罗尼西亚海绵中提取分离出来的，并由 Robert V. Stevens 命名的一种新型的海绵代谢产物。

Xu 等（1996）合成了 $C_{11}N_5$ 海洋生物碱 stevensine。实验路线中，以 hymenin 为原料，在三氟乙酸存在的条件下其与溴发生溴化反应得到了三溴化物 bromohymenin。该产物在甲磺酸中密闭加热至 90℃，反应 24 h 得到化合物 stevensine（图 3-89）。

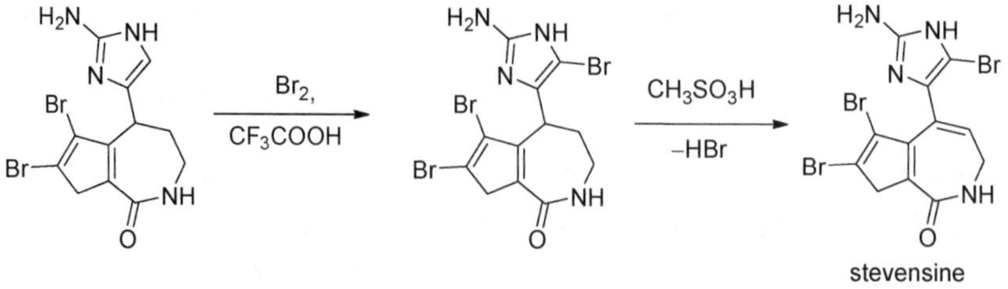

图 3-89　溴代五元环二烯类 stevensine 的合成

第三节　氯溴代中环醚类化合物

自 1965 年第一个从 *Laurencia* 中分离出来的中环醚被报道以来（Irie et al.，1965），中环醚，尤其是产于海洋藻类 *Laurencia* 的中环醚，已经引起了许多合成化学家的注意。这些中等氧杂环的一个典型特点是具有一个或多个卤素原子且该卤素原子邻近氧原子、烯炔基团或者溴代丙二烯侧链。因此，这些化合物的全合成过程主要面临的挑战是中环结构的构建，立体选择性地进行卤化、醚化、氧化，以及立体选择性地引入一个烯炔或一个溴代丙二烯侧链。在过去 30 年中，国内外许多研究组已经研究了这些问题，并提出了一些新的合成氯溴代天然中环醚的策略（Fujiwara，2006）。

一、氯溴代七元环醚

1. 氯溴双取代七元环醚(+)-isolaurepinnacin

(+)-isolaurepinnacin 是 Fukuzawa 和 Masamune（1981）从 *Laurencia pinnata* 中分离得到的。该化合物具有(2S,7R)-1,2,5,6-四氢氧杂环庚三烯母核，C2 位为一个(S)-1-溴代丙基取代侧链，C7 位为一个(R)-1-氯代六-3-烯-5-炔基侧链。最初，该化合物的立体构型是通过其与(+)-laurencin 降解之间的化学关系推导出来的。后来发现，因为样品被其他具有明显左旋特性的化合物污染，原先报道的 isolaurepinnacin 及其降解产物 2-乙基-7-环氧己烷具有左旋特性是错误的。Kotsuki 等（1989）合成了(2S,7R)-(+)-2-乙基-7-环氧己烷。Overman 教授研究组 Berger 等（1993）全合成了(+)-isolaurepinnacin，通过对其立体化学研究纠正了天然 isolaurepinnacin 的绝对构型。

（1）Berger 等关于(+)-isolaurepinnacin 的全合成

基于乙缩醛-乙烯基硅烷环化，立体选择性地生成 Δ4-环氧烯醚母核及由钴介导选择性生成 *E*-烯炔，Berger 等（1993）首次完成了天然(+)-isolaurepinnacin 的全合成。

其主要合成步骤如下（图 3-90）：以(*Z*)-2-戊烯醇通过 Sharpless 不对称环氧化生成的环氧化物为起始原料，经磺化和选择性溴代，生成溴代戊醇中间体。此后，该化合物在 MeLi 的作用下发生环氧化反应，生成的溴代环氧化物在 EtAlCl$_2$ 存在时与烯丙基锡试剂反应生成烯醇，该化合物为终产物(+)-isolaurepinnacin 左侧部分的合成片段。另一部分合成片段以 2,2-二甲氧基-乙醇为起始原料，经过 Swern 氧化、炔基锂加成生成外消旋的炔基醇，该化合物缩醛 α 位的羟基与手性异氰酸酯进行甲胺酰化反应，随后通过手性拆分和脱去氨基甲酸酯生成具有光学活性的炔基醇，然后经过氢化、氯化及溴化反应生成 α-溴-β-氯醚。上述两个合成片段发生取代反应后，再经环化等反应生成关键的中环烯醚中间体，随后通过脱三异丙基硅基（TIPS）保护基团、羟基氧化、乙炔化等反应生成炔丙基醇。炔丙基醇与 $Co_2(CO)_8$ 反应生成三维立方结构后，再与 Tf_2O 发生脱水反应及经去配位作用立体选择性地生成终产物(+)-isolaurepinnacin（图 3-90）。

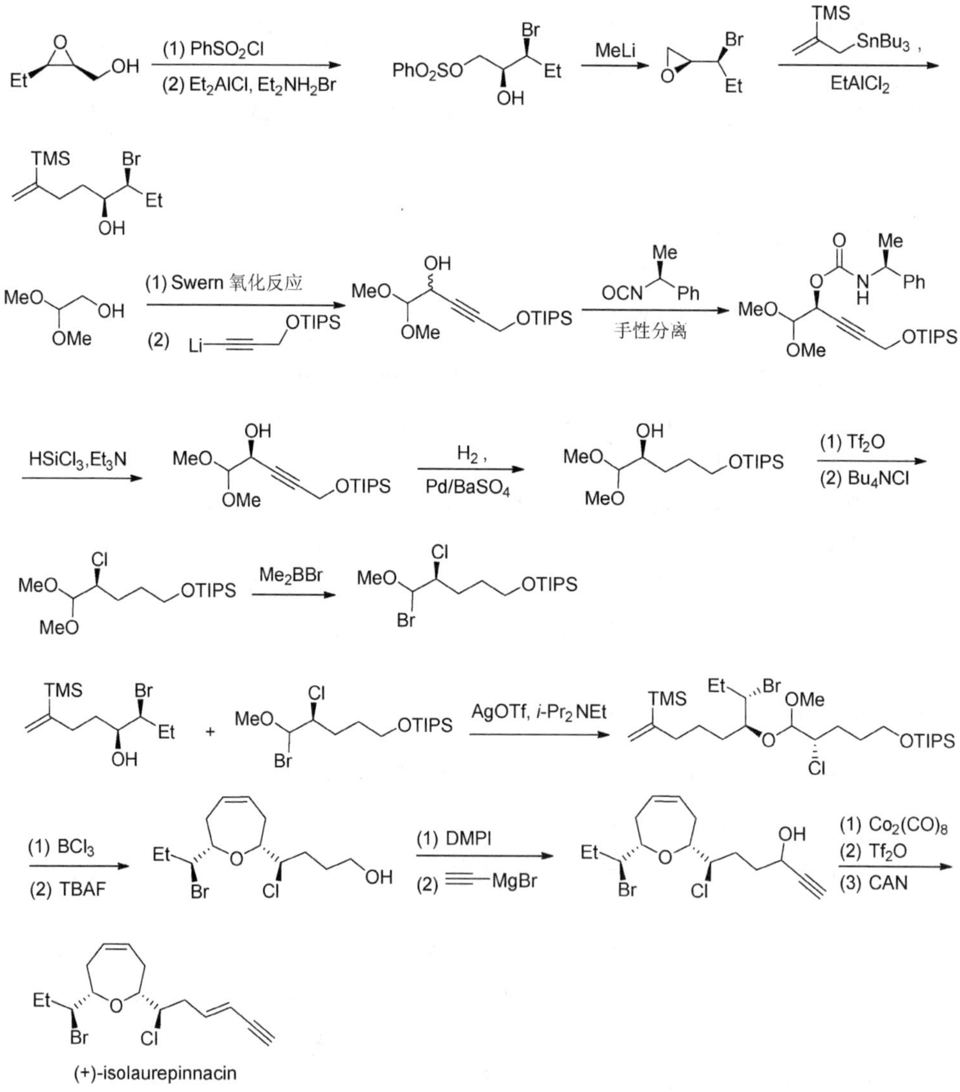

图 3-90 Berger 等关于(+)-isolaurepinnacin 的全合成

（2）Suzuki 等关于(+)-isolaurepinnacin 的全合成

Suzuki 等（2001）报道了(+)-isolaurepinnacin 的一种新的全合成方法。作者利用 $(Bu_3Sn)_2O/Zn(Otf)_2$ 使(7S)-羟基环氧化物发生开环反应用于合成(+)-isolaurepinnacin 的 Δ4-环氧烯醚母核结构。

其合成路线如下（图 3-91）：以光学纯的酒石酸衍生物为起始原料，该二醇化合物的羟基首先被苄基和 4-甲苯磺酰基保护，随后脱去缩丙酮保护基团并在分子内关环形成环氧化物，最后利用叔丁基二甲基氯硅烷（TBSCl）保护环氧化物羟基得到关键的合成中间体。同时中间体对映体经苄基化、甲苯磺酰化、Me_2CuLi 甲基化、脱苄基保护基团、甲苯磺酰化、脱缩丙酮保护基团及环氧化等反应生成环氧化合物，再经 2-甲氧基乙氧基甲基氯（MEMCl）保护、乙炔化及 TBSCl 保护反应生成炔烃。炔烃与环氧化物在 Yamaguchi 条件下发生亲核取代，后进行环氧化及林德拉催化加氢生成含羟基的环氧化物。然后该环氧化物在甲苯回流条件下与 $(Bu_3Sn)_2O$ 反应生成锡醇盐，在 $Zn(Otf)_2$ 存在下进行环化以高收率生成单烯环醚。环醚经过乙酰化保护羟基、脱 2-甲氧基乙氧基甲基（MEM）保护基团生成的羟基又在 Mitsunobu 条件下与对硝基苯甲酸反应，生成苯甲酸酯。此后，该化合物经过脱苄基保护基团、乙酰基在硅胶催化下迁移生成醇类化合物，再经过一系列传统反应转化为环氧化物，又与氢氧化锂及乙腈反应，与 CCl_4-Oct_3P 发生氯代生成氯代丁腈。氯代丁腈经脱 TBS 保护基团后，与 CBr_4-Oct_3P 作用发生溴代生成丙基溴。最后，丁腈经二异丁基氢化铝和硼氢化钠还原生成丁醇，最终完成了化合物(+)-isolaurepinnacin 的全合成（图 3-91）。

2. 氯溴双取代七元环醚(+)-rogioloxepane A

Pietra 研究组的 Guella 等（1992）从 *Laurencia microcladia* 中分离得到(+)-rogioloxepane A。通过核磁共振波谱解析，其结构包含一个反式-2,7-二取代-Δ4-环氧烯母核及环外 1-溴代丙烯基和 1-氯-3-烯-5-炔基取代基团。Matsumura 等（2001）鉴定了(+)-rogioloxepane A 的绝对构型，并由 Suzuki 研究组对该化合物进行全合成证实了其正确性。到目前为止报道了两种(+)-rogioloxepane A 的全合成方法。

（1）Suzuki 研究组关于(+)-rogioloxepane A 的全合成

Suzuki 研究组的 Matsumura 等（2000）首次完成了(+)-rogioloxepane A 的全合成，在此过程中运用了由该研究组发现的 $(Bu_3Sn)_2O/Zn(Otf)_2$ 催化的中环醚合成方法。

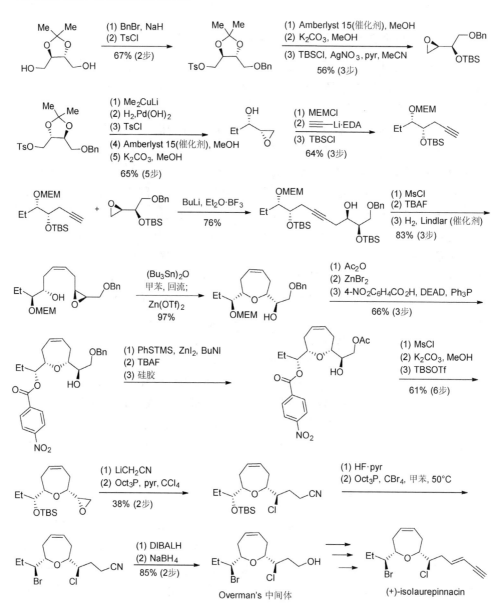

图 3-91　Suzuki 研究组关于(+)-isolaurepinnacin 的全合成

　　其合成策略是（图 3-92）：具有光学活性的酒石酸盐衍生物通过传统的保护、
还原、保护步骤生成二氧戊环化合物。此后，其经过甲苯磺酰化、甲基化、脱缩
丙酮等反应生成二醇结构，又经过保护、甲磺酰化并与四丁基氟化铵作用等生成
环氧化合物。后者经过乙炔化作用及保护基保护，生成的炔烃与环氧化物作用转
化为长链炔醇。炔类化合物部分氢化生成 Z-烯烃，又通过甲基化并与四丁基氟化

铵作用转化为环氧化物。再进行(Bu₃Sn)₂O/Zn(Otf)₂ 催化的 7-环外羟基环氧化物的开环，后经环化成醚反应专一性地生成单烯中环醚（Matsumura et al.，2000）。此后，支链的羟基通过甲磺酰化、脱对甲氧基苄基保护基团等反应，转化为环氧化物。该化合物与乙炔化物反应生成高炔丙基醇，又经过不完全氢化/乙酰化/脱四氢呋喃醚等过程生成烯丙醇类化合物。烯丙醇化合物在 Corey-Fuchs 条件下生成 Z-烯炔，最后经 CCl₄-Oct₃P 氯代、脱苄基保护基团、CBr₄-Oct₃P 溴代等反应完成了(+)-rogioloxepane A 的全合成（图 3-92）。

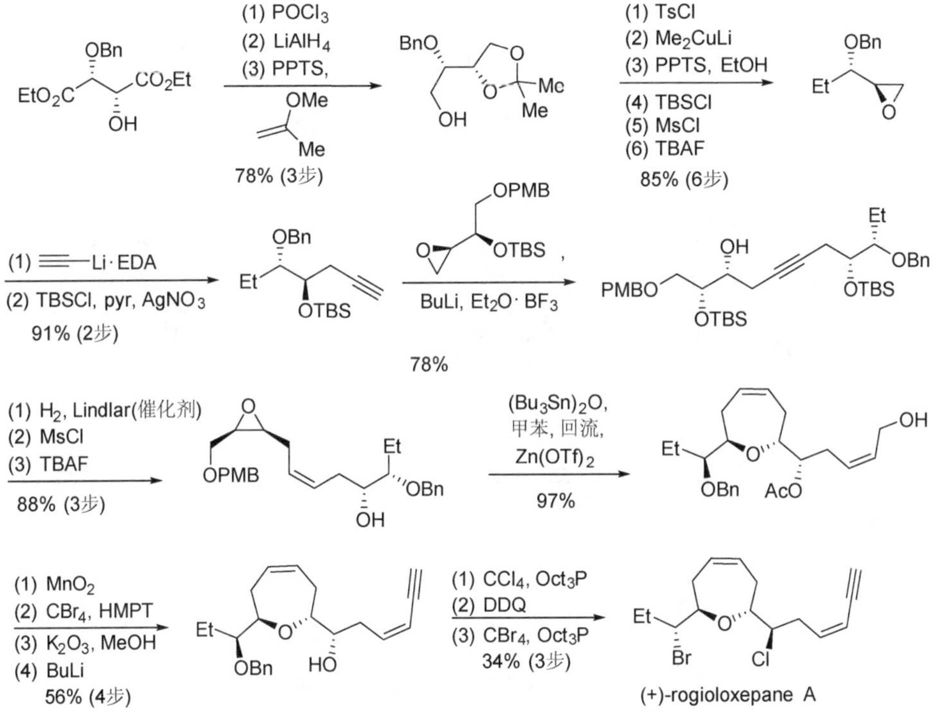

图 3-92　Suzuki 研究组关于(+)-rogioloxepane A 的全合成

（2）Crimmins 和 DeBaillie 关于(+)-rogioloxepane A 的全合成

Crimmins 和 DeBaillie（2003）利用不对称羧甲烷基化、关环复分解及钛介导的不对称羟醛缩合等反应，以较少的步骤完成了(+)-rogioloxepane A 的全合成。

其全合成路线如下（图 3-93）。以由外消旋的 1,5-己二烯基-3-醇制备的手性环氧烯醇化合物为起始原料，先经四氢呋喃醚保护、甲基化反应生成醇，又通过苄基保护/脱四氢呋喃醚保护基团生成烯醇化合物。醇与溴代乙酸反应成醚后，再与异噁唑烷酮缩合生成 N-乙酰基噁唑烷酮，经不对称烯丙基化、脱噁唑烷酮基团专一性地生成二烯醚。该化合物与第一代 Grubbs 催化剂环化生成单烯中环醚，且收率较高。甲醇基团经氧化反应，生成的醛在 TiCl$_4$、甲基吡咯烷酮及(−)-鹰爪豆碱（sparteine）存在的条件下与 N-乙酰基噁唑烷酮按照 Phillips 方法选择性地生成仲醇。醇基通过叔丁基二甲硅基三氟甲磺酸酯保护及还原反应脱掉噁唑烷酮，生成丙醇化合物。丙醇经氧化成醛/Stork Z-成烯作用转化为碘代丁烯化合物，最后经过 Sonogashira 反应及脱甲硅基，按照 Suzuki 反应步骤转化为终产物(+)-rogioloxepane A。

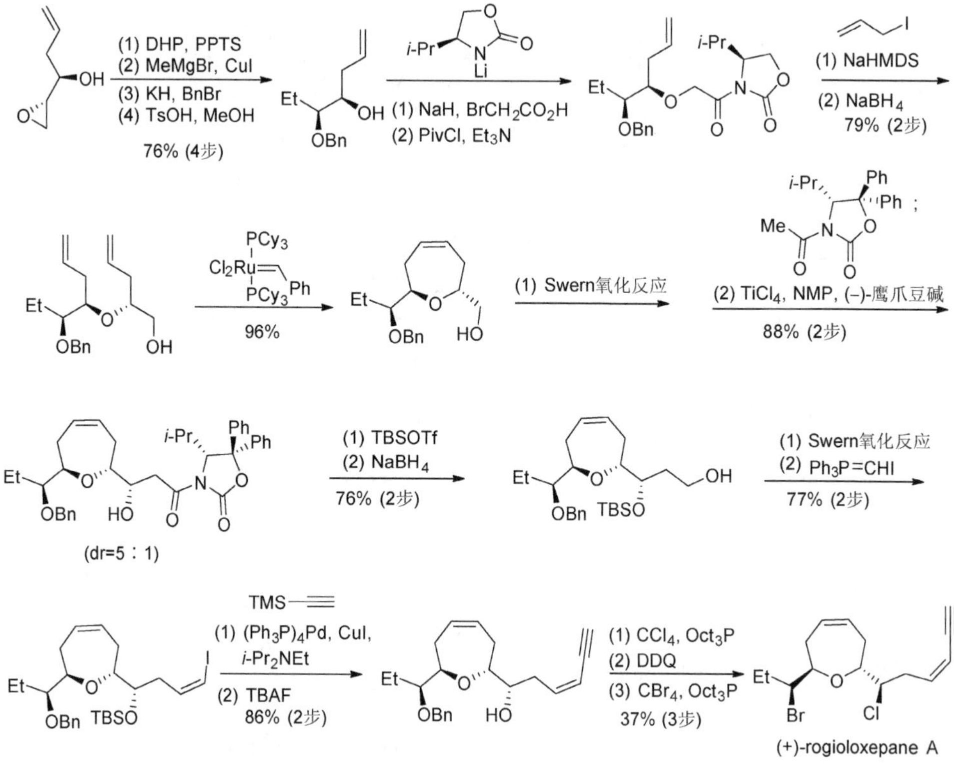

图 3-93　Crimmins 和 DeBaillie 关于(+)-rogioloxepane A 的全合成

3. 溴代二环醚(+)-neoisoprelaurefucin

Suzuki 等（1996）从 *Laurencia nipponica* 中分离得到(+)-neoisoprelaurefucin。通过核磁共振波谱数据分析可知，该化合物具有 2,7-二氧代二环[4.2.1]壬烷骨架结构，C3 位由一个 1-溴丙基取代，C5 位由一个溴原子取代，C8 位由一个(Z)-戊-2-烯-4-炔基取代，其相对构型为 1S*、3R*、5S*、6S*、8S*。尽管从生物合成推理侧链溴原子取代碳的相对构型为 S*，但绝对构型目前仍未确定。

Kim 研究组的 Lee 等（2003）报道了具有区域选择性的羟乙酰胺分子内烷基

化反应，并将其首次运用到(+)-neoisoprelaurefucin 的全合成制备中。三乙氧基硅烷取代末端烯丙基的氯可以增加位阻，从而抑制氧戊环的形成，由此可以区域选择性地合成 Δ4-环氧烯。

起始原料环氧仲醇首先被对甲氧基苄基氯保护羟基，接着环氧基团与乙烯基锂反应生成顺式烯醇。之后，仲醇与 α-溴代乙酰胺进行醚化，得到羟乙酰胺化合物，经过脱四氢呋喃醚保护基团，生成的末端伯醇与 CCl4-Ph3P 反应氯代为烯丙基氯。其经过分子内烷基化反应，立体选择性地环化生成 Δ4-坏氧烯，伴随有少量的氧戊环。接下来，Kim 研究组采用一种独特的脱三乙氧基硅烷保护基团及合成 1-溴代丙基侧链的方法，快速完成(+)-neoisoprelaurefucin 的全合成。Δ4-环氧烯化合物经过溴代内酯化、脱溴等反应生成二环化合物。其通过乙基化、还原反应转化为含羟基的饱和中环醚。在 t-BuOK 作用下，中环醚环上相邻的羟基和 TES 基团进行 Peterson 消除反应成烯，支链仲醇被 CBr4-Oct3P 溴代生成单烯中环醚。此后，单烯中环醚通过脱对甲氧基苄基保护基团、溴代醚化、脱苄基保护基团及 Dess-Martin 氧化作用 4 步反应完成 2,7-二氧代二环骨架合成。最后，根据 Uenishi 方法，乙醛转化为 Z-乙烯基溴代化合物，继而发生 Sonogashira 反应、脱甲硅基等反应生成终产物(+)-neoisoprelaurefucin（图 3-94）。

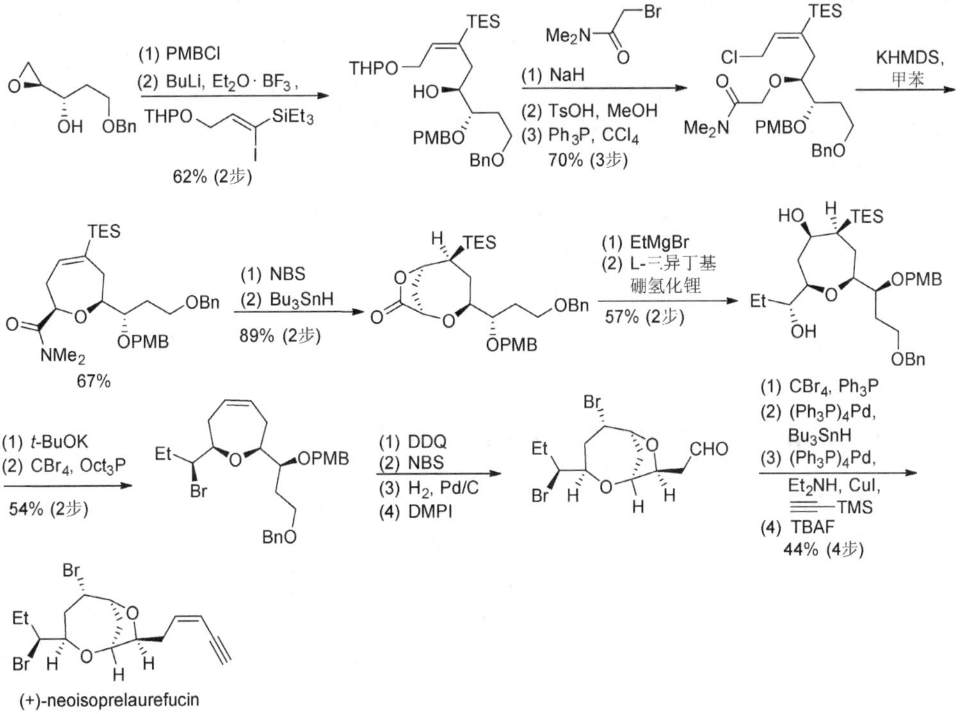

图 3-94 Kim 研究组关于(+)-neoisoprelaurefucin 的全合成

二、氯溴代八元环醚

1. 溴代四氢氧杂环辛三烯 laurencin

Irie 等（1965）报道了从收集自日本北海道小樽（Oshoro）海湾的 *Laurencia glandulifera* 中分离得到(+)-laurencin。后来，在同样收集于日本北海道 Oshoro 海湾及日本北部海岸线的 *L. nipponica* 中也分离得到了此化合物（Masuda et al.，1997）。通过核磁共振波谱及质谱数据确证了(+)-laurencin 的结构，包括一个 3,4,7,8-四氢-2H-氧杂环辛三烯母核、一个 C3 位溴原子、一个 C2 位乙基、一个 C8 位 1-乙酰氧基-3-己烯-5-炔基。通过 X 射线结构分析法确定了该化合物的绝对构型和化学降解过程。其结构代表为 laurencia 氧杂环骨架。因为它是第一个从海藻中分离得到的中环醚，许多有机合成化学家的全合成研究主要围绕(+)-laurencin 展开。到目前为止，已经报道了 7 种全合成方法及 3 种正式的总合成路线。

（1）Masamune 研究组关于(±)-laurencin 的全合成

Masamune 研究组的 Murai 等（1977）首次报道了(±)-laurencin 的全合成路线。Masamune 研究组以 5-乙基-2-呋喃甲酸为起始原料，利用 LiAlH$_4$ 将其还原为呋喃甲醇，再通过臭氧分解开环转化为二醛。通过 Robinson-Schöpf 缩合反应，链状二醛闭环成八元环酮，同时伴随两个异构二环化合物的生成。环酮再经过 Shapiro 反应和甲基化生成烯烃的季铵盐。随后共轭二烯胺经包括霍夫曼消除反应在内的 Paquette 步骤生成非共轭的八元环状烯酮化合物。环乙缩醛保护环状烯酮的酮基后，进行氧化反应生成醛，再通过 Corey-Chaykovsky 反应环氧化，立体选择性地生成环氧化合物。该化合物经二噻烷的水解和醇的乙酰化，生成醛类化合物，又经 Wittig 反应、脱甲硅基选择性地生成 Z-烯炔。烯炔经环乙缩醛水解后，用硼氢化钠进行还原，生成的主要异构体醇与 CBr$_4$-Ph$_3$P 进行溴代反应生成最终产物 (±)-laurencin（图 3-95）。

（2）Hoffmann 研究组关于(+)-laurencin 的全合成

Hoffmann 研究组的 Krüger 和 Hoffmann（1977）发现了一锅多步生成 Δ^5-氧杂环辛烷的新方法，利用这一方法合成了(+)-laurencin。以(R)-二乙基苹果酸为起始原料，通过还原、TBS 保护、烯丙基化、氧化还原等过程生成醛类化合物。醛基与 Wittig 试剂反应，立体选择性地生成环状原酸酯化合物。环状原酸酯水解后与 N,O-二甲基羟胺缩合生成 Weinreb 酰胺。接下来进行一锅多步环化反应，包括 Weinreb 酰胺的二异丁基氢化铝还原生成铝螯合物、烷氧基的 s-丁基锂化、硼酸频哪醇酯硼化、在 pH 为 7 的水溶性缓冲液中脱去活化官能团及分子内烯丙基硼化，

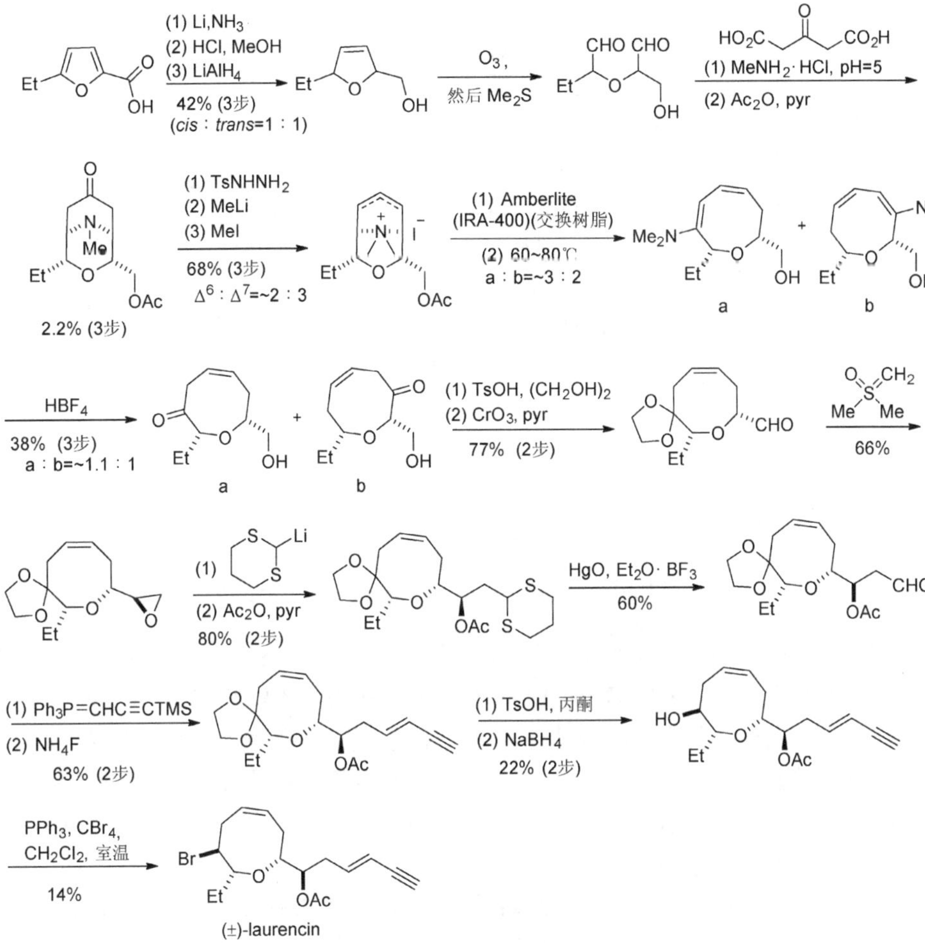

图 3-95　Masamune 研究组关于(±)-laurencin 的全合成

以 38%的收率立体选择性地生成顺式-3-羟基-2-乙烯基-Δ5-羰基环己羧酸烯。最后经选择性加氢及保护基取代生成 Holmes 中间体，完成了化合物(+)-laurencin 的全合成（图 3-96）。

（3）Kim 研究组关于(+)-laurencin 的全合成

Kim 研究组的 Baek 等（2005）报道了一种简洁的(+)-laurencin 全合成方法（图 3-97）。该方法通过酰胺烯醇的分子内烯丙基化反应的区域选择性，高立体选择性地合成(+)-laurencin。他们也对高立体选择性进行了深入研究，发现立体选择性是由底物保护基团的种类决定的。这一高立体选择性的分子内烯丙基化反应已成功应用于(+)-laurencin 关键中间体的制备中。

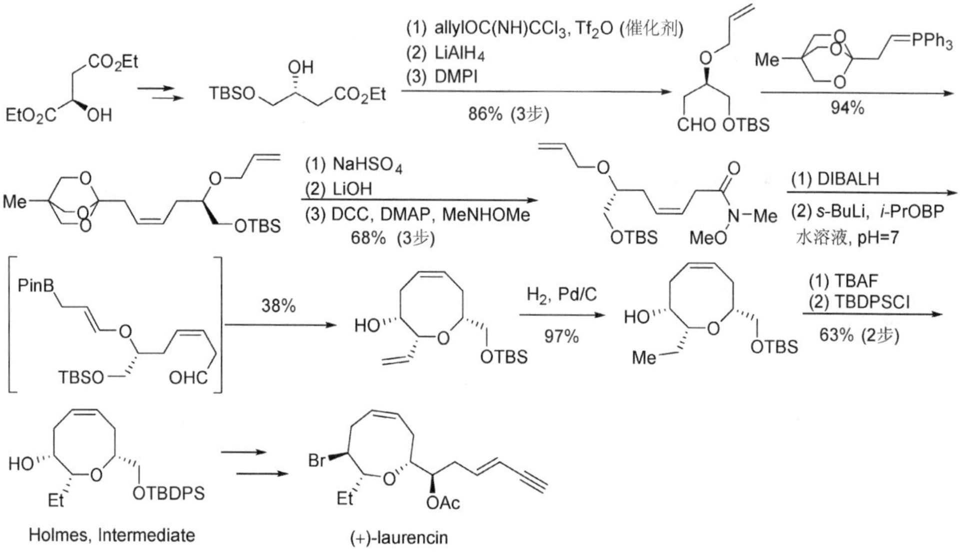

图 3-96 Hoffmann 研究组关于(+)-laurencin 的全合成

首先，将噁唑烷酮化合物烯丙基化及甲醇化开环，专一性地生成己烯酸酯，继而经乙基溴化镁还原、格式试剂加成生成辛烯醇。α-溴代乙酰胺与辛烯醇通过醚化反应及烯丙基氯化生成氯代醚，再与六甲基二硅基氨基钾在甲苯溶剂中选择性地生成八元环醚。随之其与乙腈锂反应生成乙腈酮，再与还原剂三仲丁基硼氢化锂、二异丁基氢化铝反应生成醛，继而发生 Wittig 反应生成烯炔。最后经乙酰化、脱苄基和三异丙基硅基、CBr₄-Ph₃P 溴代，烯烃生成最终产物(+)-laurencin。其中，中间产物八元环醚也可以通过另一种方法制备：烯醇和 α-氯代乙酰胺进行反应成醚，再立体选择性地进行分子内烯丙基化、关环复分解反应生成关键中间体八元环醚。立体选择性地烯丙基化这一步可以通过双配位基结构中阴离子中间体来解释。

2. 氯代四氢氧杂环辛三烯 laurenyne

Thomson 研究组的 Falshaw 等（1980）从收集自土耳其的 *Laurencia obtusa* 中分离得到了八元环醚(+)-laurenyne，并报道了相对构型、绝对构型。最初，X 射线晶体学结构分析发现其包括一个 3,4,7,8-四氢-2H-氧杂环辛三烯母核，C3 位为一个氯原子取代，C8 位为一个 1-丙烯基取代，C2 位为一个（E）-戊-2-烯-4-炔基取代，其相对构型分别为 r-2,c-3,c-8。后来，通过综合考虑 Hamilton 加权 *R* 值、Friedel 强度及 Bijvoet 比例，其绝对构型可能为 2S,7S,8S。据 Thomson 研究组成员报道，对 *R* 值比较发现化合物绝对构型呈相反配置。后来，Overman 和 Thompson（1988）又将天然 laurenyne 的绝对构型修正为 2R,7R,8R。因为其研究组合成的（2S,7S,8S）-laurenyne 和天然 laurenyne 的旋光度相反。

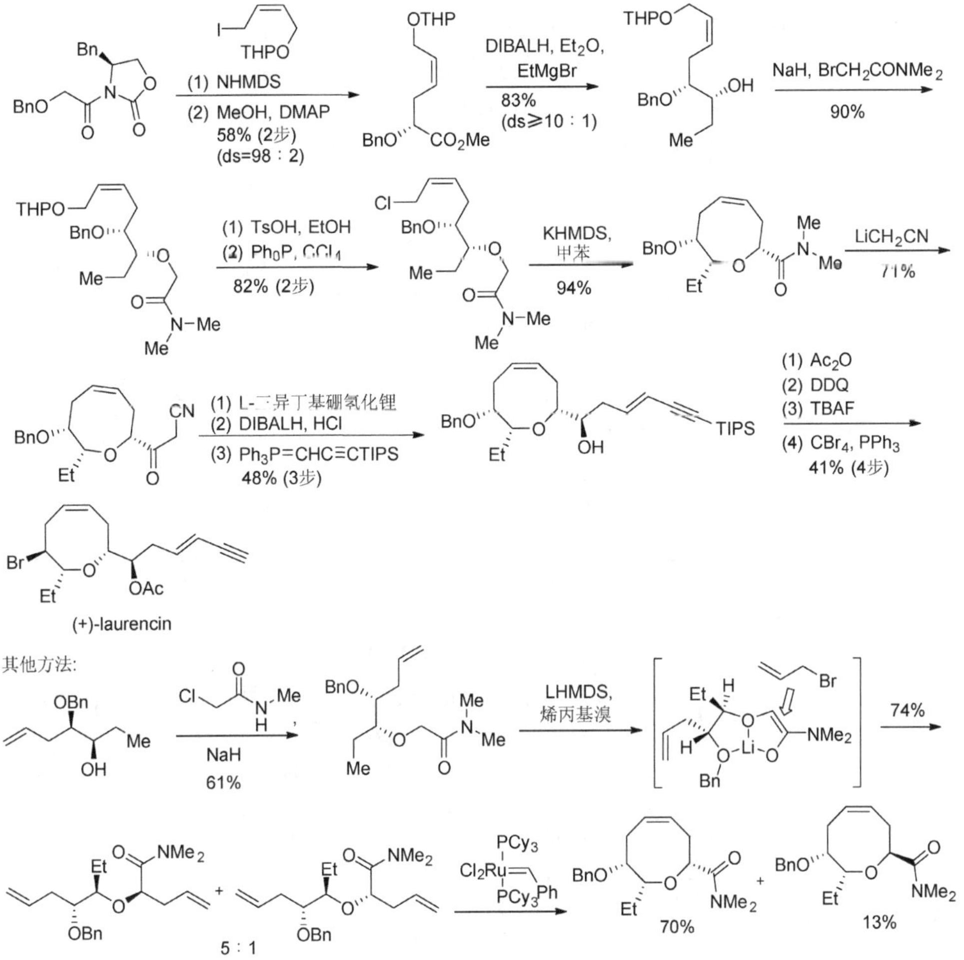

图 3-97 Kim 研究组关于(+)-laurencin 的全合成

（1）Overman 和 Thompson 关于(–)-laurenyne 的全合成

Overman 和 Thompson 等（1988）报道了(–)-laurenyne 的全合成路线并修正了天然 laurenyne 的绝对构型为 2R,7R,8R。在其全合成路线中，八元环醚的制备中应用了 Prins 环化反应。

该合成路线以 1-溴-1-三甲基硅烷基乙烯为起始原料，通过锂化生成氧杂环丁烷，再进行氧化、Gennari 成烯、二异丁基氢化铝还原反应，生成 Z-丙烯醇。然后通过不对称环氧化作用及和三乙胺盐酸盐、异丙醇钛发生环氧化物的消除反应生成烯醇主产物及其同分异构体。其选择性地甲苯磺酰化，继而与烯醇醚反应生成乙缩醛。在氯化锡存在时，乙缩醛进行 Prins 环化，随后脱去叔丁基二苯基硅烷基生成唯一的环醚化合物。此后，三甲基硅基被氢氟酸脱去，再经氧化、Saegusa-Ito

反应生成化合物丙烯醛，后者经过三步脱氧还原反应生成丙烯环醚，再经氰化、还原反应得到醛类化合物。最后，进行 Peterson 反应，继而脱去三异丙基硅基生成终产物(−)-(2S,7S,8S)-laurenyne（图 3-98）。合成的 laurenyne 为左旋，而天然(+)-laurenyne 的绝对构型为 2R,7R,8R。

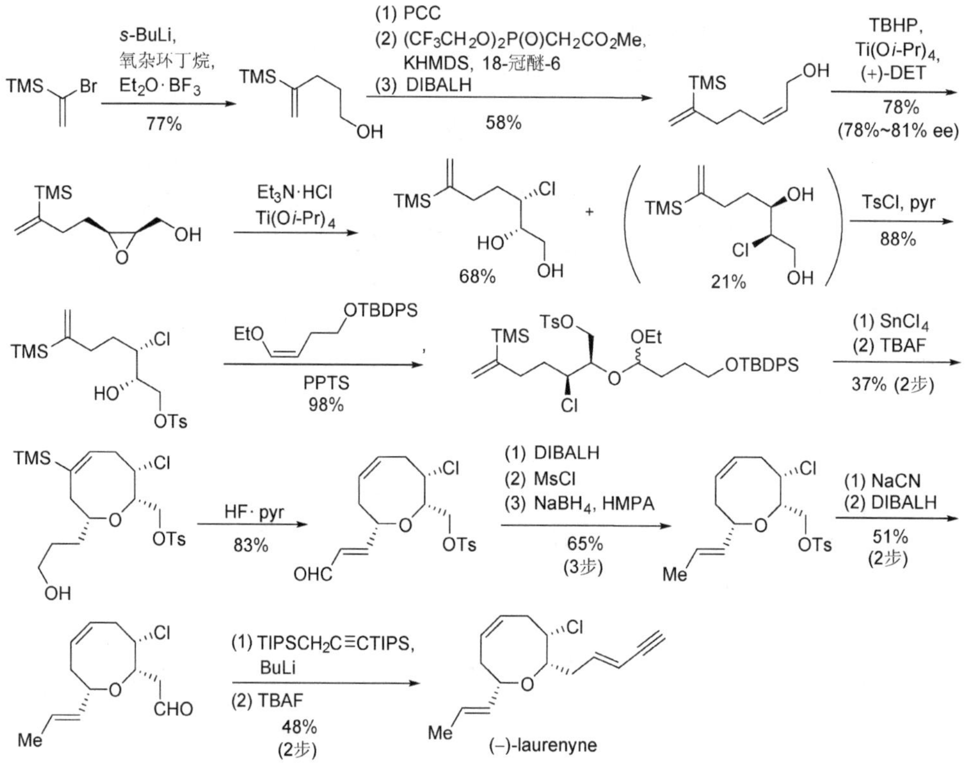

图 3-98　Overman 研究组关于(−)-laurenyne 的全合成

（2）Boeckman 关于(+)-laurenyne 的全合成

Boeckman 等（2002）报道了一种基于乙烯基取代的环丁烷/环丙烷吡咯甲醛的 Retro-Claisen 重排的合成中环醚的新方法，并将其应用于天然(+)-laurenyne 的全合成制备中。

Boeckman 等的全合成方法以有光学特性的二醇为起始原料，经甲磺酰化、叔丁基二甲基硅烷保护、丙二酸二乙酯取代等反应生成二乙酯化合物。此后，该化合物通过 Wittig 反应、Corey-Bakshi-Shibata 还原及酯化等反应生成烯酯。在回流的甲苯溶剂中烯酯与氢化钠反应生成环丁烷，且收率较高。后环丁烷经氢化铝锂还原、Dess-Martin 氧化，生成中间产物环丁烷二甲醛。该化合物在加热到 45℃发生重排生成二烯八元环醚。再对二取代烯烃部分氢化，生成单烯八元环醚。其脱去醛基后，再被二甲基二氧戊烷（DMDO）选择性地氧化，与烯醇锂、乙醛 *N,N*-二甲基腙反应生成环氧化物。经 Wittig 反应环氧化物打开环氧环，经过羟基氧化为酮、脱对甲氧基苄基保护基团、羟基氧化为醛及 Takai 成烯 4 步反应生成羰基八元环醚化合物。此后，该化合物经过消除反应成烯、异构化作用，生成单烯八元环醚，最后经立体选择性地将羰基还原、氯化及脱甲硅基等反应生成终产物 (+)-laurenyne（图 3-99）。

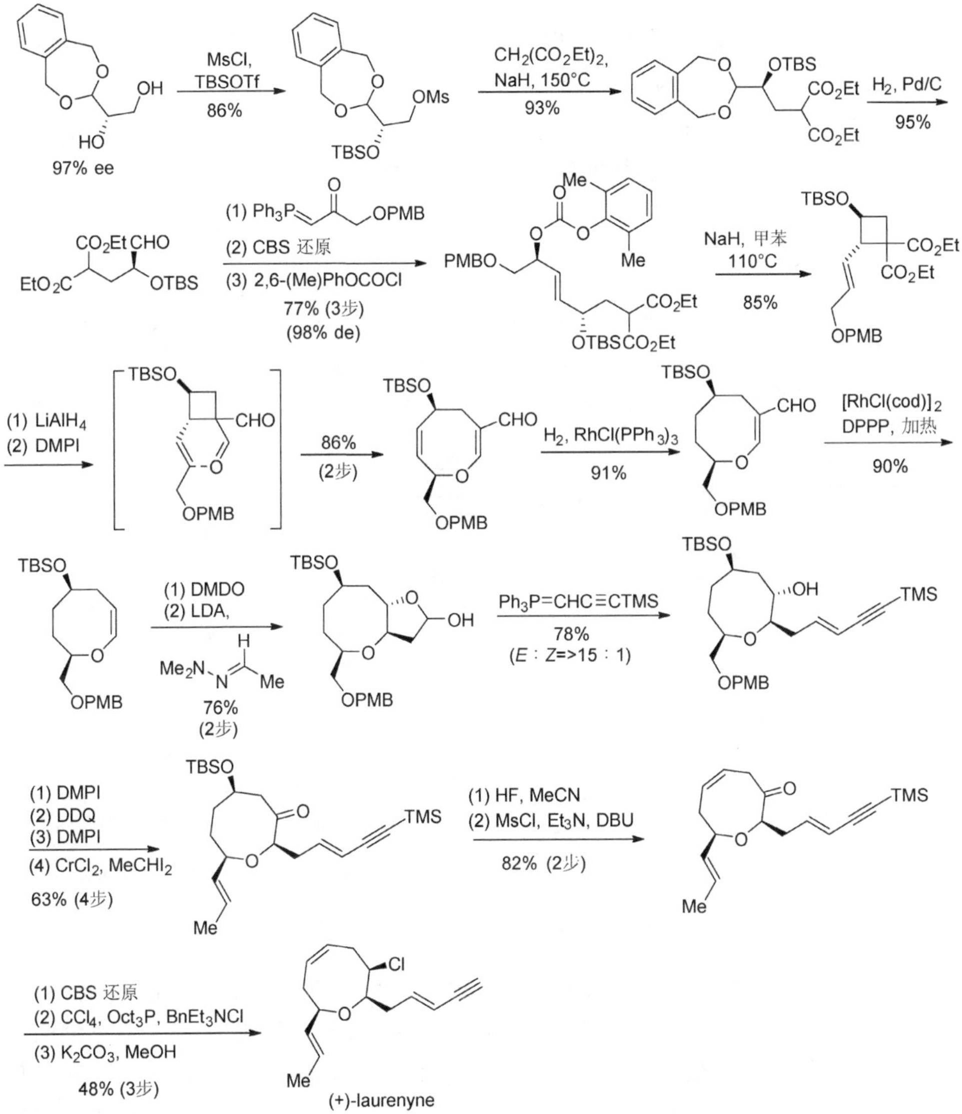

图 3-99 Boeckman 研究组关于(+)-laurenyne 的全合成

3. 氯溴双取代四氢氧杂环辛三烯 pinnatifidenyne

González 等（1982）从 *Laurencia pinnatifida* 中分离得到(+)-(3*E*)-pinnatifidenyne、(+)-(3*Z*)-pinnatifidenyne（González et al.，1982），并在 1991 年对其绝对构型进行了修正（Noite et al.，1991）。pinnatifidenyne 有一个(2S,3S,8S)-3,4,7,8-四氢-2H-氧杂环辛三烯母核，C3 位为一个氯原子取代，C8 位为一个(S)-1-溴丙基取代，C2 位为一个(*E*)-或(*Z*)-戊-2-烯-4-炔基取代（Kim et al.，2003）。

Kim 等（2003）报道了第一个也是唯一一个(+)-(3*E*)-pinnatifidenyne 和(+)-(3*Z*)-pinnatifidenyne 的全合成方法（图 3-100）。Kim 研究组发现了一个基于酰胺烯醇化合物的分子内烯丙基化合成中环醚的新方法，并成功将该方法应用到(+)-(3*E*)-pinnatifidenyne 和(+)-(3*Z*)-pinnatifidenyne 的全合成中。

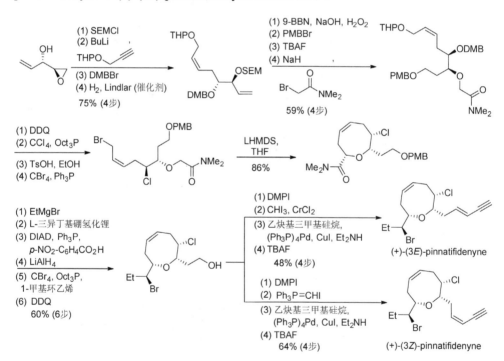

图 3-100 Kim 研究组关于(+)-(3*E*/*Z*)-pinnatifidenyne 的全合成

首先，以有旋光性的环氧化物（Schreiber et al.，1987）为起始原料，通过(三甲基硅)乙氧基甲基保护羟基、炔基取代及 2,4-二甲氧基苄基保护、不完全加氢还原等反应生成二烯化合物。随后，进行二烯的选择性硼氢化、对甲氧基苄基保护、脱（三甲基硅）乙氧基甲基保护基团等反应生成烯醇，再与 α-溴代乙酰胺反应生成长链烯醇。该化合物经选择性地脱去 2,4-二甲氧基苄基、氯化、脱四氢呋喃醚保护基团及溴代生成卤代烯醇。在四氢呋喃溶剂中，烯醇与六甲基叠氮乙硅锂于室温下反应立体选择性地环化为氯代单烯八元环醚，且收率较高，没有其他的副产物。该环化反应的立体化学可以通过过渡态氧负离子的亲核取代反应来解释。随后，氯代单烯八元环醚通过立体选择性的溴丙基取代、脱对甲氧基苄基保护基团生成溴丙烷八元环醚。此过程主要包括以下反应：乙基溴化镁加成反应、生成的酮进行立体选择性还原、Mitsunobu 反应、CBr_4-Oct_3P 溴代及用二氯二氰基苯醌脱对甲氧基苄基保护基团等。最后，通过 Dess-Martin 氧化、Takai 碘代成烯反应、Sonogashira 反应及脱三甲基硅基保护基团 4 步反应溴丙烷八元环醚生成(+)-(3E)-pinnatifidenyne；或者通过氧化、Stork 碘代烯化、Sonogashira 反应及脱甲硅基等反应生成(+)-(3Z)-pinnatifidenyne。因此，通过 pinnatifidenyne 的全合成过程确定了天然 pinnatifidenyne 的绝对构型。

4. 溴代四氢氧杂环辛三烯(+)-prelaureatin

Murai 研究组的 Fukuzawa 等（1990）从 *Laurencia nipponica* 中分离得到(+)-prelaureatin。利用来源于 *Laurencia nipponica* 的溴代过氧化物酶进行广泛的生物合成研究，Murai 研究组发现(+)-prelaureatin 是合成 laureatin 和异 laureatin 的中间体。后来，Murai 研究组的 Fujiwara 等（2002）发现了通过关环复分解反应及 *C*-糖苷环开环立体选择性地生成中环醚的方法，并将其成功应用于(+)-prelaureatin 的全合成制备中。在此全合成路线中应用了一系列三烯的选择性关环复分解反应。

该制备过程以 β-D-半乳糖五乙酸酯为原料，经苄基保护后，再进行脱硅甲基、Swern 氧化反应生成醛，此后经过 Grieco 反应立体选择性地生成烯醇（Henry et al.，1992）。烯醇的 *C*-糖苷经过苄基保护、脱缩丙酮保护基团、二醇部位氧化裂变及生成的二醛进行还原过程得到开环二醇。随后，二醇通过甲磺酰化、利用二氯二氰基苯醌脱苄基保护基团、环氧化和叔丁基二甲基硅烷保护反应生成环氧化合物。对环氧化物进行选择性的甲基化开环、磺酸酯的氰化，再经过溴代及二溴烯化步骤生成三溴化合物。利用第一代 Grubbs 催化剂，催化三溴化合物生成三溴代单烯八元环醚，再进行部分氢解作用脱溴、脱甲硅基，生成的溴丙烯化合物经 Sonogashira 反应、脱甲硅基过程生成终产物(+)-prelaureatin（图 3-101）。

5. 二溴代二氧二环(+)-laurallene

Fukuzawa 和 Kurosawa（1979）从 *Laurencia nipponica* 中分离得到(+)-laurallene，其母核为(1S,3R,8S,10R)-2,9-二氧二环[6.3.0]十一-5-烯，C3 位为一个(S)-1-溴丙基取代，C10 位为一个(S)-3-溴-1,2-丙二烯基取代，为典型的反式-laurenan 骨架结构。Suzuki 研究组的 Saitoh 等（2003）成功全合成了(+)-laurallene（图 3-102）。

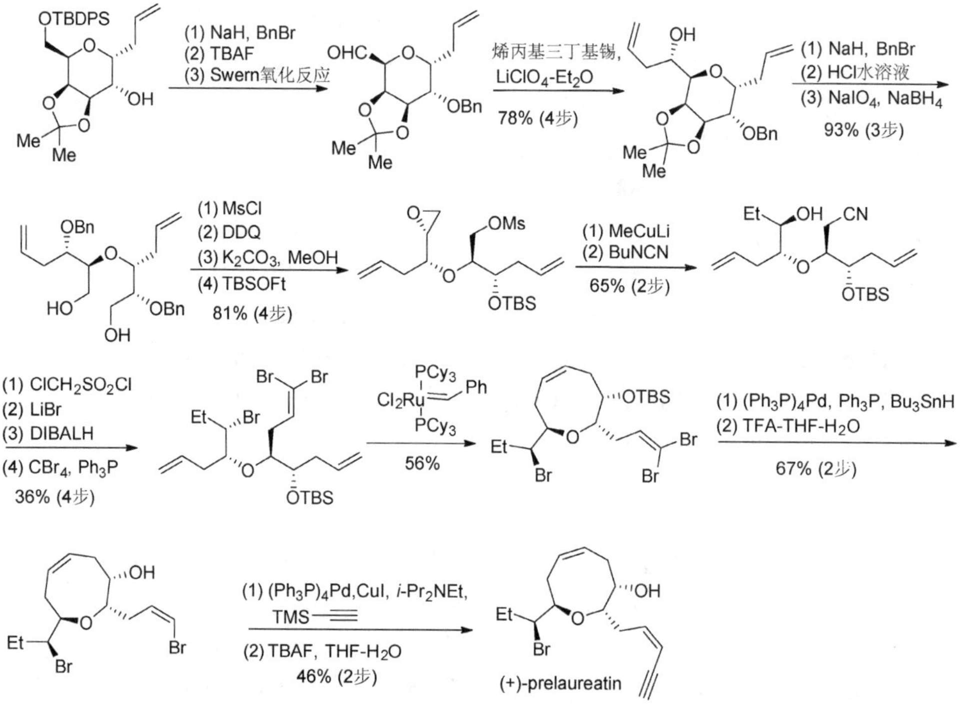

图 3-101　Murai 研究组关于(+)-prelaureatin 的全合成

内酯经 TBS 保护后，还原开环生成二醇，再经选择性的羟基保护生成开环长链化合物。其脱去叔丁基二甲基硅烷后，在 K$_2$CO$_3$、MeOH 存在时生成环氧化合物，随后与乙炔化物、溴化苄反应，生成的炔烃又与环氧化物通过 Yamaguchi 反应生成长链炔醇化合物。该化合物通过甲磺酰化、脱 TES 保护基团、脱甲硫甲基及不完全加氢转化为含羟基的顺式-环氧化物。在回流甲苯溶剂中其和 Eu(fod)$_3$ 环化生成单烯八元环醚，且收率较高。环醚通过脱对甲氧基苄基保护基团、环氧化物的形成及和 Me$_2$CuLi 甲基化等 7 步反应生成 TBS 保护的丙醇化合物。该化合物脱去叔丁基二苯基硅基后，进行氧化反应，生成的醛又与 Horner Wadsworth-Emmons 试剂及二异丁基氢化铝反应生成一个烯丙醇，再通过 Sharpless 过程环氧化生成环氧丁醇化合物。此后，此化合物通过一系列反应，如与二氯二氰基苯醌发生脱苄基作用、保护/脱保护过程生成环醚并四氢呋喃化合物。该化合物经过一系列的反应，如 Corey 过程等生成含炔丙基乙醇基的化合物。其通过磺化反应立体选择性地生成了溴代丙二烯，后经 Overman 方法与 LiCuBr$_2$ 反应，脱叔丁基二甲基硅烷基，再与 CBr$_4$-PPh$_3$ 进行溴代，生成终产物 (+)-laurallene。

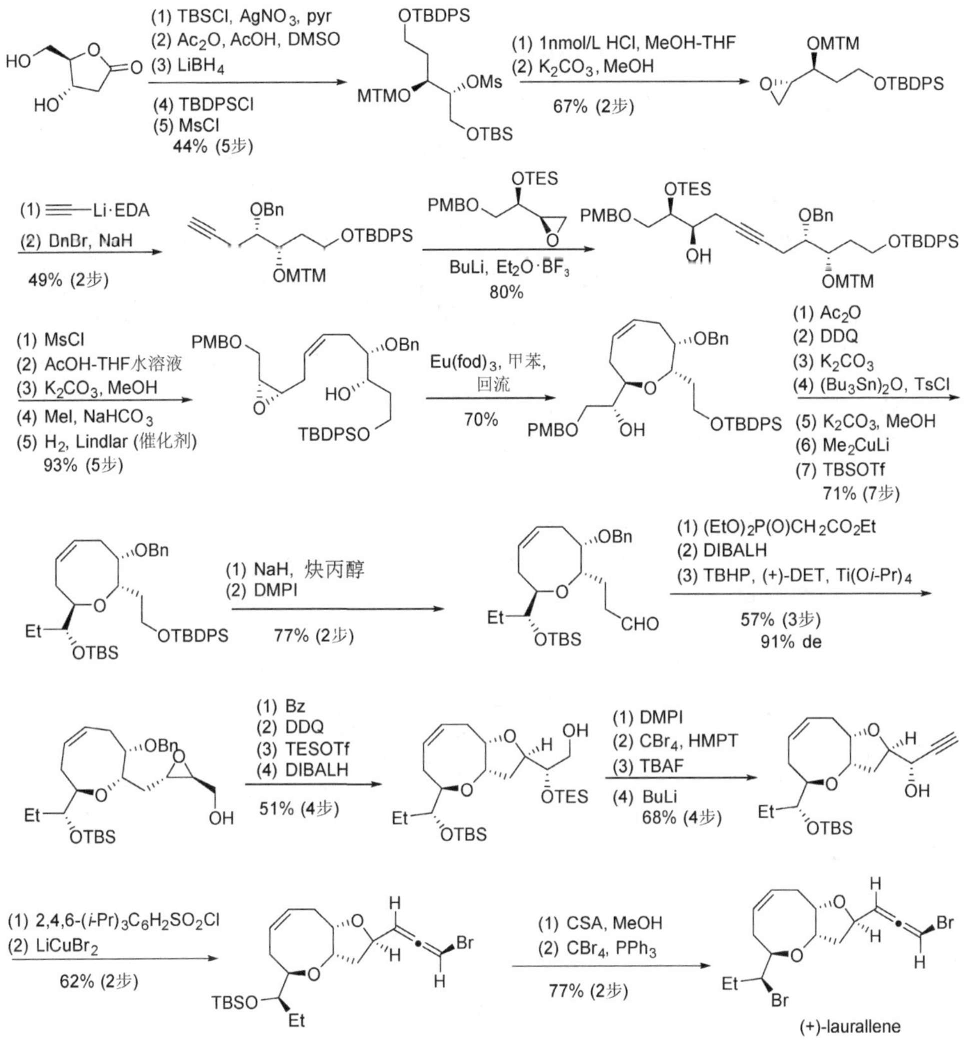

图 3-102 Suzuki 研究组关于(+)-laurallene 的全合成

三、氯溴代九元环醚

1. 氯溴双取代九元环醚 obtusenyne

King 等（1979）从 *Laurencia obtusa* 中分离得到(+)-obtusenyne。该化合物具有一个九元环醚骨架，C9、C10 位为顺式，C12 位为一个溴原子取代，C7 位为一个氯原子取代，C13 位含有一个乙基，并含有一个 C5-Z-烯炔基（根据 King 等报道进行位置编号）。另外，从海藻 *Laurencia* 及喂养海藻 *Laurencia* 的海兔中也分离得到了一些 obtusenyne 类似物。

（1）Fujiwara 等关于(+)-obtusenyne 的全合成

Fujiwara 等（1999）首次报道了(+)-obtusenyne 的全合成方法（图 3-103）。2-丁炔-1,3-二氧戊环和环氧化物通过 Yamaguchi 过程进行取代反应，生成炔醇，再经过不完全加氢、环氧化、脱甲烷硅基等过程生成含羟基的环氧化合物。环氧化合物和 Et_2NH_2Cl-$Ti(Oi$-$Pr)_4$ 反应，氯化开环生成氯代醇化合物。该化合物的醛缩乙二醇基团经脱乙二醇、丙二硫醇保护和利用 TBDPS 保护羟基反应，生成二噻烷化合物。此后，二噻烷经水解、$NaClO_2$ 氧化生成酸，经 Keck 方法环化生成内酯。后其和 $KHMDS/Tf_2NPh$ 及 EtMgBr、CuI 等反应生成二烯九元环醚。在加入丙酮且氯仿：二氯甲烷为 3：1 的系统中，环醚乙基取代的烯基与二甲基二氧戊环进行环氧化作用，生成一种不稳定环氧混合物（2：1），随即在二异丁基氢化铝

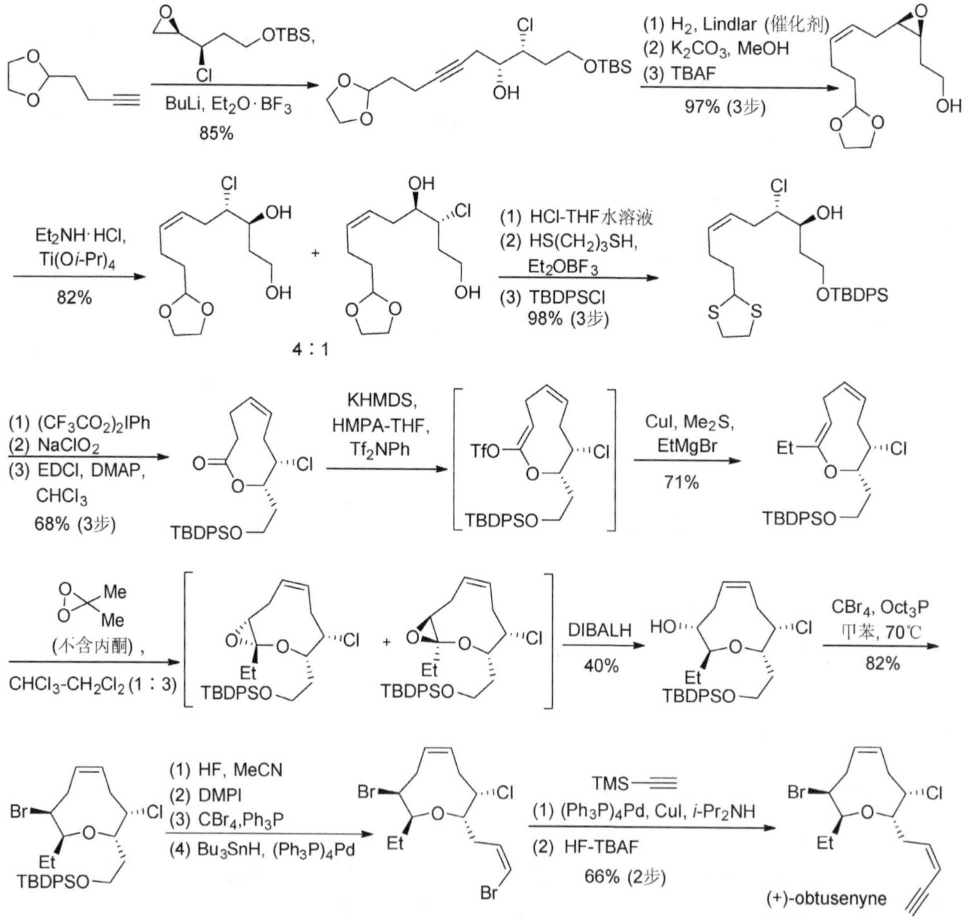

图 3-103　Fujiwara 等关于(+)-obtusenyne 的全合成

作用下立刻还原为羟基单烯九元环醚及副产物。环醚经 CBr$_4$-Oct$_3$P 溴代后，生成的溴代环烯醚通过脱甲硅基、Dess-Martin 氧化、二溴代烯化作用，以及根据 Uenishi 方法进行选择性氢解等生成顺式溴代烯烃，最后经 Sonogashira 反应并与 HF-TBAF 作用脱甲硅基生成终产物(+)-obtusenyne。

（2）Crimmins 和 Powell 关于(+)-obtusenyne 的全合成

Crimmins 和 Powell（2003）基于 Sharpless 不对称环氧化、不对称羧甲烷基化、Brown 不对称烯丙基化及关环复分解等反应，完成了(+)-obtusenyne 的全合成（图 3-104）。以商业上可买的烯醇为起始原料，在 Sharpless 不对称环氧化条件下，高选择性地生成环氧化合物，后经苄基保护、甲基化、溴乙酸醚化及与噁唑烷酮缩合生成 N-羟乙酰基噁唑烷酮。随后，利用碘代异戊二烯选择性地烷基化 N-羟乙酰基噁唑烷酮，再经还原/氧化反应生成烯醛化合物。醛与 Brown 烯丙基化试剂反应，高立体选择性地生成烯醇化合物。经叔丁基二甲基硅烷基保护、选择性环

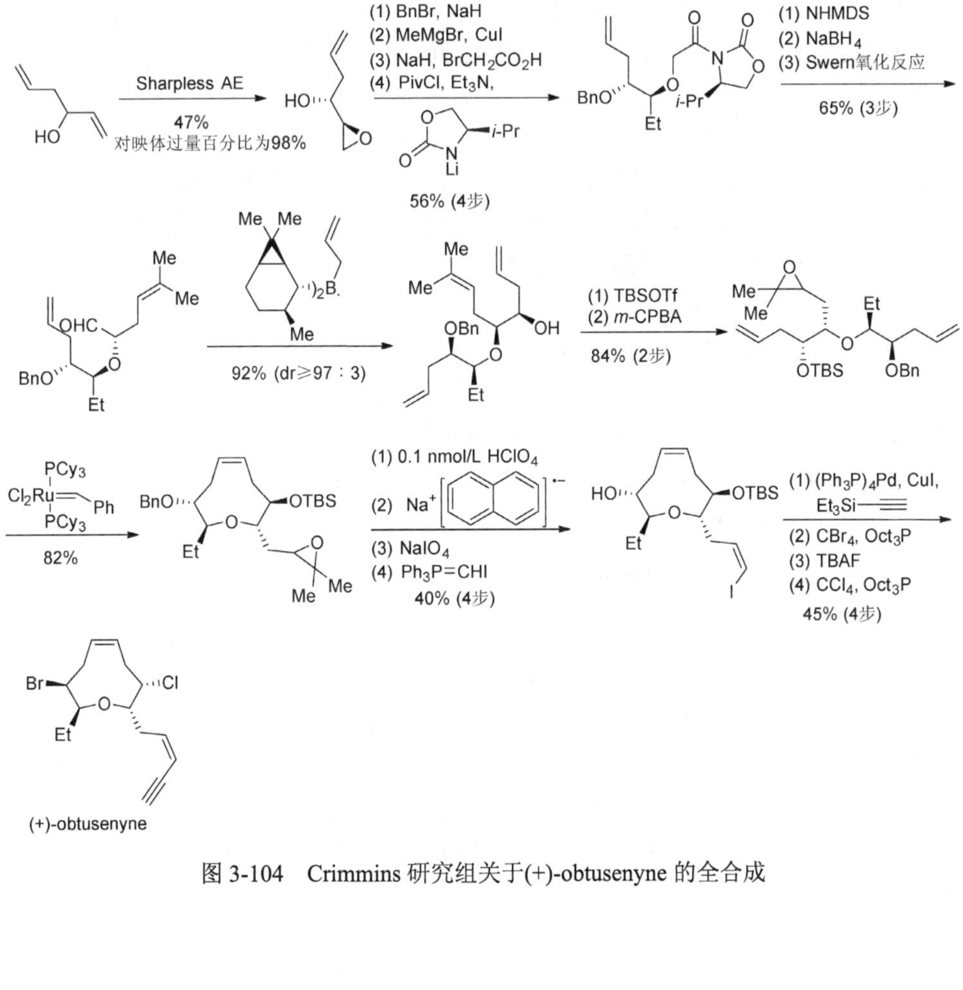

图 3-104　Crimmins 研究组关于(+)-obtusenyne 的全合成

氧化后,烯醇化合物生成的环氧化合物又在第一代 Grubbs 催化剂存在时进行环化生成环烯醚。其环氧化基团通过水解、脱苄基保护基团、氧化二醇分解及 Stork Z-乙烯基碘代化合物形成 4 步反应生成顺式碘丙烯。最后,环烯醚通过与三甲基硅乙炔进行 Sonogashira 反应、与 CBr$_4$-Oct$_3$P 溴代、脱三甲基硅基和叔丁基二甲基硅基及与 CCl$_4$-Oct$_3$P 氯代等反应生成终产物(+)-obtusenyne。

2. 二溴取代九元环醚(–)-isolaurallene

Kurata 等(1982)从收集于日本北海道太平洋海岸广野附近的滨泉(Izumihama-near Hiroo)的 *Laurencia nipponica* 中分离得到(–)-isolaurallene,并通过溴原子的反常色散及 X 射线结构分析等方法确定了化合物的绝对构型。该化合物有一个(1S,3R,4S,9S,11R)-2,10-二氧二环[7.3.0]十二面体-5-烯母核,C3 位为一个乙基取代,C4 位为一个溴原子取代,C11 位为一个(R)-3-溴-1,2-丙二烯基取代。

Crimmins 和 Emmitte(2001)首次实现了(–)-isolaurallene 的全合成制备(图 3-105)。Crimmins 研究组利用不对称羧甲烷基化、Brown 不对称烯丙基化、关环复分解反应,以及与 LiCuBr$_2$ 进行 S$_N$2'取代形成溴代丙二烯等反应完成了整个全合成过程。

烯酸化合物和噁唑烷酮缩合生成 *N*-羟乙酰基噁唑烷酮,继而与碘代烯醚立体选择性地烷基化,经过噁唑烷酮的还原消除作用,生成的醇再被 Swern 氧化为醛,继而与 Brown 试剂烯丙基化,立体选择性地生成烯醇。通过 5 步反应对烯醇的三个羟基进行选择性保护。此后,通过立体选择性的环氧化、与第一代 Grubbs 催化剂进行关环复分解,烯醇生成的 Δ5-环烯醚进行外部环氧化生成环烯醚并四氢呋喃二环化合物。其二醇部分经氧化消除生成醛,通过 Wittig 反应、二异丁基氢化铝还原生成烯丙醇。该化合物经不对称环氧化及氯化作用生成氯代环氧化合物,又经过 Yadav 方法及磺化作用生成炔,继而与 LiCuBr$_2$ 进行 S$_N$2'立体选择性取代反应,脱甲烷硅基生成溴代丙二烯化合物。最后,溴代丙二烯与 CBr$_4$-Oct$_3$P 溴代生成终产物(–)-isolaurallene。

3. 氯代九元环醚(+)-brasilenyne

Kinnel 等(1979)从海兔 *Aplysia brasiliana* 中分离得到(+)-brasilenyne。经 X 射线结构分析,确定该化合物母核为(2S,3S,9S)-2,3,4,9-四氢二烯中环醚,C9 位为一个乙基取代,C3 位为一个氯原子取代,C2 位为(Z)-2-五-烯-4 炔基取代。活性研究发现,该化合物具有剑尾鱼拒食活性。Denmark 和 Yang(2002)首次完成了(+)-brasilenyne 的全合成(图 3-106)。他们发现了一种基于分子内硅辅助的交叉偶联反应合成 1,3-顺-顺二烯中环的方法,并将其有效运用到(+)-brasilenyne 的全合成制备中。

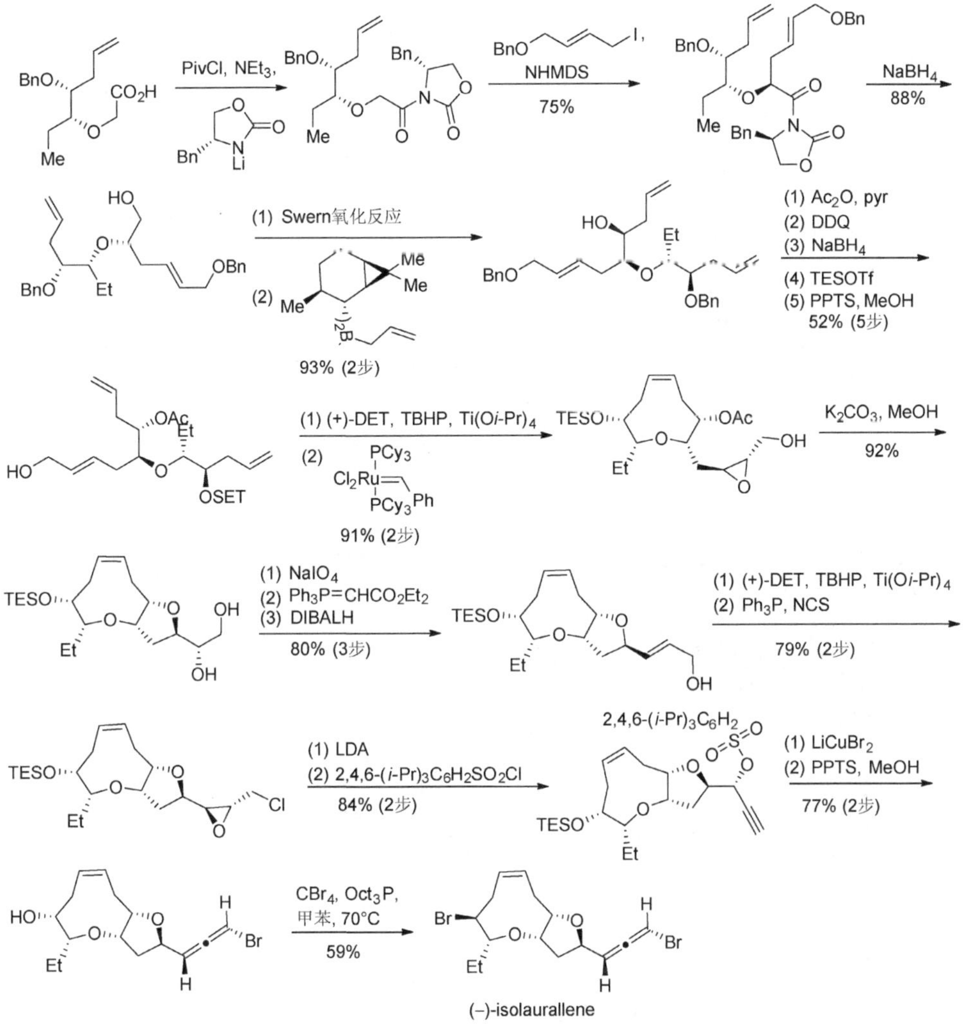

图 3-105 Crimmins 研究组关于(−)-isolaurallene 的全合成

该全合成方法以(S)-(−)-羟基丁二酸为起始原料，经选择性保护生成 1,3-二氧代环酮化合物。乙酸基通过还原成醇、加保护基团等生成 TBS 保护的醇。该化合物又与二(三甲基硅烷基)乙炔进行 TiCl₄ 介导的炔基化及酸化反应生成内酯化合物。该化合物在碘存在时脱去三甲基硅基，随后与二酰亚胺发生还原反应生成顺式碘代烯。经酰胺化开环及对甲氧基苄基保护后，顺式碘代烯生成的 Weinreb 酰胺又与二异丁基氢化铝发生还原反应成醛，进行 Brown 不对称烯丙基化反应，生成烯丙醇化合物。醇经甲硅烷基化，生成的乙烯基硅烷在 Schrock 催化剂存在下经关环复分解反应生成环硅醚。此后，该化合物与[allylPdCl]₂ 在四丁基氟化铵存在时发生分子内交叉偶联反应，生成二烯环醚化合物。随后，该化合物通过

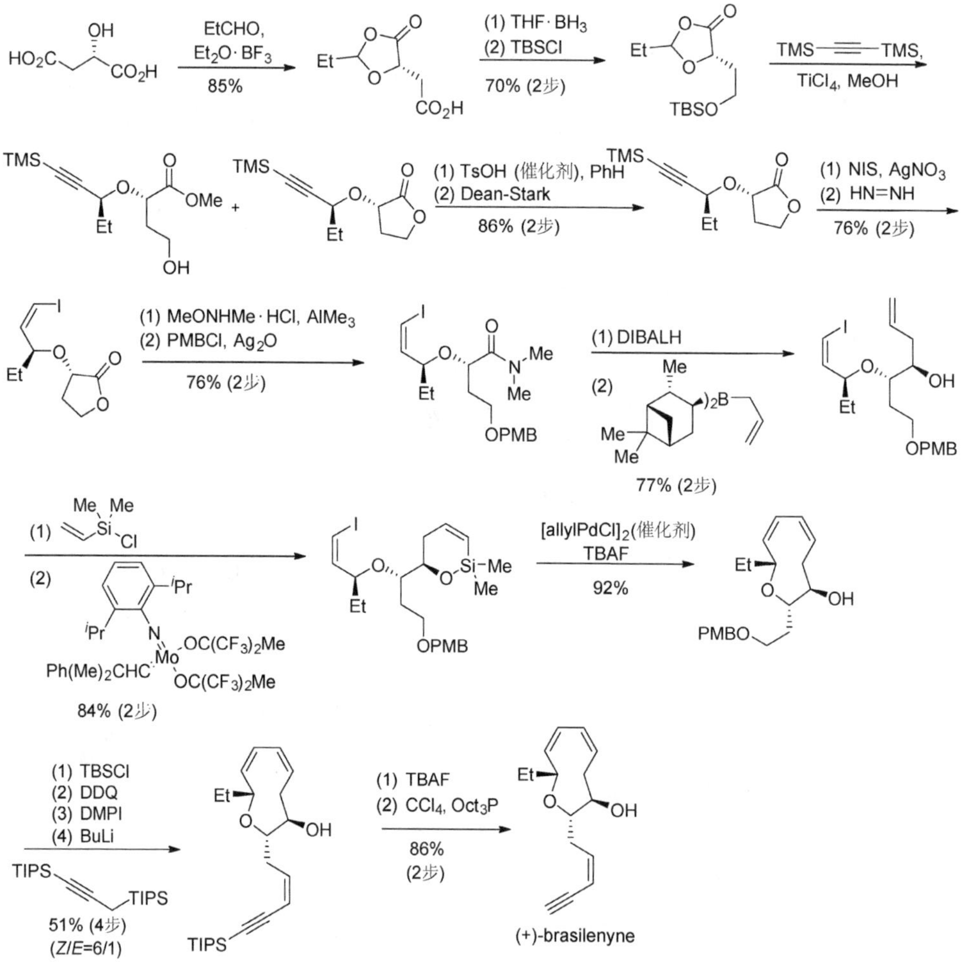

图 3-106　Denmark 研究组关于(+)-brasilenyne 的全合成

叔丁基二甲基硅烷基保护、与二氯二氰基苯醌作用脱对甲氧基苄基、Dess-Martin
氧化及 Peterson 烯化 4 步反应生成含羟基的二烯中环醚化合物。最后，中环醚通
过脱甲硅基、与 CCl₄-Oct₃P 氯化等反应生成终产物(+)-brasilenyne。

第四节　溴酚类杂合体

一、溴酚-二苯甲烷类

1. 四溴代苯酚 BDDPM 及其衍生物

双(2,3-二溴-4,5-二羟基苯基)甲烷（BDDPM）由日本 Kurata 和 Amiya（1977）

从松节藻 *Rhodomela larix* 中首次分离，并鉴定了其化学结构（图 3-107）。后续从多种海洋红藻中分离获得 BDDPM 并对其生物活性进行了初步探索，如酶抑制作用（Lee et al.，2007）、抗菌活性（Xu et al.，2003）。2002 年，史大永教授研究组从 *Rhodomela confervoides* 中也分离得到 BDDPM，并且发现其具有良好的体外 PTP1B 抑制活性（IC_{50} 值=2.4 μmol/L）。

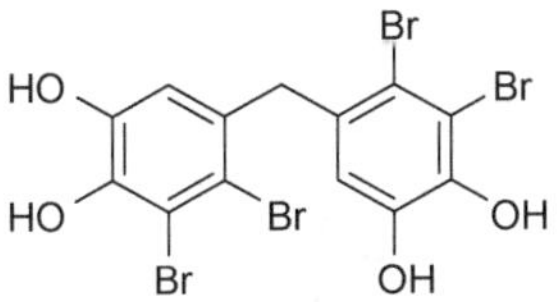

图 3-107　化合物 BDDPM 的结构

50 kg 风干松节藻样品中，仅可分离获得 7.8 g BDDPM。由于天然 BDDPM 分离困难，产率低，后续相关药理、药效学研究严重受限。鉴于此，史大永研究组的李敬博士通过化学合成手段进行了 BDDPM 的全合成研究。藜芦酸和藜芦醚在多聚磷酸的作用下，通过傅克酰基化反应，生成二苯甲酮化合物，在液溴和金属铁粉作用下，选择性地添加 4 个溴，得到四溴代二苯甲酮，与三乙基硅烷和三氟乙酸反应生成二苯甲烷，最后经 BBr_3 还原，得到目标产物及 4 个系列共计 20 个溴酚类衍生物（图 3-108）。

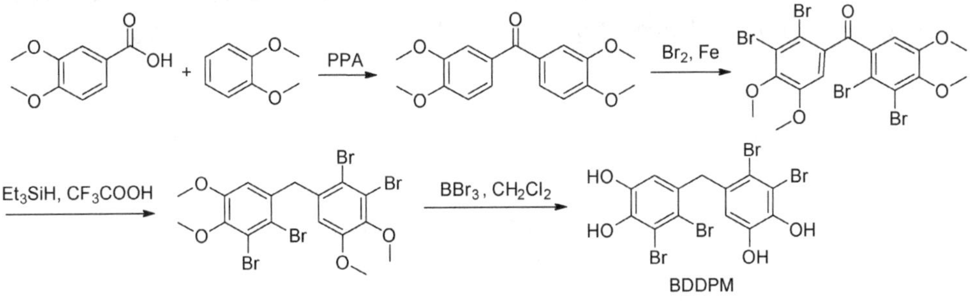

图 3-108　四溴代苯酚 BDDPM 的合成

2. 双溴代苯酚 avrainvilleol

Sun 等（1983）从加勒比海的浅海绿藻 *Avrainvillea longicaulis* 中分离出溴酚 avrainvilleol。该化合物显示出生物毒性（对岩礁鱼类的 IC_{50} 值=10 μg/mL）、较好的生物拒食活性（针对热带鱼 *Pomacentrus caeruleus*）和抗菌活性。作者用酸性甲醇处理 avrainvilleol，得到甲基醚衍生物，并对其进行了羟基的乙酰化、烷基化、氧化和脱卤素等反应得到系列衍生物（图 3-109）。

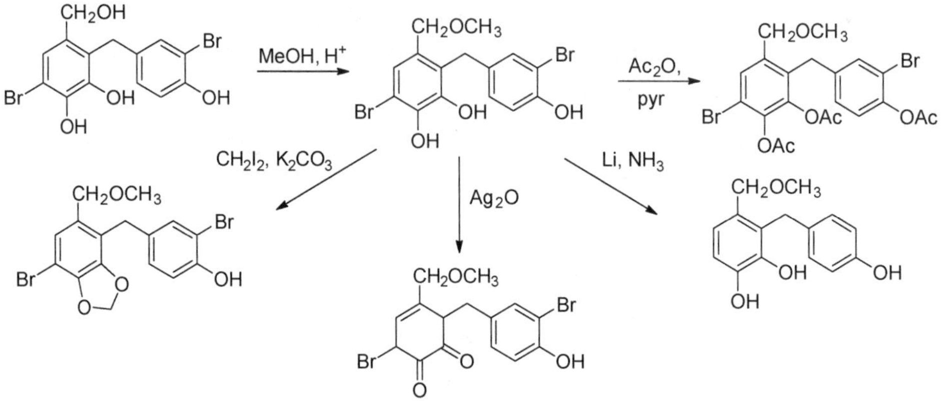

图 3-109 双溴代苯酚 avrainvilleol 的合成

3. 三溴代苯酚 BPN

以产自中国青岛海域的海洋红藻松节藻 *Rhodomela confervoide* 为原料，徐年军博士首次分离到海洋次生代谢产物 3-溴-4-[(2′,3′-二溴-4′,5′-二羟基苯基)-甲基]-5-[(乙氧基)-甲基]-1,2-苯二酚（BPN）（Fan et al.，2003），并通过核磁共振、质谱和红外光谱等分析手段确定了其化学结构（图 3-110）。进一步研究发现，该化合物表现出强烈的蛋白酪氨酸磷酸酶 1B（PTP1B）抑制活性，IC$_{50}$ 值可达 0.84 μmol/L（Shi et al.，2008a）。史大永研究组的 Xu 等（2018）对 BPN 进行了全合成研究，解决了其药源问题，徐琦博士进行了后续的细胞活性及小鼠体内活性研究。

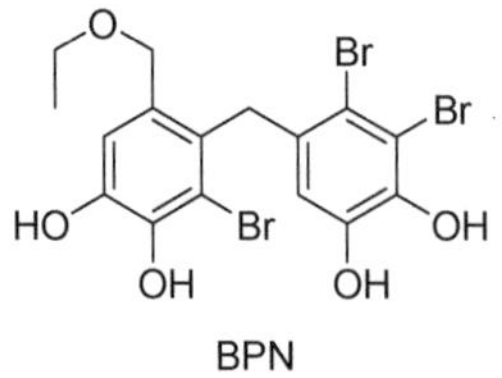

BPN

图 3-110 三溴代苯酚 BPN 的结构

以香草醛为原料，在甲醇溶液中与液溴反应，获得单溴产物。在碱性条件下，对产物酚羟基进行保护，得到双甲氧基保护的单溴苯甲醛。该原料在乙酸中，于 60℃下与溴反应，然后用丙酮重结晶，得到的双溴代产物用 NaBH$_4$ 还原，得到双溴代苄醇。单溴苯甲醛用黄鸣龙法还原，得到单溴甲苯。双溴代苄醇和单溴甲苯在三氯化铝作用下，发生 Friedel-Crafts 烷基化反应，生成二苯甲烷。采用 NBS 自由基对其进行溴代生成苄溴后，在碱性水溶液中水解，生成苄醇化合物。苄醇与乙醇脱水成醚，即得到化合物 BPN（图 3-111）。

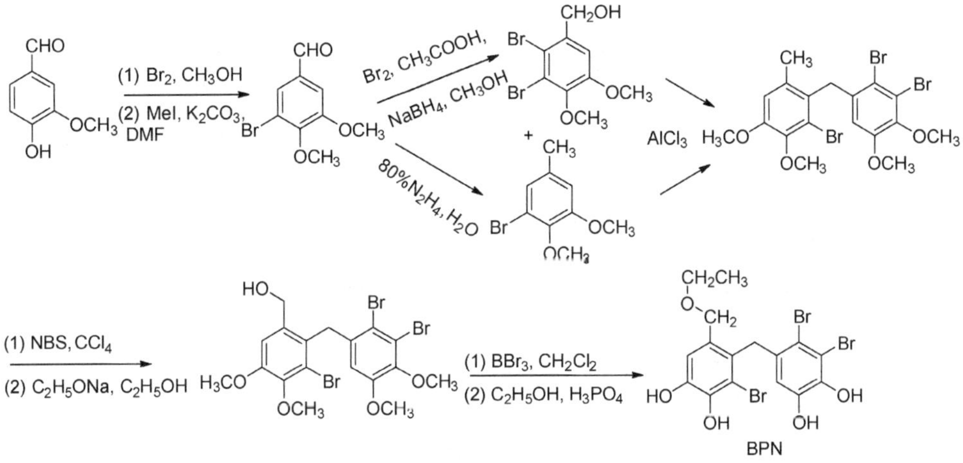

图 3-111　三溴代苯酚 BPN 的合成

4. 五溴代苯酚 BDB

在对松节藻成分提取过程中，史大永研究组分离到一种新化合物 3-溴-4,5-二-(2,3-二溴-4,5-二羟基苄)-1,2-苯二酚（BDB），其具有非常高的 PTP1B 抑制活性，其 IC_{50} 值为 1.7 μmol/L（Shi et al., 2008b）。鉴于其较低的分离产率，难以进行后续的深入研究，崔永超硕士以化学合成方法实现了 BDB 的合成，解决了 BDB 的药源问题。该设计路线具有反应条件温和、产率较高和产物专一性好等优点。该反应以天然产物香草醛为原料，经过溴化、羟基保护、傅克烷基化和脱羟基保护基团等反应，最终得到产物 BDB，总收率为 34%（图 3-112）。此反应路线设计合理，能够实现大规模制备化合物 BDB。

在使用香草醛作为原料和液溴发生的溴化反应中，苯环上反应位点主要取决于苯环上取代基。综合考虑到羟基、醛基和甲氧基的定位效应，香草醛的溴代产物主要为 5-溴香草醛。在碳酸钾存在下，其和碘甲烷反应生成醚实现对羟基的保护，该步骤操作简单，能够定量地得到目标化合物。上一步得到的化合物 5-溴藜芦醛，在加热条件下与液溴再一次发生芳香亲电取代反应，专一性地得到单取代产物。将该反应体系倒入冰水中会有沉淀生成，过滤得到的固体用丙酮重结晶即可以 60% 的收率得到目标化合物 5,6-二溴藜芦醛。采用较温和的 $NaBH_4$ 作为还原剂，将醛基还原成苄醇，产物单一，收率很高（93%）。

苄醇与藜芦醚发生傅克烷基化反应，得到化合物 4,5-二-(2,3-二溴-4,5-二甲氧基苄)-1,2-二甲氧基苯。反应中苄醇被路易斯酸活化，然后和富电子芳环发生傅克烷基化，通过控制加入的苄醇的当量，可以选择性地得到对称三苯甲烷，收率为 90%。在 CH_2Cl_2 作为溶剂时，常温下利用溴素取代，得到溴化产物 3-溴-4,5-二-

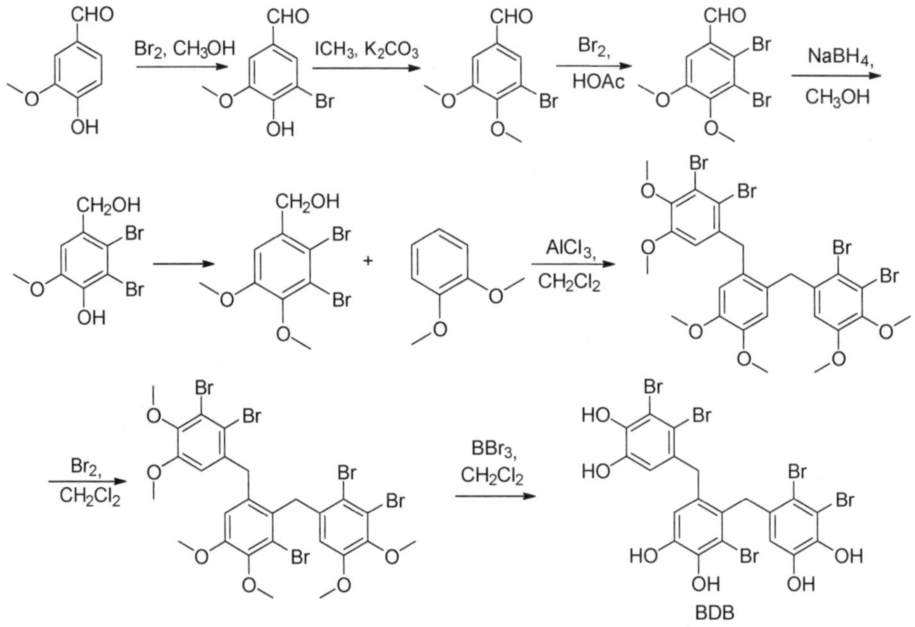

图 3-112 五溴代苯酚 BDB 的合成

(2,3-二溴-4,5-二甲氧基苄)-1,2-二甲氧基苯,最后采用 BBr$_3$ 脱掉甲基。由于所有的甲基均需要脱保护,因此只有使用多倍量的 BBr$_3$ 才能得到相应的 BDB。

二、溴酚醚类

1. 溴酚-二苯醚

Francesconi 和 Ghisalberti(1985)设计合成了一系列的对苯氧基苯酚溴代化合物。对苯氧基苯酚卤代化合物最先是从澳大利亚的一种名为 *Dysidea* 的海藻中提取出来的。作者以 4-溴硝基苯的衍生物为反应起始原料,经六甲基磷酰胺的聚合反应,NaHS 的硝基还原成氨基,氨基溴化后,再经 BBr$_3$ 脱甲基,最终得到目标产物(图 3-113)。

2. 溴酚-苄醚类

Kubo 等(1990)从红藻 *Odonthalia washingtoniensis* 和 *Odonthalia floccosa* 中分离得到一种新化合物,该化合物能够促进陆生植物生长或延长其生长期。以香草醛(4-羟基-3-甲氧基苯甲醛)为原料,Kubo 等实现了上述化合物的化学合成,并得到一系列同系物。作者采用甲氧基甲基醚(MOM)对 1,2 位的羟基进行保护,从而用 HCl 脱掉 MOM 时,保留了 5 位的甲基醚(图 3-114)。

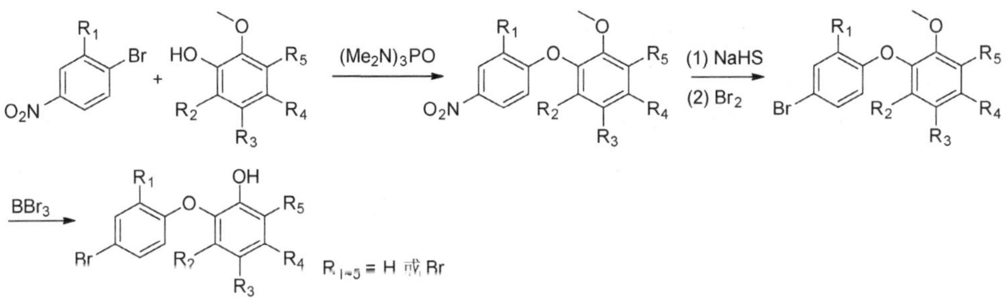

图 3-113 溴酚-二苯醚的合成

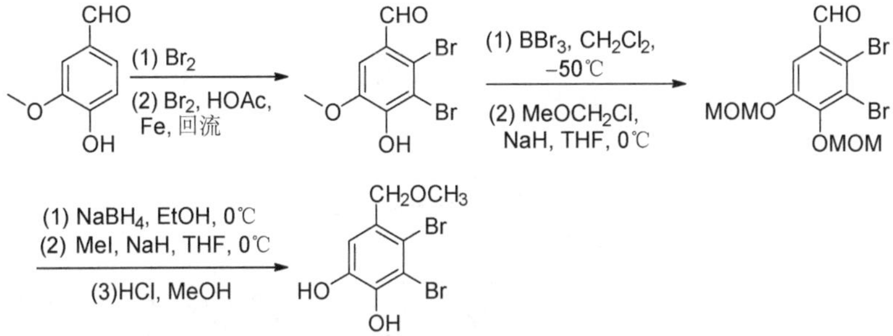

图 3-114 溴酚-苄醚类的合成

Shoeib 等（2004）使用生物活性导向方法对红藻 *Polysiphonia lanosa* 中的溴酚进行衍生化，制备出一系列的溴酚苄醚类化合物，并采用高通量筛选测定其细胞毒活性，发现了一个对 DLD-1 和 HCT-116 细胞株具有很强活性的先导化合物（IC_{50} 值分别为 1.72 µmol/L 和 0.80 µmol/L）。与 Kubo 的合成方法不同的是，Shoeib 利用醇回流方法一步直接合成苄醚，而不需要对 1,2 位的羟基进行保护和脱保护操作，简化了合成步骤（图 3-115）。

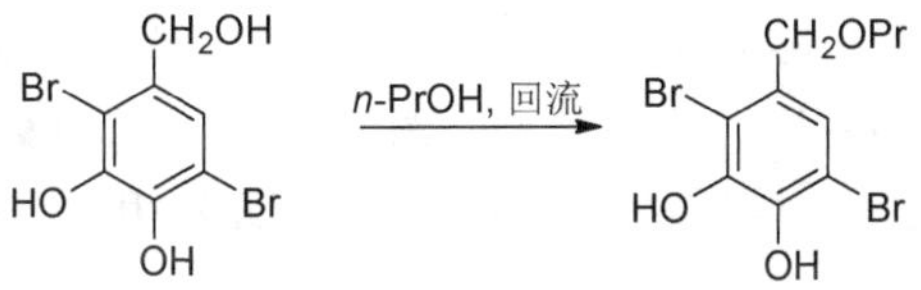

图 3-115 苄醚的合成

三、溴酚杂环类

1. 溴酚-糖类

Zhang 等（2017）对本研究组发现的海洋溴酚类 PTP1B 抑制剂（BPN、HPN 等）的结构分析发现：①此类化合物海洋卤代特色明显，含有海洋天然产物中常见的溴素取代，这与源自陆地的天然产物存在明显区别，可能是由于陆生天然代谢产物缺乏溴素来源；②此类化合物均由结构相对简单的取代苯环连接而成，区别在于连接的方式及取代基团不同，其中又以溴代及多酚羟基为基本特点。基于以上综合分析，我们设想：将更多的溴酚结构单元组合到一起是否可以获得更为优异的 PTP1B 抑制剂？基于此设计思路，设计目标化合物，如图 3-116 所示。

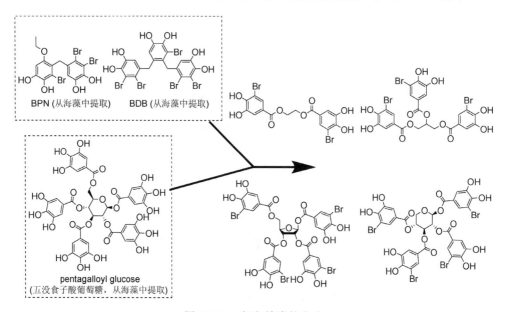

图 3-116　溴酚-糖类的合成

　　4 个目标化合物均由单溴双酚结构单元组合而成，其区别在于活性结构单元的个数不同及采用的连接方式有差别。合成方法如下：溴化后的香草醛经 TBDMSCl 保护、氧化反应获得取代苯甲酸，而后以此为单位与不同的骨架分子酯化再脱 TBDMS 保护，即获得连接有不同数量（2 个、3 个、4 个）溴酚基团的化合物（图 3-117）。PTP1B 抑制活性测试结果显示，含有更多溴酚结构单元的化合物对 PTP1B 具有较好的抑制活性，IC$_{50}$ 值在 0.19～0.24 μmol/L。

2. 溴酚-二氢异苯并呋喃类

　　Xu 等（2004）在对小黏膜藻 *Leathesia nana* 进行化学成分研究时发现了一种结构新颖的化合物 HKS，其英文名称为(+)-3-(2,3-dibromo-4,5-dihydroxyphenyl)-4-bromo-5,6-dihydroxy-1,3-dihydroisobenzofuran；中文名称为(+)-3-(2,3-二溴-4,5-二羟基苯基)-4-溴-5,6-二羟基-1,3-二氢异苯并呋喃。对此化合物的生物活性功能筛选，体外药理活性研究发现该化合物具有优良的抗凝血活性。其化学结构式如图 3-118 所示。

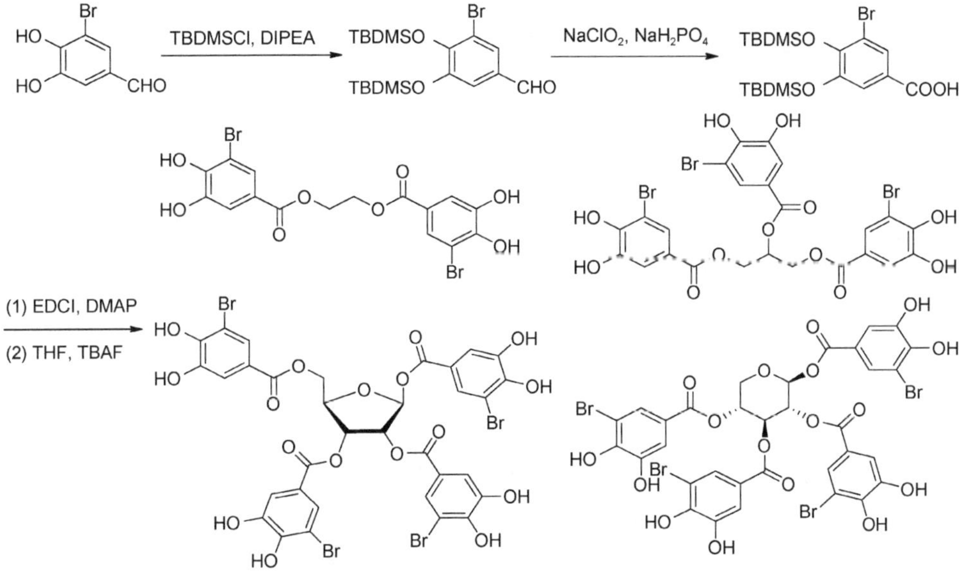

图 3-117 单溴双酚结构的合成

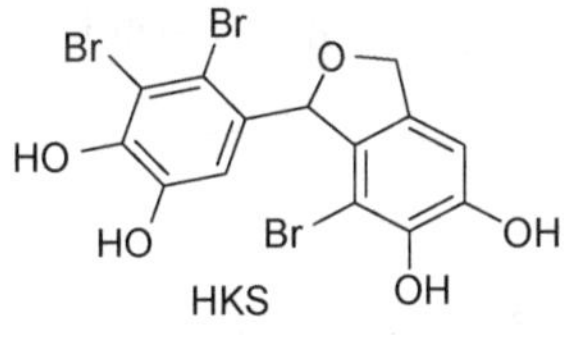

图 3-118 化合物 HKS 的结构

　　根据目标化合物的结构特点，卢伟申以香兰素为起始原料，采用以下合成路线完成了目标产物 HKS 的合成。以香兰素为底物，在甲醇溶液中和液溴发生溴化反应得到 5-溴香兰素。使用碘甲烷和羟基反应生成醚对羟基保护，得到 5-溴藜芦醛。醛基进一步发生 Wolff-Kishner-黄鸣龙反应被还原成甲基后得到溴代甲苯。5-溴藜芦醛经 KMnO₄ 氧化得到 5-溴藜芦酸后，再在碱液中进行选择性溴代，生成 5,6-二溴藜芦酸。溴代甲苯和 5,6-二溴藜芦酸在三氟乙酸酐（TFAA）与 85% H₃PO₄ 作用下发生 Friedel-Crafts 酰基化反应得到溴代二苯甲酮。用 N-溴代邻苯二甲酰亚胺对苄位溴化得苄溴，碱性条件下水解得到醛，然后用 NaBH₄ 还原醛基。最后用 BBr₃ 对氧甲基脱保护，进一步发生分子内脱水，合成出化合物 HKS（图 3-119）。

3. 溴酚-吲哚酮类

　　溴酚类化合物主要存在于海洋来源海藻中，具有抗氧化、抗肿瘤、抗菌、PTK

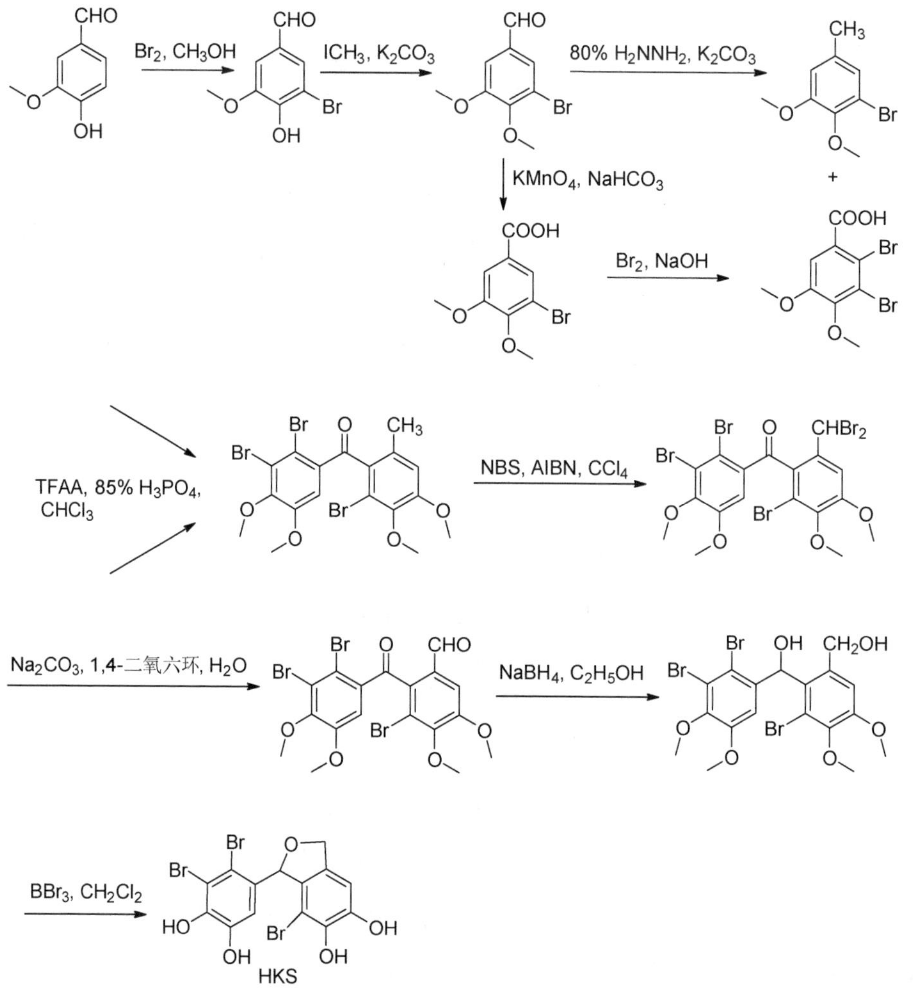

图 3-119　溴酚-二氢异苯并呋喃类化合物 HKS 的合成

抑制及 PTP1B 抑制活性。其独特的海洋溴代特色及广泛的药理活性已引起众多研究者的关注。氧化吲哚是一个很重要的活性基团,含有它的化合物具有多种活性,包括抗结核、抗糖化、抗肿瘤、神经调节、抗菌、抗氧化及抗惊厥等活性(Eastwood et al.,2011;Kaur et al.,2014)。其中,2-氧化吲哚酮衍生物在抗肿瘤方面表现出良好的应用前景,有的已经作为上市抗肿瘤靶向药物在临床上应用(Li et al.,2005;Dweedar et al.,2014)。史大永研究组的王立军博士将 2-氧化吲哚酮活性基团引入海洋溴酚结构中,设计合成了一系列的溴酚与 2-吲哚酮杂合体,并用噻唑蓝(MTT)比色法测定它们对人肺癌细胞 A549、人宫颈癌细胞 HeLa、人肝癌细胞 Bel-7402 和 HepG2、人结肠癌细胞 HCT-116 的抑制活性,研究其构效关系,并探讨部分高活性化合物抗肿瘤的初步作用机制（Wang et al.，2015）。合成步骤如图 3-120 所示，2-吲哚酮与氯磺酸在 65℃下加热，反应生成 2-吲哚酮-5-氯磺酸，与不同的胺反应，得到 2-吲哚酮-5-磺酰胺，最后通过克内文纳格尔缩合反应，获得目标产物溴酚吲哚酮杂合体。

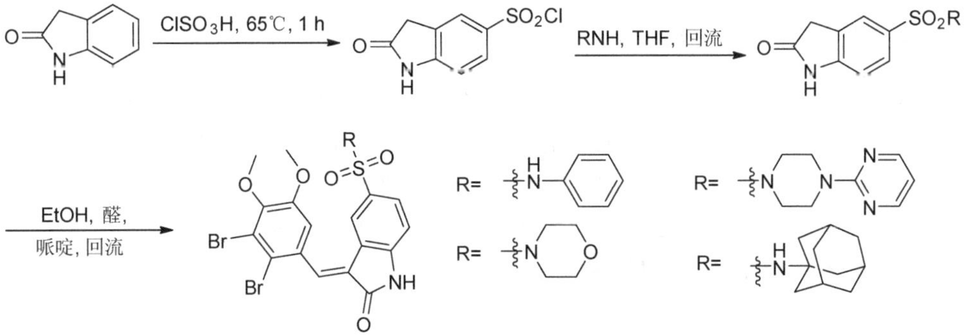

图 3-120　溴酚吲哚酮杂合体的合成

4. 溴酚-喹啉类

Ma 等（2007b）从红藻 *Rhodomela confervoides* 中分离得到 7 个新的溴酚化合物，包括 1 个溴代酪氨酸化合物、3 个溴酚苄基与核苷碱基通过 C—N 键相连的化合物和 3 个溴代四氢异喹啉化合物，随后以溴代酪氨酸为原料经过半合成制得溴代四氢异喹啉化合物。溴代酪氨酸经甲醛合环，以 25%的收率获得溴代四氢异喹啉甲酸化合物和它的同分异构体（16%）。混合物在甲醇中酯化即获得互为同分异构体的 2 个溴酚四氢异喹啉甲酸化合物，收率分别为 68%和 56%。以上溴代四氢异喹啉同分异构体均通过 HPLC 纯化，并计算相关收率（图 3-121）。

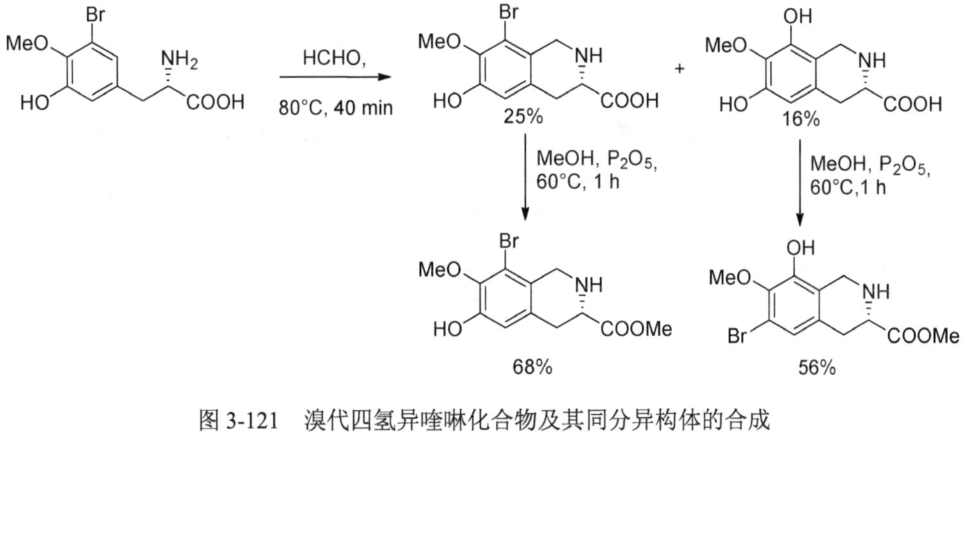

图 3-121　溴代四氢异喹啉化合物及其同分异构体的合成

第五节　其他氯代海洋化合物

一、氯酚类化合物

1. 二氯代二苯甲酮 pestalone

Cueto 等（2001）从采集自巴哈马群岛的褐藻 *Rosenvingea* sp.表面分离得到一株盘多毛孢菌属真菌 *Pestalotia* sp.，在真菌培养条件下将其与一株抗生素耐受的海洋细菌 CNJ-328 共培养得到一个新的氯代二苯甲酮化合物 pestalone（图 3-122）。该化合物对耐甲氧西林细菌 *Staphylococcus aureus* 和耐万古霉素细菌 *Enterococcus faecium* 均表现出很强的抗菌活性。

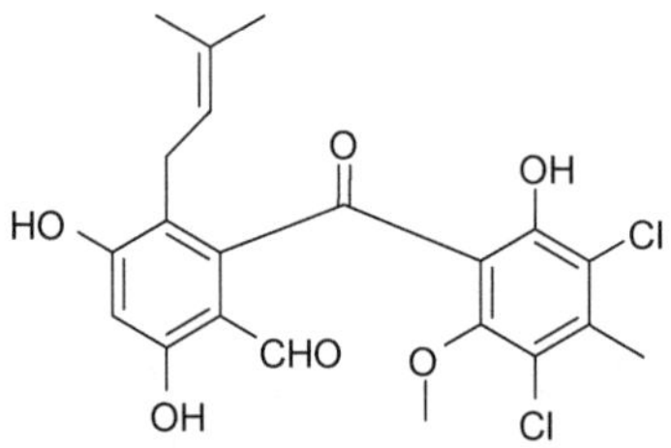

图 3-122　pestalone 的结构

Iijima 等（2004）首次对化合物 pestalone 进行了全合成，其合成路线如图 3-123 所示。以噁唑啉中间体为起始原料，经异戊烯化、苄基化、甲酯化、TBDPS 酯化、脱噁唑啉保护基团等步骤，获得苯甲醛中间体。苯甲醛与卤苯中间体联结生成二苯甲醇中间体，再经脱 TBDPS、选择性氧化、脱 MOM、甲基化和脱苄基等步骤，生成目标产物 pestalone。

Slavov 等（2010）也实现了 pestalone 的化学合成，其合成路线如图 3-124 所示。以市售的 5-甲基间苯二酚为原料，经过氯化、溴化、甲基保护生成的溴苯中间体，与溴化后的 3,5-二甲氧基苯甲醛在 *n*-BuLi 作用下，高收率（82%）地生成二苯甲醇中间体。在此骨架分子基础上，经氧化、脱甲基、MOM 保护、烷基化取代和脱 MOM 等步骤即可以获得 pestalone。该全合成方法以市售原料为起点，仅需要 10 步，即可以 16%的总收率高效地获得 pestalone。另外，除了最后 3 步需要柱层析分离以外，其他的 7 步产品都可以结晶获得，方便而高效。

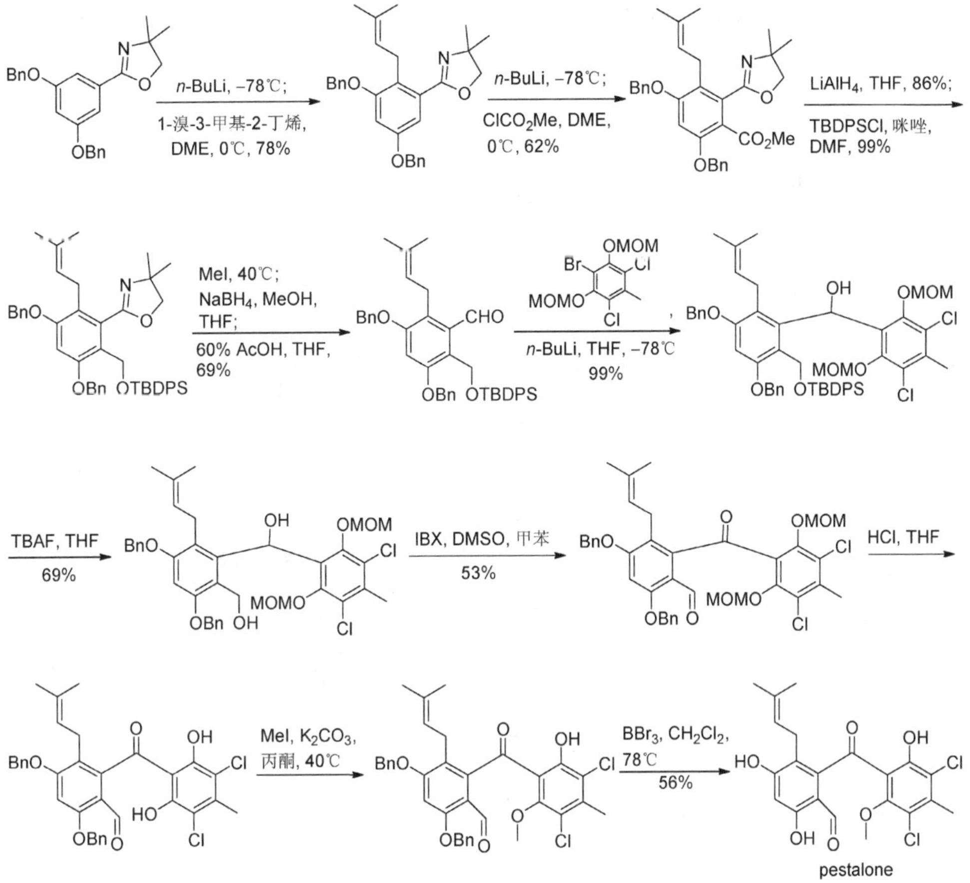

图 3-123　Iijima 等关于 pestalone 的全合成

2. 二氯代二苯甲酮 pestalachloride A

Li 等（2008）从 *Pestalotiopsis adusta* 中分离得到 pestalachloride A，该化合物可能来源于化合物 pestalone，其可能的生源合成路线如图 3-125 所示（Harper et al.，2003）。化合物 pestalachloride A 对植物致病菌 *Fusarium culmorum* 表现出较强的抗真菌活性，其 IC_{50} 值为 0.89 μmol/L。

Augner 等（2011）发现，室温条件下化合物 pestalone 在 1,4-二氧六环溶液中一步即可转化为化合物 pestalachloride A 及其衍生物 pestalachloride 1 和 2。Gerbino（2012）通过进一步研究发现，化合物 pestalone 通过光化学作用或在亲核试剂（如氰化物）存在的情况下可以很容易地转化为化合物 pestalalactone。其转化过程如图 3-126 所示。

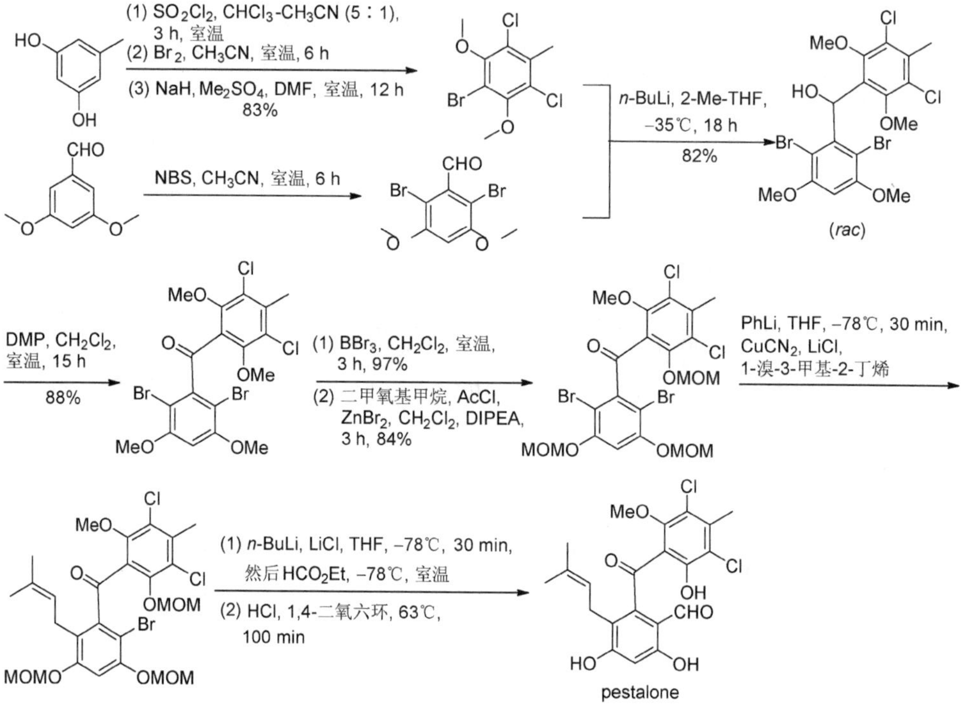

图 3-124　Slavov 研究组关于 pestalone 的全合成

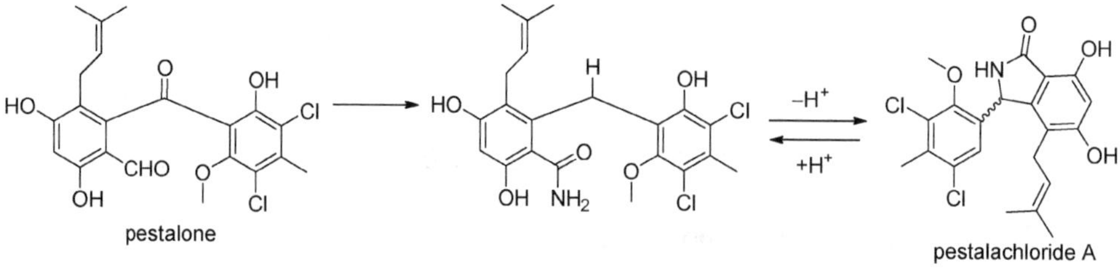

图 3-125　pestalachloride A 的可能来源

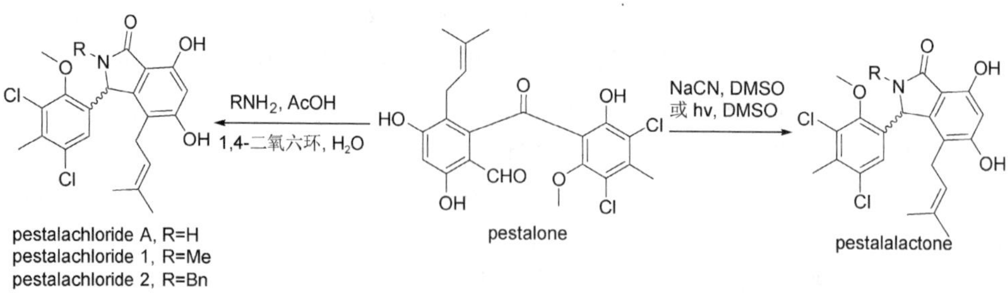

图 3-126　pestalalactone 的光化学合成

Augner 等（2013）进一步研究了化合物 pestalachloride A 及其异吲哚啉酮类似物的抗细菌和抗真菌活性。化合物 pestalachloride A 对耐甲氧西林细菌 *Staphylococcus aureus* 具有抗菌活性（MIC 值=10 μg/mL），而它的 *N*-烷基衍生物却没有活性。化合物 pestalalactone 抗菌活性稍弱（MIC 值=25 μg/mL）。化合物 pestalone 对 *Staphylococcus aureus* 菌株 USA300 和 Mu50 有抗菌活性（MIC 值=5～10 μg/mL）。化合物 pestalalactone 对 2 株致病真菌 *Pyrenophora teres*（ED_{50} 值=4.3 μg/mL）和 *Trametes versicolor*（ED_{50} 值=13.1 μg/mL）具有抗真菌活性。

3. 二氯代二苯甲酮类 pestalachloride D

Wei 等（2013）从一株中国南海肉芝软珊瑚 *Sarcophyton* sp. 来源的真菌 *Pestalotiopsis* sp. 中获得了一个氯代二苯甲酮类化合物 pestalachloride D，其差向异构体 pestalachloride C 也被一同分离获得。化合物 pestalachloride D 中的六元环为椅式构象，而化合物 pestalachloride C 的六元环为船式构象。pestalachloride C 和 D 的生源合成途径如图 3-127 所示，结构片段氯酚脱氢可逆转化为氧负离子，负离子进攻酚醛的醛基碳，脱氢生成二苯甲醇。二苯甲醇转化为二苯甲烯后，再通过 [4+2] 环加成反应最终生成化合物 pestalachloride D 和 C。化合物 pestalachloride C 对斑马鱼胚胎具有明显的致畸、亚致死、致死等毒性，而化合物 pestalachloride D 则未在这些方面表现出明显毒性。另外，pestalachloride C 和 D 都表现出了中等的抗菌活性。

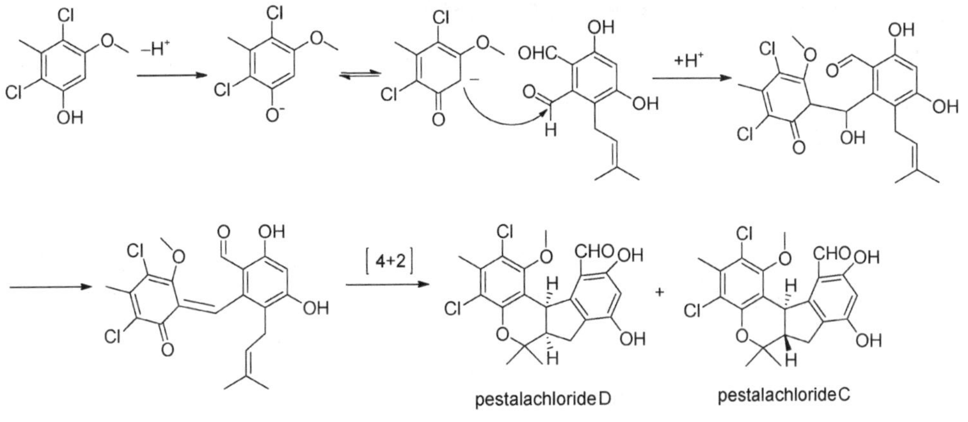

图 3-127　pestalachloride D 的生源合成

4. 四氯苯酚类衍生物

Oh 等（2008，2009）对分离自红藻 *Odonthalia corymbifera* 中的系列溴酚进行结构修饰，得到了多种溴酚和氯酚衍生物，并测定其对 4 种真菌菌株和 6 种细菌菌株的抑制活性。合成的氯酚化合物 3,3′,5,5′-四氯-2,2′-二羟基二苯甲烷表现出较强的抗真菌活性， IC$_{50}$值小于 5 μg/mL。氯酚化合物的合成路线如图 3-128 所示。

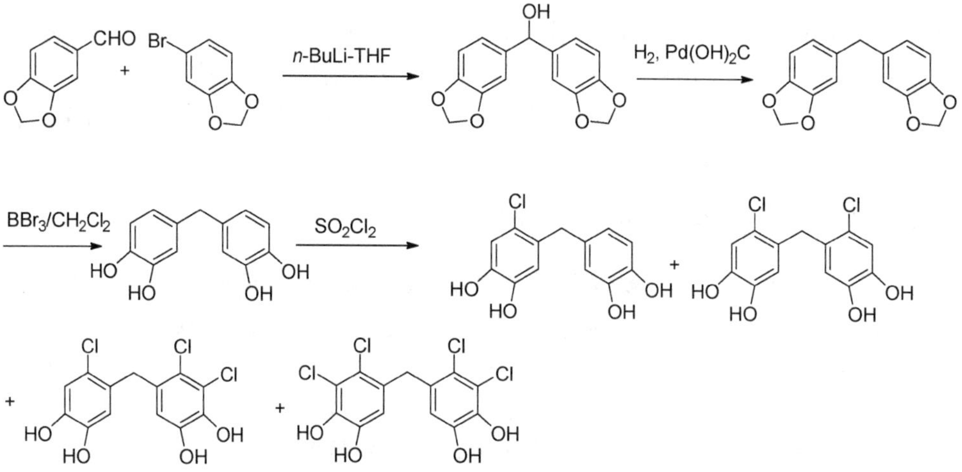

图 3-128　氯酚化合物的全合成

5. 氯酚-联苯醚类

Klaiklay 等（2012）从红树内生真菌 *Pestalotiopsis* sp.（PSU-MA69）中分离获得了一系列的氯代蒽酮类化合物，并报道了该类化合物的生源合成途径（图 3-129）。氯代二苯甲酮化合物通过氧化环化再开环得到缩酚酸环醚中间体，其水解后得到氯代联苯醚化合物。联苯醚化合物通过酯化或脱羧反应，可以分别得到不同类型氯代衍生物。另外，氯代二苯甲酮化合物通过氧化环化反应得到蒽酮化合物，再生成缩酚酸环醚中间体，继而通过水解反应得到氯代联苯醚化合物。

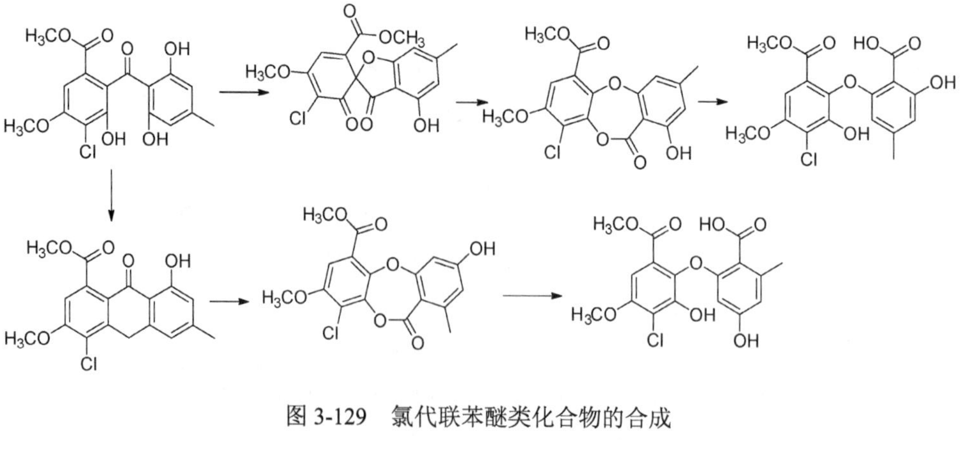

图 3-129　氯代联苯醚类化合物的合成

二、氯代生物碱类化合物

1. 氯代 γ-内酰胺-β-内酯二环 salinosporamide A

　　salinosporamide A 是 Feling 等（2003）从 *Salinispora tropica* 中分离得到的。Feling 等通过质谱确定 salinosporamide A 的分子量为 313.78，分子式为 $C_{15}H_{21}ClNO_4$。随后，通过核磁氢谱、核磁碳谱和单晶 X 射线结构分析确定其绝对构型为 2R,3S,4R,5S,6S，结构见图 3-130。

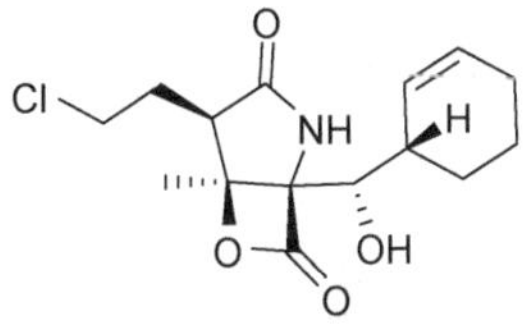

图 3-130　salinosporamide A 的结构

　　随后，该研究组又对 salinosporamide A 做了初步的体外生物活性测定研究，发现其对肿瘤细胞有很好的毒副作用，如对 HTC-116 人结肠癌细胞的 IC_{50} 值为 11 ng/mL，同时观察到对 SF-539 神经癌细胞、NCI-H266 小细胞肺癌细胞、MDA-MB-435 乳腺癌细胞和 SK-MEL-28 黑色素瘤细胞具有更优异的活性，IC_{50} 值均小于 10 nmol/L。Fenical 等（2009）为了研究其作用机制，将 salinosporamide A 作用于纯化的 20S 蛋白酶体，发现蛋白酶体内糜蛋白酶的蛋白酶活性受到明显抑制，IC_{50} 值为 1.3 nmol/L。Fenical 等（2009）推测其活性与其结构中独特的 γ-内酰胺-β-内酯二环骨架有关。Macherla 等（2005）对 salinosporamide A 进行构效关系研究时对上述结论进行了佐证。

　　salinosporamide A 自发现后仅三年即进入了 1 期临床，进行多发性骨髓瘤的治疗试验研究。其优异的生物活性、独特的 γ-内酰胺-β-内酯二环结构及 5 个连续的手性中心引起了合成化学家的极大兴趣，已发展了数十条全合成路线。同时，生物化学家还发展了数条生物合成路线（Beer and Moore，2007；Eustaquio et al.，2008），本书中主要介绍化学合成路线。

　　Reddy 等（2004）在 salinosporamide A 的结构报道后仅一年就完成了其全合成研究，并建立了合成通路的标准。Reddy 等以(S)-苏氨酸衍生物为起始原料，通过环化得到噁唑啉环，再在噁唑啉的 C4 进行烷基化，构建了关键的手性中心，随后通过断裂噁唑啉、酰化，在奎宁环（quinuclidine）催化下完成分子内 Bayls-Hillman-醇醛缩合反应，以较高的 dr 值得到了需要的 γ-内酰胺环异构体。合成路线如图 3-131 所示。

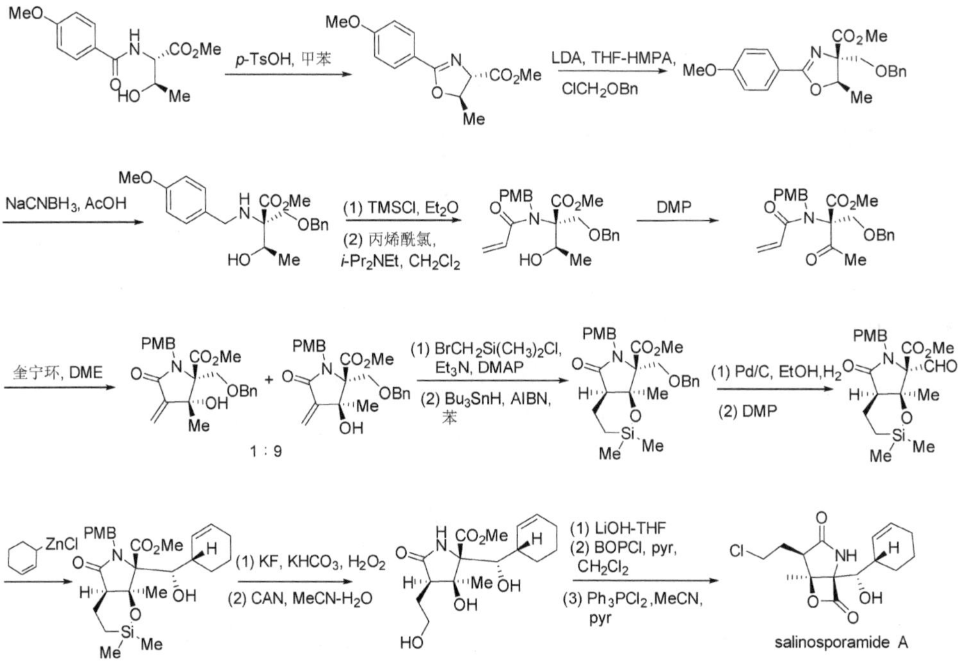

图 3-131　Reddy 等关于 salinosporamide A 的全合成

　　在以后的研究中，Reddy 等（2005）还发展了一条独特的形成 γ-内酰胺环的路线（图 3-132），他们用 Kulinkovich 环丙烷化反应代替了 quinuclidine 进行环化反应，在短时间内完成了 γ-内酰胺环（dr>99：1）的非对映立体选择性合成，之后经过 TBS 保护、Swern 氧化、格氏试剂加成、Tamao-Fleming 氧化、脱保护、内酰化和氯代等反应历程，最终以 16.5%的总收率得到目标产物。该路线的亮点在于借助手性辅基控制立体构型。该路线对之后的研究具有深远的影响，后来的研究者多次引用该方法。

　　Endo 和 Danishefsky（2005）利用不同于 Corey 研究组的策略构建内酰胺环上手性中心。他们利用手性的焦谷氨酸衍生物为起始原料，在其 γ-内酰胺环的 C3 位上通过铜催化 1,4-加成反应引入乙烯基，再通过羰基邻位烷基化反应引入侧链（dr=14：1），完成了多取代 γ-内酰胺环的立体选择性构建。C4 位的手性中心是由 C3 位的碳酸酯保护的羟甲基进行分子内乙酰化生成五元内酯环构建的。随后，利用苯硒盐阴离子断开内酰环，再在 PhSeBr、AgBF₄ 存在下，通过缩醛介导的阳离子环化反应，较好地控制了 C3 位的立体选择性。之后借用 Corey 发展的路线，最终以 28 步、1.8%的总收率得到了 salinosporamide A。合成路线如图 3-133 所示。

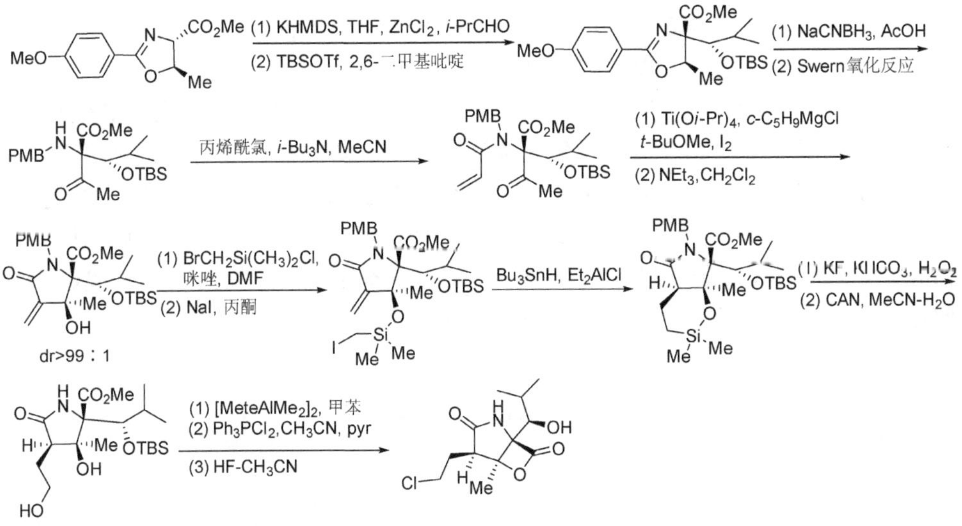

图 3-132　Reddy 等改进的 salinosporamide A 的全合成

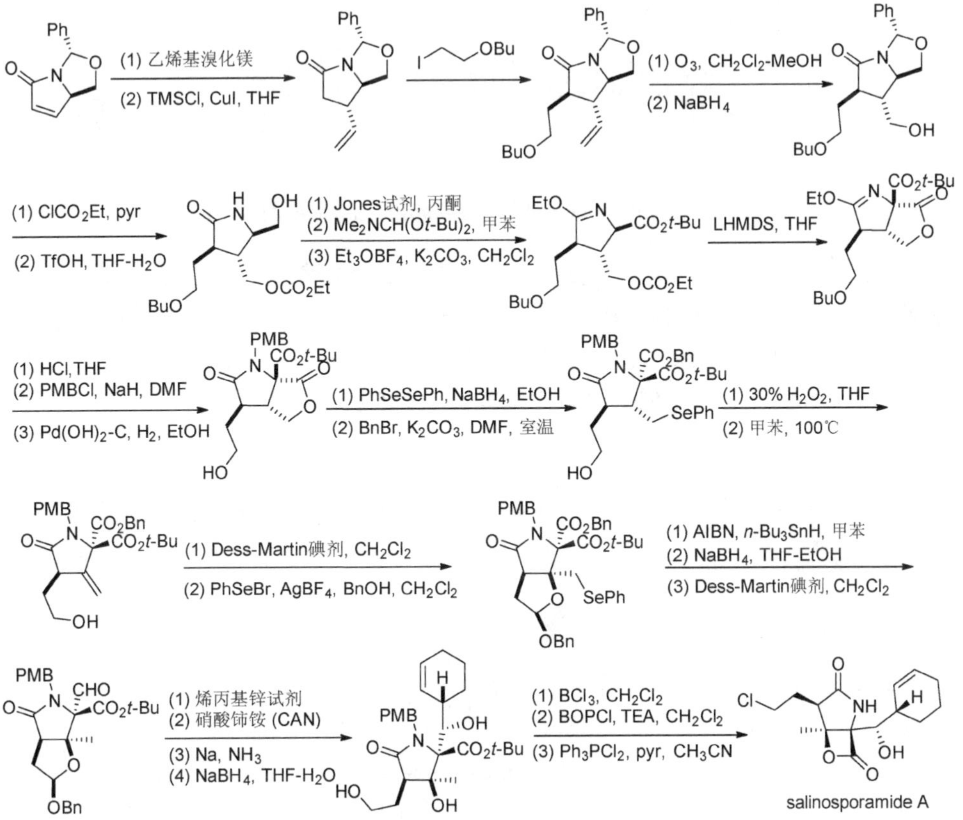

图 3-133　Endo 和 Danishefsky 关于 salinosporamide A 的全合成

Mulholland 等（2006）在 2006 年首次报道了 salinosporamide A 的消旋体仿生合成路线。在该路线中，以 α-取代-β-酮酯为起始原料，其结构类似于 PKS 片段的延伸结构，在进行羰基的乙二醇保护后，与 2-氨基-丙二酸二甲酯发生胺化反应，生成的产物类似于生物合成中聚酮合成酶——非核糖体肽合成酶（目前研究最多的两类次级代谢产物）（PKS-NRPS）中间体的线状结构。其经过脱乙二醇保护，并进行分子内环化，得到了构型单一的 γ-内酰胺环。之后的反应，他们也借用了 Corey 发展的路线，最终以 14 步完成了 salinosporamide A 的消旋体合成。合成路线如图 3-134 所示。

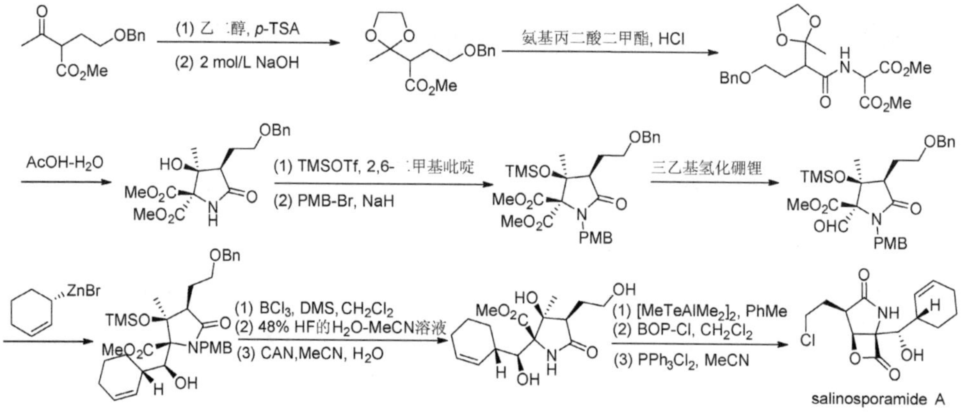

图 3-134　Mulholland 等关于 salinosporamide A 的全合成

Ma 等（2007a）发展了一条目前最短的仿生合成路线。作者利用 N-PMB-丝氨酸丙烯酯与消旋的烯酮二聚物反应生成链状酰胺化合物，再经过简单的反应即可得到 γ-内酰胺-β-内酯二环的消旋体化合物，最后以 7 步、3.3%的总收率完成了 salinosporamide A 的全合成。合成路线如图 3-135 所示。

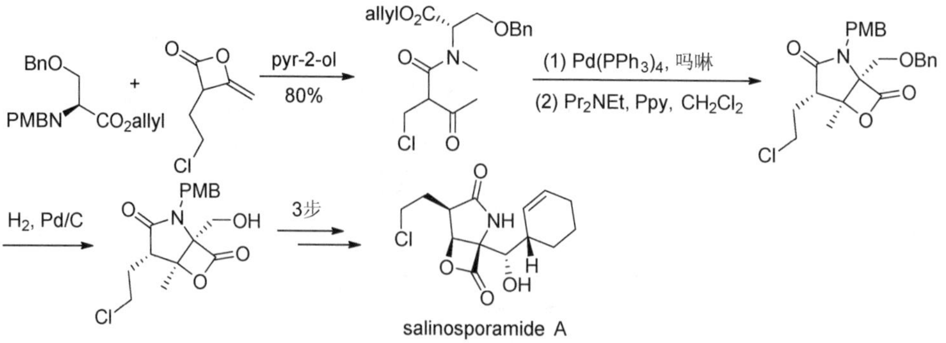

图 3-135　salinosporamide A 的拟生物合成

2. 氯代酰胺类 malyngamide

malyngamide 类化合物分离自海藻菌，是一类骨架新颖的海洋天然产物，因特殊的生长环境，表现出独特的生理活性。Chen 等（2009）报道了复杂的 malyngamide O、P、Q 和 R 的全合成。以 malyngamide O 和 P 的合成为例，以 4-氯-3-羰基-丁酸乙酯为原料，经叠氮化、H_2/Pb 还原、Boc 保护、DIBAL-H 还原、TBDPS 保护、氯化和甲基化等步骤，获得重要的乙烯氯中间体。该中间体再经脱 TBAF 保护基团、IBX 氧化、酯化、利用 TFA 脱 Boc，获得仲胺中间体。仲胺通过直接与烯乌苏酸酯化、Dess-Martin 碘剂氧化，获得 malyngamide P。最后，malyngamide P 经 NaH 处理后，用硫酸二甲酯甲基化，获得 malyngamide O。合成路线如图 3-136 所示。

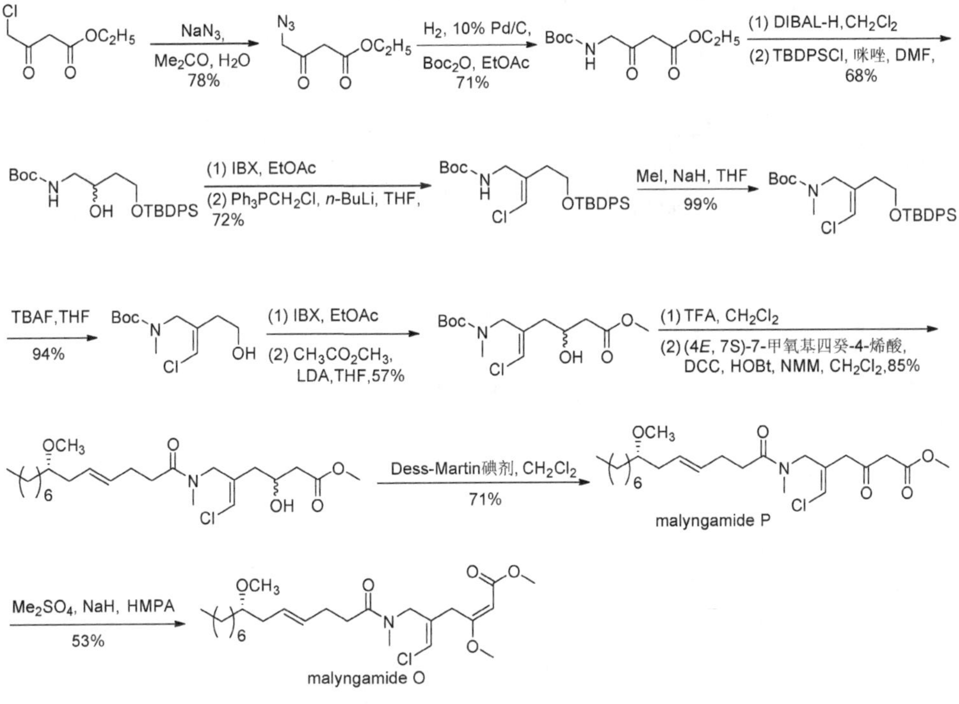

图 3-136　malyngamide O 的全合成

3. 氯代缩酚酸肽类念珠藻素（cryptophycin）衍生物

念珠藻素是蓝绿藻的次级代谢产物，具有显著的抗真菌和抑制微管蛋白聚合的活性。该化合物的体外活性很高，IC_{50} 值=0.004 nmol/L，但在体内没有显著的抗肿瘤活性，推测可能是其溶解性较差。利用哌嗪环替换羟甲基，于酸性条件下将环氧开环，得到哌嗪盐酸盐，提高其水溶性，虽然体外活性略有降低（IC$_{50}$ 值 =0.021 nmol/L），但体内显示出抗肿瘤活性（Al-Awar et al.，2003）。具体合成步骤如下：醛基缩酚酸肽中间产物与溴代三苯基膦内镒盐缩合，生成的烯烃中间体再与 2,2-偶氮二异丁腈（VAZO）和苯硫酚作用生成甲烷基醚，然后利用 CPBA 进行环氧化，再经 TBAF 脱掉甲烷基醚保护基团。苄醇经氯化后，再与 Boc 保护的哌嗪缩合。利用三甲基一氯硅烷（TMSCl）打开环氧基，脱掉 Boc 保护基团后酸化，即获得开环的哌嗪盐酸盐。合成路线如图 3-137 所示。

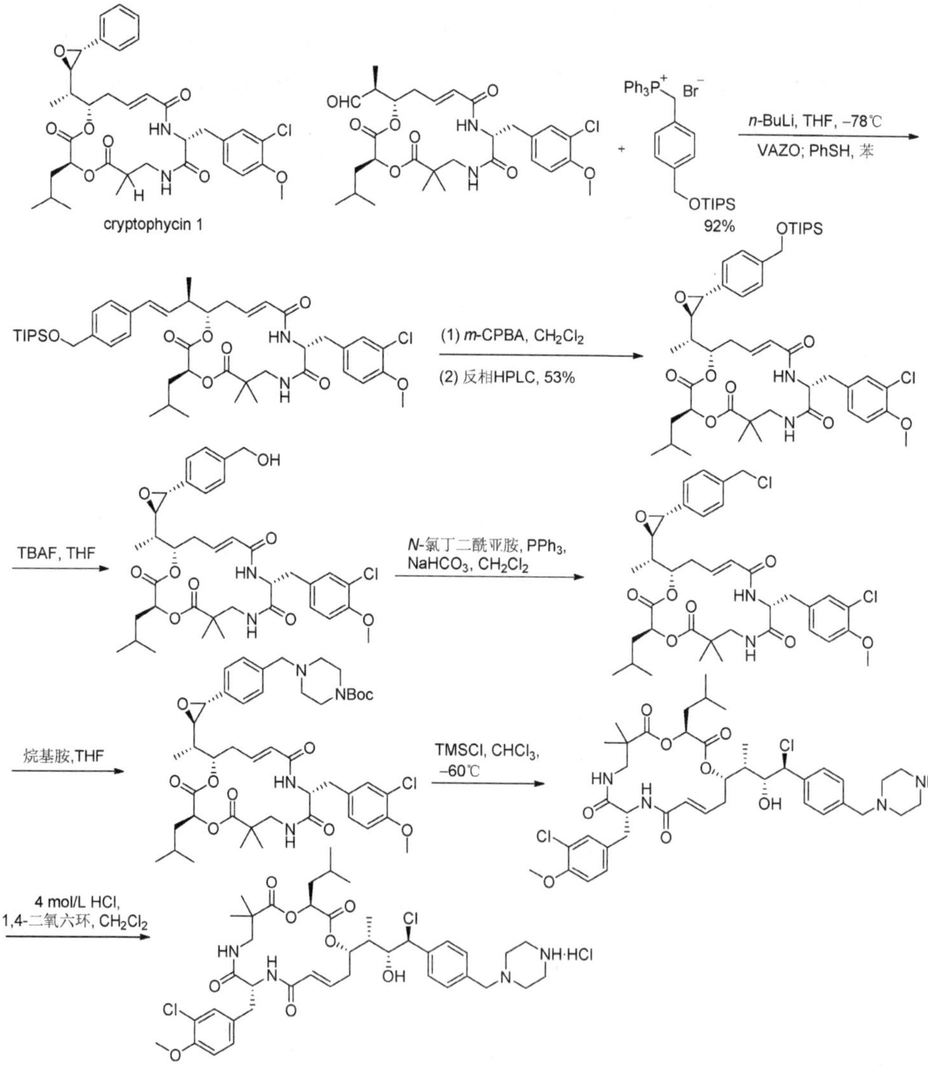

图 3-137　cryptophycin 哌嗪盐酸盐的全合成

三、其他氯代化合物

1. 氯代吡喃并萘醌类 napyradiomycin A1

napyradiomycin A1 是从 *Streptomyces* sp.中提取出来的吡喃萘醌（pyranona-phthoquinone，PNQ）类化合物中的一种。Tatsuta 等（2002）首次报道了 napyradio-mycin A1 对革兰氏阳性细菌的抑制作用,报道称 napyradiomycin A1 可以作为一种新型非甾体雌激素受体的反协同试剂。作者通过设计一系列的 Michael-Dieckmann 反应，在 pyranonaphthoquinone 的核心环上引入一个侧链和两个氯原子，首次实现目标产物 napyradiomycin A1 的全合成。以 2,4-二羟基苯甲酸为原料，经酯化、TBS 保护、胺化三步，获得 *N,N*-二乙基苯甲酰胺。在酰胺的邻位通过锂化反应添加醛基后，与 PhSO$_2$Na 反应生成苯并呋喃酮。更换 MOM 保护基团后，进行关键的 Michael-Dieckmann 反应并氯化，生成氯代醌。其与锡烷基侧链通过 Michael 加成和氯代反应，得到氯代烯醇。C4 位的酮用 KPh$_3$BH 还原成醇后，与二吡啶硫化物、三丁基磷反应，脱去羟基和氯生成 α,β-不饱和酮。再次用 KPh$_3$BH 还原上述产物，获得四氢吡喃后，经氯代和脱保护，即获得目标产物 napyradiomycin A1。合成路线如图 3-138 所示。

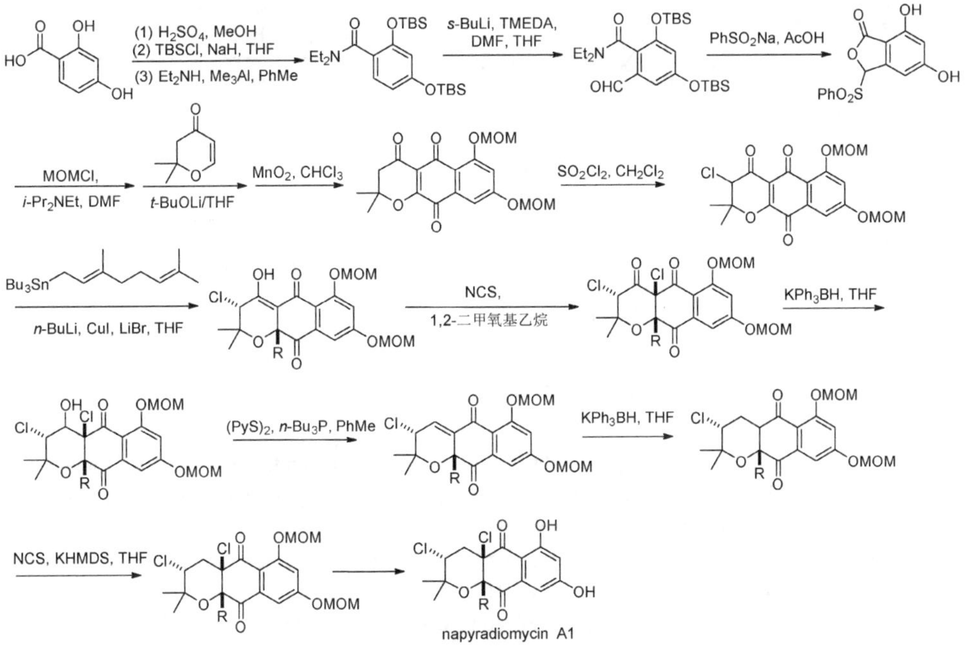

图 3-138　napyradiomycin A1 的全合成

2. 氯代糖苷类

根皮苷（phlorizin）是从蔷薇科植物中分离得到的 *O*-葡萄糖苷类天然产物，是非选择性的钠-葡萄糖协同转运蛋白（SGIT）抑制剂（Ehrenkranz et al.，2005）。研究发现，长期皮下注射根皮苷能够降低糖尿病小鼠的血糖水平（Jonas et al.，1999）。但是，由于 *O*-糖苷结构易于分解，缺乏稳定性，需要对其结构进行改进。Meng 等（2008）利用 *C*-葡萄糖苷代替 *O*-葡萄糖苷，合成了 dapagliflozin 等衍生物。这些改构物的代谢和化学稳定性提高了，而且保持了降血糖活性。化合物 dapagliflozin 能够剂量依赖性地降低 STZ 小鼠的血糖水平。

dapagliflozin 的合成（图 3-139）以市售的 5-溴-2-氯苯甲酸为起始原料，通过 Friedel-Crafts 酰基化反应得到二苯甲酮，再利用 Et$_3$SiH 和 BF$_3$·OEt$_2$ 还原，以 62% 的收率得到二苯甲烷。溴代的二苯甲烷经 *n*-BuLi 处理后，添加葡萄糖苷，再脱去甲氧基即得到目标产物 dapagliflozin 及其衍生物。

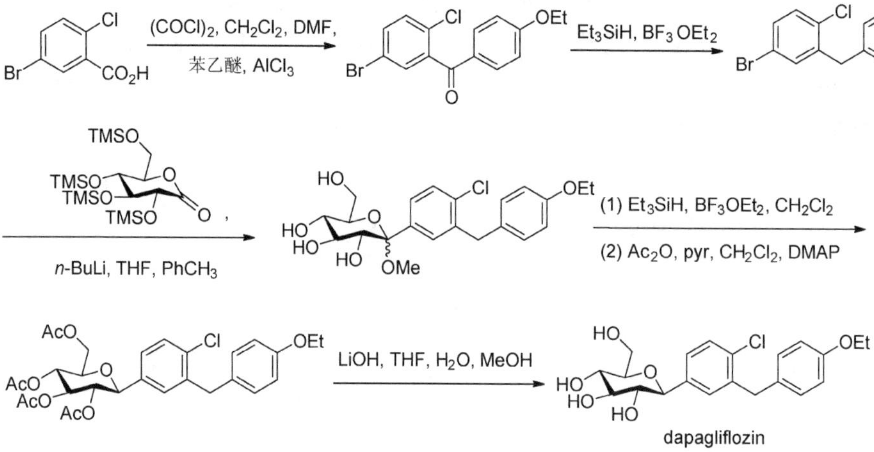

图 3-139　dapagliflozin 的全合成

参 考 文 献

Al-Awar R S, Ray J E, Schultz R M, et al. 2003. A convergent approach to cryptophycin 52 analogues: synthesis and biological evaluation of a novel series of fragment A epoxides and chlorohydrins[J]. Journal of Medicinal Chemistry, 46(14): 2985-3007.

Albizati K F, Faulkner D J. 1985. Stevensine, a novel alkaloid of an unidentified marine sponge[J]. The Journal of Organic Chemistry, 50(21): 4163-4164.

Al-Mourabit A, Potier P. 2001. Sponge's molecular diversity through the ambivalent reactivity of 2-aminoimidazole: a universal chemical pathway to the oroidin-based pyrrole-imidazole alkaloids and their Palau'amine congeners[J]. European Journal of Organic Chemistry, (2): 237-243.

Andersen R J, Faulkner D J. 1975. ChemInform abstract: synthesis of aeroplysinin-1 and related compounds[J]. Journal of the American Chemical Society, 97(4): 936-937.

Ando N, Terashima S. 2010. A novel synthesis of the 2-amino-1H-imidazol-4-carbaldehyde derivatives and its application to the efficient synthesis of 2-aminoimidazole alkaloids, oroidin, hymenidin, dispacamide, monobromodispacamide, and ageladine A[J]. Tetrahedron, 66(32): 6224-6237.

Assmann M, Lichte E, van Soest R W, et al. 1999. New bromopyrrole alkaloid from the marine sponge *Agelas wiedenmayeri*[J]. Organic Letters, 1(3): 455-458.

Augner D, Gerbino D C, Slavov N, et al. 2011. N-capping of primary amines with 2-acyl-benzaldehydes to give isoindolinones[J]. Organic Letters, 13(19): 5374-5377.

Augner D, Krut O, Slavov N, et al. 2013. On the antibiotic and antifungal activity of pestalone, pestalachloride A, and structurally related compounds[J]. Journal of Natural Products, 76(8): 1519-1522.

Baek S, Jo H, Kim H, et al. 2005. Highly stereoselective and efficient total synthesis of (+)-laurencin[J]. Organic Letters, 7(1): 75-77.

Bailey K L, Molinski T F. 2002. Synthesis of bastadin analogs through an S N Ar coupling strategy[J]. Tetrahedron Letters, 43(52): 9657-9661.

Ballard T E, Richards J J, Aquino A, et al. 2009. Antibiofilm activity of a diverse oroidin library generated through reductive acylation[J]. The Journal of Organic Chemistry, 74(4): 1755-1758.

Baran P S, O'Malley D P, Zografos A L. 2004a. Sceptrin as a potential biosynthetic precursor to complex pyrrole-imidazole alkaloids: the total synthesis of ageliferin[J]. Angew Chem Int Ed, 43: 2674-2677.

Baran P S, Zografos A L, O'Malley D P. 2004b. Short total synthesis of (±)-sceptrin[J]. Journal of the American Chemical Society, 126(12): 3726-3727.

Beer L L, Moore B S. 2007. Biosynthetic convergence of salinosporamides A and B in the marine actinomycete *Salinispora tropica*[J]. Organic Letters, 9(5): 845-848.

Behrens C, Christoffersen M W, Gram L, et al. 1997. A convenient synthesis of pseudoceratidine and three analogs for biological evaluation[J]. Bioorganic & Medicinal Chemistry Letters, 7(3): 321-326.

Beil W, Jones P G, Nerenz F, et al. 1998. Enantiopure building blocks for marine natural products via differentiation of enantiotopic groups[J]. Tetrahedron, 54(26): 7273-7292.

Berger D, Overman L E, Renhowe P A. 1993. Enantioselective total synthesis of (+)-isolaurepinnacin[J]. Journal of the American Chemical Society, 115(20): 9305-9306.

Birman V B, Jiang X T. 2004. Synthesis of sceptrin alkaloids[J]. Organic Letters, 6(14): 2369-2371.

Boeckman R K, Zhang J, Reeder M R. 2002. Synthetic and mechanistic studies of the retro-claisen rearrangement 4. An application to the total synthesis of (+)-laurenyne[J]. Organic Letters, 4(22): 3891-3894.

Boehlow T R, Harburn J J, Spilling C D. 2001. Approaches to the synthesis of some tyrosine-derived marine sponge metabolites: synthesis of verongamine and purealidin N[J]. The Journal of Organic Chemistry, 66(9): 3111-3118.

Buchanan M S, Carroll A R, Fechner G A, et al. 2007. Spermatinamine, the first natural product inhibitor of isoprenylcysteine carboxyl methyltransferase, a new cancer target[J]. Bioorganic & Medicinal Chemistry Letters, 17(24): 6860-6863.

Buchanan M S, Carroll A R, Fechner G A, et al. 2008. Aplysamine 6, an alkaloidal inhibitor of isoprenylcysteine carboxyl methyltransferase from the sponge *Pseudoceratina* sp.[J]. Journal of Natural Products, 71(6): 1066-1067.

Cafieri F, Carnuccio R, Fattorusso E, et al. 1997. Anti-histaminic activity of bromopyrrole alkaloids isolated from Caribbean *Agelas sponges*[J]. Bioorganic & Medicinal Chemistry Letters, 7(17): 2283-2288.

Cafieri F, Fattorusso E, Mangoni A, et al. 1996. Dispacamides, anti-histamine alkaloids from Caribbean *Agelas sponges*[J]. Tetrahedron Letters, 37(20): 3587-3590.

Cafieri F, Fattorusso E, Taglialatela-Scafati O. 1998. Novel bromopyrrole alkaloids from the sponge *Agelas dispar*[J]. Journal of Natural Products, 61(1): 122-125.

Capon R J, Rooney F, Murray L M, et al. 1998. Dragmacidins: new protein phosphatase inhibitors from a southern australian deep-water marine sponge, *Spongosorites* sp.[J]. Journal of Natural Products, 61(5): 660-662.

Carmely S, Kashman Y. 1983. The sipholanes, a novel group of triterpenes from the marine sponge *Siphonochalina siphonella*[J]. The Journal of Organic Chemistry, 48 (20): 3517-3525.

Chen J, Fu X G, Zhou L, et al. 2009. A convergent route for the total synthesis of malyngamides O, P, Q, and R[J]. The Journal of Organic Chemistry, 74(11): 4149-4157.

Cheng G, Wang X, Bao H, et al. 2012. Total syntheses of (−)-hanishin, (−)-longmide B, and (−)-longmide B methyl ester via a novel preparation of N-substituted pyrrole-2-carboxylates[J]. Organic Letters, 14(4): 1062-1065.

Chung R, Yu E, Incarvito C D, et al. 2004. Hypervalent iodine-mediated vicinal syn diazidation: application to the total synthesis of (±)-dibromophakellstatin[J]. Organic Letters, 6(22): 3881-3884.

Córdoba R, Tormo N S, Medarde A F, et al. 2007. Antiangiogenic versus cytotoxic activity in analogues of aeroplysinin-1[J]. Bioorganic & Medicinal Chemistry, 15(15): 5300-5315.

Cosulich D B, Lovell F M. 1971. An X-ray determination of the structure of an antibacterial compound from the sponge, *Ianthella ardis*[J]. Journal of the Chemical Society D: Chemical Communications, 8(8): 397-398.

Couladouros E A, Moutsos V I. 1999a. A general synthetic route towards bastadins. Part 1: synthesis of the eastern part of bastadins 4-16[J]. Tetrahedron Letters, 40(38): 7023-7026.

Couladouros E A, Moutsos V I. 1999b. A general synthetic route towards bastadins. Part 2: synthesis of the western part of bastadins 4-16, and fully functionalized macrocycle of bastadin 12[J]. Tetrahedron Letters, 40(38): 7027-7030.

Crimmins M T, DeBaillie A C. 2003. Enantioselective total synthesis of (+)-rogioloxepane A[J]. Organic Letters, 5(17): 3009-3011.

Crimmins M T, Emmitte K A. 2001. Asymmetric total synthesis of (−)-isolaurallene[J]. Journal of the American Chemical Society, 123(7): 1533-1534.

Crimmins M T, Powell M T. 2003. Enantioselective total synthesis of (+)-obtusenyne[J]. Journal of the American Chemical Society, 125(25): 7592-7595.

Cueto M, Jensen P R, Kauffman C, et al. 2001. Pestalone, a new antibiotic produced by a marine fungus in response to bacterial challenge[J]. Journal of Natural Products, 64(11): 1444-1446.

D'Ambrosio M, Guerriero A, Debitus C, et al. 1993. Agelastatin A, a new skeleton cytotoxic alkaloid of the oroidin family. Isolation from the axinellid sponge *Agelas dendromorpha* of the coral sea[J]. Journal of the Chemical Society D: Chemical Communications, (16): 1305-1306.

D'Ambrosio M, Guerriero A, Pietra F, et al. 1996. The active centres of agelastatin A, a strongly cytotoxic alkaloid of the coral sea axinellid sponge *Agelas dendromorpha*, as determined by comparative bioassays with semisynthetic derivatives[J]. Helvetica Chimica Acta, 79(3): 727-735.

Davis F A, Deng J. 2005. Asymmetric total synthesis of (−)-agelastatin A using sulfinimine (N-sulfinyl imine) derived methodologies[J]. Organic Letters, 7(4): 621-623.

Dembitsky V M, Gloriozova T A, Poroikov V V. 2005. Novel antitumor agents: marine sponge alkaloids, their synthetic analogs and derivatives[J]. Mini Reviews in Medicinal Chemistry, 5(3):

319-336.

Denmark S E, Yang S M. 2002. Intramolecular silicon-assisted cross-coupling: total synthesis of (+)-brasilenyne[J]. Journal of the American Chemical Society, 124(51): 15196-15197.

Domostoj M M, Irving E, Scheinmann F, et al. 2004. New total synthesis of the marine antitumor alkaloid (−)-agelastatin A[J]. Organic Letters, 6(15): 2615-2618.

Dutta A S, Morley J S. 1971. Polypeptides. Part XII. The preparation of 2-pyridyl esters and their use in peptide synthesis[J]. Journal of the American Chemical Society, 17: 2896-2902.

Dwcedar H E, Mahrous H, Ibrahim H S, et al. 2014. Analogue-based design, synthesis and biological evaluation of 3-substituted-(methylenehydrazono) indolin-2-ones as anticancer agents[J]. European Journal of Medicinal Chemistry, 78(9): 275-280.

Eastwood P, González J, Gómez E, et al. 2011. Indolin-2-one p38α inhibitors I: design, profiling and crystallographic binding mode[J]. Bioorganic & Medicinal Chemistry Letters, 21(14): 4130-4133.

Ehrenkranz J R, Lewis N G, Kahn C R, et al. 2005. Phlorizin: a review[J]. Diabetes Metab Res Rev, 21(1): 31-38.

Encarnación R D, Sandoval E, Malmstrøm J, et al. 2000. Calafianin, a bromotyrosine derivative from the marine sponge *Aplysina gerardogreeni*[J]. Journal of Natural Products, 63(6): 874-875.

Endo A, Danishefsky S J. 2005. Total synthesis of salinosporamide A[J]. Journal of the American Chemical Society, 127(23): 8298-8299.

Eustaquio A S, Pojer F, Noel J P, et al. 2008. Discovery and characterization of a marine bacterial SAM-dependent chlorinase[J]. Nature Chemical Biology, 4(1): 69-74.

Falshaw C P, King T J, Imre S, et al. 1980. Laurenyne, a new acetylene from *Laurencia obtusa*: crystal structure and absolute configuration[J]. Tetrahedron Letters, 21(51): 4951-4954.

Fan X, Xu N J, Shi J G. 2003. Bromophenols from the red alga *Rhodomela confervoides*[J]. Journal of Natural Products, 66(3): 455-458.

Fang Y I, Yokota E, Mabuchi I, et al. 1997. Purealin blocks the sliding movement of sea urchin flagellar axonemes by selective inhibition of half the ATPase activity of axonemal dyneins[J]. Biochemistry, 36(50): 15561-15567.

Fattorusso E, Minale L, Sodano G, et al. 1970b. Aerothionin, a tetrabromo-compound from *Aplysina aerophoba* and *Verongia thiona*[J]. Journal of the Chemical Society D: Chemical Communications, 12(12): 752-753.

Fattorusso E, Minale L, Sodano G. 1970a. Aeroplysinin-I, a new bromo-compound from *Aplysina aerophoba*[J]. Journal of the Chemical Society D: Chemical Communications, 12(12): 751-752.

Fattorusso E, Taglialatela-Scafati O. 2000. Two novel pyrrole-imidazole alkaloids from the Mediterranean sponge *Agelas oroides*[J]. Tetrahedron Letters, 41(50): 9917-9922.

Feldman K S, Saunders J C. 2002. Alkynyliodonium salts in organic synthesis. Application to the total synthesis of (−)-agelastatin A and (−)-agelastatin B[J]. Journal of the American Chemical Society, 124(31): 9060-9061.

Feldman K S, Skoumbourdis A P. 2005. Extending pummerer reaction chemistry. synthesis of (±)-dibromophakellstatin by oxidative cyclization of an imidazole derivative[J]. Organic Letters, 7(5): 929-931.

Feling R H, Buchanan G O, Mincer T J, et al. 2003. Salinosporamide A: a highly cytotoxic proteasome inhibitor from a novel microbial source, a marine bacterium of the new genus *Salinospora*[J]. Angewandte Chemie International Edition, 42(3): 355-357.

Fenical W, Jensen P R, Palladino M A, et al. 2009. Discovery and development of the anticancer agent salinosporamide A (NPI-0052)[J]. Bioorganic and Medicinal Chemistry, 17(6): 2175-2180.

Foley L H, Buechi G. 1982. Biomimetic synthesis of dibromophakellin[J]. Journal of the American

Chemical Society, 104(6): 1776-1777.

Forenza S, Minale L, Riccio R, et al. 1971. New bromo-pyrrole derivatives from the sponge *Agelas oroides*[J]. Journal of the Chemical Society D: Chemical Communications, (18): 1129-1130.

Francesconi K, Ghisalberti E. 1985. Synthesis of some polybrominated diphenyl ethers found in marine sponges[J]. Australian Journal of Chemistry, 38(8): 1271-1277.

Fresneda P M, Molina P, Sanz M A. 2001. A convergent approach to midpacamide and dispacamide pyrrole-imidazole marine alkaloids[J]. Tetrahedron Letters, 42(5): 851-854.

Fujita M, Nakao Y, Matsunaga S, et al. 2003. Ageladine A: an antiangiogenic matrixmetalloproteinase inhibitor from the marine sponge *Agelas nakamurai*[J]. Journal of the American Chemical Society, 125(51): 15700-15701.

Fujiwara K, Awakura D, Tsunashima M, et al. 1999. Total synthesis of (+)-obtusenyne[J]. The Journal of Organic Chemistry, 64(8): 2616-2617.

Fujiwara K, Souma S I, Mishima H, et al. 2002. Total synthesis of prelaureatin[J]. Cheminform, (9): 405-407.

Fujiwara K. 2006. Total Synthesis of Medium-Ring Ethers from Laurencia Red *Algae*[M]. Berlin Heidelberg: Springer: 97-148.

Fukuzawa A, Aye M, Nakamura M, et al. 1990. Structure elucidation of laureoxanyne, a new nonisoprenoid C15 enyne, using lactoperoxidase[J]. Tetrahedron Letters, 31(34): 4895-4898.

Fukuzawa A, Kurosawa E. 1979. Laurallene, new bromoallene from the marine red alga *Laurencia nipponica* Yamada[J]. Tetrahedron Letters, 20(30): 2797-2800.

Fukuzawa A, Masamune T. 1981. Laurepinnacin and isolaurepinnacin, new acetylenic cyclic ethers from the marine red alga *Laurencia pinnata* Yamada[J]. Tetrahedron Letters, 22(41): 4081-4084.

García J, Pereira R, de Lera A R. 2009. Total synthesis of the natural isoprenylcysteine carboxyl methyltransferase inhibitor spermatinamine[J]. Tetrahedron Letters, 50(35): 5028-5030.

Garg N K, Sarpong R, Stoltz B M. 2002. The first total synthesis of dragmacidin D[J]. Journal of the American Chemical Society, 124(44): 13179-13184.

Georgiades S N, Clardy J. 2006. Preparation of a psammaplysene-based library[J]. Organic Letters, 8(19): 4251-4254.

Gerbino D C, Augner D, Slavov N, et al. 2012. Nucleophile- or light-induced synthesis of 3-substituted phthalides from 2-formylarylketones[J]. Organic Letters, 14(9): 2338-2341.

Godert A M, Angelino N, Woloszynska-Read A, et al. 2006. An improved synthesis of psammaplin A[J]. Bioorganic & Medicinal Chemistry Letters, 16(12): 3330-3333.

Goldenstein K, Fendert T, Proksch P, et al. 2000. Enantioselective preparation and enzymatic cleavage of spiroisoxazoline amides[J]. Tetrahedron, 56(25): 4173-4185.

González A, Martin J, Martin V, et al. 1982. Non-terpenoid C-15 metabolites from the red seaweed *Laurencia pinnatifida*[J]. Tetrahedron, 38(7): 1009-1014.

Greve H, Kehraus S, Krick A, et al. 2008. Cytotoxic bastadin 24 from the Australian sponge *Ianthella quadrangulata*[J]. Journal of Natural Products, 71(3): 309-312.

Guella G, Mancini I, Chiasera G, et al. 1992. On the unusual propensity by the red seaweed *Laurencia microcladia* of II rogiolo to form C15 oxepanes: isolation of rogioloxepane A, B, C, and their likely biogenetic acyclic precursor, prerogioloxepane[J]. Helvetica Chimica Acta, 75(1): 310-322.

Guo Z W, Machiya K, Salamonczyk G M, et al. 1998. Total synthesis of bastadins 2, 3, and 6[J]. J Org Chem, 63(13): 4269-4276.

Harburn J J, Rath N P, Spilling C D. 2005. Efficient synthesis of tyrosine-derived marine sponge metabolites via acylation of amines with a coumarin[J]. The Journal of Organic Chemistry, 70(16): 6398-6403.

Harper J K, Arif A M, Ford E J, et al. 2003. Pestacin: a 1, 3-dihydro isobenzofuran from *Pestalotiopsis microspora* possessing antioxidant and antimycotic activities[J]. Tetrahedron, 59(14): 2471-2476.

Hayakawa I, Teruya T, Kigoshi H. 2006. Revised structure of zamamistatin[J]. Tetrahedron Letters, 47(2): 155-158.

Henry K J, Grieco P A, Jagoe C T. 1992. Chelation controlled addition of allylstannanes to aldehydes in lithium perchlorate-diethyl ether[J]. Tetrahedron Letters, 33(14): 1817-1820.

Hentschel F, Lindel T. 2010. Synthesis of oximinotyrosine-derived marine natural products[J]. Synthesis, (2): 181 204.

Hinterding K, Knebel A, Herrlich P, et al. 1998. Synthesis and biological evaluation of aeroplysinin analogues: a new class of receptor tyrosine kinase inhibitors[J]. Bioorganic & Medicinal Chemistry, 6(8): 1153-1162.

Hirano K, Kubota T, Tsuda M, et al. 2000. Ma'edamines A and B, cytotoxic bromotyrosine alkaloids with a unique 2(1H) pyrazinone ring from sponge *Suberea* sp.[J]. Tetrahedron, 56(41): 8107-8110.

Hirotani S, Kaji E. 1999. A facile synthesis of spiroisoxazolines: intramolecular cyclization of 3-aryl-2-nitroacrylates promoted by titanium tetrachloride[J]. Tetrahedron, 55(14): 4255-4270.

Hoffmann H, Lindel T. 2003. Synthesis of the pyrrole-imidazolealkaloids[J]. Synthesis, (12): 1753-1783.

Hong T W, Jímenez D R, Molinski T F. 1998. Agelastatins C and D, new pentacyclic bromopyrroles from the sponge *Cymbastela* sp., and potent arthropod toxicity of (−)-agelastatin A[J]. Journal of Natural Products, 61(1): 158-161.

Hoshino O, Murakata M, Yamada K. 1992. A convenient synthesis of a bromotyrosine derived metabolite, psammaplin A, from *Psammaplysilla* sp.[J]. Bioorganic & Medicinal Chemistry Letters, 2(12): 1561-1562.

Iijima D, Tanaka D, Hamada M, et al. 2004. The first total synthesis of SB87-Cl and pestalone, novel bioactive benzophenone natural products[J]. Tetrahedron Letters, 45(28): 5469-5471.

Irie T, Suzuki M, Masamune T. 1965. Laurencin, a constituent from *Laurencia* species[J]. Tetrahedron Letters, 6(16): 1091-1099.

Jacquot D E N, Zöllinger M, Lindel T. 2005. Total synthesis of the marine natural product rac-dibromophakellstatin[J]. Angewandte Chemie International Edition, 44(15): 2295-2298.

Jiang B, Gu X H. 2000. Syntheses and cytotoxicity evaluation of bis(indolyl) thiazole, bis(indolyl) pyrazinone and bis(indolyl) pyrazine: analogues of cytotoxic marine bis(indole) alkaloid[J]. Bioorganic & Medicinal Chemistry, 8(2): 363-371.

Jiménez C, Crews P. 1994. Mauritamide A and accompanying oroidin alkaloids from the sponge *Agelas mauritiana*[J]. Tetrahedron Letters, 35(9): 1375-1378.

Johnson A L, Bergman J, Sjögren M, et al. 2004. Synthesis of barettin[J]. Tetrahedron, 60(4): 961-965.

Jonas J C, Sharma A, Hasenkamp W, et al. 1999. Chronic hyperglycemia triggers loss of pancreatic beta cell differentiation in an animal model of diabetes[J]. Journal of Biological Chemistry, 274(20): 14112-14121.

Julian P L, Sturgis B M. 1935. Homoamines and homoacids1[J]. Journal of the American Chemical Society, (6): 1126-1128.

Kaur A, Singh B, Vyas B, et al. 2014. Synthesis and biological activity of 4-aryl-3-benzoyl-5-phenylspiro[pyrrolidine-2.3'-indolin]-2'-one derivatives as novel potent inhibitors of advanced glycation end product[J]. European Journal of Medicinal Chemistry, 79(4): 282-289.

Kawasaki I, Sakaguchi N, Fukushima N, et al. 2002. Novel diels-alder-type dimerization of 5-ethenyl-2-phenylsulfanyl-1H-imidazoles and its application to biomimetic synthesis of 12, 12'-dimethylageliferin[J]. Tetrahedron Letters, 43(24): 4377-4380.

Kawasaki I, Sakaguchi N, Khadeer A, et al. 2006. Homonuclear diels-alder dimerization of 5-ethenyl-2-phenylsulfanyl-1H-imidazoles and its application to synthesis of 12, 12'-dimethylageliferin[J]. Tetrahedron, 62(43): 10182-10192.

Kawasaki I, Yamashita M, Ohta S. 1996. Total synthesis of nortopsentins AD, marine alkaloids[J]. Chemical and Pharmaceutical Bulletin, 44(10): 1831-1839.

Kazlauskas R, Lidgard R, Murphy P, et al. 1981. Brominated tyrosine-derived metabolites from the sponge lanthella bastal[J]. Australian Journal of Chemistry, 34(4): 765-786.

Keifer P A, Schwartz R E, Koker M E, et al. 1991. Bioactive bromopyrrole metabolites from the Caribbean sponge *Agelas conifera*[J]. The Journal of Organic Chemistry, 56(9): 2965-2975.

Kennedy J P, Brogan J T, Lindsley C W. 2008. Total synthesis and biological evaluation of the marine bromopyrrole alkaloid dispyrin: elucidation of discrete molecular targets with therapeutic potential[J]. Journal of Natural Products, 71(10): 1783-1786.

Kim H, Choi W J, Jung J, et al. 2003. Construction of eight-membered ether rings by olefin geometry-dependent internal alkylation: first asymmetric total syntheses of (+)-3-(E)-and (+)-3-(Z)-pinnatifi-denyne[J]. Journal of the American Chemical Society, 125(34): 10238-10240.

King T J, Imre S, Öztunc A, et al. 1979. Obtusenyne, a new acetylenic nine-membrered cyclic ether from *Laurenica obtusa*[J]. Tetrahedron Letters, 20(16): 1453-1454.

Kinnel R, Dieter R, Meinwald J, et al. 1979. Brasilenyne and cis-dihydrorhodophytin: antifeedant medium-ring haloethers from a sea hare (*Aplysia brasiliana*)[J]. Proceedings of the National Academy of Sciences, 76(8): 3576-3579.

Kita M, Tsunematsu Y, Hayakawa I, et al. 2008. Structure of zamamistatin-a correction[J]. Tetrahedron Letters, 49(37): 5383-5384.

Klaiklay S, Rukachaisirikul V, Tadpetch K, et al. 2012. Chlorinated chromone and diphenyl ether derivatives from the mangrove-derived fungus *Pestalotiopsis* sp. PSU-MA69[J]. Tetrahedron, 68(10): 2299-2305.

Kobayashi J, Honma K, Sasaki T, et al. 1995. Purealidins J-R, new bromotyrosine alkaloids from the Okinawan marine sponge *Psammaplysilla purea*[J]. Chemical and Pharmaceutical Bulletin, 43(3): 403-407.

Kotoku N, Hiramatsu A, Tsujita H, et al. 2008. Structure-activity relationships study of bastadin 6, an anti-angiogenic brominated-tyrosine derived metabolite from marine sponge[J]. Archiv Der Pharmazie, 341(9): 568-577.

Kotoku N, Tsujita H, Hiramatsu A, et al. 2005. Efficient total synthesis of bastadin 6, an anti-angiogenic brominated tyrosine-derived metabolite from marine sponge[J]. Tetrahedron, 61(30): 7211-7218.

Kotsuki H, Ushio Y, Kadota I, et al. 1989. Stereoselective reduction of bicyclic ketals. A new, enantioselective synthesis of isolaurepinnacin and lauthisan skeletons[J]. The Journal of Organic Chemistry, 54(21): 5153-5161.

Krüger J, Hoffmann R W. 1997. Substituted oxocanes by intramolecular allylboration reactions. Entry to an efficient synthesis of (+)-laurencin[J]. Journal of the American Chemical Society, 119(32): 7499-7504.

Kubo I, Ochi M, Shibata K, et al. 1990. Effect of a marine algal constituent on the growth of lettuce and rice seedlings[J]. Journal of Natural Products, 53(1): 50-56.

Kurata K, Amiya T. 1977. Two new bromophenols from the red alga, *Rhodomela larix*[J]. Chemistry Letters, 6(12): 1435-1438.

Kurata K, Furusaki A, Suehiro K, et al. 1982. Isolaurallene, a new nonterpenoid C15-bromoallene, from the red alga *Laurencia nipponica* Yamada[J]. Chemistry Letters, 11(7): 1031-1034.

Kurata K, Taniguchii K, Takashima K, et al. 1997. Feeding-deterrent bromophenols from *Odonthalia corymbifera*[J]. Phytochemistry, 45(3): 485-487.

Lee H, Kim H, Baek S, et al. 2003. Total synthesis and determination of the absolute configuration of (+)-neoisoprelaurefucin[J]. Tetrahedron Letters, 44(35): 6609-6612.

Lee H S, Lee T H, Lee J H, et al. 2007. Inhibition of the pathogenicity of *Magnaporthe grisea* by bromophenols, isocitrate lyase inhibitors, from the red alga *Odonthalia corymbifera*[J]. Journal of Agricultural and Food Chemistry, 55(17): 6923-6928.

Li C M, Pace E A, Liang M C, et al. 2001. Total synthesis of the NF-kappa B inhibitor (−)-cycloepoxydon: utilization of tartrate-mediated nucleophilic epoxidation[J]. Journal of the American Chemical Society, 123(45): 11308-11309.

Li E, Jiang L, Guo L, et al. 2008. Pestalachlorides A-C, antifungal metabolites from the plant endophytic fungus *Pestalotiopsis adusta*[J]. Bioorganic & Medicinal Chemistry, 16(17): 7894-7899.

Li P K, Xiao Z, Hu Z, et al. 2005. Conformationally restricted analogs of combretastatin A-4 derived from SU5416[J]. Bioorganic & Medicinal Chemistry Letters, 15(24): 5382-5385.

Lindel T, Hochgürtel M, Assmann M, et al. 2000. Synthesis of the marine natural product N α-(4-bromopyrrolyl-2-carbonyl)-l-homoarginine, a putative biogenetic precursor of the pyrrole-imidazole alkaloids[J]. Journal of Natural Products, 63(11): 1566-1569.

Linington R G, Williams D E, Tahir A, et al. 2003. Latonduines A and B, new alkaloids isolated from the marine sponge *Stylissa carteri*: structure elucidation, synthesis, and biogenetic implications[J]. Organic Letters, 5(15): 2735-2738.

Lo H Y, Bentzien J, White A, et al. 2008. 2-aminobenzimidazoles as potent ITK antagonists: *de novo* design of a pyrrole system targeting additional hydrogen bonding interaction[J]. Tetrahedron Letters, 49(51): 7337-7340.

Ma G, Nguyen H, Romo D. 2007a. Concise total synthesis of (+/−)-salinosporamide A, (+/−)-cinnabaramide A, and derivatives via a bis-cyclization process: implications for a biosynthetic pathway[J]? Organic Letters, 9(11): 2143-2146.

Ma M, Zhao J, Wang S, et al. 2007b. Bromophenols coupled with nucleoside bases and brominated tetrahydroisoquinolines from the red alga *Rhodomela confervoides*[J]. Journal of Natural Products, 70(3): 337-341.

Macherla V R, Mitchell S S, Manam R R, et al. 2005. Structure-activity relationship studies of Salinosporamide A (NPI-0052), a novel marine derived proteasome inhibitor[J]. Journal of Medicinal Chemistry, 48(11): 3684-3687.

Mack M M, Molinski T F, Buck E D, et al. 1994. Novel modulators of skeletal muscle FKBP12/calcium channel complex from *Ianthella basta*. Role of FKBP12 in channel gating[J]. Journal of Biological Chemistry, 269(37): 23236-23249.

Mancini I, Guella G, Amade P, et al. 1997. Hanishin, a semiracemic, bioactive C 9 alkaloid of the Axinellid aponge *Acanthella carteri* from the Hanish islands. A shunt metabolite[J]? Tetrahedron Letters, 38(35): 6271-6274.

Mancini I, Guella G, Pietra F, et al. 1996. From inactive nortopsentin D, a novel bis (indole) alkaloid isolated from the axinellid sponge *Dragmacidon* sp. from deep waters south of New Caledonia, to a strongly cytotoxic derivative[J]. Helvetica Chimica Acta, 79(8): 2075-2082.

Masuda M, Abe T, Sato S, et al. 1997. Diversity of halogenated secondary metabolites in the red alga *Laurencia nipponica* (Rhodomelaceae, Ceramiales)[J]. Journal of Phycology, 33(2): 196-208.

Matsumura R, Suzuki T, Hagiwara H, et al. 2001. The first total synthesis of (+)-rogioloxepane A[J]. Tetrahedron Letters, 42(8): 1543-1546.

Matsumura R, Suzuki T, Sato K, et al. 2000. Stereospecific synthesis of α,ω-cis-and α, ω-trans-disubstituted oxepanes[J]. Tetrahedron Letters, 41(40): 7697-7700.

Meketa M L, Weinreb S M. 2006. Total synthesis of ageladine A, an angiogenesis inhibitor from the marine sponge *Agelas nakamurai*[J]. Organic Letters, 8(7): 1443-1446.

Meketa M L, Weinreb S M. 2007. A new total synthesis of the zinc matrixmetalloproteinase inhibitor ageladine A featuring a biogenetically patterned 6π-2-azatriene electrocyclization[J]. Organic Letters, 9(5): 853-855.

Meketa M L, Weinreb S M, Nakao Y, et al. 2007. Application of a 6π-1-azatriene electrocyclization strategy to the total synthesis of the marine sponge metabolite ageladine A and biological evaluation of synthetic analogues[J]. The Journal of Organic Chemistry, 72(13): 4892-4899.

Meng W, Ellsworth B A, Nirschl A A, et al. 2008. Discovery of dapagliflozin: a potent, selective renal sodium-dependent glucose cotransporter 2 (SGLT2) inhibitor for the treatment of type 2 diabetes[J]. Journal of Medicinal Chemistry, 51(5): 1145-1149.

Mierzwa R, King A, Conover M A, et al. 1994. Verongamine, a novel bromotyrosine-derived histamine H3-antagonist from the marine sponge *Verongula gigantea*[J]. Journal of Natural Products, 57(1): 175-177.

Morris S A, Andersen R J. 1990. Brominated bis(indole) alkaloids from the marine sponge hexadella SP[J]. Tetrahedron, 46(3): 715-720.

Motti C A, Freckelton M L, Tapiolas D M, et al. 2009. FTICR-MS and LC-UV/MS-SPE-NMR applications for the rapid dereplication of a crude extract from the sponge *Ianthella flabelliformis*[J]. Journal of Natural Products, 72(2): 290-294.

Mulholland N P, Pattenden G, Walters I A. 2006. A concise total synthesis of salinosporamide A[J]. Organic & Biomolecular Chemistry, 4(15): 2845-2846.

Murai A, Murase H, Matsue H, et al. 1977. The synthesis of (±)-laurencin[J]. Tetrahedron Letters, 18(29): 2507-2510.

Murakata M, Tamura M, Hoshino O. 1997. Asymmetric oxidative cyclization of O-ohenolic oxime-esters: first synthesis of enantiomerically enriched spiroisoxazoline methyl esters[J]. Cheminform, 28(47): 4428-4433.

Nakadai M, Harran P G. 2006. Concerning the phakellin substructure of palau'amine[J]. Tetrahedron Letters, 47(23): 3933-3935.

Nakamura H, Wu H, Kobayashi J I, et al. 1985. Purealin, a novel enzyme activator from the Okinawan marine sponge *Psammaplysilla purea*[J]. Tetrahedron Letters, 26(37): 4517-4520.

Nicholas G M, Eckman L L, Ray S, et al. 2002. Bromotyrosine-derived natural and synthetic products as inhibitors of mycothiol-S-conjugate amidase[J]. Bioorganic & Medicinal Chemistry Letters, 12(17): 2487-2490.

Nicolaou K, Hughes R, Pfefferkorn J A, et al. 2001. Optimization and mechanistic studies of psammaplin A type antibacterial agents active against methicillin-resistant staphylococcus aureus (MRSA)[J]. Chemistry-A European Journal, 7(19): 4296-4310.

Nishiyama S, Yamamura S. 1982. Total synthesis of bastadins[J]. Tetrahedron Letters, 23(12): 1281-1284.

Nishiyama S, Yamamura S. 1983. Total syntheses of (±)-aerothionin and (±)-homoaerothionin[J]. Tetrahedron Letters, 24(32): 3351-3352.

Noite M, Gonzalez A G, Cataldo F, et al. 1991. New examples of acyclic and cyclic C-15 acetogenins from laurencia pinnatifida. Reassignment of the absolute configuration for E and Z pinnatifidienyne[J]. Tetrahedron, 47(45): 9411-9418.

Ogamino T, Ishikawa Y, Nishiyama S. 2003. Electrochemical synthesis of spiroisoxazole derivatives and its application to natural products[J]. Heterocycles, 61(1): 73-78.

Ogamino T, Nishiyama S. 2003. A new ring-opening access to aeroplysinin-1, a secondary metabolite of *Verongia aerophoba*[J]. Tetrahedron, 59(47): 9419-9423.

Ogamino T, Nishiyama S. 2005. Synthesis and structural revision of calafianin, a member of the spiroisoxazole family isolated from the marine sponge, *Aplysina gerardogreeni*[J]. Tetrahedron Letters, 46(7): 1083-1086.

Ogamino T, Obata R, Nishiyama S. 2006. Asymmetric synthesis of aerothionin, a marine dimeric spiroisoxazoline natural product, employing optically active spiroisoxazoline derivative[J]. Tetrahedron Letters, 47(5): 727-731.

Oh K B, Lee J H, Chung S C, et al. 2008. Antimicrobial activities of the bromophenols from the red alga *Odonthalia corymbifera* and some synthetic derivatives[J]. Bioorganic & Medicinal Chemistry Letters, 18(1): 104-108.

Oh K B, Lee J H, Lee J W, et al. 2009. Synthesis and antimicrobial activities of halogenated bis(hydroxyphenyl) methanes[J]. Bioorganic & Medicinal Chemistry Letters, 19(3): 945.

Overman L E, Thompson A S. 1988. Total synthesis of (–)-laurenyne. Use of acetal-initiated cyclizations to prepare functionalized eight-membered cyclic ethers[J]. Journal of the American Chemical Society, 110(7): 2248-2256.

Papeo G, Frau M A G Z, Borghi D, et al. 2005. Total synthesis of (±)-cyclooroidin[J]. Tetrahedron Letters, 46(50): 8635-8638.

Pettit G R, McNulty J, Herald D L, et al. 1997. Antineoplastic agents. 362. Isolation and X-ray crystal structure of dibromophakellstatin from the Indian ocean sponge *Phakellia mauritiana*[J]. Journal of Natural Products, 60(2): 180-183.

Phillip Kennedy J, Jeffrey Conn P, Lindsley C W. 2009. A novel class of H3 antagonists derived from the natural product guided synthesis of unnatural analogs of the marine bromopyrrole alkaloid dispyrin[J]. Bioorganic & Medicinal Chemistry Letters, 19(12): 3204-3208.

Piña I C, Gautschi J T, Wang G Y S, et al. 2003. Psammaplins from the sponge *Pseudoceratina purpurea*: inhibition of both histone deacetylase and DNA methyltransferase[J]. The Journal of Organic Chemistry, 68(10): 3866-3873.

Piña I C, White K N, Cabrera G, et al. 2007. Bromopyrrole carboxamide biosynthetic products from the Caribbean sponge *Agelas dispar*[J]. Journal of Natural Products, 70(4): 613-617.

Ponasik J A, Conova S, Kinghorn D, et al.1998. Pseudoceratidine, a marine natural product with antifouling activity: synthetic and biological studies[J]. Tetrahedron, 54(25): 6977-6986.

Poullennec K G, Romo D. 2003. Enantioselective total synthesis of (+)-dibromophakellstatin[J]. Journal of the American Chemical Society, 125(21): 6344-6345.

Puyana M, Fenical W, Pawlik J R. 2003. Are there activated chemical defenses in sponges of the genus *Aplysina* from the Caribbean[J]? Marine Ecology Progress Series, 246: 127-135.

Quiñoà E, Crews P. 1987. Phenolic constituents of *Psammaplysilla*[J]. Tetrahedron Letters, 28(28): 3229-3232.

Radchenko O S, Novikov V L, Elyakov G B. 1997. A simple and practical approach to the synthesis of the marine sponge pigment fascaplysin and related compounds[J]. Tetrahedron Letters, 38(30): 5339-5342.

Rane R A, Bangalore P K, Naphade S S, et al. 2015. Design and synthesis of novel antineoplastic agents inspired from marine bromopyrrole alkaloids[J]. Anticancer Agents Med Chem, 15(5): 548-554.

Rane R A, Gutte S D, Sahu N U. 2012a. Synthesis and evaluation of novel 1,3,4-oxadiazole derivatives of marine bromopyrrole alkaloids as antimicrobial agent[J]. Bioorganic & Medicinal Chemistry Letters, 22(20): 6429-6432.

Rane R A, Nandave M, Nayak S, et al. 2017. Synthesis and pharmacological evaluation of marine bromopyrrole alkaloid-based hybrids with anti-inflammatory activity[J]. Arabian Journal of Chemistry, 10(4): 458-464.

Rane R A, Napahde S S, Bangalore P K, et al. 2014b. Synthesis and evaluation of novel marine bromopyrrole alkaloid-based derivatives as potential antidepressant agents[J]. Chemical Biology & Drug Design, 84(5): 593-602.

Rane R A, Sahu N U, Gutte S D, et al. 2013. Synthesis and evaluation of novel marine bromopyrrole alkaloid-based hybrids as anticancer agents[J]. European Journal of Medicinal Chemistry, 63: 793-799.

Rane R A, Sahu N U, Shah C P. 2012b. Synthesis and antibiofilm activity of marine natural product-based 4-thiazolidinones derivatives[J]. Bioorganic & Medicinal Chemistry Letters, 22(23): 7131-7134.

Rane R A, Sahu N U, Shah C P, et al. 2014a. Marine bromopyrrole alkaloids: synthesis and diverse medicinal applications[J]. Current Topics in Medicinal Chemistry, 14(2): 253-273.

Rane R A, Sahu N U, Shah C P, et al. 2014c. Design, synthesis and antistaphylococcal activity of marine pyrrole alkaloid derivatives[J]. Journal of Enzyme Inhibition and Medicinal Chemistry, 29(3): 401-407.

Reddy L R, Fournier J F, Subba Reddy B V, et al. 2005. An efficient, stereocontrolled synthesis of a potent omuralide-salinosporin hybrid for selective proteasome inhibition[J]. Journal of the American Chemical Society, 127(25): 8974-8976.

Reddy L R, Saravanan P, Corey E J. 2004. A simple stereocontrolled synthesis of salinosporamide A[J]. Journal of the American Chemical Society, 126(20): 6230-6231.

Richards J J, Ballard T E, Huigens R W, et al. 2008a. Synthesis and screening of an oroidin library against *Pseudomonas aeruginosa* Biofilms[J]. Chembiochem, 9(8): 1267-1279.

Richards J J, Reed C S, Melander C. 2008b. Effects of N-pyrrole substitution on the anti-biofilm activities of oroidin derivatives against *Acinetobacter baumannii*[J]. Bioorganic & Medicinal Chemistry Letters, 18(15): 4325-4327.

Rodriguez A, Akee R K, Scheuer P J. 1987. Two bromotyrosine-cysteine derived metabolites from a sponge[J]. Tetrahedron Letters, 28(42): 4989-4992.

Roll D M, Chang C W J, Scheuer P J, et al. 1985. Structure of the psammaplysins[J]. Journal of the American Chemical Society, 107(10): 2916-2920.

Rotem M, Carmely S, Kashman Y, et al. 1983. Two new antibiotics from the red sea sponge *Psammaplysilla purpurea*: total 13C-NMR line assignment of psammaplysins A and B and aerothionin[J]. Tetrahedron, 39(4): 667-676.

Saitoh T, Suzuki T, Sugimoto M, et al. 2003. Total synthesis of (+)-laurallene[J]. Tetrahedron Letters, 44(15): 3175-3178.

Sakemi S, Sun H H. 1991. Nortopsentins A, B, and C. Cytotoxic and antifungal imidazolediylbis [indoles] from the sponge *Spongosorites ruetzleri*[J]. The Journal of Organic Chemistry, 56(13): 4304-4307.

Scala F, Fattorusso E, Menna M, et al. 2010. Bromopyrrole alkaloids as lead compounds against protozoan parasites[J]. Marine Drugs, 8(7): 2162-2174.

Schreiber S L, Schreiber T S, Smith D B. 1987. Reactions that proceed with a combination of enantiotopic group and diastereotopic face selectivity can deliver products with very high enantiomeric excess: experimental support of a mathematical model[J]. Journal of the American Chemical Society, 109(5): 1525-1529.

Schroeder F C, Kau T R, Silver P A, et al. 2005. The psammaplysenes, specific inhibitors of FOXO1a nuclear export[J]. Journal of Natural Products, 68(4): 574-576.

Segraves N L, Lopez S, Johnson T A, et al. 2003. Structures and cytotoxicities of fascaplysin and related alkaloids from two marine phyla-fascaplysinopsis sponges and didemnum tunicates[J]. Tetrahedron Letters, 44(17): 3471-3475.

Shengule S R, Karuso P. 2006. Concise total synthesis of the marine natural product ageladine A[J]. Organic Letters, 8(18): 4083-4084.

Shi D Y, Xu F, He J, et al. 2008b. Inhibition of bromophenols against PTP1B and anti-hyperglycemic effect of *Rhodomela confervoides* extract in diabetic rats[J]. Chinese Science Bulletin, 53(16): 2476-2479.

Shi D Y, Xu F, Li X, et al. 2008a. Bromophenol derivatives from algae, novel inhibitors of PTP1B as potential agents for treatment of T2DM[J]. Journal of Biotechnology, 136(4): 590-591.

Shigeru N, Shosuke Y. 1985. Total syntheses of (±)-aerothionin, (±)-homoaerothionin, and (±)-aerophobin-1[J]. Bulletin of the Chemical Society of Japan, 58(12): 3453-3456.

Shivers J C, Hauser C R. 1947. Synthesis of certain α-amino acid esters from malonic ester1[J]. Journal of the American Chemical Society, 69(6): 1264-1265.

Shoeib N A, Bibby M C, Blunden G, et al. 2004. *In-vitro* cytotoxic activities of the major bromophenols of the red alga *Polysiphonia lanosa* and some novel synthetic isomers[J]. Journal of Natural Products, 67(9): 1445-1449.

Slavov N, Cvengroš J, Neudörfl J M, et al. 2010. Total synthesis of the marine antibiotic pestalone and its surprisingly facile conversion into pestalalactone and pestalachloride A[J]. Angewandte Chemie International Edition, 49(41): 7588-7591.

Smietana M, Gouverneur V, Mioskowski C. 1999. A new access to spiro-isozazolines derivatives[J]. Tetrahedron Letters, 40(7): 1291-1294.

Sölter S, Dieckmann R, Blumenberg M, et al. 2002. Barettin, revisited[J]? Tetrahedron Letters, 43(18): 3385-3386.

Stien D, Anderson G T, Chase C E, et al. 1999. Total synthesis of the antitumor marine sponge alkaloid agelastatin A[J]. Journal of the American Chemical Society, 121(41): 9574-9579.

Sun H H, Paul V J, Fenical W. 1983. Avrainvilleol, a brominated diphenylmethane derivative with feeding deterrent properties from the tropical green alga *Avrainvillea longicaulis*[J]. Phytochemistry, 22(3): 743-745.

Sun X T, Chen A. 2007. Total synthesis of rac-longamide B[J]. Tetrahedron Letters, 48(19): 3459-3461.

Suzuki M, Mizuno Y, Matsuo Y, et al. 1996. Neoisoprelaurefucin, a halogenated C15 non-terpenoid compound from *Laurencia nipponica*[J]. Phytochemistry, 43(1): 121-124.

Suzuki T, Matsumura R, Oku K I, et al. 2001. Formal synthesis of (+)-isolaurepinnacin[J]. Tetrahedron Letters, 42(1): 65-67.

Takada N, Watanabe R, Suenaga K, et al. 2001. Zamamistatin, a significant antibacterial bromotyrosine derivative, from the Okinawan sponge *Pseudoceratina purpurea*[J]. Tetrahedron Letters, 42(31): 5265-5267.

Tatsuta K, Tanaka Y, Kojima M, et al. 2002. The first total synthesis of (±)-napyradiomycin A1[J]. Chemistry Letters, 31(1): 14-15.

Trost B M, Dong G. 2006. New class of nucleophiles for palladium-catalyzed asymmetric allylic alkylation. Total synthesis of agelastatin A[J]. Journal of the American Chemical Society, 128(18): 6054-6055.

Tsukamoto S, Kato H, Hirota H, et al. 1996a. Mauritiamine, a new antifouling oroidin dimer from the marine sponge *Agelas mauritiana*[J]. Journal of Natural Products, 59(5): 501-503.

Tsukamoto S, Kato H, Hirota H, et al. 1996b. Pseudoceratidine: a new antifouling spermidine derivative from the marine sponge *Pseudoceratina purpurea*[J]. Tetrahedron Letters, 37(9): 1439-1440.

Ullah N, Arafeh K M. 2009. The first total synthesis of aplysamine 6, an inhibitor of isoprenylcysteine carboxy methyltransferase[J]. Tetrahedron Letters, 50(2): 158-160.

Umeyama A, Ito S, Yuasa E, et al. 1998. A new bromopyrrole alkaloid and the optical resolution of the racemate from the marine sponge *Homaxinella* sp.[J]. Journal of Natural Products, 61(11): 1433-1434.

Walker R P, Faulkner D J, Van Engen D, et al. 1981. Sceptrin, an antimicrobial agent from the sponge *Agelas sceptrum*[J]. Journal of the American Chemical Society, 103(22): 6772-6773.

Wang M Z, Xu H, Liu T W, et al. 2011. Design, synthesis and antifungal activities of novel pyrrole alkaloid analogs[J]. European Journal of Medicinal Chemistry, 46(5): 1463-1472.

Wang S Y, Wang L J, Jiang B, et al. 2015. Synthesis and biological evaluation of novel fluorinated anticancer agents incorporating the indolin-2-one moiety[J]. RSC Advances, 5(111): 91795-91801.

Wasserman H H, Wang J. 1998. Syntheses of the marine metabolites verongamine, hemibastadin-2, and aerothionin using the cyano ylide coupling methodology[J]. The Journal of Organic Chemistry, 63(16): 5581-5586.

Wei M Y, Li D, Shao C L, et al. 2013. (±)-pestalachloride D, an antibacterial racemate of chlorinated benzophenone derivative from a soft coral-derived fungus *Pestalotiopsis* sp.[J]. Marine Drugs, 11(4): 1050.

Wiese K J, Yakushijin K, Horne D A. 2002. Synthesis of dibromophakellstatin and dibromoisophakellin[J]. Tetrahedron Letters, 43(29): 5135-5136.

Xu N, Fan X, Yan X, et al. 2003. Antibacterial bromophenols from the marine red alga *Rhodomela confervoides*[J]. Phytochemistry, 62(8): 1221-1224.

Xu Q, Luo J, Wu N, et al. 2018. BPN, a marine-derived PTP1B inhibitor, activates insulin signaling and improves insulin resistance in C2C12 myotubes[J]. International Journal of Biological Macromolecules, 106: 379-386.

Xu X, Song F, Wang S, et al. 2004. Dibenzyl bromophenols with diverse dimerization patterns from the brown alga *Leathesia nana*[J]. Journal of Natural Products, 67(10): 1661-1666.

Xu Y Z, Yakushijin K, Horne D A. 1996. Transbromination of brominated pyrrole and imidazole derivatives: synthesis of the C11N5 marine alkaloid stevensine[J]. Tetrahedron Letters, 37(45): 8121-8124.

Yamashita Y, Kobayashi S. 2004. Zirconium-catalyzed enantioselective[3+2]cycloaddition of hydrazones to olefins leading to optically active pyrazolidine, pyrazoline, and 1,3-diamine derivatives[J]. Journal of the American Chemical Society, 126(36): 11279-11282.

Yang T, Esteve E, Pessah I N, et al. 2007. Elevated resting [Ca^{2+}] in myotubes expressing malignant hyperthermia RyR1 cDNAs is partially restored by modulation of passive calcium leak from the SR[J]. American Journal of Physiology-Cell Physiology, 292(5): 1591-1598.

Zhang R, Yu R, Xu Q, et al. 2017. Discovery and evaluation of the hybrid of bromophenol and saccharide as potent and selective protein tyrosine phosphatase 1B inhibitors[J]. European Journal of Medicinal Chemistry, 134: 24-33.

Zhu G, Yang F, Balachandran R, et al. 2006. Synthesis and biological evaluation of purealin and analogues as cytoplasmic dynein heavy chain inhibitors[J]. Journal of Medicinal Chemistry, 49(6): 2063-2076.

第四章 卤代化合物的合成方法学

第一节 卤代化合物概述

一、卤代化合物的重要性

向有机化合物分子中引入卤素（X）生成 C—X 键的反应称为卤化反应。卤素原子的引入可以使某些有机化合物的理化性质发生一定程度的改变，同时可以使其向其他官能团完成转化，或者被还原除去。因此，卤化反应在药物合成中广泛应用：可以通过卤化反应制备具有生理活性的含卤素有机药物；以卤代化合物为中间体，通过官能团转化，可以构建较为复杂的目标化合物；此外，卤素原子可作为保护基团、阻断基团等来提高反应的选择性。

按引入的卤原子的不同，卤化反应可以分成氟化、氯化、溴化和碘化。卤化有机物通常有卤代烃和酰卤等。由于氯化物的制备方法最经济，且氯化剂来源广泛，因此氯化在工业上应用最多；溴化、碘化应用较少。氟化物的自然资源较广，许多氟化物具有较突出的性能，所以近年来人们越来越重视氟化物的合成研究。

二、卤代反应类型

从反应机制来看，卤化反应可以分为以下几种类型：不饱和烃的卤素加成反应、C—H 键卤化取代反应、卤原子与氢以外其他原子或基团的取代反应及自由基反应。

卤化时常用的卤化剂有卤素单质、氢卤酸和氧化剂、次卤酸、金属和非金属卤代化合物等，在这些卤化剂中，卤素应用最广，尤其是氯气。值得注意的是，F_2 的活性太高，一般不能直接用作氟化剂，而是采用其他氟化方法制备氟化物。上述卤化剂中，卤素单质（Cl_2、Br_2、I_2）、氢卤酸和氧化剂（$HCl+NaClO$、$HBr+NaBrO_3$ 等）常用于取代和加成卤化反应，其他卤化剂（如 SO_2Cl_2、$SOCl_2$、$HOCl$、$COCl_2$、SCl_2、ICl 等）也可作为取代或加成卤化剂；用于置换卤化的卤化剂有 HF、HBr、KF、PCl_3、SbF_3 等氢卤酸、无机卤化盐和金属卤代化合物。

下面对经典卤化反应做简要介绍，并就近年来利用过渡金属催化卤化反应合成卤代化合物做详细介绍。

第二节　取代卤化反应

一、脂肪烃的取代卤化反应

1. 饱和脂肪烃的取代卤化反应

由于饱和烃的氢原子活性小，因此需要用卤素在高温条件下，或在紫外光照射下，或在过氧化合物存在的条件下才能对其进行取代卤化反应。

这些反应属于自由基历程，卤素活性越大，反应选择性越差。就烷烃氢原子活性而言，若没有立体因素的影响，则所生成的碳自由基的稳定性不同，即叔 C—H>仲 C—H>伯 C—H。

氯苯是常用的良好有机溶剂，其也可以作为重要的中间体用来制备农药、医药、染料、助剂及其他有机合成产品，生产吨位较大。氯苯的生产路线有两条，一条是有苯蒸气、氯化氢和氧参与的氧化氯化法，该法主要用于由氯苯生产苯酚的工艺，当苯酚生产转向异丙苯法后，此法被淘汰。另一条生产路线即现在普遍采用的沸腾氯化法，生产的操作过程如下：将经过固体食盐干燥的苯和氯气，按苯氯比约 4：1（物质的量比）的比例，送入充满铁环填料（作催化剂）的氯化器底部，保持反应在 75～80℃的沸腾状态下进行。由于返混减少，在相同的氯化深度下，副产物二氯苯生成减少，因此，沸腾氯化法的生产能力更大。

2. 不饱和脂肪烃的取代卤化反应

烯烃的氢原子活性很小，其直接取代卤化反应类型较少。因此，卤代烯烃常由炔烃上的氢原子发生卤化反应来制备。相反，炔烃的氢原子比较活泼。以末端炔烃为例，根据反应的难易程度，使其在碱性水溶液中和卤素直接发生亲电取代反应，或采用强碱、格氏试剂将其转化成活性大的碳负离子，然后和卤素发生取代反应，生成卤代炔烃。

3. 烯丙位和苄位的取代卤化反应

苄位和烯丙位的氢原子比较活泼，容易进行游离基取代卤化反应。在光照或有过氧化物等自由基存在条件下，或者较高温度下，可用卤素、N-卤代酰胺等卤化试剂对苄位和烯丙位进行取代卤化反应。

卤素常用作烃类卤化取代反应的卤化剂，它们在光照、加热或有引发剂存在条件下产生自由基。其反应活性顺序为：$F_2>Cl_2>Br_2>I_2$，但其选择性与此相反。碘的活性差，通常很难直接与烷烃反应；而氟的反应性极强，直接进行氟化反应过于剧烈，常常使有机物裂解成为碳和氟化氢。所以，有实际意义的只是烃类的氯代和溴代反应。

由于卤素可以与脂肪烃中的双键发生加成反应，一般不宜采用卤素进行烯丙位取代卤化反应；而芳环不易发生卤素的加成反应，则可采用卤素进行苄位取代卤化反应。NBS 用于烯丙位或苄位氢的溴代反应，具有反应条件温和、选择性高和副反应少的特点。例如，当分子中存在多种可被卤代的活泼氢时，用 NBS 卤化的主产物为苄位溴化物或烯丙位溴化物。

二、芳香烃的取代卤化反应

1. 反应条件和机制

芳香烃上氢原子被卤素原子取代的反应，属于最常见的芳香烃取代卤化反应。反应中现场极化的卤素分子、在催化剂（如 Lewis 酸等）作用下发生极化的卤素分子、卤素正离子等均可作为该反应的卤化试剂。其反应历程要先生成 δ-络合物中间体，然后经脱质子化得到相应的卤代产物（图 4-1）。

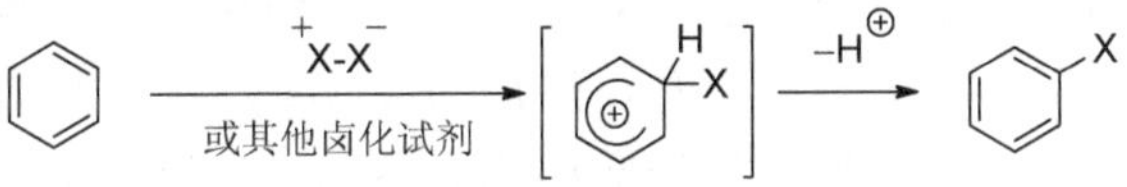

图 4-1　芳香烃取代卤化反应的机制

在实际反应中，真正的亲电试剂形式随卤化试剂、反应条件不同而异。其反应活性顺序为：Cl_2＞$BrCl$＞Br_2＞ICl＞I_2。常用的 Lewis 酸有 $AlCl_3$、$SbCl_5$、$FeCl_3$、$SnCl_4$、$TiCl_4$、$ZnCl_2$ 等。反应溶剂以极性溶剂居多，常用稀乙酸、稀盐酸、氯仿或其他卤代烃类等。若采用非极性溶剂，则反应速率减慢，但在某些反应中可用来提高选择性。

2. 反应类型

对于芳香烃环上的氟化反应，用氟与芳香烃直接反应即可，该反应十分激烈，需在氦气或氮气保护下于−78℃进行，实际应用价值不大。

常见的参与取代氯化反应的氯化剂活性顺序为：氯气＞次氯酸＞$ClNH_2$＞$ClNR_2$＞次氯酸盐。

溴、溴化物、溴酸盐和次溴酸的碱金属盐等都可作为溴化剂。溴化剂的活性顺序一般为：Br^+＞$BrCl$＞Br_2＞$BrOH$。芳香烃环上的溴化可用溴化镁等金属溴化物或碘作催化剂。溴资源比氯少，价格也比较高，回收副产物溴化氢成为得到溴素的经济手段。可在反应中加入次氯酸钠或过氧化氢等氧化剂，使生成的溴化氢被氧化成溴素而可继续利用。

在取代卤化反应中，碘的活性最差，且碘化反应是可逆的。通常需移除反应中生成的碘化氢来使碘化反应进行得更加完全。在反应中加入适当的氧化剂（如过碘酸、过氧化氢等），可氧化还原性较强的碘化氢；或者加入氨水、碳酸钠等碱性物质，通过中和除去碘化氢；氧化汞、氧化镁等金属氧化物能与碘化氢形成难溶型金属碘化盐，也可以除去碘化氢。

氯化碘、羟酸的次碘酸酐（RCOOI）等碘化剂，可提高反应中碘正离子的浓度，增加碘的亲电性，有效地进行碘取代反应。

第三节 加成卤化反应

一、不饱和烃和卤素的加成卤化反应

1. 卤素与烯烃的加成卤化反应

在加成卤化反应中，由于氟的活性太高，反应剧烈且易发生副反应，无实用意义。碘与烯烃的加成是一个可逆反应，生成的二碘化物不仅收率低，而且性质不稳定，故很少应用。因此，在卤素与烯烃的加成反应中，只有氯和溴的加成应用比较普遍。卤素与烯烃的加成按反应历程的不同可分为亲电加成和自由基加成两类。

（1）卤素与烯烃的亲电加成反应

卤素一般经过两步反应对双键进行加成：首先卤素中缺电子的卤基向富电子的双键进行亲电进攻，形成一过渡态 π-络合物；然后在催化剂作用下，另一卤基从背面进攻 π-络合物，导致烯烃的双键打开，获得卤代烃。

其中，催化剂的作用是加速 π-络合物转化成 σ-络合物，并且促使 Cl_2 与 $FeCl_3$ 形成 $Cl{\rightarrow}Cl{:}FeCl_3$ 络合物，有利于亲电进攻。

（2）卤素与烯烃的自由基加成反应

卤素在光、热或引发剂（如有机过氧化物、偶氮二异丁腈等）存在下，可与烯烃发生加成反应，其反应历程按自由基机制进行。

链引发： $Cl_2 \rightarrow 2Cl\cdot$

链传递： $CH_2{=}CH_2 + Cl\cdot \rightarrow CH_2Cl{-}CH_2\cdot$

$\qquad\qquad CH_2Cl{-}CH_2\cdot + Cl{-}Cl \rightarrow CH_2Cl{-}CH_2Cl + Cl\cdot$

链终止： $Cl\cdot + Cl\cdot \rightarrow Cl_2$

$\qquad\qquad 2CH_2Cl{-}CH_2\cdot \rightarrow CH_2Cl{-}CH_2{-}CH_2{-}CH_2Cl$

$\qquad\qquad CH_2Cl{-}CH_2\cdot + Cl\cdot \rightarrow CH_2Cl{-}CH_2Cl$

　　光卤化加成反应特别适用于双键上具有吸电子基的烯烃。例如，三氯乙烯中有三个氯原子，进一步加成氯化很困难，但在光催化下可氯化制取五氯乙烷。五氯乙烷脱一分子的氯化氢后，可制得驱钩虫药物四氯乙烯。

2. 卤素与炔烃的加成卤化反应

　　与烯烃的卤化加成反应相似，炔烃的溴加成反应一般为亲电加成机制，主要得到反式结构的烯烃。碘或氯加成反应，多半为光催化的自由基历程，同样主要得到反式结构的烯烃，但是碘也可以在催化剂作用下进行亲电加成。

二、不饱和烃和次卤酸、N-卤代酰胺的加成卤化反应

1. 次卤酸与不饱和烃的加成卤化反应

　　常用的次卤酸为次氯酸，次氯酸不稳定，难以保存，通常是将氯气通入水或氢氧化钠水溶液中，或通入碳酸钙悬浮水溶液中，制取次氯酸及其盐。次卤酸与烯烃的加成属于亲电加成，定位规律符合马氏规则。

　　次卤酸本身为氧化剂，很不稳定，一般难以保存，需新鲜制备后立即使用。次氯酸和次溴酸常用氯气、溴素与中性或含汞盐的碱性水溶液反应制成。用同样方法制备次碘酸时，则必须使用碘酸盐、氧化汞等氧化剂，以除去还原性较强的碘负离子。另外，也可以直接采用次氯酸盐在中性或弱酸性条件下进行烯烃的次氯酸加成反应。

2. N-卤代酰胺与不饱和烃的加成卤化反应

　　在酸催化下，N-卤代酰胺与烯烃加成可制得 α-卤醇。反应历程类似于卤素与烯烃的亲电加成，卤正离子由 N-卤代酰胺提供，负离子来自溶剂。

　　常用的 N-卤代酰胺有 N-溴（氯）代乙酰胺 NBA（NCA）和 N-溴（氯）代丁二酰亚胺 NBS（NCS）等。其反应特点为：可避免二卤化物的生成，产品纯度高，收率高；此外，该卤化剂能溶于有机溶剂，故可与不溶于水的烯烃在有机介质中进行有效的均相反应，得到相应的 α-卤醇及其衍生物。

三、不饱和烃和卤化氢的加成卤化反应

1. 卤化氢与烯烃的加成卤化反应

　　卤化氢与烯烃加成可得到卤素取代的饱和烃。具体反应历程遵循马氏规则，即氢加到含氢较多的双键碳一端，而卤素加到取代基较多的碳原子上，生成卤代烃。

氟化氢和烯烃反应，易发生多聚化，一般需在低温下用过量氟化氢在特殊容器内与烯烃进行反应。卤化氢与烯烃加成反应的速度，主要取决于烯烃的结构和卤化氢的活性。除氟化氢不常用外，其余卤化氢活性随其键能增大而降低。在实际使用中，可采用卤化氢气体或其饱和的有机溶剂，或者浓的卤化氢水溶液，或者用无机碘化物/磷酸等。若反应困难，可加 Lewis 酸催化，或者采用封管加热，促使反应顺利进行。

2. 卤化氢与炔烃的加成卤化反应

炔烃和卤化氢的离子型加成反应，同样符合马氏规则。

第四节　置换卤化反应

置换卤化与直接取代卤化不同，主要指以卤基置换有机化合物中其他基团（非H）的反应。同时，无异构产物、多卤化和产品纯度高等优点使置换卤化反应在药物、染料及其他精细化学品的合成中应用较多。可被卤基置换的有羟基、羧基、磺酸基、重氮基。卤代化合物之间也可以互相置换，如氟可以置换其他卤基，这也是氟化的主要途径。

一、羟基的置换卤化反应

1. 醇羟基的置换卤化反应

卤化试剂与含醇羟基分子发生置换卤化反应是制备卤代化合物的重要方法。反应机制较为简单，多为醇羟基被卤负离子亲核取代，从而生成卤代化合物。在这类反应中，氢卤酸、含硫及含磷卤代化合物等卤化试剂较为常用。

亲核取代反应中活性最高的为叔醇羟基，其次是仲醇羟基，伯醇羟基活性最低。低活性伯醇的反应大多以 S_N2 机制进行，活性较大的叔醇和苄醇的反应则倾向于采用 S_N1 机制。卤化试剂一般用氢卤酸，其活性与卤负离子的亲核能力有关，其顺序是：HI＞HBr＞HCl＞HF。因此，伯醇和仲醇与盐酸反应时常常需要在催化剂作用下完成，常用的催化剂为 $ZnCl_2$。

氯化亚砜也可以用于置换羟基，是进行醇羟基置换的优良卤化剂。反应生成的氯化氢和二氧化硫气体易于挥发而直接除去，使得产物易于分离，可直接蒸馏提纯得纯品，因此在生产上被广泛采用。

三卤化磷和五卤化磷也是较为经典的卤化剂。这类卤化剂对醇羟基进行亲核取代的活性比氢卤酸高，同时重排的副反应较少。其中 PBr_3 和 PCl_3 应用最多，前者效果较好，可由 Br_2 和磷直接反应生成，使用方便。

三苯磷卤代化合物如 Ph_3PX_2、$Ph_3P^+CX_3X^-$ 及亚磷酸三苯酯卤代化合物，也可与醇进行置换卤化反应，与其他反应相比，这类反应活性大，往往在温和条件下进行，此外，反应中产生的 HX 较少，避免了可能的副反应。

2. 酚羟基的置换卤化反应

酚羟基进行卤素置换的难度较大，反应的发生需要五氯化磷和三氯氧磷等高活性卤化剂。五卤化磷置换酚羟基的反应温度不宜过高，否则五卤化磷会受热离解成三卤化磷和卤素。这不仅会降低其置换能力，而且卤素可能引起芳环上的取代或双键上的加成等副反应。使用三氯氧磷作卤化剂时，其配比要大于理论配比。因为 $POCl_3$ 中的三个氯原子，第一个置换能力最大，以后逐渐递减。酚羟基的置换使用三苯磷卤化剂在较高温度下反应，收率一般较好。

3. 醚的置换卤化反应

醚在卤化氢（HI 或 KI/H_3PO_4、HBr）作用下，生成一分子卤代烷和一分子醇，是最常用的切断醚键的方法，同时在某些反应中也成为由醚制备卤代化合物的方法。

二、羧基的置换卤化反应

和醇羟基的置换卤代反应相似，羧基中的羟基也能用卤化磷（PX_5、PX_3、POX_3）和卤化亚砜（SOX_2）等进行置换以制备酰卤。通常不同结构的羧酸的置换卤化反应活性不同，顺序为：脂肪羧酸>芳香羧酸；芳香环上有供电子基团的芳香羧酸>无取代的芳香羧酸>芳香环上有吸电子基团的芳香羧酸。

另外，羧酸银盐和溴或碘反应，脱去二氧化碳，生成比原反应物少一个碳原子的卤代烃，即 Hunsdriecke 反应。

三、磺酸基的置换卤化反应

为避免醇羟基在置换卤化反应中发生可能的副反应，可先将醇用磺酰氯转换成相应的磺酸酯，再与卤化试剂发生亲核取代反应，生成卤代烃。由于磺酰氯及其酯的活性较大，整个反应进程都是在较温和的条件下进行，反应效率更高。

四、重氮基的置换卤化反应

另一重要的置换卤化反应是针对芳香重氮盐化合物的，这类反应可以将卤素原子引入芳香烃位置上，这是直接采用卤化反应难以实现的，可作为卤代芳香烃制备的重要补充方法。

第五节　过渡金属催化的卤化反应

卤代化合物的重要性上文已经做了叙述，其在天然产物、生物分子、农药合成等方面具有重要的作用。一直以来，科学家对卤化反应不断进行深入的探索，不论是在其底物范围还是在机制方面都取得了一定的进步。下文就过渡金属催化卤化反应的产物类型进行分类探讨。

一、过渡金属催化合成芳香或杂环卤代化合物

在化学合成领域中，芳香环或杂环是一类重要的骨架类型。然而上述经典卤化反应大多存在一定局限性，如官能团容忍性差，芳香环活化较困难，使用当量的金属盐，立体选择性差及过量卤代试剂的使用等。

在18世纪末，人们开始使用金属催化合成卤代化合物。相比以前的方法，此方法原料简单易得，且以较高的收率和立体选择性实现了卤化反应。

1. 钯（Ⅳ）催化的卤化反应

近半个世纪以来，科学家对将零价和正二价的钯作为催化剂研究较多，而关于正四价钯催化反应的报道相对较少（Sehnal et al.，2010；Xu et al.，2010）。随着人们对正四价钯结构和活性的了解，发现其同样可以实现催化量或当量催化反应，如发生还原消除反应实现卤代化合物的合成。

最常见的报道是 C—H 键活化合成卤代化合物，通过在底物中加入导向基团，可以高选择性地得到邻位芳香卤代化合物。如图 4-2 所示，其大致机制为：正二价钯与导向基团络合活化 C—H 键，氧化为正四价钯，然后经过还原消除反应得到芳香卤代化合物，催化剂变为正二价钯，完成整个催化循环（Chatani，2007；Canty，2011；Hickman and Sanford，2012）。

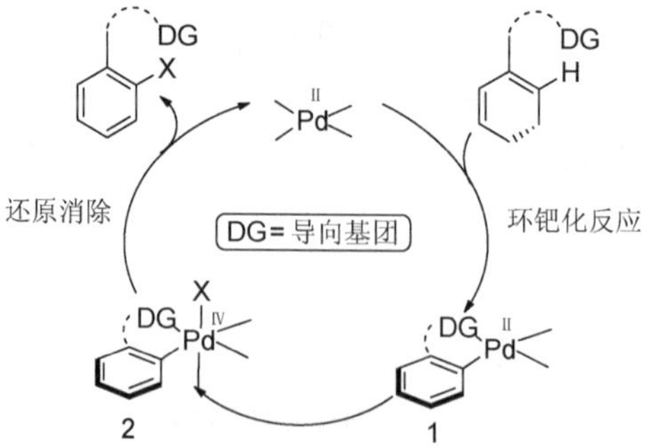

图 4-2　钯催化的 C—H 键活化机制

（1）芳香氟化物的合成

20 世纪 50 年代，有机化学家才开始对有机氟化学产生兴趣，并开展研究工作。虽然氟化学的发展仅历时短短数十年的时间，但现代氟化学的应用已深入许多领域，如医药行业、材料行业、新型能源行业（Purser et al.，2008；Ni et al.，2015），对各行各业起到了巨大的推动作用。尤其是在医药行业，研究人员向药物分子中引入氟及含氟基团已成为提高药品质量、发现新药不可或缺的手段（Ni et al.，2015）。与其他卤素相比，氟原子具有完全不同的化学性质。

1）半径较小的氟原子具有最强的电负性，从而使氟与碳的亲和作用大大增强。

2）与 C—H 键相比，C—F 键键能要大得多，又由于氟原子体积小，因此常认为其是 H 原子的伪装体，明显增加了含氟有机物的稳定性。

3）有机化合物中氟原子或含氟基团等的引入不仅会造成分子内部电子密度分布的改变，而且会提高这些化合物的渗透性和脂溶性，使其可作为药物使用，具有用量少、药效高、毒性低、代谢能力强等优良性能。

4）C—F 键相当稳定，在代谢过程中不易分解，不干扰含氟药物与相应细胞受体间的相互作用。

由于这些优良的化学特性，药学家利用氟原子或含氟基团取代药物分子中的其他原子，从而达到发现新药和改善现有药物代谢途径与速度的目的，从而改良药物的生物利用度和生物选择性。

芳香氟化物的合成是一类重要的研究内容。钯催化的芳香氟化物的合成是近年来的研究热点。Hull 等（2006）报道的钯催化导向的芳香氟化物合成，以中等到优秀的收率和选择性得到邻位氟代芳香化合物（图 4-3），其机制是经过 Pd（Ⅱ）/Pd（Ⅳ）的催化循环。

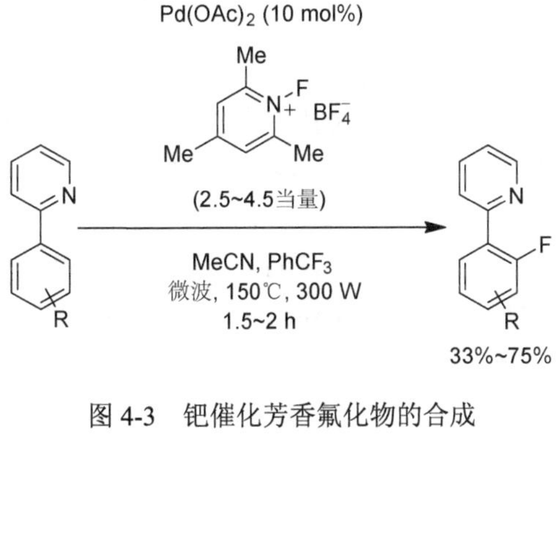

图 4-3　钯催化芳香氟化物的合成

（2）芳香氯化物的合成

Fahey（1970，1971）发现用 PdCl$_2$ 催化，使用氯气作氯化试剂，以较高的收率得到邻位氯代芳香化合物（图 4-4），其反应过程可能是 Pd（Ⅳ）的催化循环。

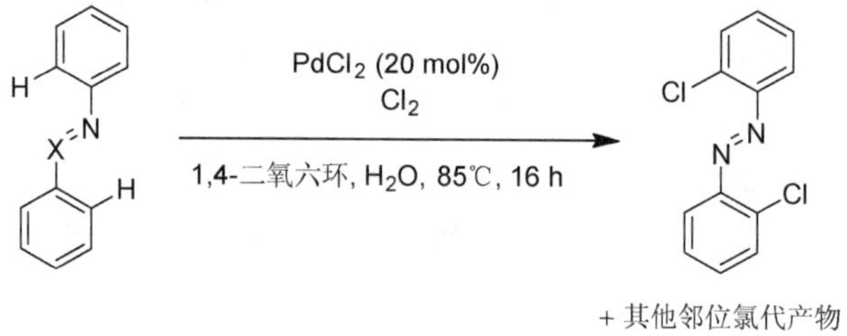

图 4-4　钯催化氯代芳香化合物的合成

Alsters 等（1993）第一次提出氯代还原消除反应的 Pd（Ⅱ）/Pd（Ⅳ）催化循环的证据（图 4-5）。通过核磁共振鉴定 Pd（Ⅳ）络合物，其在室温下会缓慢分解产生目标化合物，实现芳香氯代化合物的合成。

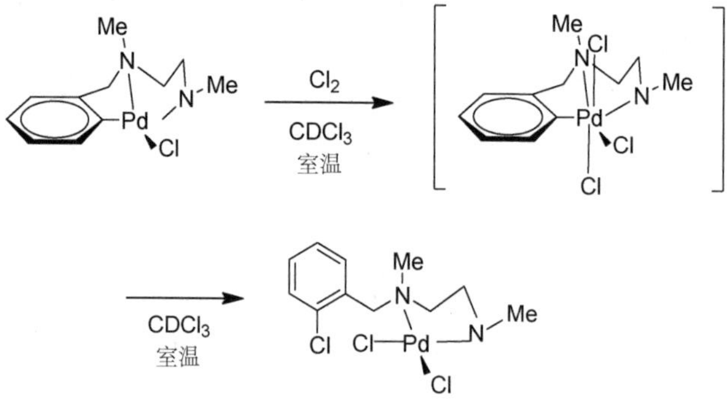

图 4-5　Pd（Ⅳ）络合物

Whitfield 和 Sanford（2007）为了证明催化循环中钯化合价的变化，提出了以下三种假设：Pd（Ⅳ）络合物、Pd（Ⅱ）络合物、Pd（Ⅲ）络合物（图 4-6）。通过检测最后发现了稳定的 Pd（Ⅳ）络合物，证明了 Pd（Ⅱ）/Pd（Ⅳ）催化循环机制。

2013 年，研究人员利用钯催化，在弱配位能力导向基团的作用下实现了芳香氯代和溴代化合物的合成（图 4-7）（Sun et al.，2013）。同时，此反应也适用于强配位能力导向基团，如 N-杂环等。

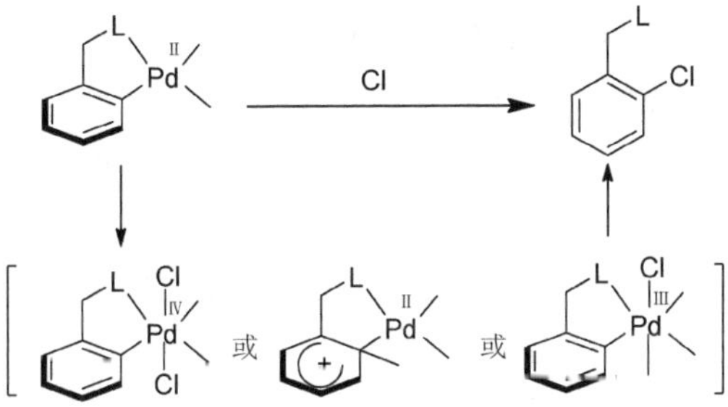

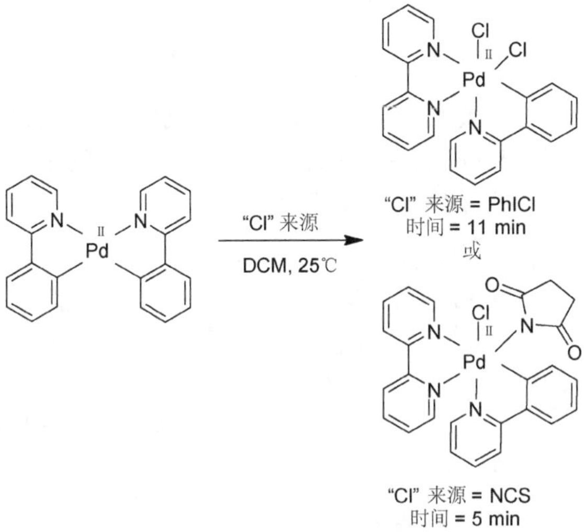

图 4-6　Pd（Ⅳ）络合物

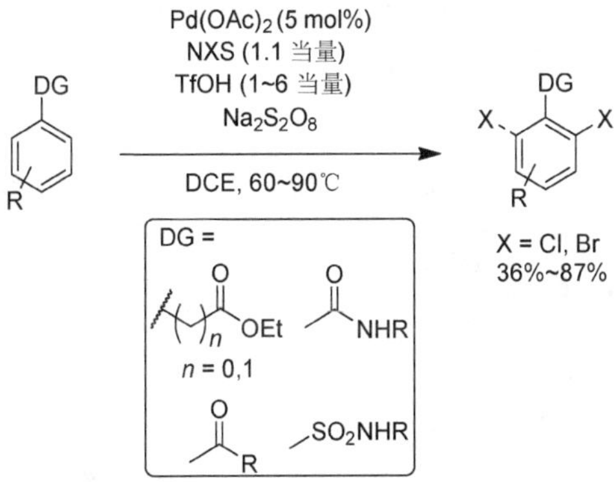

图 4-7　钯催化芳香氯代和溴代化合物的合成

（3）芳香溴化物和碘化物的合成

在 Pd（Ⅱ）/Pd（Ⅳ）的催化循环条件下，实现溴代和碘代芳香化合物的合成也是一项重要的研究内容。

1996 年，Andrienko 研究组发现在 PdI$_2$ 和 CuCl$_2$ 双催化剂体系下（图 4-8），可以较高收率得到邻位碘代芳香化合物（Andrienko et al.，1996）。

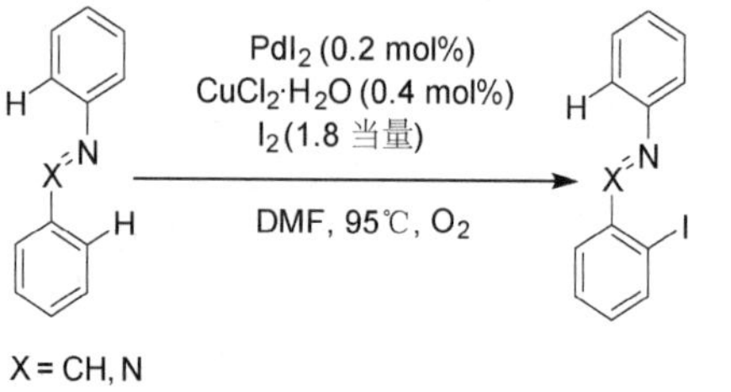

图 4-8　钯催化碘代芳香化合物的合成

Mei 等（2008）使用钯催化芳香羧酸合成碘代化合物，其单取代与双取代比例可以达到 16：1（图 4-9）。其中反应中加入的四正丁基碘化铵不仅提高了 C—H 键的活化性能，而且提高了碘代的选择性。

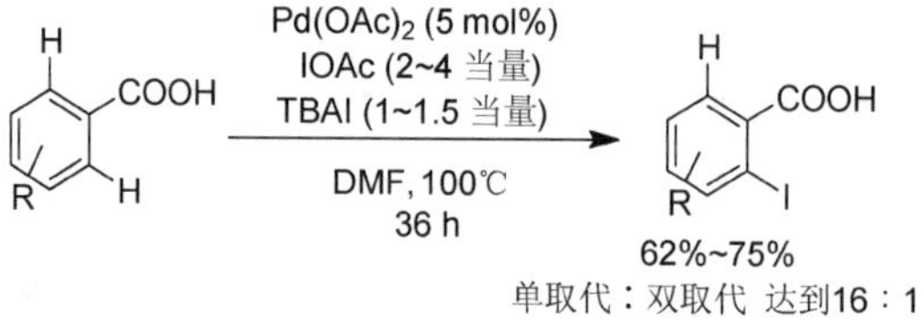

图 4-9　钯催化芳香羧酸合成碘代化合物

在此基础上，作者提出可能的反应机制，初步认为四正丁基铵盐与羧基导向基团配位，促进钯催化剂的 C—H 键的插入反应，IOAc 与 Pd（Ⅱ）络合物发生氧化加成反应，生成 Pd（Ⅳ）络合物，最后发生还原消除反应，生成碘代化合物和 Pd（Ⅱ），完成催化循环（图 4-10）。

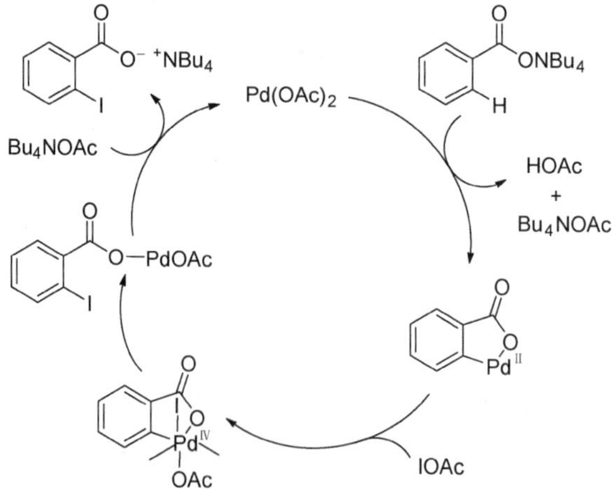

图 4-10　钯催化芳香羧酸合成碘代化合物可能的反应机制

此方法同样适用于溴代芳香化合物的合成（图 4-11），其单取代与双取代比例可以达到 18∶1。

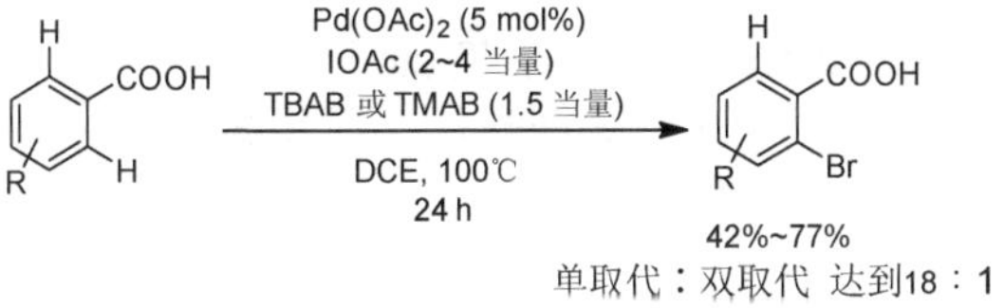

图 4-11 钯催化溴代化合物的合成

2. 钯（Ⅲ）催化的卤化反应

大多数钯催化卤代化合物的合成中，发生还原消除反应时，一般经过 Pd（Ⅱ）或 Pd（Ⅳ）催化循环。而最近研究发现，Pd（Ⅲ）也参与催化反应（Cotton et al., 2006；Canty, 2011；Powers and Ritter, 2012；Mirica and Khusnutdinova, 2013）。

2010 年，Powers 研究组首次发现 Pd（Ⅲ）参与反应，实现了氯代和溴代化合物的合成，并提出 5 种可能的反应进程（图 4-12）（Powers et al., 2010a, 2010b）。

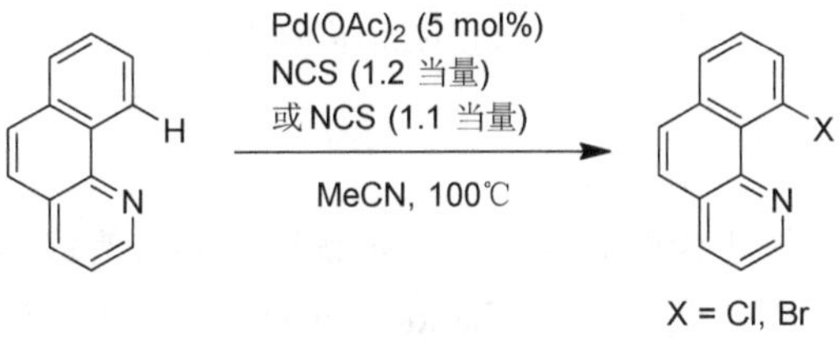

图 4-12 钯催化氯代和溴代化合物的合成

接着在 2013 年，该研究组继续报道了钯催化氟代化合物的合成（图 4-13）（Mazzotti et al., 2013）。

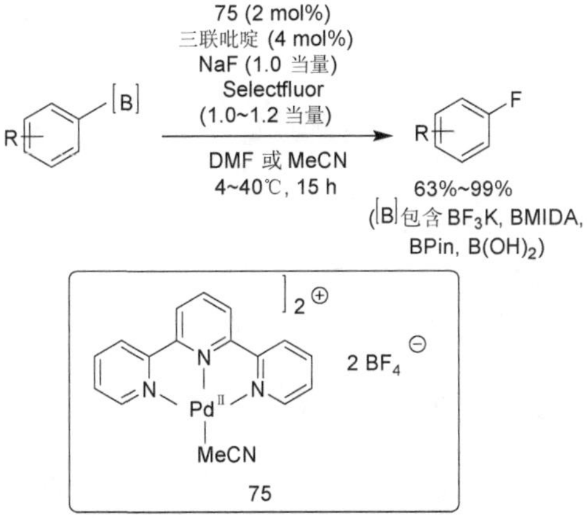

图 4-13 钯催化氟代化合物的合成

3. 钯（Ⅱ）催化的卤化反应

Pd（Ⅱ）参与的催化反应在本书中是指 Pd（0）/Pd（Ⅱ）催化循环（Heck，1982；Beletskaya and Cheprakov，2000；Tatamidani et al.，2004；Tsuji，2004）。Grushin（2002）通过研究氟代化合物的合成，认为催化过程是钯的氧化加成和还原消除反应（图 4-14）。

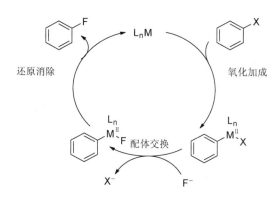

图 4-14　钯催化循环过程

4. 铜催化的卤化反应

上文讲述的钯催化合成芳香卤代化合物已发展较为成熟。但钯为贵金属，价格较高，且在化合物中难以除去（Koide，2015）。因此，选择地球中含量较丰富、环境友好的金属催化剂进行芳香卤化反应是一项具有挑战性的工作（Sheppard，2009）。

Subramanian 和 Manzer（2002）使用 CuF_2 在高温下实现了芳香氟代化合物的合成（图 4-15），尽管底物范围相对较窄，但是作为铜催化卤化反应是一个重要的起点。

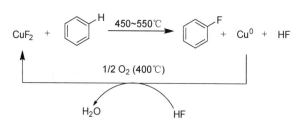

图 4-15　CuF_2 催化芳香氟代化合物的合成

同年，Klapars 和 Buchwald（2002）使用铜催化 Finkelstein 反应，实现了芳香碘代化合物的合成（图 4-16）。

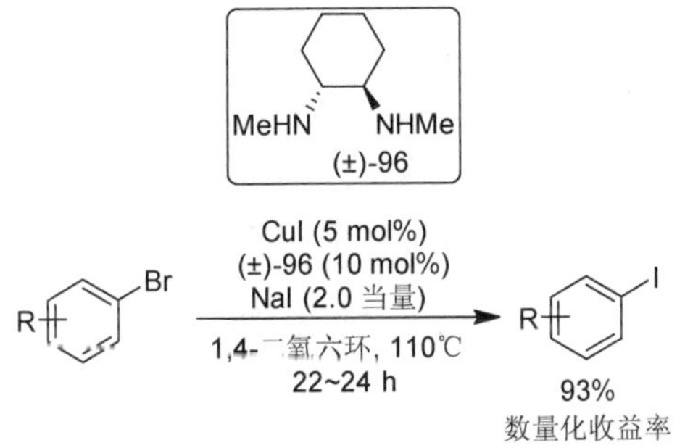

图 4-16　铜催化芳香碘代化合物的合成

铜催化卤化反应另一个重要领域是导向基团的引入。2006 年，Chen 研究组使用氯化铜催化，以 TCE 作为氯源，实现了芳香氯代化合物的合成（图 4-17）（Chen et al.，2006）。

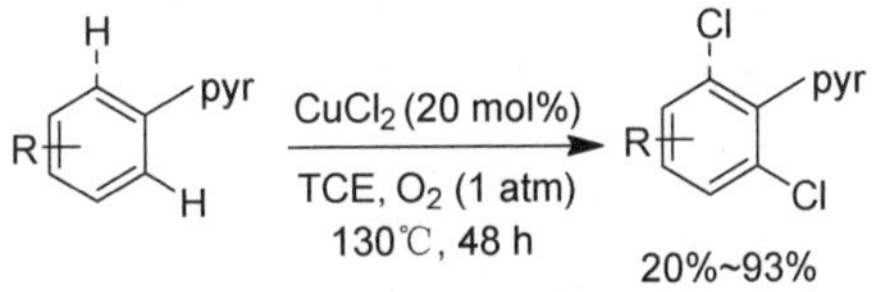

图 4-17　铜催化芳香氯代化合物的合成

5. 钴和铑催化的卤化反应

利用导向基团实现芳香化合物的合成，除了上述提到的钯和铜催化剂以外，也可采用金属铑和钴作为催化剂。

Schroder 等（2012）首次报道了铑催化实现邻位溴代和碘代化合物的合成（图 4-18）。

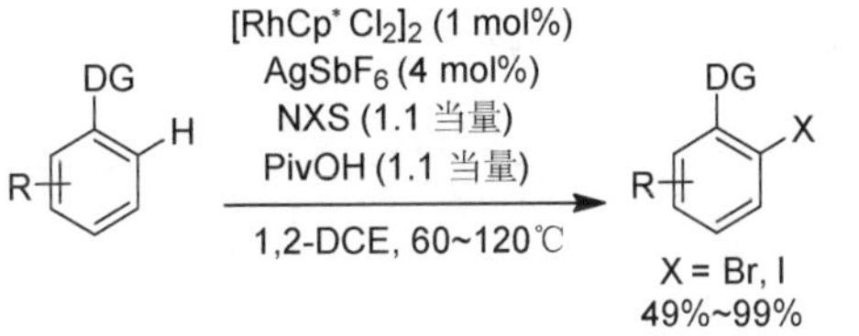

图 4-18　铑催化邻位芳香卤代化合物的合成

接着该研究组在 2014 年使用钴催化，同样实现了邻位溴代和碘代化合物的合成（图 4-19），但效率相对较低（Yu et al.，2014）。

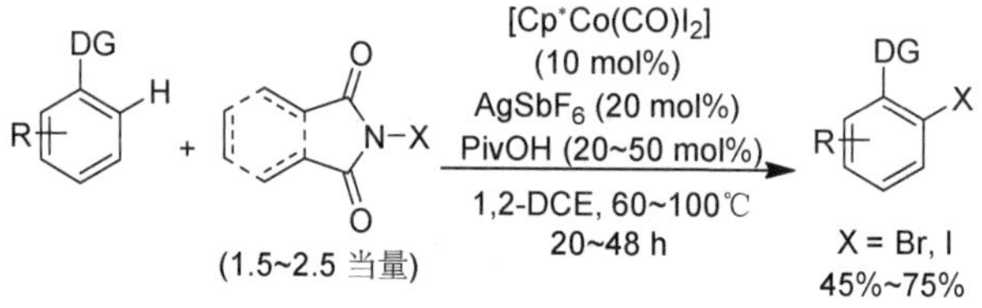

图 4-19　钴催化邻位芳香卤代化合物的合成

6. 钌和钨催化的卤化反应

　　金属钌作为催化剂可以促进一些反应，如环加成反应（Trost et al.，2001）、烯烃复分解反应（Vougioukalakis and Grubbs，2010），C—H 键官能团化反应（Arockiam et al.，2012）及不对称氢化反应等（Xie et al.，2011；Wang et al.，2012）。而且相对于金属钯、铑、铂和金，钌的价格较低。

　　2012 年，Imazaki 研究组使用 Ru（Ⅱ）催化剂，以中等到优秀的收率得到芳香溴代和碘代化合物（图 4-20）（Imazaki et al.，2012）。

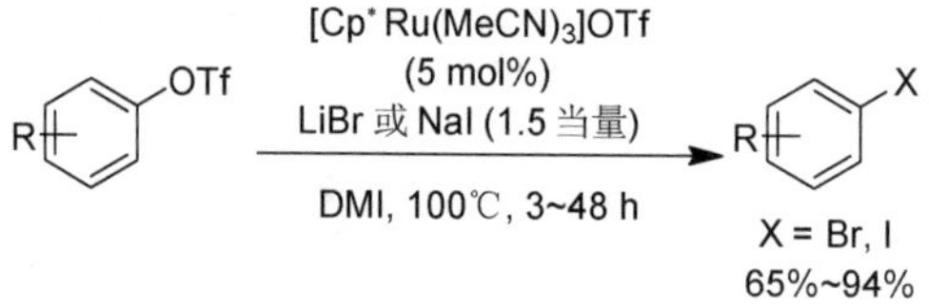

图 4-20　钌催化芳香卤代化合物的合成

　　以金属钨作为催化剂（图 4-21），Miura 和 Iwasawa（2002）发现使用当量催化剂可实现碘代化合物的合成。

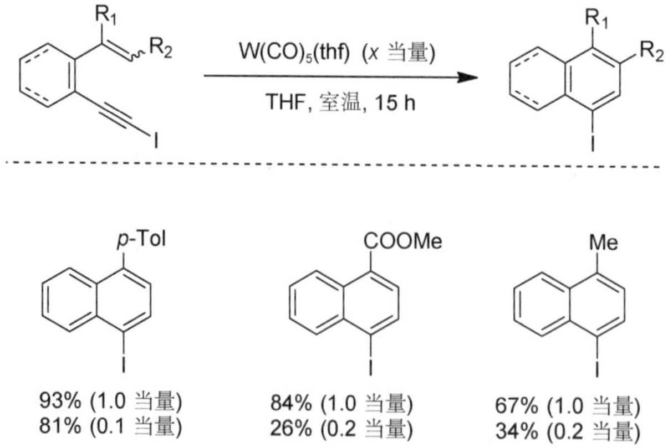

图 4-21　钨催化碘代化合物的合成

7. 银和金催化的卤化反应

近 30 年以来，金属银（Harmata，2010）和金（Hashmi and Toste，2012）作为催化剂催化反应是一大研究热点。同样，催化卤化反应也是化学家的着重研究方向。

Mo 研究组使用金催化，以 NBS 作为溴代试剂，以优秀的收率得到芳香溴代化合物（图 4-22），底物范围相对较宽，对丁吸电子和供电子基团同样适用（Mo et al.，2010）。

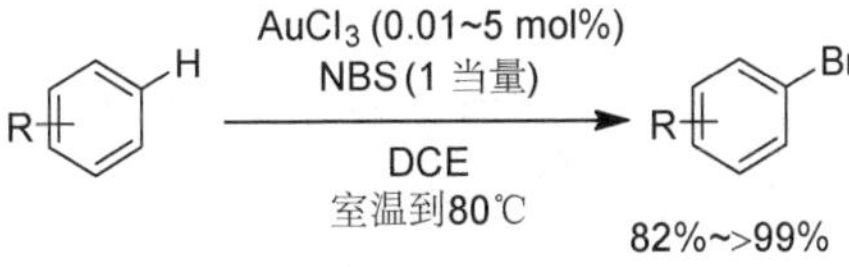

图 4-22 金催化芳香溴代化合物的合成

该研究组使用频哪醇作为导向基团（图 4-23），以金催化实现了邻位氯代、溴代及碘代化合物的合成（Qiu et al.，2010）。

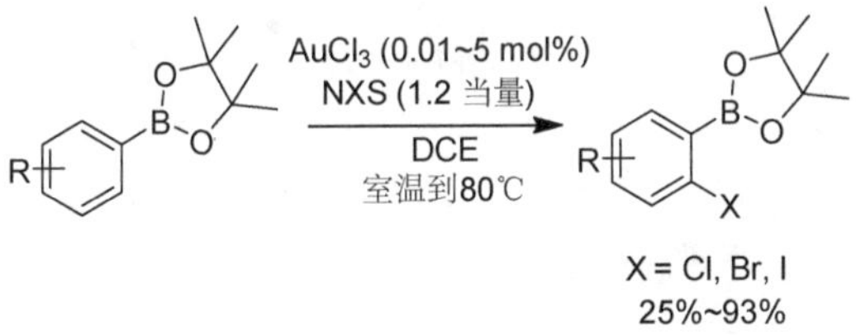

图 4-23 金催化邻位芳香卤代化合物的合成

银催化芳香卤代化合物合成同样是一个研究方向。Luo 等（2010）使用银催化脱羧氯代和溴代反应（图 4-24），可较好地控制区域选择性，但是底物只适用于邻硝基芳香羧酸，且氯源和溴源分别来自 2 倍当量的氯化铜和溴化铜。

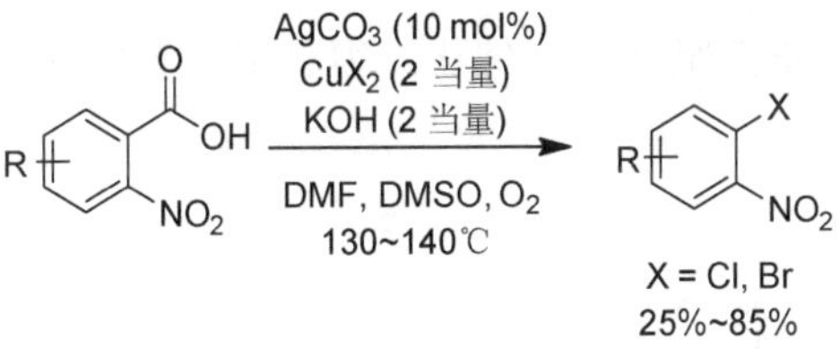

图 4-24 银催化芳香卤代化合物的合成

8. 镍催化的卤化反应

考虑到经济因素，金属镍也是一种价格相对低廉的金属催化剂，因此，在过去的 40 年里，镍催化的反应也是很多的（Brandsma et al., 1999）。其中，Cramer 和 Coulson（1975）使用镍催化，实现了卤代交换反应，催化剂的使用量可以达到 0.001 mol%（图 4-25）。

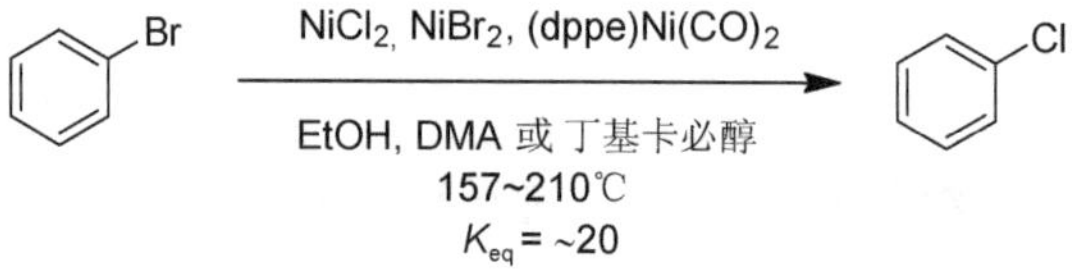

图 4-25　镍催化卤代交换反应

Takagi 等（1980）利用镍催化实现了碘代化合物的合成，通过加入锌单质提高了反应收率，反应中有联苯类副产物生成。

Cant 等（2012）在 140～190℃，利用镍催化卤代交换反应，实现了芳香和杂环碘代化合物的合成（图 4-26）。

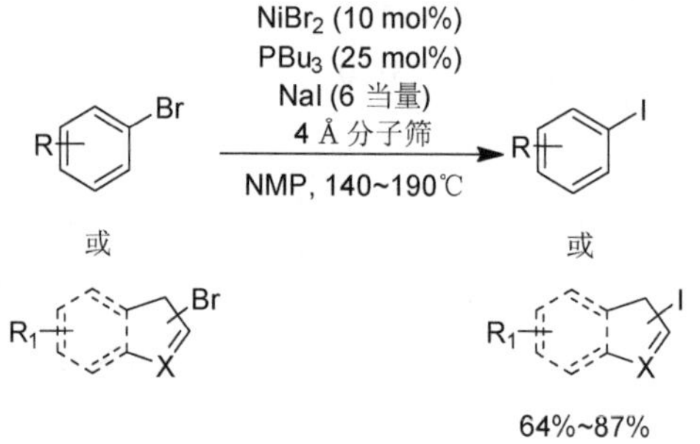

图 4-26　镍催化卤代交换反应合成芳香和杂环碘代化合物

二、过渡金属催化合成烯基卤代化合物

1. 炔烃的氢卤化反应

2007 年，Akana 研究组使用金催化，得到烯基氟代化合物（图 4-27）。反应中炔烃与金属金进行络合，得到反式产物（Akana et al., 2007）。

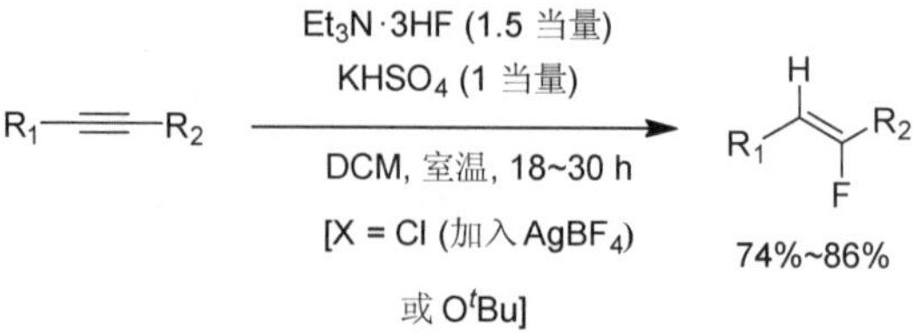

图 4-27　金催化烯基氟代化合物的合成

Klein 等（2012）首次报道了钌催化末端炔烃氢卤化二聚化反应，生成了具有较高非对映选择性的二烯产物（图 4-28）。反应中形成金属卡宾化合物，最后经过还原消除完成催化循环。

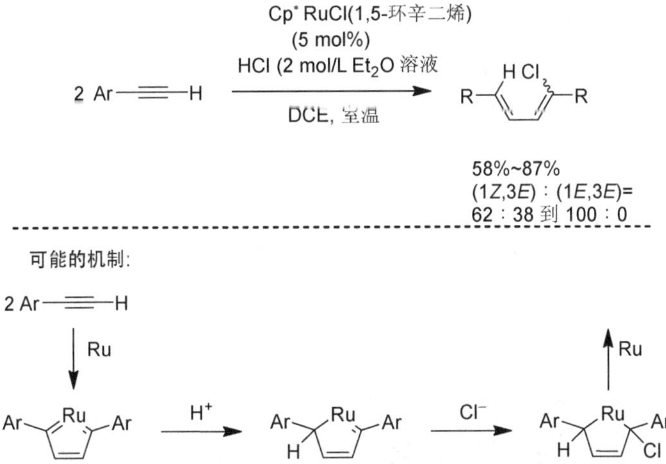

图 4-28 钌催化非对映选择性二烯化合物的合成

2. 炔烃的碳卤化反应

通过炔烃和卤代化合物反应合成多取代的含碳化合物，也是有机化学中一类重要的反应类型。其机制研究表明，通过形成金属卤代化合物来引发反应，最终会不可避免地得到顺反异构产物（图 4-29）（Backvall et al.，1995；Lu，2002；Lu et al.，1998；Lu and Ma，1999）。

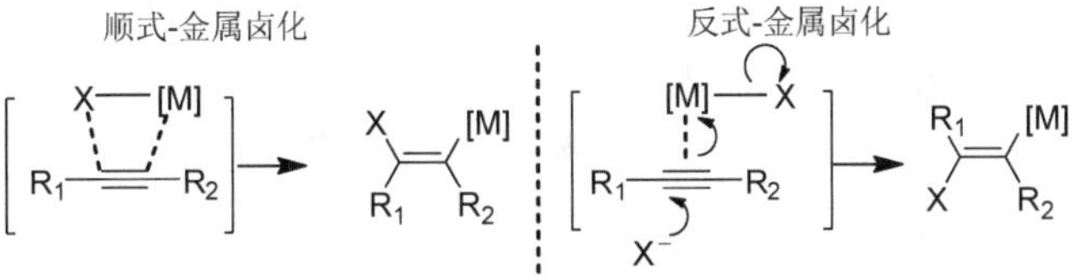

图 4-29 炔烃碳卤化反应机制

（1）反应过程经过顺式金属卤化反应

Kaneda 等使用钯催化炔烃和烯烃发生二聚化反应，认为反应过程可能经历了顺式金属卤化反应，被认为是早期的顺式机制例子之一（图 4-30）。该反应通过使用 PdX$_2$(NCPh)$_2$ 催化剂，经过炔烃和钯催化剂的顺式加成，再经过 β-卤代化合物的消除反应，以优秀的选择性合成二烯化合物（Kaneda et al.，1974，1978；Mann et al.，1975）。

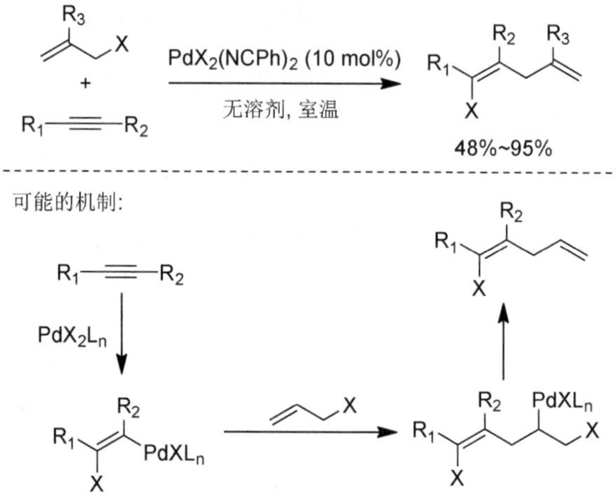

图 4-30　钯催化炔烃和烯烃发生二聚化反应及其可能的反应机制

2011 年，朱刚国研究组对此类反应进行延伸，先后使用炔胺和炔醚与烯烃卤代化合物反应，得到相应的化合物（图 4-31）（Cai et al.，2011；Lu et al.，2011）。

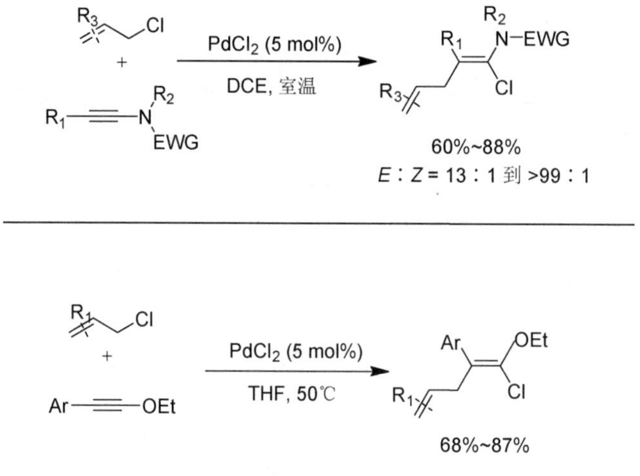

图 4-31　炔胺和炔醚的碳卤化反应

（2）反应过程经过反式金属卤化反应

1990 年，麻生明研究组使用 1,6-烯炔化合物合成呋喃酮的氯代、溴代和碘代化合物（图 4-32）。在反应过程中发现，产物 $Z:E$ 介于 55∶5 到 97∶3，认为反应中可能存在反式金属卤化反应（Ma and Lu，1990；Dupont et al.，1997）。

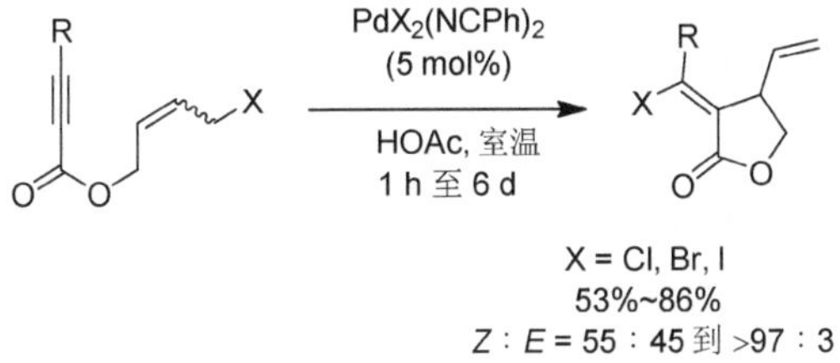

图 4-32　呋喃酮的氯代、溴代和碘代化合物合成

3. 过渡金属发生还原消除的卤化反应

（1）钯（Ⅱ）/钯（Ⅳ）催化循环

2009 年，Perumal 研究组报道了钯催化合成溴代苯并吡喃类化合物，认为反应过程可能是经过 Pd（Ⅱ）/Pd（Ⅳ）催化循环（图 4-33）（Perumal et al.，2009）。

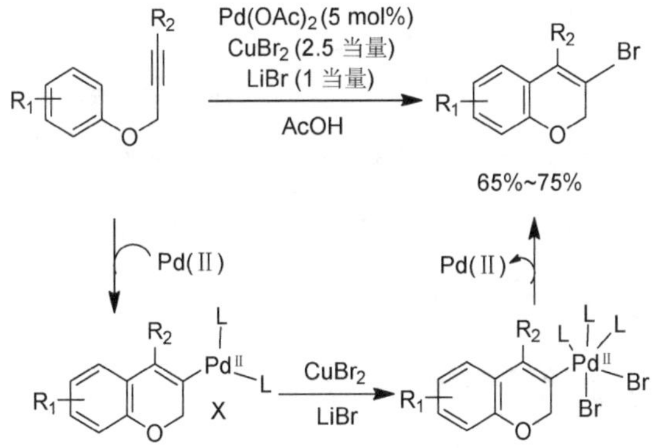

图 4-33　钯催化溴代苯并吡喃类化合物合成及其可能的反应机制

江焕峰研究组报道了钯催化非末端炔烃和炔烃卤代化合物以中等到优秀的收率合成烯炔化合物的方法（图 4-34）。推测可能的反应机制是 Pd（Ⅱ）先对炔烃卤代化合物进行氧化加成得到 Pd（Ⅳ）中间体，再与非末端炔烃加成为络合物，最后经过还原消除反应，得到烯炔化合物，释放 Pd（Ⅱ），完成反应的催化循环（Li et al.，2010）。

（2）钯（0）/钯（Ⅱ）催化循环

利用 Pd（Ⅱ）/Pd（Ⅳ）催化循环完成 Csp²-X 化合物的合成是一种重要的方法（Li et al.，2014），而另一种 Csp²-Pd（Ⅱ）-X 催化循环也是人们研究的热点（Chen and Tong，2014）。2015 年报道了钯催化合成芳香烯基类化合物，作者首次提出反应过程可能是经过 Pd（0）/Pd（Ⅱ）催化循环（图 4-35）。该反应得到顺式产物和反式产物，令人意外的是，作者发现顺式产物可以在钯催化和升高温度条件下转化为反式产物，推测其可能是经过Ⅴ价和Ⅵ价两种中间体完成 Pd（0）/Pd（Ⅱ）催化循环（Le et al.，2015b）。

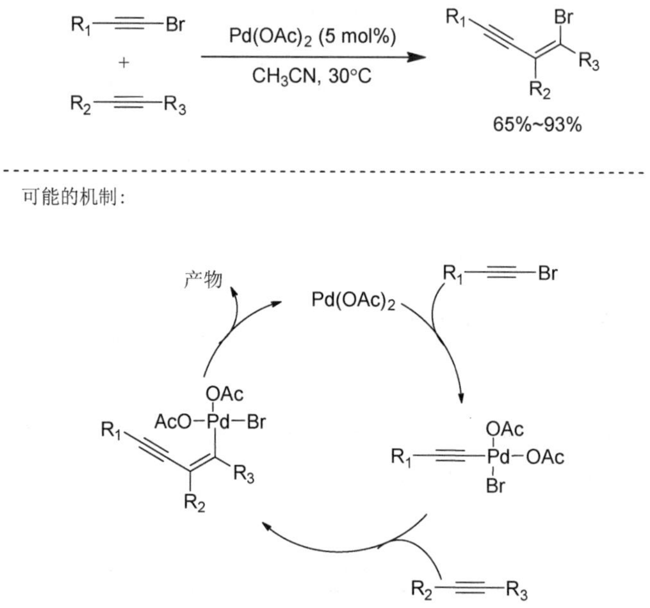

图 4-34 钯催化非末端炔烃和炔烃卤代化合物合成烯炔化合物

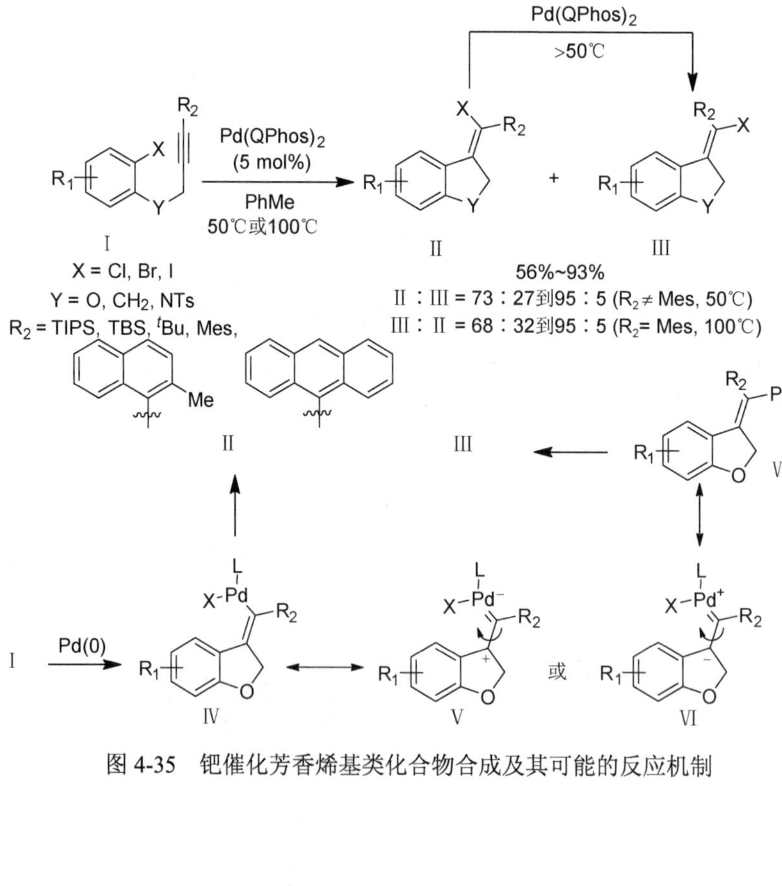

图 4-35 钯催化芳香烯基类化合物合成及其可能的反应机制

随后该研究组继续使用零价钯催化分子内氯代炔烃反应合成了氯代吲哚酮类化合物（图 4-36）。反应中使用大位阻化合物作为配体，大大地提高了化合物的立体选择性（Le et al.，2015a）。

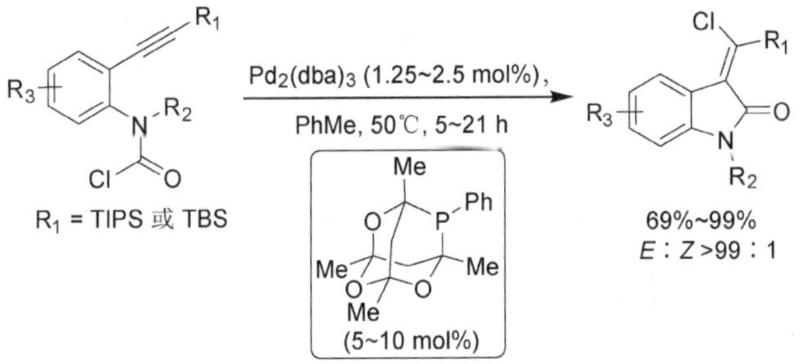

图 4-36　钯催化分子内氯代炔烃反应

酰氯在有机合成中是一种重要的试剂，其制备方法一般都是毒性大和对环境不友好的方法。Quesnel 和 Arndtsen（2013）、Quesnel 等（2015）使用钯催化芳香氯代/碘代化合物和一氧化碳合成酰氯，反应可能经过 Pd（0）/Pd（Ⅱ）催化循环，符合原子经济、对环境友好的原则（图 4-37）。

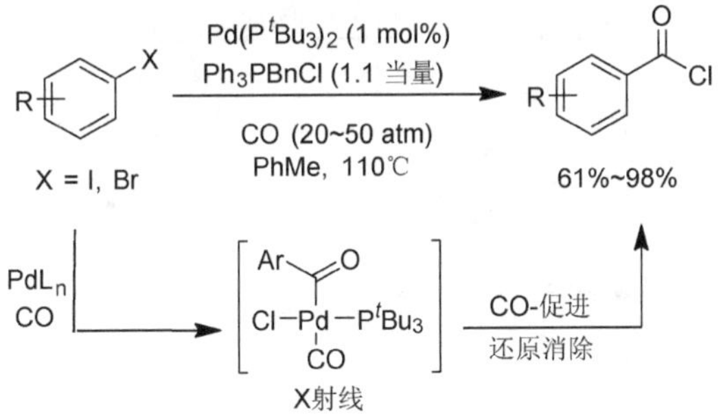

图 4-37　钯催化芳香氯代/碘代化合物和一氧化碳合成酰氯及其可能的反应机制

（3）银和金催化的卤化反应

2011 年，de Haro 研究组报道了金催化 α-氟代烯基化合物的合成，作者认为反应过程中可能经过 Au（Ⅰ）/Au（Ⅲ）催化循环（图 4-38）（de Haro and Nevado，2011）。

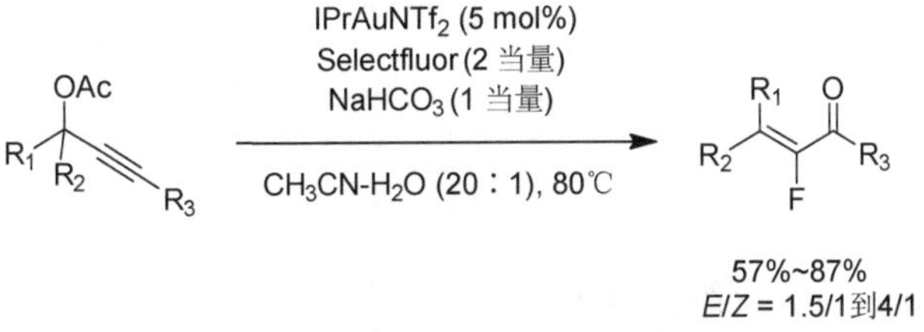

图 4-38　金催化 α-氟代烯基化合物合成

Xu 等（2011）使用银催化合成二氢吡咯类化合物，认为反应可能通过 N-氟代双苯磺酰胺（NFSI）氧化一价银到二价，完成催化反应进程（图 4-39）。

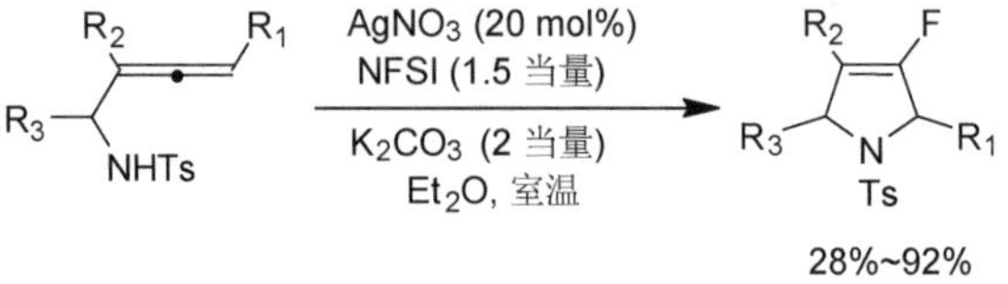

图 4-39　银催化合成二氢吡咯类化合物

（4）自由基的卤化反应

通过自由基反应得到烯基化产物也是烯基卤化反应的一种类型。下面主要讲述氟代烯基化产物。

1950 年，Haszeldine 首次报道了金属催化末端炔烃自由基反应（Haszeldine，1950），接着中间研究进程较缓慢（图 4-40）。直到 2000 年，Jennings 等（2000）使用锌催化得到氟代烯基化产物，认为反应过程中可能产生氟代自由基。

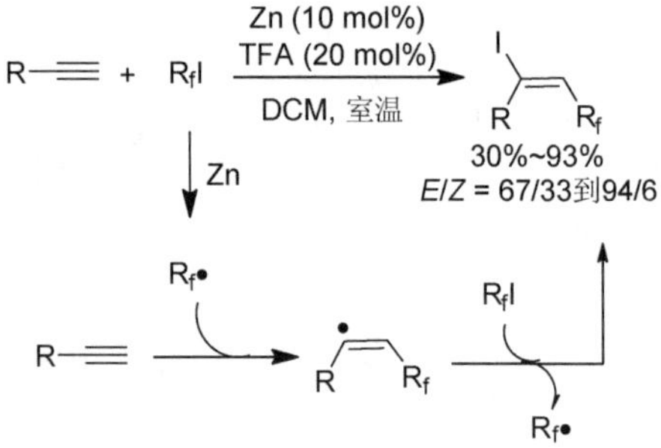

图 4-40　锌催化末端炔烃自由基反应

2014 年，胡喜乐研究组报道了在铁的催化下，用全氟烷基碘对炔烃进行加成合成烯烃碘代化合物的反应（图 4-41），收率中等到优秀，底物范围大（Xu et al.，2014）。

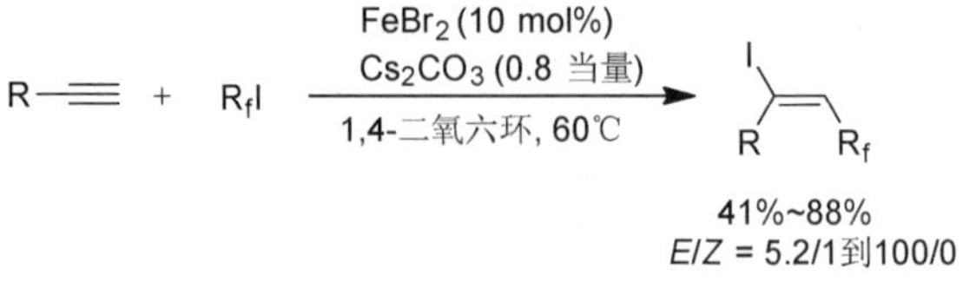

图 4-41　全氟烷基碘与炔烃加成反应

2012 年，麻生明研究组报道了锌粉催化自由基氟代反应，以中等到优秀的收率得到五元环产物（图 4-42）（Zeng et al.，2012）。

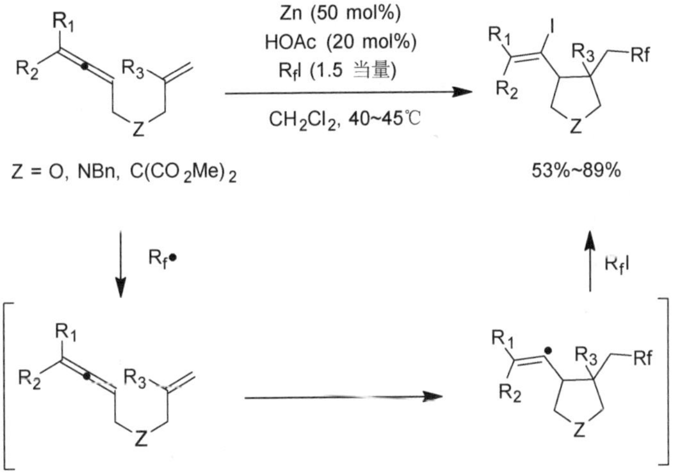

图 4-42 锌粉催化自由基氟代反应

Wang 等（2015）开发了一种钯催化 1,6-烯炔类化合物与 I₂CF₂CO₂Et 的自由基反应，作者提出反应中可能存在·CF₂CO₂Et 自由基（图 4-43）。

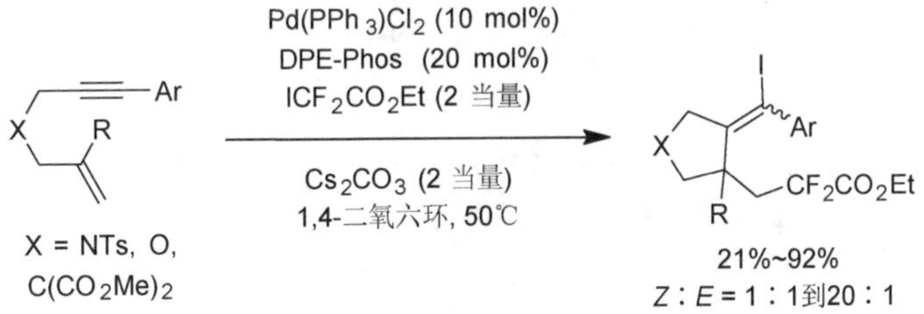

图 4-43 钯催化 1,6-烯炔与 I₂CF₂CO₂Et 的自由基反应

2015 年，张前研究组使用银催化连烯与 NFSI 反应，以中等到优秀的收率得到烯基氟代化合物，反应具有较高的立体选择性（图 4-44）。中间体 II 的存在，被认为反应可能是自由基机制（Zhang et al.，2015）。

Xu 和 Hu（2015）报道了铜催化炔烃与 α-溴代化合物合成烯烃碘代化合物的反应（图 4-45）。反应中溴代化合物转化为碘代产物是经过 Finkelstein 反应。

（5）C—H 键活化的卤化反应

金属卤代试剂产生的亲电卤代试剂发生的 C—H 键活化反应，也是烯基卤化反应的一种类型。Luo 等（2014）使用钯催化烯烃 C(sp²)—H 的氟代反应，条件温和，收率中等到优秀（图 4-46）。

Kuhl 等（2013）将铑催化芳香 C—H 键卤化反应应用在 C(sp²)—H 键活化反应中，以中等收率得到溴代和碘代烯基化合物（图 4-47）。

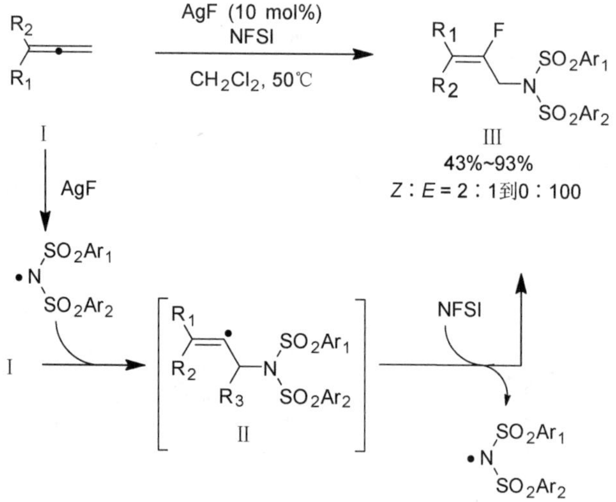

图 4-44　银催化连烯与 NFSI 反应

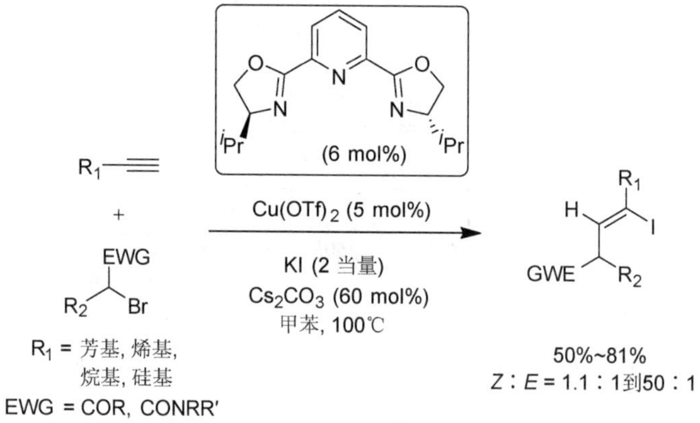

图 4-45　铜催化 Finkelstein 反应

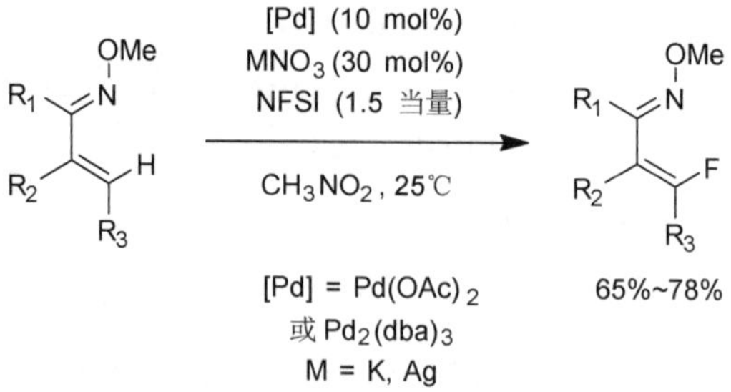

图 4-46　钯催化烯烃 C(sp²)—H 的氟代反应

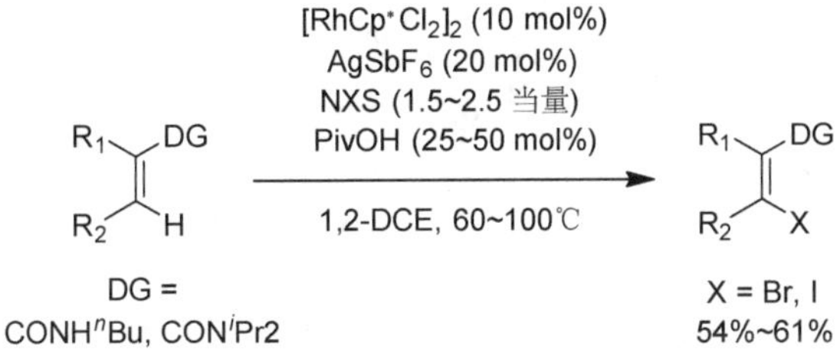

图 4-47 铑催化芳香 C—H 键卤化反应

三、过渡金属催化合成烷基卤代化合物

卤代烷烃是一类重要的化合物，常用于合成材料、试剂、溶剂和医药、农药分子中。传统方法中，$C(sp^3)$-卤代化合物是通过使用相应的醇酸、氯化亚砜或三溴化磷等试剂，有选择性地活化或取代醇类化合物制得的。苛刻的条件和有毒化学品的使用，较差的区域选择性和化学选择性，以及化学计量的副产物产生，都使得这种方法的使用受到限制。因此，对于化学家而言，探索各种卤代烃的合成方法是非常有必要的。

1. 钯催化的卤化反应

（1）钯（Ⅳ）催化烷基卤化反应

由于钯（Ⅳ）催化剂在合成碳卤键中具有重要作用，许多方法已经在烷基卤代化合物合成中对其进行应用。Green 和 Hancock（1967）发现将二聚体钯催化剂加入 Cl_2 或 Br_2 的二氯甲烷溶液，可以实现烷基卤代化合物的合成（图 4-48）。

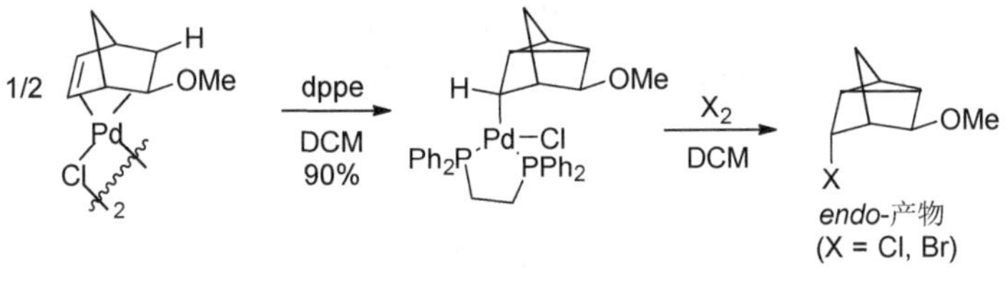

图 4-48 钯（Ⅳ）催化烷基卤化反应的机制

2002 年，Helaja 研究组使用钯催化分子内 Heck 反应，实现了利用烷基氯代化反应合成哌啶类化合物（图 4-49）（Helaja and Gottlich，2002）。

Giri 等（2005）发现钯催化 $C(sp^3)$—H 烷基碘代反应（图 4-50），反应条件较温和，产率中等到优秀，同时产物具有较好的非对映选择性。

2008 年，该研究组继续使用钯催化 $C(sp^3)$—H 烷基氯代反应（图 4-51）合成 β-内酰胺，反应过程经历氯代中间体（Wasa and Yu，2008）。

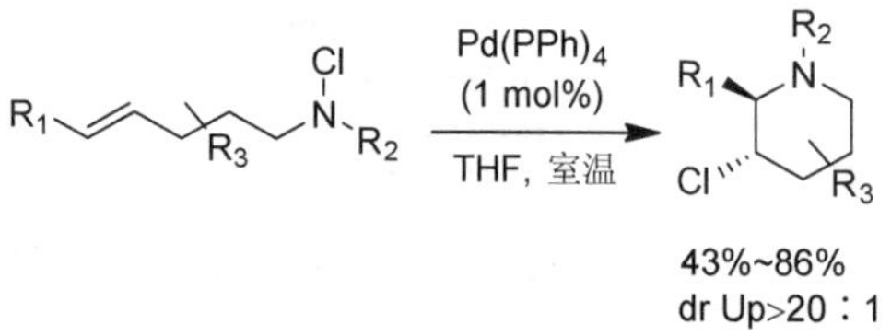

图 4-49　分子内 Heck 反应合成哌啶类化合物

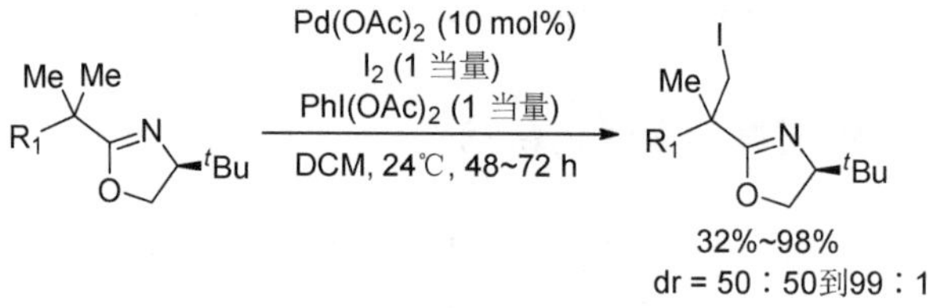

32%~98%
dr = 50：50到99：1

图 4-50　钯催化烷基碘代反应

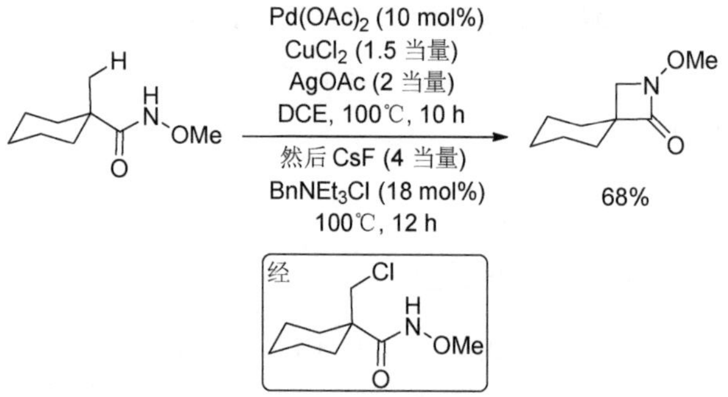

图 4-51　钯催化 C(sp³)—H 烷基氯代反应

Hull 等（2006）首次报道了钯催化 C(sp³)—H 烷基氟代反应（图 4-52），使用较昂贵的氟源，在微波反应条件下，实现了喹啉的烷基氟代反应。

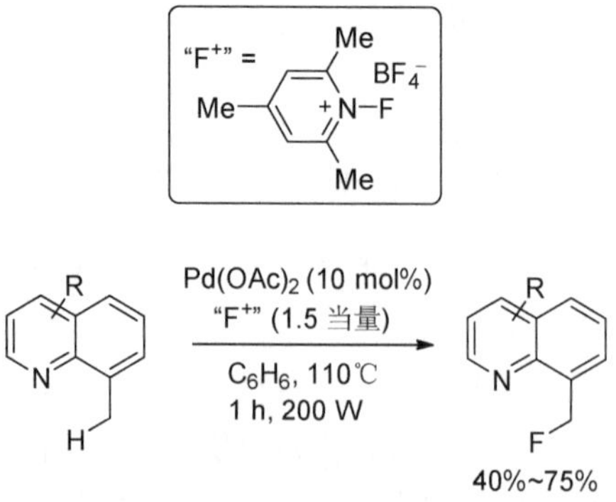

40%~75%

图 4-52　喹啉的 C(sp³)—H 烷基氟代反应

McMurtrey 等（2012）报道了钯催化 $C(sp^3)$—H 烷基氟代反应，使用 PhI(Opiv)$_2$ 和 AgF 实现了喹啉的烷基氟代反应，同时，氟源价格低廉，反应条件较温和，烷基氟代喹啉收率有所提高（图 4-53）。

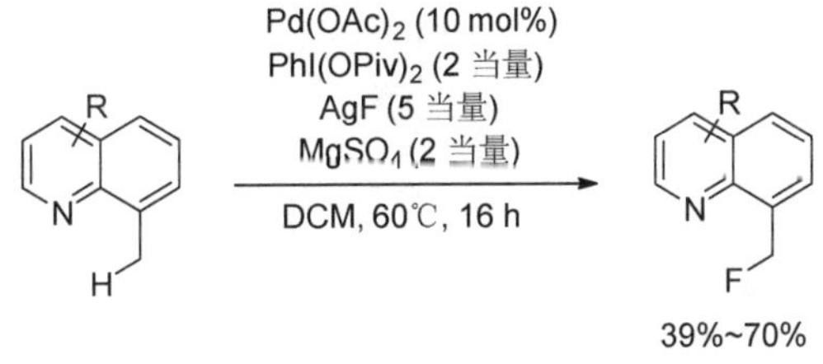

图 4-53　PhI(OPiv)$_2$ 和 AgF 实现喹啉的烷基氟代反应

Kalyani 和 Sanford（2008）使用二价钯作为催化剂，分别以 PhICl$_2$ 和 CuCl$_2$ 作为氯源，与烯烃反应合成不同氯代烷烃，条件比较温和，收率中等到优秀（图 4-54）。

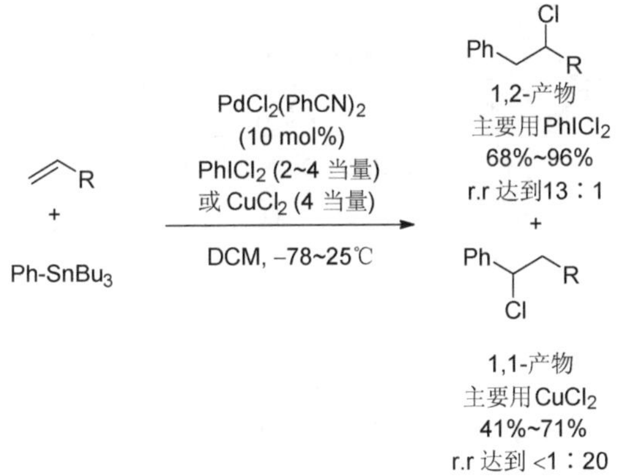

图 4-54　钯催化的氯化反应
r.r 表示异构体的比值

2014 年，Emer 研究组报道使用较便宜的四苯基磷钯作为催化剂，以 HSiEt$_3$ 和 SelectF 分别作为氢源和氟源，合成苄氟类化合物（图 4-55）（Emer et al., 2014）。

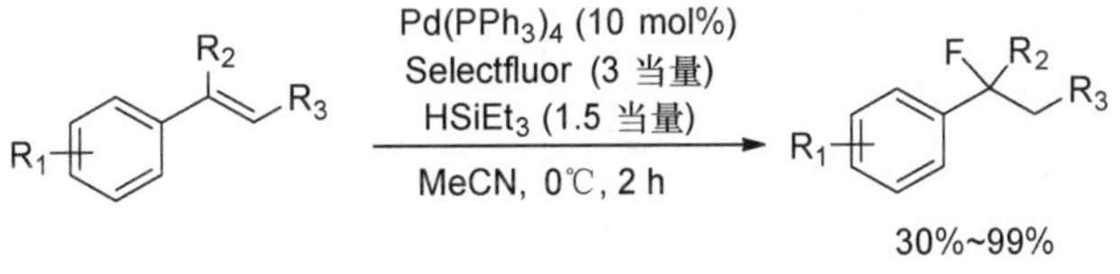

图 4-55　苄氟类化合物的合成

同年，Talbot 研究组报道了钯催化的不对称氟代化合物的合成，初期得到消旋化合物，在加入配体后，非对映选择性显著提高（图 4-56）（Talbot et al., 2014）。

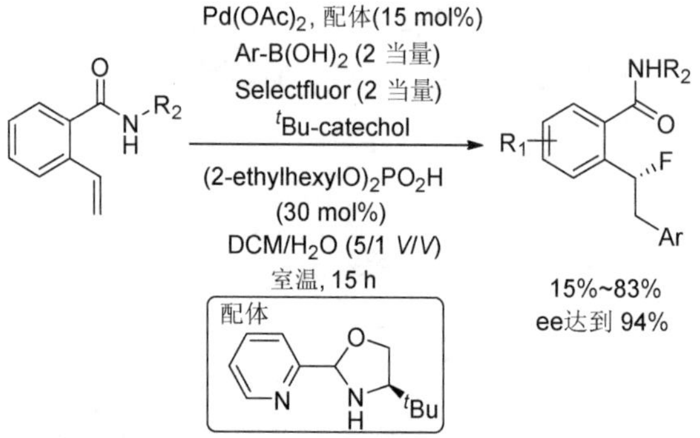

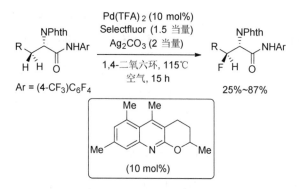

图 4-56　钯催化的不对称氟代化合物的合成

Rit 等（2014）报道以钯作为催化剂，使用 *N*-卤代酰胺作为卤代源，实现了磺酰胺类化合物的烷基氯代和溴代反应（图 4-57）。其中吡啶作为导向基团，HCl 和 HBr 作为离去源。

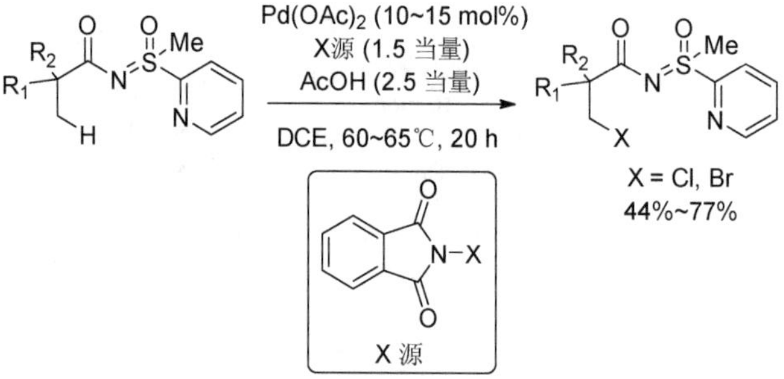

图 4-57　吡啶导向的烷基氯代和溴代反应

Zhu 等（2015b）使用较弱的导向基团酰胺，实现了烷基氟代反应，收率中等到优秀，且具有较好的非对映选择性（图 4-58）。

图 4-58　酰胺导向的烷基氟代反应

Miao 等（2015）利用钯催化，实现了以异丙基为导向基团的烷基氟代反应（图 4-59），反应体系中加入 Fe(Oac)$_2$ 时，收率明显提高。

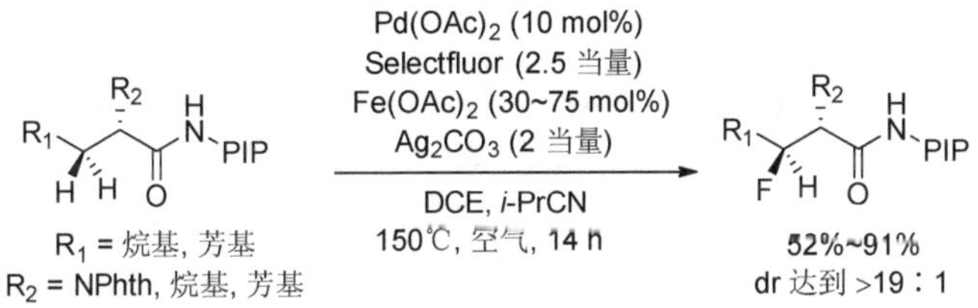

图 4-59　异丙基导向的烷基氟代反应

Zhu 等（2015a）报道了仲碳氢键的氟代反应（图 4-60）。通过设计具有导向基团的底物，使用 NFSI 作为氟源，实现了定向氟代化合物的合成。

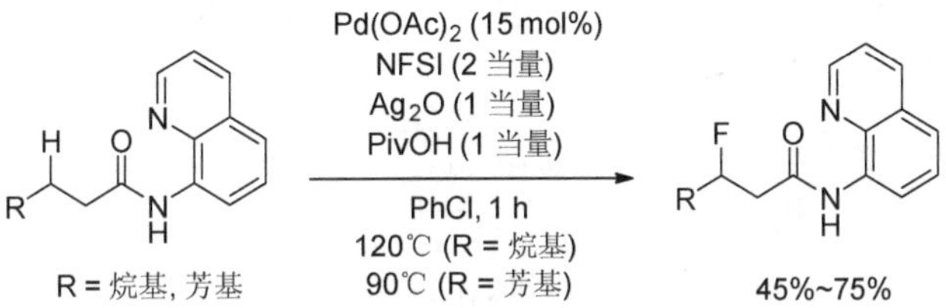

图 4-60　仲碳氢键的氟代反应

（2）钯（Ⅱ）催化烷基卤化反应

钯（Ⅳ）作为催化剂在 C(sp^3)—卤键形成的还原消除反应中得到应用；相反，涉及钯（Ⅱ）中间体反应的研究却大大滞后（图 4-61）。近几年来 Dudnik 等（2010）、Mei 等（2010）、Dubost 等（2011）发现一系列的含磷富电子化合物，试图改变钯（Ⅱ）催化烷基卤化反应（Shelby et al.，2000；Fleckenstein and Plenio，2010）。

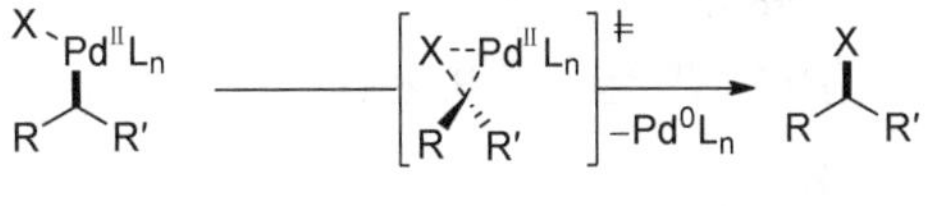

图 4-61　钯（Ⅱ）催化烷基卤化反应的机制

2011 年，Newman 研究组报道了使用廉价易得的芳香溴代化合物，通过卤代置换反应，使用碘化钾可以转化成碘代化合物（图 4-62）（Newman et al.，2011）。

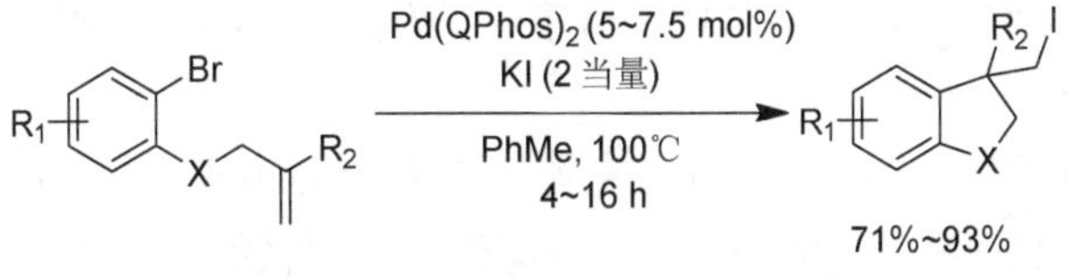

图 4-62　钯催化的卤代置换反应

2014 年，该研究组发现当在一些反应中加入当量的三级胺作为添加剂时，其中的碘代化合物的非对映选择性会大大提高（图 4-63）（Petrone et al.，2014）。

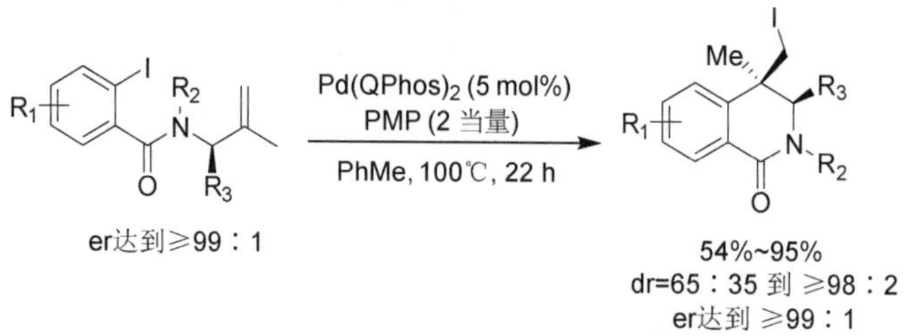

图 4-63　在三级胺参与时的碘代反应
er 表示对映异构体的比值

Hao 等（2014）首次报道了 Pd（Ⅱ）催化烷基碘代化合物的合成，反应条件温和，收率中等到优秀（图 4-64）。

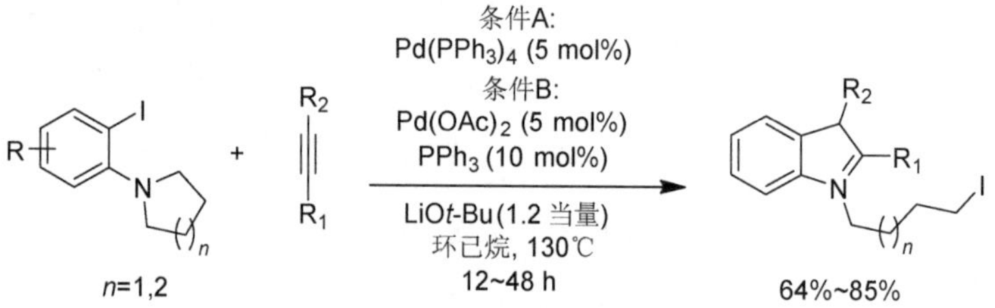

图 4-64　钯催化的烷基碘代反应

（3）自由基烷基卤化反应

过渡金属催化合成卤代烃有着广泛而悠久的历史。因为早期的研究，如 Susuki 和 Tsuji（1968）、Tsuji 等（1981，1985a，1985b）、Nagashima 等（1985）、Mori 等（1982，1985，1986，1988a，1988b，1993）、Curran 和 Chang（1990）等的工作，钯催化过程已成为越来越普遍的研究热点。

2. 钴、铑和铱催化的卤化反应

人们发现在化学元素周期表中，第 9 族元素如钴、铑、铱金属，对于烷基卤代化合物的合成也具有重要的作用。Shigehisa 等（2013）报道了钴催化烯烃的氟代反应，其中三氟甲苯作为溶剂时，收率有明显的提高（图 4-65）。

香港理工大学 Ng 等（2015）报道了铑催化 α-氯代化合物的合成（图 4-66），反应中使用 NCS 作为氯源。

Topczewski 等（2011）报道了室温下金属铱催化烯丙基氟代化合物的合成（图 4-67）。该反应条件的优势在于时间较短、条件温和，通过使用具有大位阻配体的催化剂，使得产物的对映选择性提高。

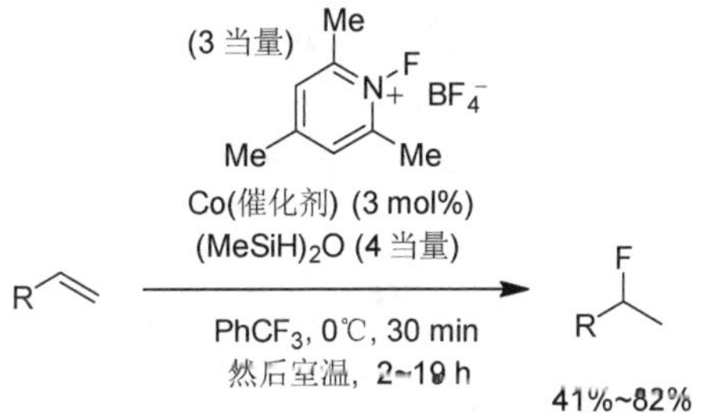

图 4-65 钴催化烯烃的氟代反应

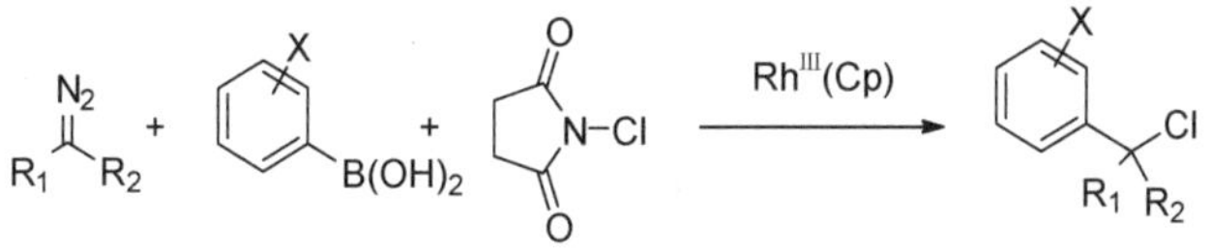

图 4-66 铑催化 α-氯代化合物的合成

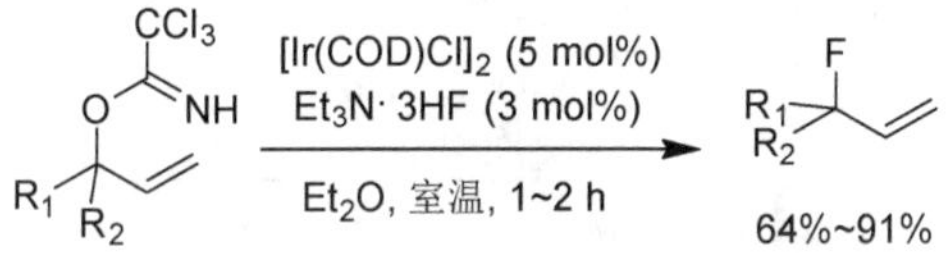

图 4-67 铱催化的烯丙基氟代反应

3. 铁、钌和钨催化的卤化反应

天然存在的卤化有机化合物合成酶，存在于许多生物系统。例如，基于血红素和非血红素含铁酶及钒过氧化物酶，已发现卤化底物分子的高化学选择性、区域选择性和立体选择性（Butler and Walker，2002；Vaillancourt et al.，2006）。这类酶的知识启发了有机金属化学家用铁和钒设计新的催化过程。本节将介绍使用铁、钌和钒催化卤化烷基合成的几个例子。

Fuchikami 和 Ojima（1984）报道了铁催化烷基卤代化合物的合成，尽管金属钌和钴可以催化此类反应，但是就收率而言，铁催化效果更佳（图 4-68）。反应中加入胺，并用乙醇作溶剂，可以加速反应的进行。

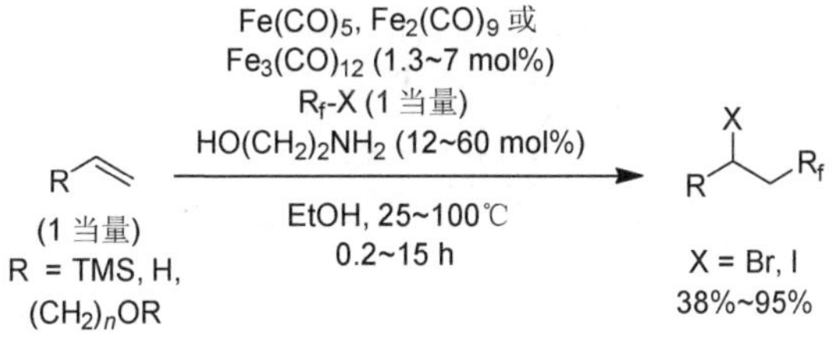

图 4-68 铁催化烷基卤代化合物的合成

1973 年，Matsumoto 研究组报道了金属钌催化合成烷基氯代化合物，反应中的氯源是氯仿或四氯化碳（图 4-69）。反应需较高的温度，而且通过向反应中加入自由基捕获剂使反应停止，被认为可能的反应机制是自由基机制（Matsumoto et al.，1973）。

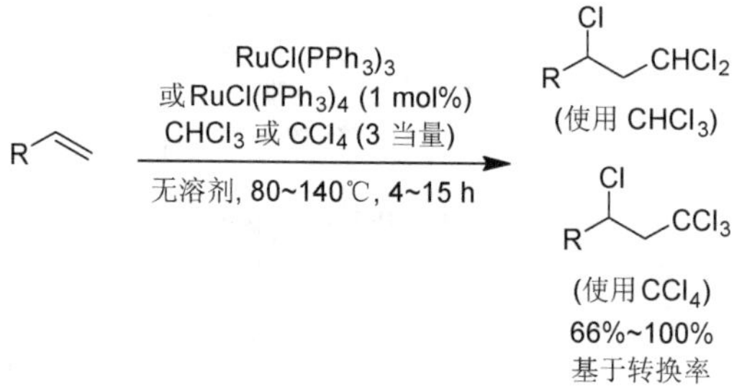

图 4-69　钌催化烷基氯代化合物的合成

2014 年，陈绰研究组报道了金属钒催化烷基氟代化合物的合成，收率中等到优秀，底物范围涉及 3 级与 2 级 C—H 键和苄基（图 4-70）（Xia et al.，2014）。

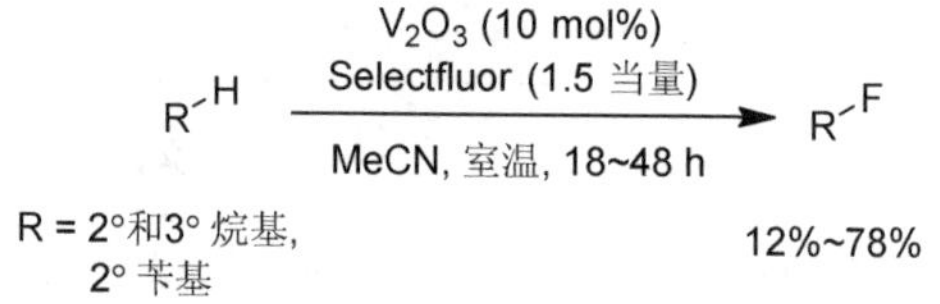

图 4-70　钒催化的烷基氟代化合物的合成

4. 铜、银和金催化的卤化反应

研究第 11 族金属的反应性、催化合成各种卤代烃，也是有机化学研究的一大热点。这些过渡金属的催化机制一般涉及自由基机制、氧化还原机制及不饱和基团插入金属-配体机制等（Ma and Lu，1993）。该族金属的相对毒性低也促进了它们在学术界和工业界的使用。本节将介绍使用铜、银和金催化卤化烷基合成的几个例子。

2015 年，Saavedra-Olavarria 研究组报道了金属铜催化苄基氟代化合物的合成（图 4-71），反应中通过加入催化量的 $Mo(CO)_6$ 使得反应收率大大提高，但是作者在文章中并没有提到它的作用（Saavedra-Olavarria et al.，2015）。

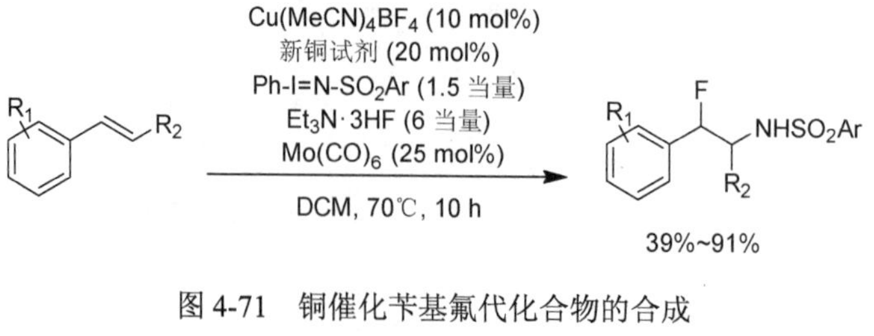

图 4-71　铜催化苄基氟代化合物的合成

Qin 和 Davies 等（2013）报道了银催化重氮化合物与 Et₃N·HF 合成 α,β-不饱和氟代化合物（图 4-72），反应条件较温和，反应时间为 5 min，产物为反式结构。

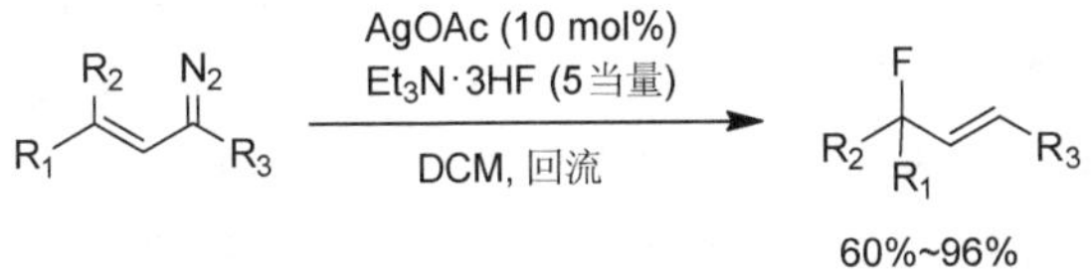

图 4-72　银催化 α,β-不饱和氟代化合物的合成

2010 年，de Haro 研究组报道了金属金催化炔烃的氟代反应，产物为 α-氟代醚类化合物和 α-氟代酮类化合物，反应条件温和，收率优秀（图 4-73）（de Haro and Nevado，2010）。

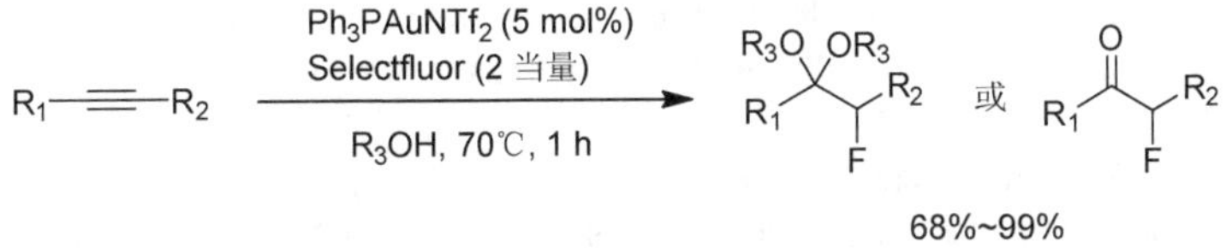

图 4-73　金催化炔烃的氟代反应

第六节　总结与展望

卤代化合物是一类重要的有机化合物，其不仅广泛存在于自然界中，而且在医药、农药、材料科学等领域具有较大的应用价值。特别是在医药领域，短短数十年的时间里，卤代化合物已大力推动了医药行业的发展，向药物分子中引入卤素或含卤素的基团已成为现代医药行业改善药物活性、提高药品质量、发现新治疗药不可或缺的手段。

将卤素基团引入有机结构母环中，可以增加分子的极性，引入的卤素也可以转换成其他取代基，如羟基、氨基、烷氧基等，得到多样的衍生物，为化合物的成药性研究提供了选择。同时卤代化合物本身就是重要的合成中间体，广泛应用于天然化合物的全合成及药物化学的结构改造。向有机化学结构中引入一个或多个卤素原子，能够极大地改变母环的物理化学特性，从而改变药物的药代动力学性质，增强药物在靶组织的分布，使药物具有更好的生物利用度和生物选择性成为可能。例如，第二代抗菌药（氟喹诺酮药物）就是在 6 位引入了一个氟原子，这个改变降低了喹诺酮类药物与血浆蛋白的结合，从而使药物在体内的游离浓度提高，进而更多地与靶酶——DNA 螺旋酶结合，提高抗菌活性。

传统上，通常以 Cl₂ 和 Br₂ 作为亲电试剂对芳环进行亲电卤化，虽然能得到目标卤代化合物，但这种方法存在较大的问题，不仅实验操作很烦琐，得到的化合物卤代选择性差，而且卤源毒性很大，严重污染环境，不符合现代有机合成化学的发展趋势。因此，利用有机合成方法学研究卤代化合物的合成引起了广泛关注。

近年来，金属催化和导向基团定位的碳卤键形成取得了很大的进展并引起了广泛的关注。利用金属催化和导向基团定位向有机结构中引入卤素，在很大程度上解决了传统卤代反应条件剧烈、试剂毒性较大的问题。然而，该方式仍然面临着试剂昂贵、选择性和收率较低的问题。这是目前卤代化合物合成所面临的挑战之一，相信随着研究工作的不断深入，能较快地解决该问题，从而为高效地生成卤代化合物提供一种选择。

参 考 文 献

Akana J A, Bhattacharyya K X, Muller P, et al. 2007. Reversible C-F bond formation and the Au-catalyzed hydrofluorination of alkynes[J]. Journal of the American Chemical Society, 129(25): 7736-7737.

Alsters P L, Engel P F, Hogerheide M P, et al. 1993. Rigid five- and six-membered C, N, N′-bound aryl-, benzyl-, and alkylorganopalladium complexes: sp2 vs. sp3 carbon-hydrogen activation during cyclopalladation and palladium(IV) intermediates in oxidative addition reactions with dihalogens and alkyl halides[J]. Organometallics, 12(5): 1831-1844.

Andrienko O S, Goncharov V S, Raida V S. 1996. Catalytic iodination of aromic compounds via ortho-palladated complexes[J]. Journal of Organic Chemistry, 32(1): 79-81.

Arockiam P B, Bruneau C, Dixneuf P H. 2012. Ruthenium(II)-catalyzed C-H bond activation and functionalization[J]. Chemical Reviews, 112(11): 5879-5918.

Backvall J E, Nilsson Y I M, Gatti R G P. 1995. Stereochemistry and mechanism of chloropalladation of acetylenes[J]. Organometallics, 14(9): 4242-4246.

Beletskaya I P, Cheprakov A V. 2000. The heck reaction as a sharpening stone of palladium catalysis[J]. Chemical Reviews, 100(8): 3009-3066.

Brandsma L, Verkruijsse H D, Vasilevsky S F. 1999. Application of Transition Metal Catalysts in Organic Synthesis[M]. Heidelberg: Springer: 141-148.

Butler A, Walker J V. 2002. Marine haloperoxidases[J]. Chemical Reviews, 93(5): 1937-1944.

Cai H, Yuan Z, Zhu W, et al. 2011. Palladium-catalyzed haloallylation of aromatic ynol ethers with allyl chlorides: a highly regio- and stereoselective approach to (1E)-alpha-chloroenol ethers[J]. Chemical Communications (Cambridge, England), 47(30): 8682-8684.

Cant A A, Bhalla R, Pimlott S L, et al. 2012. Nickel-catalysed aromatic finkelstein reaction of aryl and heteroaryl bromides[J]. Chemical Communications (Cambridge, England), 48(33): 3993-3995.

Canty A J. 2011. Higher Oxidation State Organopalladium and Platinum Chemistry[M]. New York: Springer.

Chatani N. 2007. Directed Netallation[M]. New York: Springer.

Chen C, Tong X. 2014. Synthesis of organic halides via palladium(0) catalysis[J]. Organic Chemistry Frontiers, 1(4): 439-446.

Chen X, Hao X S, Goodhue C E, et al. 2006. Cu(II)-catalyzed functionalizations of aryl C-H bonds using O_2 as an oxidant[J]. Journal of the American Chemical Society, 128(21): 6790-6791.

Cotton F A, Koshevoy I O, Lahuerta P, et al. 2006. High yield syntheses of stable, singly bonded Pd2(6+) compounds[J]. Journal of the American Chemical Society, 128(42): 13674-13675.

Cramer R, Coulson D R. 1975. Nickel-catalyzed displacement-reactions of aryl halides[J]. Journal of Organic Chemistry, 40(16): 2267-2273.

Curran D P, Chang C T. 1990. Evidence that palladium(0)-promoted cyclizations of unsaturated α-iodocarbonyls occur by an atom transfer mechanism[J]. Tetrahedron Letters, 31(7): 933-936.

de Haro T, Nevado C. 2010. Gold-catalyzed synthesis of α-fluoro acetals and α-fluoro ketones from alkynes[J]. Advanced Synthesis & Catalysis, 352(16): 2767-2772.

de Haro T, Nevado C. 2011. Domino gold-catalyzed rearrangement and fluorination of propargyl acetates[J]. Chemical Communications (Cambridge, England), 47(1): 248-249.

Dubost E, Fossey C, Cailly T, et al. 2011. Selective ortho-bromination of substituted benzaldoximes using Pd-catalyzed C-H activation: application to the synthesis of substituted 2-bromobenzaldehydes[J]. Journal of Organic Chemistry, 76(15): 6414-6420.

Dudnik A S, Chernyak N, Huang C, et al. 2010. A general strategy toward aromatic 1,2-ambiphilic synthons: palladium-catalyzed ortho-halogenation of PyDipSi-arenes[J]. Angewandte Chemie International Edition, 49(46): 8729-8732.

Dupont J, Basso N R, Meneghetti M R, et al. 1997. The trans-chloropalladation reaction of propargyl amines and thioethers. X-ray crystal structure of trans-[Pd-trans-C(Ph)=C(Cl)CH(Me)S (i-Pr)(Cl) (Py)][J]. Organometallics, 16(11): 2386-2391.

Emer E, Pfeifer L, Brown J M, et al. 2014. Cis-specific hydrofluorination of alkenylarenes under palladium catalysis through an ionic pathway[J]. Angewandte Chemie International Edition, 53(16): 4181-4185.

Fahey D R. 1970. The homogeneous palladium-catalysed ortho-chlorination of azobenzene[J]. Journal of the Chemical Society D: Chemical Communications, (7): 417.

Fahey D R. 1971. The coordination-catalyzed ortho-halogenation of azobenzene[J]. Journal of Organometallic Chemistry, 27(2): 283-292.

Fleckenstein C A, Plenio H. 2010. Sterically demanding trialkylphosphines for palladium-catalyzed cross coupling reactions-alternatives to PtBu3[J]. Chemical Society Reviews, 39(2): 694-711.

Fuchikami T, Ojima I. 1984. Transition-metal complex catalyzed polyfluoroalkylation. I. Facile addition of polyfluoroalkyl halides to carbon-carbon multiple bonds[J]. Tetrahedron Letters, 25(3): 303-306.

Giri R, Chen X, Hao X S, et al. 2005. Catalytic and stereoselective iodination of prochiral C-H bonds[J]. Tetrahedron: Asymmetry, 16(21): 3502-3505.

Green M, Hancock R I. 1967. The stereochemistry of the reaction of bicyclo[2,2,1]heptadienepalladium chloride with methoxide anions[J]. Journal of the Chemical Society A: Inorganic, Physical, Theoretical, (1): 2054-2057.

Grushin V V. 2002. Palladium fluoride complexes: one more step toward metal-mediated C-F bond formation[J]. Chemistry-A European Journal, 8(5): 1006-1014.

Hao W, Wei J, Geng W, et al. 2014. Transfer of aryl halide to alkyl halide: reductive elimination of alkylhalide from alkylpalladium halides containing syn-beta-hydrogen atoms[J]. Angewandte Chemie International Edition, 53(52): 14533-14537.

Harmata M. 2010. Silver in Organic Chemistry[M]. Hoboken: John Wiley & Sons.

Hashmi A S K, Toste F D. 2012. Modern Gold Catalyzed Synthesis[M]. Weinheim: Wiley-VCH.

Haszeldine R N. 1950. The reactions of fluorocarbon radicals. Part II. The reaction of trifluoroiodomethane with acetylene[J]. Journal of the Chemical Society, (1): 3037-3041.

Heck R F. 1982. Organic Reactions[M]. Chichester: John Wiley & Sons.

Helaja J, Gottlich R. 2002. A new catalytic hetero-Heck type reaction[J]. Chemical Communications (Cambridge, England), (7): 720-721.

Hickman A J, Sanford M S. 2012. High-valent organometallic copper and palladium in catalysis[J]. Nature, 484(7393): 177-185.

Hull K L, Anani W Q, Sanford M S. 2006. Palladium-catalyzed fluorination of carbon-hydrogen bonds[J]. Journal of the American Chemical Society, 128(22): 7134-7135.

Imazaki Y, Shirakawa E, Ueno R, et al. 2012. Ruthenium-catalyzed transformation of aryl and alkenyl triflates to halides[J]. Journal of the American Chemical Society, 134(36): 14760-14763.

Jennings M P, Cork E A, Ramachandran P V. 2000. A facile synthesis of perfluoroalkyl vinyl iodides and their palladium-mediated cross-coupling reactions[J]. Journal of Organic Chemistry, 65(25): 8763-8766.

Kalyani D, Sanford M S. 2008. Oxidatively intercepting Heck intermediates: Pd-catalyzed 1,2- and 1,1-arylhalogenation of alkenes[J]. Journal of the American Chemical Society, 130(7): 2150-2151.

Kaneda K, Kawamoto F, Fujiwara Y, et al. 1974. Codimerization of acetylenes and allyl halides by Pd-benzonitrile complexes[J]. Tetrahedron Letters, (12): 1067-1070.

Kaneda K, Uchiyama T, Fujiwara Y, et al. 1978. Selective codimerization of acetylenes and allyl halides catalyzed by palladium complexes[J]. Journal of Organic Chemistry, 44(1): 55-63.

Klapars A, Buchwald S L. 2002. Copper-catalyzed halogen exchange in aryl halides: an aromatic Finkelstein reaction[J]. Journal of the American Chemical Society, 124(50): 14844-14845.

Klein H, Roisnel T, Bruneau C, et al. 2012. One-step synthesis of 1-halo-1,3-butadienes via ruthenium-catalysed hydrohalogenative dimerisation of alkynes[J]. Chemical Communications (Cambridge, England), 48(89): 11032-11034.

Koide K. 2015. Palladium Detection Techniques for Active Pharmaceutical Ingredients Prepared Via Cross-Couplings. In New Trends in Cross-Coupling: Theory and Applications[M]. Cambridge: Royal Society of Chemistry.

Kuhl N, Schroder N, Glorius F. 2013. Rh(III)-catalyzed halogenation of vinylic C-H bonds: rapid and general access to Z-halo acrylamides[J]. Organic Letters, 15(15): 3860-3863.

Le C M, Hou X, Sperger T, et al. 2015a. An exclusively trans-selective chlorocarbamoylation of alkynes enabled by a palladium/phosphaadamantane catalyst[J]. Angewandte Chemie International Edition, 54(52): 15897-15900.

Le C M, Menzies P J, Petrone D A, et al. 2015b. Synergistic steric effects in the development of a palladium-catalyzed alkyne carbohalogenation: stereodivergent synthesis of vinyl halides[J]. Angewandte Chemie International Edition, 54(1): 254-257.

Li Y, Liu X, Jiang H, et al. 2010. Expedient synthesis of functionalized conjugated enynes: palladium-catalyzed bromoalkynylation of alkynes[J]. Angewandte Chemie International Edition, 49(19): 3338-3341.

Li Y, Wu Y, Li G S, et al. 2014. Palladium-catalyzed C-F bond formation via directed C-H activation[J]. Advanced Synthesis & Catalysis, 356(7): 1412-1418.

Lou S J, Xu D Q, Xu Z Y. 2014. Mild and versatile nitrate-promoted C-H bond fluorination[J]. Angewandte Chemie International Edition, 53(39): 10330-10335.

Lu X Y, Zhu G X, Wang Z. 1998. Enyne coupling as the potent methodology for the synthesis of bioactive molecules[J]. Synlett, (2): 115-121.

Lu X. 2002. In Handbook of Organopalladium Chemistry for Organic Synthesis[M]. Weiheim: Wiley-VCH: 227-228.

Lu X, Ma S. 1999. In Transition Metal Catalyzed Reaction[M]. Paris: IUPAC: 133-157.

Lu Z, Kong W, Yuan Z, et al. 2011. Synthesis of multisubstituted enamides via Pd-catalyzed chloroallylation of ynamides[J]. Journal of Organic Chemistry, 76(20): 8524-8529.

Luo Y, Pan X, Wu J. 2010. Silver-catalyzed decarboxylative halogenation of carboxylic acids[J]. Tetrahedron Letters, 51(50): 6646-6648.

Ma S M, Lu X Y. 1990. Palladium dihalide catalysed stereoselective synthesis of α-(Z)-halomethylene-γ-butyrolactone derivatives[J]. Journal of the Chemical Society D: Chemical Communications, (10): 733-734.

Ma S M, Lu X Y. 1993. Stereoselective synthesis of alpha-(chloromethylene)-gamma-butyrolactone derivatives from acyclic allylic 2-alkynoates[J]. Journal of Organic Chemistry, 58(5): 1245-1250.

Mann B E, Bailey P M, Maitlis P M. 1975. A definitive example of cis chloropalladation. Structure of chloro(2,5-dithiahexane){1-(1,4-di-tert-butyl-4-chloro)butadienyl}palladium[J]. Chemischer Informationsdienst, 6(21): 1275-1276.

Matsumoto H, Nakano T, Nagai Y. 1973. Radical reactions in the coordination sphere I. Addition of carbon tetrachloride and chloroform to 1-olefins catalyzed by ruthenium(II) complexes.[J]. Tetrahedron Letters, 14(51): 5147-5150.

Mazzotti A R, Campbell M G, Tang P, et al. 2013. Palladium(III)-catalyzed fluorination of arylboronic acid derivatives[J]. Journal of the American Chemical Society, 135(38): 14012-14015.

McMurtrey K B, Racowski J M, Sanford M S. 2012. Pd-catalyzed C-H fluorination with nucleophilic fluoride[J]. Organic Letters, 14(16): 4094-4097.

Mei T S, Giri R, Maugel N, et al. 2008. Pd(II)-catalyzed monoselective ortho halogenation of C-H bonds assisted by counter cations: a complementary method to directed ortho lithiation[J]. Angewandte Chemie International Edition, 47(28): 5215-5219.

Mei T S, Wang D H, Yu J Q. 2010. Expedient drug synthesis and diversification via ortho-C-H iodination using recyclable PdI2 as the precatalyst[J]. Organic Letters, 12(14): 3140-3143.

Miao J, Yang K, Kurek M, et al. 2015. Palladium-catalyzed site-selective fluorination of unactivated C(sp(3))-H bonds[J]. Organic Letters, 17(15): 3738-3741.

Mirica L M, Khusnutdinova J R. 2013. Structure and electronic properties of Pd(III) complexes[J]. Coordination Chemistry Reviews, 257(2): 299-314.

Miura T, Iwasawa N. 2002. Reactions of iodinated vinylidene complexes generated from 1-iodo-1-alkynes and W(CO)5(thf)[J]. Journal of the American Chemical Society, 124(4): 518-519.

Mo F, Yan J M, Qiu D, et al. 2010. Gold-catalyzed halogenation of aromatics by N-halosuccinimides[J]. Angewandte Chemie International Edition, 49(11): 2028-2032.

Mori M, Kanda N, Ban Y. 1986. An efficient synthesis of bicyclic β-lactams through palladium catalysed ene-halogenocyclization[J]. Journal of the Chemical Society D: Chemical Communications, (17): 1375-1376.

Mori M, Kanda N, Ban Y, et al. 1988a. Formation of three-membered rings from γ-Iodoketones and γ-Iodoesters via 1,3-elimination[J]. Journal of the Chemical Society D: Chemical Communications, 1(1): 12-14.

Mori M, Kanda N, Oda I, et al. 1993. New synthesis of heterocycles by use of palladium catalyzed cyclization of α-haloamide with internal double bond[J]. Organometallics, 41(23): 15465-15474.

Mori M, Kubo Y, Ban Y. 1985. Reaction of α-haloester having internal double bond with the low-valent metal complex[J]. Tetrahedron Letters, 26(12): 1519-1522.

Mori M, Kubo Y, Ban Y. 1988b. Palladium catalyzed ene-halogenocyclization of α-haloester having internal double bond with the low-valent metal complex[J]. Tetrahedron, 44(14): 4321-4330.

Mori M, Oda I, Ban Y. 1982. Cyclization of α-haloamide with internal double bond by use of the low-valent metal complex[J]. Tetrahedron Letters, 23(50): 5315-5318.

Nagashima H, Sato K, Tsuii J. 1985. Palladium-catalysed oxidation of alcohols with carbon tetrachloride, formation of 4,4,4-trichloro ketones from allylic alcohols and carbon tetrachlorid[J]. Tetrahedron, 41(23): 5645-5651.

Newman S G, Howell J K, Nicolaus N, et al. 2011. Palladium-catalyzed carbohalogenation: bromide to iodide exchange and domino processes[J]. Journal of the American Chemical Society, 133(38): 14916-14919.

Ng F N, Lau Y F, Zhou Z, et al. 2015. [Rh(III)(Cp*)]-catalyzed cascade arylation and chlorination of alpha-diazocarbonyl compounds with arylboronic acids and N-chlorosuccinimide for facile synthesis of alpha-aryl-alpha-chloro carbonyl compounds[J]. Organic Letters, 17(7): 1676-1679.

Ni C, Jiang F, Zeng Y, et al. 2015. Chemically oxidative fluorination with fluoride ions[J]. Journal of Fluorine Chemistry, 179: 3-13.

Perumal P, Savitha G, Felix K. 2009. Synthesis of novel 3-bromo-2H-chromene derivatives: palladium-mediated intramolecular cyclization of aryl propargyl ethers[J]. Synlett, (13): 2079-2082.

Petrone D A, Yoon H, Weinstabl H, et al. 2014. Additive effects in the palladium-catalyzed carboiodination of chiral N-allyl carboxamides[J]. Angewandte Chemie International Edition, 53(30): 7908-7912.

Powers D C, Benitez D, Tkatchouk E, et al. 2010a. Bimetallic reductive elimination from dinuclear Pd(III) complexes[J]. Journal of the American Chemical Society, 132(40): 14092-14103.

Powers D C, Ritter T. 2012. Bimetallic redox synergy in oxidative palladium catalysis[J]. Accounts of Chemical Research, 45(6): 840-850.

Powers D C, Xiao D Y, Geibel M A, et al. 2010b. On the mechanism of palladium-catalyzed aromatic C-H oxidation[J]. Journal of the American Chemical Society, 132(41): 14530-14536.

Purser S, Moore P R, Swallow S, et al. 2008. Fluorine in medicinal chemistry[J]. Chemical Society Reviews, 37(2): 320-330.

Qin C, Davies H M. 2013. Silver-catalyzed vinylogous fluorination of vinyl diazoacetates[J]. Organic Letters, 15(24): 6152-6154.

Qiu D, Mo F, Zheng Z, et al. 2010. Gold(III)-catalyzed halogenation of aromatic boronates with N-halosuccinimides[J]. Organic Letters, 12(23): 5474-5477.

Quesnel J S, Arndtsen B A. 2013. A palladium-catalyzed carbonylation approach to acid chloride synthesis[J]. Journal of the American Chemical Society, 135(45): 16841-16844.

Quesnel J S, Kayser L V, Fabrikant A, et al. 2015. Acid chloride synthesis by the palladium-catalyzed chlorocarbonylation of aryl bromides[J]. Chemistry-A European Journal, 21(26): 9550-9555.

Rit R K, Yadav M R, Ghosh K, et al. 2014. Sulfoximine assisted Pd(II)-catalyzed bromination and chlorination of primary beta-C(sp3)-H bond[J]. Organic Letters, 16(20): 5258-5261.

Saavedra-Olavarria J, Arteaga G C, Lopez J J, et al. 2015. Copper-catalyzed intermolecular and regioselective aminofluorination of styrenes: facile access to beta-fluoro-N-protected phenethylamines[J]. Chemical Communications (Cambridge, England), 51(16): 3379-3382.

Schroder N, Wencel-Delord J, Glorius F. 2012. High-yielding, versatile, and practical [Rh(III)Cp*]-catalyzed ortho bromination and iodination of arenes[J]. Journal of the American Chemical Society, 134(20): 8298-8301.

Sehnal P, Taylor R J, Fairlamb I J. 2010. Emergence of palladium(IV) chemistry in synthesis and catalysis[J]. Chemical Reviews, 110(2): 824-889.

Shelby Q, Kataoka N, Mann G, et al. 2000. Unusual in situ ligand modification to generate a catalyst for room temperature aromatic C-O bond formation[J]. Journal of the American Chemical

Society, 122(43): 10718-10719.

Sheppard T D. 2009. Metal-catalysed halogen exchange reactions of aryl halides[J]. Organic & Biomolecular Chemistry, 7(6): 1043-1052.

Shigehisa H, Nishi E, Fujisawa M, et al. 2013. Cobalt-catalyzed hydrofluorination of unactivated olefins: a radical approach of fluorine transfer[J]. Organic Letters, 15(20): 5158-5161.

Subramanian M A, Manzer L E. 2002. A "greener" synthetic route for fluoroaromatics via copper (II) fluoride[J]. Science, 297(5587): 1665.

Sun X, Shan G, Sun Y, et al. 2013. Regio- and chemoselective C-II chlorination/bromination of electron-deficient arenes by weak coordination and study of relative directing-group abilities[J]. Angewandte Chemie International Edition, 52(16): 4440-4444.

Susuki T, Tsuji J. 1968. Organic syntheses by means of metal complexes. I. Carbonylation of olefins with carbon monoxide and carbon tetrachloride catalyzed by binuclear metal carbonyls[J]. Tetrahedron Letters, (8): 913-915.

Takagi K, Hayama N, Inokawa S. 1980. Thein situ-generated nickel(0)-catalyzed reaction of aryl halides with potassium iodide and zinc powder[J]. Bulletin of the Chemical Society of Japan, 53(12): 3691-3695.

Talbot E P, Fernandes Tde A, McKenna J M, et al. 2014. Asymmetric palladium-catalyzed directed intermolecular fluoroarylation of styrenes[J]. Journal of the American Chemical Society, 136(11): 4101-4104.

Tatamidani H, Kakiuchi F, Chatani N. 2004. A new ketone synthesis by palladium-catalyzed cross-coupling reactions of esters with organoboron compounds[J]. Organic Letters, 6(20): 3597-3599.

Topczewski J J, Tewson T J, Nguyen H M. 2011. Iridium-catalyzed allylic fluorination of trichloroacetimidates[J]. Journal of the American Chemical Society, 133(48): 19318-19321.

Trost B M, Toste F D, Pinkerton A B. 2001. Non-metathesis ruthenium-catalyzed C-C bond formation[J]. Chemical Reviews, 101(7): 2067-2096.

Tsuji J. 2004. Palladium Reagents and Catalysts[M]. Chichester: John Wiley & Sons.

Tsuji J, Sato K, Nagashima H. 1981. Activation of polyhaloalkanes by palladium catalyst-facile addition of polyhaloalkanes to olefins[J]. Chemistry Letters, (8): 1169-1170.

Tsuji J, Sato K, Nagashima H. 1985a. Palladium-catalyzed addition-reaction of olefins, carbon- tetrachloride and carbon-monoxide in alcohols to give 2-alkyl-4,4,4-trichlorobutanoates[J]. Tetrahedron, 41(21): 5003-5006.

Tsuji J, Sato K, Nagashima H. 1985b. Palladium-catalyzed addition-reaction of polyhaloalkanes to olefins[J]. Tetrahedron, 41(2): 393-397.

Vaillancourt F H, Yeh E, Vosburg D A, et al. 2006. Nature's inventory of halogenation catalysts: oxidative strategies predominate[J]. Chemical Reviews, 106(8): 3364-3378.

Vougioukalakis G C, Grubbs R H. 2010. Ruthenium-based heterocyclic carbene-coordinated olefin metathesis catalysts[J]. Chemical Reviews, 110(3): 1746-1787.

Wang D S, Chen Q A, Lu S M, et al. 2012. Asymmetric hydrogenation of heteroarenes and arenes[J]. Chemical Reviews, 112(4): 2557-2590.

Wang Y Q, He Y T, Zhang L L, et al. 2015. Palladium-catalyzed radical cascade iododifluoromethylation/cyclization of 1,6-enynes with ethyl difluoroiodoacetate[J]. Organic Letters, 17(17): 4280-4283.

Wasa M, Yu J Q. 2008. Synthesis of beta-, gamma-, and delta-lactams via Pd(II)-catalyzed C-H activation reactions[J]. Journal of the American Chemical Society, 130(43): 14058-14059.

Whitfield S R, Sanford M S. 2007. Reactivity of Pd(II) complexes with electrophilic chlorinating reagents: isolation of Pd(Ⅳ) products and observation of C-Cl bond-forming reductive elimination[J]. Journal of the American Chemical Society, 129(49): 15142-15143.

Xia J B, Ma Y, Chen C. 2014. Vanadium-catalyzed C(sp(3))-H fluorination reactions[J]. Organic Chemistry Frontiers, 1(5): 468-472.

Xie J H, Zhu S F, Zhou Q L. 2011. Transition metal-catalyzed enantioselective hydrogenation of enamines and imines[J]. Chemical Reviews, 111(3): 1713-1760.

Xu L M, Li B J, Yang Z, et al. 2010. Organopalladium(Ⅳ) chemistry[J]. Chemical Society Reviews, 39(2): 712-733.

Xu T, Cheung C W, Hu X. 2014. Iron-catalyzed 1,2-addition of perfluoroalkyl iodides to alkynes and alkenes[J]. Angewandte Chemie International Edition, 53(19): 4910-4914.

Xu T, Hu X. 2015. Copper-catalyzed 1,2-addition of alpha-carbonyl iodides to alkynes[J]. Angewandte Chemie International Edition, 54(4): 1307-1311.

Xu T, Mu X, Peng H, et al. 2011. Silver-catalyzed intramolecular aminofluorination of activated allenes[J]. Angewandte Chemie International Edition, 50(35): 8176-8179.

Yu D G, Gensch T, de Azambuja F, et al. 2014. Co(Ⅲ)-catalyzed C-H activation/formal SN-type reactions: selective and efficient cyanation, halogenation, and allylation[J]. Journal of the American Chemical Society, 136(51): 17722-17725.

Zeng R, Fu C, Ma S. 2012. Formal alkylation of allenes through highly selective radical cyclizations of allene-enes[J]. Angewandte Chemie International Edition, 51(16): 3888-3891.

Zhang G, Xiong T, Wang Z, et al. 2015. Highly regioselective radical amination of allenes: direct synthesis of allenamides and tetrasubstituted alkenes[J]. Angewandte Chemie International Edition, 54(43): 12649-12653.

Zhu Q, Ji D, Liang T, et al. 2015a. Efficient palladium-catalyzed C-H fluorination of C(sp3)-H bonds: synthesis of beta-fluorinated carboxylic acids[J]. Organic Letters, 17(15): 3798-3801.

Zhu R Y, Tanaka K, Li G C, et al. 2015b. Ligand-enabled stereoselective β-C(sp3)-H fluorination: synthesis of unnatural enantiopure anti-β-fluoro-α-amino acids[J]. Journal of the American Chemical Society, 137(22): 7067-7070.

第五章 海洋卤代化合物的生物活性与应用研究

海洋是一个巨大的生物资源库，也是药物的天然资源库，海洋中有许多结构新颖、活性奇特的化合物，其表现出良好的生物活性，如抗肿瘤、降血糖、杀菌、抗病毒、镇痛等活性。本章将对海洋卤代化合物的生物活性与应用进行综述。

第一节 卤代化合物的抗肿瘤活性研究

一、海藻来源天然卤代化合物的抗肿瘤活性

海藻在海洋生物资源中占有相当大的比例，文献已报道的种超过 15 000 种。海藻生物活性物质包括分子量较小、吸收后能直接或间接影响体内代谢的物质，主要包括卤族化合物、溴酚类化合物等。有研究表明，褐藻可产生丰富的卤代次生代谢产物，并且其具有良好的生物学活性，如抗肿瘤、降血糖、抗菌等活性（Cabrita et al.，2010；Fernando et al.，2016）。

近年来，海藻来源天然卤代化合物的研究越来越多，研究人员期望从中找到活性较好的化合物，以期开发成新药。

1. 细胞毒类卤代化合物

从海藻中分离得到的卤代化合物较多，但具有生物活性的化合物只占一部分，其中具有抑制细胞增殖、诱导细胞凋亡等细胞毒类作用机制的海藻来源卤代化合物占很大一部分。

Cabrita 等（2010）从红藻中提取出一系列的溴代化合物，体外实验发现大部分化合物具有中等强度的抗肿瘤活性，其中一个化合物（5-1）（图 5-1）可选择性抑制乳腺癌细胞的增殖，IC_{50} 值为 1.5 μmol/L。另外，其异构体（5-2）则可抑制多种肿瘤细胞的增殖，IC_{50} 值为 2.1～7.2 μmol/L。

南非研究人员从红藻中提取分离得到一系列的多卤代单萜类化合物，经体外 MTT 比色法筛选，这些卤代化合物可显著抑制乳腺癌细胞 MDA-MB-231 增殖，IC_{50} 值在 6.15～139.39 μmol/L。对其中的化合物 RU015（图 5-2）进行详细研究发现，该卤代化合物可诱导乳腺癌细胞 MDA-MB-231 凋亡，细胞出现显著的凋亡特征，如核小体断裂，凋亡小体产生，活性氧（ROS）释放增加，多聚 ADP 核糖

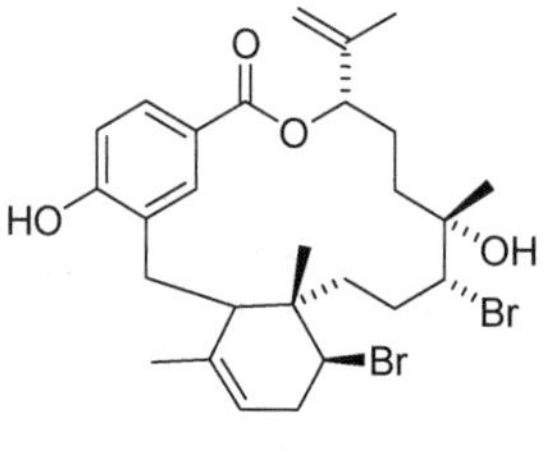

图 5-1　红藻提取溴代化合物的结构

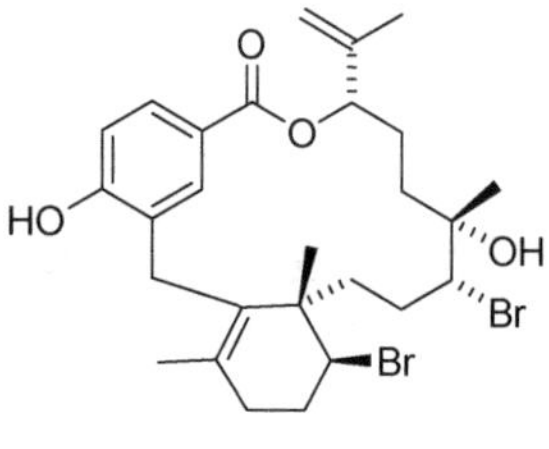

聚合酶（PARP）激活，半胱氨酸天冬氨酸蛋白酶 9（caspase-9）激活等。推测其可能的作用机制为 ROS 诱导细胞凋亡信号通路激活。细胞周期检测同样发现，RU015 可诱导 MBA-MD-231 细胞发生 G0/G1 期周期阻滞（de la Mare et al.，2012）。

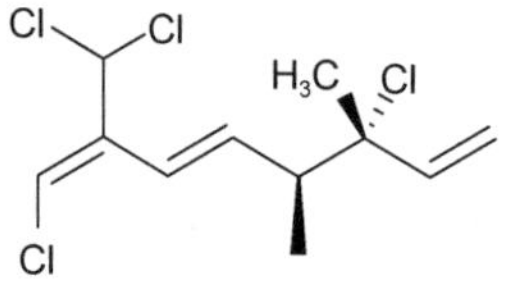

图 5-2　化合物 RU015 的结构

2. 细胞周期阻滞类卤代化合物

同样，一些海洋卤代化合物可能通过阻滞细胞周期发挥其抗肿瘤作用。研究人员 Tarhouni-Jabberi 等（2017）从红藻中分离得到一类卤代萜类化合物（mertensene）（图 5-3），经 MTT 比色法检测其具有良好的生物学活性，对结肠癌细胞的 IC_{50} 值为 56.50 μg/mL± 8.68 μg/mL，且 mertensene 可诱导结肠癌细胞 HT29 凋亡，但并不破坏其细胞膜结构。细胞周期检测发现，mertensene 诱导 HT29 细胞发生 G2/M 期周期阻滞，并且对周期相关蛋白如 p53、p21、Cdk2、Cdk4 等表达有显著影响。对其作用机制进行深入探讨发现，mertensene 诱导细胞凋亡和周期阻滞主要是通过诱导 HT29 细胞产生活性氧（ROS），并通过多重信号通路，如激活 NF-κB、Akt、ERK 等因子产生抗肿瘤作用。

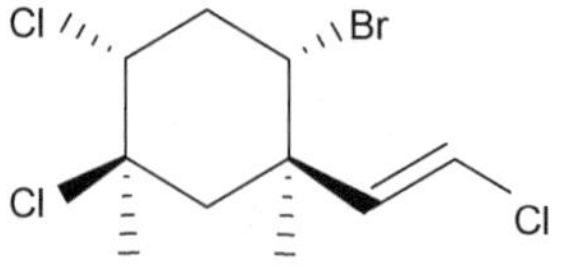

图 5-3　mertensene 的结构

3. 抑制血管生成类卤代化合物

中国研究人员 Qi 等（2015）从海藻中分离得到一种溴代化合物 bis(2,3-dibromo-4,5-dihydroxybenzyl ether)（BDDE）（图 5-4）。研究发现，其可抑制血管生成，作用靶点为血管内皮生长因子（VEGF）。同时 BDDE 可抑制人脐静脉内皮细胞（HUVEC）增殖，并引起 HUVEC 细胞发生 S 期周期阻滞，但并未引起 HUVEC 细胞凋亡。BDDE 可抑制 HUVEC 细胞迁移，并对 VEGF 信号通路产生影响。在进一步的作用机制研究中发现，BDDE 可降低哺乳动物雷帕霉素蛋白（mTOR）磷酸化水平，并且可抑制 VEGF 下游分子 Src 磷酸化（Src 信号分子在细胞迁移及血管生成中起关键作用）。体外斑马鱼实验证实，BDDE 可在体内发挥抑制血管生成的作用，提示 BDDE 具有开发成新型抑制血管生成类抗肿瘤药物的潜力。

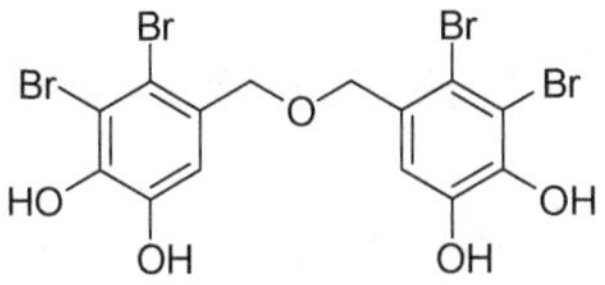

5-5

图 5-4　BDDE 的结构

4. 以蛋白激酶为靶点的卤代化合物

寻找合适的靶点，发挥特异性的药效是目前药物研发的热点方向。在海洋卤代化合物的提取分离中，一些研究人员通过筛选，得到了具有特异性靶点的卤代化合物，为这些卤代化合物药用价值的开发提供了可靠的依据。例如，史大永等在研究中发现，从海藻中提取分离得到的一系列溴代酚结构化合物（图 5-5），体外实验证明有良好的抗肿瘤活性。体外活性筛选发现，这些溴酚类化合物可显著抑制肿瘤细胞如肺癌细胞 A549、胃癌细胞 BGC-823、乳腺癌细胞 MCF-7 及结肠癌细胞 HCT-8 等增殖，IC_{50} 值均小于 10 µg/mL。其潜在的作用靶点是蛋白酪氨酸激酶（PTK），为后续海洋卤代化合物开发成新型的抗肿瘤药物提供了可靠的实验依据（Shi et al.，2009）。

总之，海藻生长在海水这一特殊的环境中，表明其代谢产物中很可能具有卤代化合物，采用先进的提取分离技术分离得到结构新颖、活性较好的化合物是目前研究人员关注的热点，具有较大应用开发潜力。

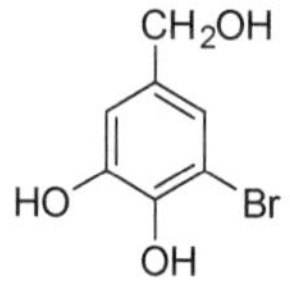

5-6

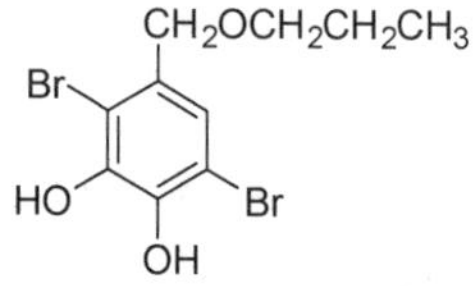

5-7

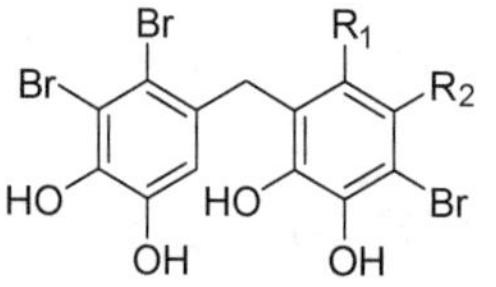

R_1=Br; CH_2OMe; $CH_2OCH_2CH_3$
R_2=H或Br
5-8: R_1=Br; R_2=H
5-9: R_1=CH_2OMe; R_2=H
5-10: R_1=$CH_2OCH_2CH_3$; R_2=H
5-11: R_1=Br; R_2=Br
5-12: R_1=CH_2OMe; R_2=Br
5-13: R_1=$CH_2OCH_2CH_3$; R_2=Br

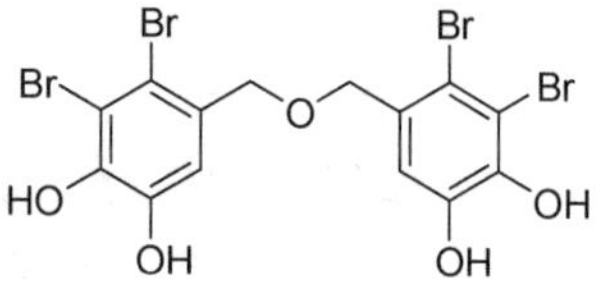

5-14

图 5-5　Shi 研究组分离得到的海洋溴酚类化合物的结构

二、海洋微生物来源天然卤代化合物的抗肿瘤活性

海洋微生物种类多，分布广泛，使得海洋微生物成为海洋卤代化合物的主要生产者（占 49%）。例如，在 Biabani 和 Laatsch（1998）总结的 173 个海洋真菌次生代谢产物中，有 13 个氯代和 1 个溴代化合物；在 Bugni 和 Ireland（2004）总结的 272 个海洋真菌新天然产物中，有 22 个氯代和 1 个溴代化合物，这些化合物的生物活性表现为抗肿瘤、抗菌和抗病毒，可能与其来源于高竞争性的海洋环境相关。

1. 细胞毒类卤代化合物

Soria-Mercado 等（2005）从海洋放线菌 CNQ-525 的代谢产物中分离鉴定了氯代醌类化合物 5-15～5-18（图 5-6），均表现出良好的抗肿瘤活性。其中化合物 5-15、5-16 和 5-18 对 HCT-116 细胞的抑制活性（IC_{50} 值）分别为 2.4 μg/mL、0.97 μg/mL 和 1.84 μg/mL。

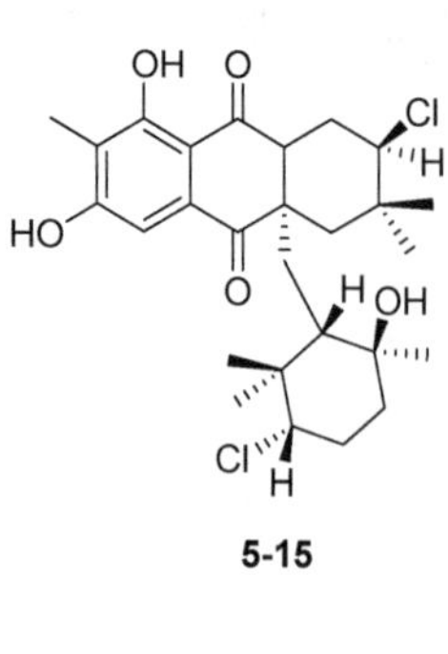

5-15

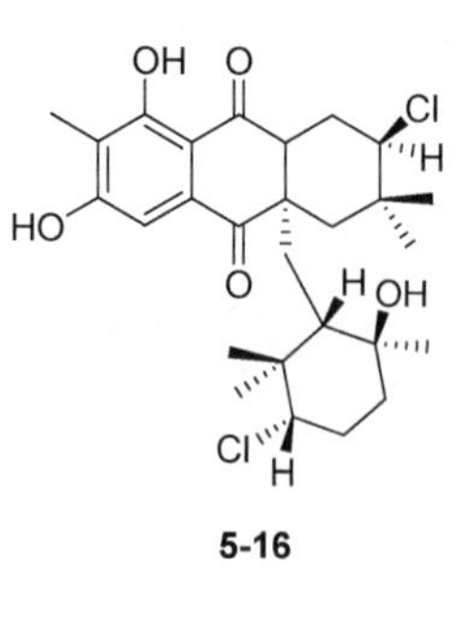

5-16

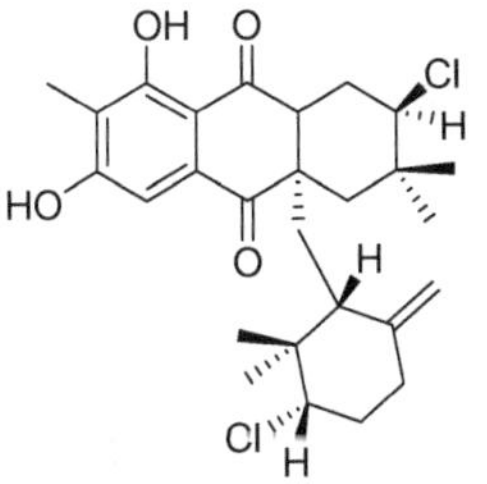

图 5-6　海洋放线菌 CNQ-525 代谢产物中分离化合物的结构

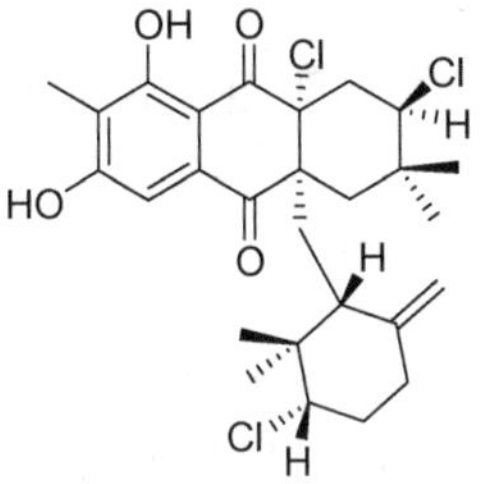

Martin 等（2007）从在含盐培养基生长的海洋放线菌 CNH990 中分离得到两种新的醌类化合物 marmycin A（5-19）和 B（5-20）（图 5-7），其对 HCT-116 细胞的抑制活性（IC$_{50}$ 值）分别为 60.5 nmol/L 和 1.09 μmol/L。

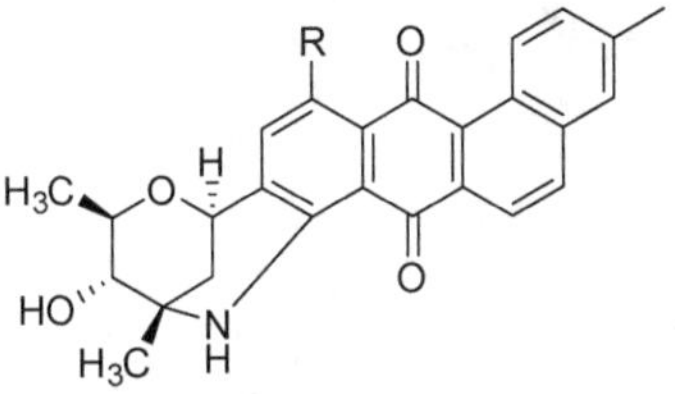

marmycin A, R = H (5-19)
marmycin B, R = Cl (5-20)

图 5-7　marmycin A 和 B 的结构

2. 抑制 EGFR 及拓扑异构酶的海洋卤代化合物

Yamada 等（2001）从海兔 *Aplysia kurodai* 的附生真菌 *Periconia byssoides* 中分离鉴定了氯代化合物 5-21～5-23（图 5-8），其对乳腺癌、肺癌、结肠癌等细胞增殖具有抑制活性，化合物 5-23 还对人结肠癌细胞 HBC-5 和 SNB-7 有细胞毒活性，并能抑制表皮生长因子受体（EGFR）和拓扑异构酶Ⅱ。

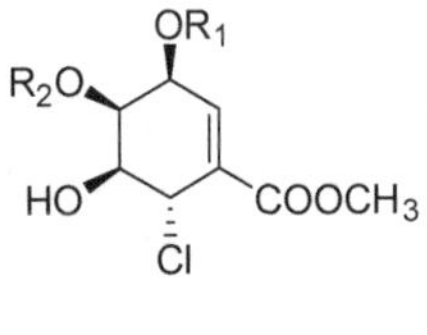

R$_1$=R$_2$=H (5-21)
R$_1$=R$_2$=C(CH$_3$)$_2$ (5-22)

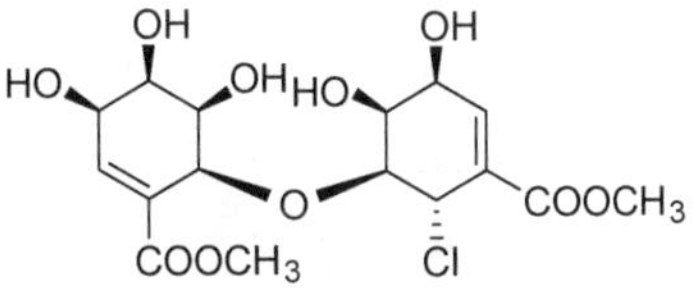

5-23

图 5-8　pericosine 的结构

三、海洋动物来源天然卤代化合物的抗肿瘤活性

1. 细胞毒类卤代化合物

我国海洋动物资源丰富，蓝斑背肛海兔 *Notarchus leachii freeri* 是我国特有种。林厚文等（2002）对蓝斑背肛海兔用乙醇提取获得两种多卤代单萜类活性成分，确定其结构为(7E)-1-乙酸基-8-氯-7-二氯甲基-7-烯-4-酮-3-甲基辛烷(Ⅰ)和(7Z)-1-乙酸基-8-氯-7-二氯甲基-7-烯-4-酮-3-甲基辛烷(Ⅱ)(图 5-9)。采用 MTT 比色法，测定化合物对早幼粒细胞白血病细胞 HL-60 和人单核细胞白血病细胞 U93 的抑制作用，两个化合物都表现出中等强度的细胞毒活性，IC_{50} 值均小于 5 μg/mL。此外，在海绵、海鞘、海胆和珊瑚中也发现了具有抗肿瘤活性的卤代化合物。

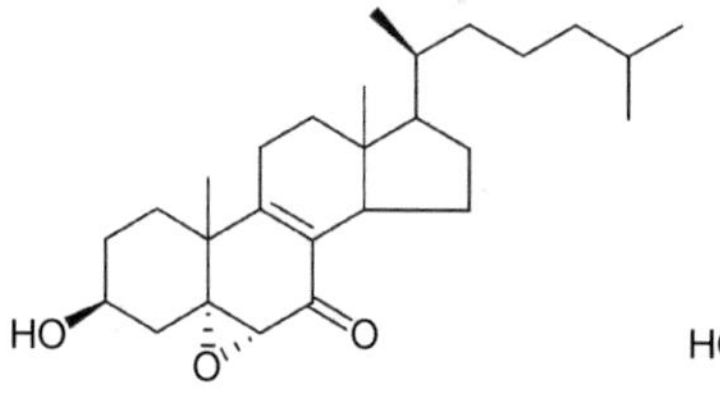

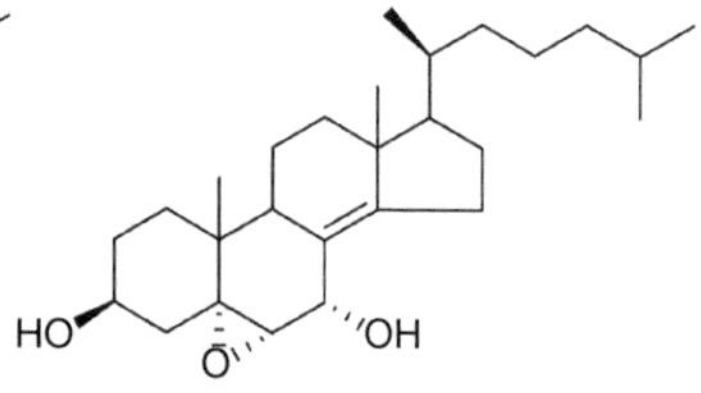

图 5-9　单萜类结构

研究人员 Mathieu 等（2013）从海绵 *Ianthella basta* 中提取出一系列的卤代化合物（图 5-10），体外活性筛选发现，这一系列化合物具有显著的细胞毒作用（表 5-1）。

表 5-1　化合物 5-24~5-31 对不同肿瘤细胞的抑制活性（IC_{50} 值，μmol/L，MTT 比色法）

化合物	恶性上皮肿瘤细胞		神经胶质瘤细胞		黑色素瘤细胞		平均值±标准差
	MCF-7	A549	Hs683	U373	B16F10[*]	SKMEL28	
5-24	4	3	3	3	4	4	4.0±0.2
5-25	8	7	4	7	5	7	6.0±0.6
5-26	7	8	4	11	6	7	7.0±0.9
5-27	>100	>100	>100	>100	75	>100	>96
5-28	94	>100	>100	>100	86	>100	>97
5-29	>100	>100	>100	>100	45	>100	>91
5-30	>100	>100	>100	>100	63	>100	>94
5-31	68	68	70	73	58	76	69±3

* 表示 B16F10 细胞来自小鼠，而其他来自人

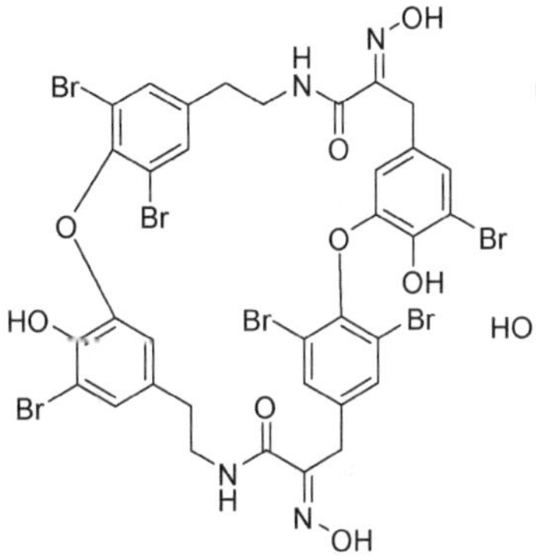

5-24

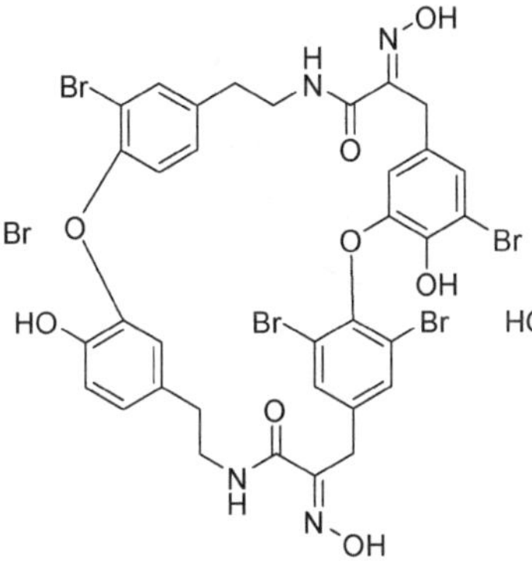

5-25

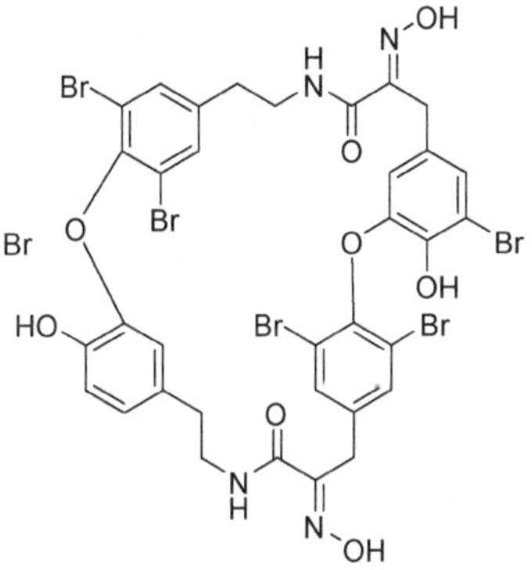

5-26

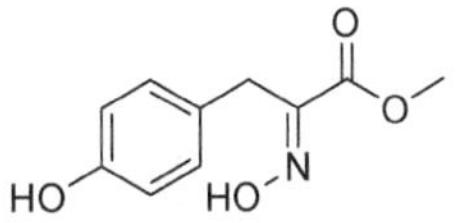

5-27

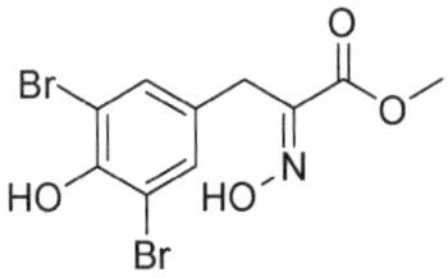

5-28

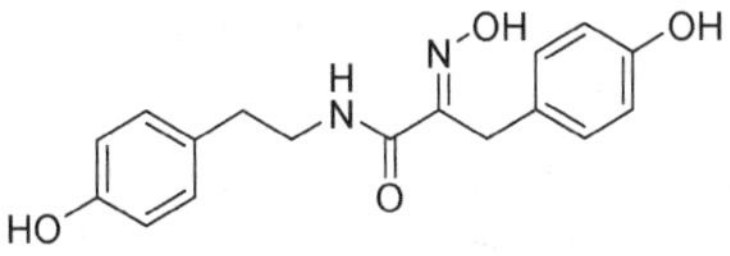

5-29

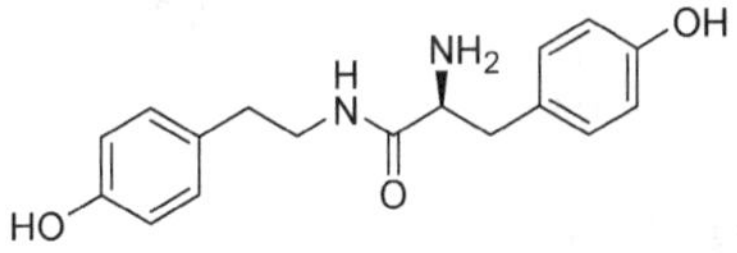

5-30

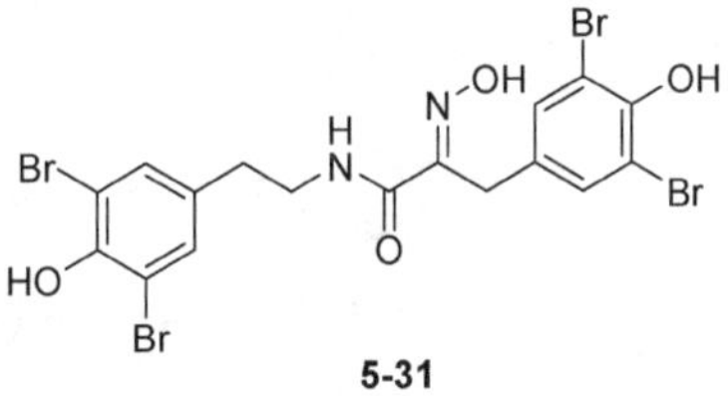

5-31

图 5-10　从海绵 *Ianthella basta* 中分离出的 8 种化合物的结构

具有细胞毒活性的生物碱主要来源于海鞘和海绵。meridianin 是分离自海鞘 *Aplidium meridianum* 的一类单吲哚生物碱，包含一个溴代或羟基取代的吲哚母核，其 C3 位为一个 2-氨基嘧啶取代，显示出抑制肿瘤细胞增殖和诱导肿瘤细胞凋亡的功能。这类化合物共有 7 个（meridianin 5-32 A～G），其中化合物 meridianin B～F 均发生了溴取代（图 5-11）。体外活性测试显示，meridianin B～F 对 LMM3 细胞均有细胞毒活性，IC_{50} 值分别为 17.7 μmol/L、9.3 μmol/L、33.9 μmol/L、11.1 μmol/L 和 1.4 μmol/L（Gompel et al.，2004）。

2. 蛋白酶抑制剂类卤代化合物

如表 5-2 所示，meridianin 不仅具有细胞毒活性，还对 CDK1、CDK5、PKA、PKG 和 GSK-3β、CK1 等蛋白激酶显示出抑制活性（Bharate et al.，2012）。初步构效关系分析显示，C7 位溴取代和 C4 位羟基取代的化合物对蛋白激酶 CDK1 与 CDK5 具有较强的抑制活性，吲哚环 C5 位或 C6 位的单溴取代能增强抑制作用，而二溴取代则会导致活性轻微下降。

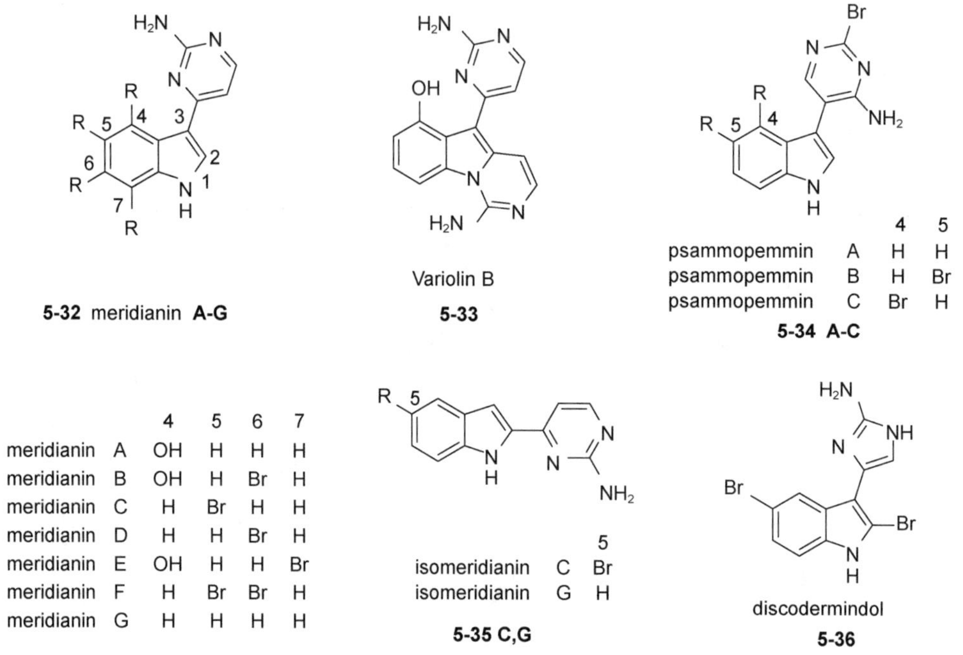

图 5-11　meridianin 系列化合物的结构

表 5-2　meridianin 对蛋白激酶活性的影响

蛋白激酶	CDK 抑制剂	meridianin（IC$_{50}$值，μmol/L）							
		A	B	C	D	E	F	G	Iso-C
CDK1/细胞周期蛋白 B	0.45	2.50	1.50	3.00	13.00	0.18	20.00	150.00	160.00
CDK5/p25	0.16	3.00	1.00	6.00	5.50	0.15	20.00	140.00	300.00
PKA	>1000	11.00	0.21	0.70	1.00	0.09	3.20	120.00	>1000
PKG	>1000	200.00	1.00	0.40	0.80	0.60	0.60	400.00	>1000
GSK-3β	130.00	1.30	0.50	2.00	2.50	2.50	2.00	350.00	>1000
CK1	17	—	1.00	30.00	100.00	0.40	—	—	—

　　由于 meridianin 对 CDK 激酶具抑制作用，提示 meridianin 具有细胞周期阻滞作用。研究发现，meridianin B 可诱导 NT2 细胞发生 G0/G1 期周期阻滞，meridianin E 可诱导 NT2 细胞发生 G2/M 期周期阻滞（Gompel et al.，2004）。

　　variolin B（5-33）是从南极海绵 *Kirkparrickia varialosa* 中分离得到的一种新型的具有抗肿瘤和抗病毒特性的吡啶并吡咯并嘧啶生物碱（Perry et al.，1994）。variolin B（5-33）对小鼠白血病悬浮细胞 P388 的 IC$_{50}$ 为 210 ng/mL。沙门菌素 A-C（psammopemmin A-C，5-34）是从南极海绵沙门菌属中分离出来的一类溴化

4-羟基吲哚生物碱，也表现出较好的抗肿瘤活性（Butler et al., 1992）。异草苷 C 和 G（isomeridianin C and G，5-35）是以异胞嘧啶（isocytosine）为原料人工合成的吲哚衍生物，没有抗肿瘤活性（Franco and Palermo, 2003）。从海绵中分离得到的溴化（氨基咪唑啉基）吲哚化合物（discodermindole，5-36）表现出广泛的抗肿瘤活性，如对鼠白血病细胞 P388 的 IC_{50} 值为 1.8 μg/mL，对人肺癌细胞 A-549 的 IC_{50} 值为 4.6 μg/mL，对人结肠癌细胞 HT 29 的 IC_{50} 值为 12 μg/mL（Sun and Sakemi, 1991）。

四、海洋卤代先导化合物的抗肿瘤活性

在先导化合物中引入卤原子是一种普遍的结构修饰手段，卤素的作用在于增加药物的有效性和生物利用度，并延长半衰期等。目前，国内外很多研究人员以海洋先导化合物为基础，引入卤原子，以期使其发挥更为优秀的生物活性。

1. 化学合成的细胞毒类卤代化合物

以缩氨基硫脲为母核，引入溴原子，可大大提高化合物的生物活性。经体外流式检测发现，其中一个化合物 17a，对肿瘤细胞（包括肺癌细胞、胃癌细胞、肝癌细胞、结肠癌细胞）具有显著的细胞毒作用。体外 MTT 比色法检测发现，化合物 17a 对肺癌细胞 A549 的 IC_{50} 值为 3.15 μg/mL，对肝癌细胞 Bel7402 和 HepG2 及结肠癌细胞 HCT-116 和 Caco2 均有显著的细胞毒作用（Wang et al., 2017）。

2015 年合成的一类吲哚酮类化合物，以吲哚二酮为母核，引入溴原子，显示出显著的细胞毒作用。体外 MTT 比色法检测发现，此类化合物可显著抑制肺癌细胞 A549、肝癌细胞 Bel7402 和 HepG2 及结肠癌细胞 HCT-116、Caco2、HeLa 增殖，具有显著的细胞毒作用（Wang et al., 2017）。

以黄酮类结构为母核，引入卤原子后显示出良好的抑制肿瘤细胞生长的能力。体外实验检测发现，此类化合物对乳腺癌细胞 MCF-7 和 MDA-MB-231、前列腺癌细胞 LNCaP 和 PC3、肝癌细胞 HepG2、口腔癌细胞 KB、神经上皮瘤细胞 SK-N-MC 及人白血病细胞具有显著的细胞毒作用。进一步研究发现，此类化合物可诱导前列腺癌细胞 PC3 和乳腺癌细胞 MDA-MB-231 凋亡（Safavi et al., 2012）。

研究人员合成了一类氟代、溴代和氯代吡咯杂环类化合物，体外细胞毒检测发现，此类化合物可显著抑制肿瘤细胞的增殖。MTT 比色法结果显示，此类化合物可抑制肺癌细胞 A549、乳腺癌细胞 MCF-7、肝癌细胞 HepG2、结肠癌细胞 HT-29 等增殖，显示出良好的抗肿瘤活性（Wang et al., 2015）。

2. 化学合成的细胞周期阻滞类卤代化合物

以缩氨基硫脲为母核，引入溴原子，可大大提高化合物的生物活性。其中一个化合物 17a，对肺癌细胞具有显著的抑制作用，进一步研究发现，17a 可显著诱导肺癌细胞 A549 发生 G0/G1 期周期阻滞，并可显著抑制细胞周期蛋白 D1 和 CDK4 的表达（Wang et al.，2017）。

3. 化学合成的抑制血管生成类卤代化合物

肿瘤生长离不开血液的供应，在肿瘤的发生发展过程中，往往伴随着肿瘤血管生成。因此抑制血管生成成为开发抗肿瘤药物的一个潜在靶点。

吉非替尼（gefitinib），又名易瑞沙（图 5-12），是一种小分子量的肿瘤治疗药物，其作用机制主要是通过抑制表皮生长因子受体（EGFR）自身磷酸化而阻滞传导，从而抑制肿瘤细胞增殖，实现靶向治疗。临床主要用于治疗既往接受过化学治疗的局部晚期或转移性非小细胞肺癌。

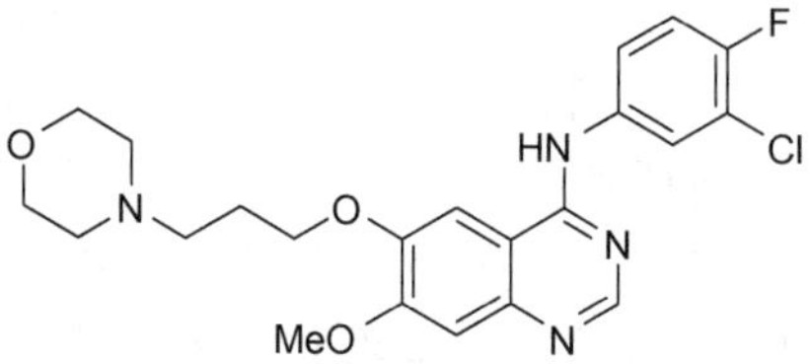

5-37

图 5-12　gefitinib 的结构

研究人员合成了一系列的溴代苯并咪唑类化合物，研究发现其具有抑制血管生成的能力。体内小鼠实验发现，此类化合物可以显著抑制小鼠体内血管生成，具有潜在的药用价值（Ranganatha et al.，2013）。

第二节　卤代化合物的降血糖活性研究

一、α-糖苷酶和 α-淀粉酶抑制剂

在哺乳动物中淀粉主要是通过小肠内的 α-淀粉酶和 α-糖苷酶这两种酶来消化的，而饭后血糖的突升是由碳水化合物水解导致的。淀粉首先被 α-淀粉酶水解成麦芽糖和异构麦芽糖，然后由 α-糖苷酶水解，α-糖苷酶在生物体糖代谢途径中起到非常重要的作用，能够水解葡萄糖糖苷键，释放出葡萄糖作为产物。因此，抑制 α-糖苷酶的活性能够减少葡萄糖的吸收，从而降低餐后血糖水平。由此可见，

有效的 α-糖苷酶抑制剂可以作为临床治疗糖尿病的候选药物。

天然溴酚化合物是一类新的 α-糖苷酶抑制剂（Kurihara et al.，1999b；Kim et al.，2008，2010）。从红藻蜈蚣藻 *Grateloupia elliptica* 中提取分离出的二溴和三溴溴酚化合物（分别为 2,4-dibromophenol 即 5-38 和 2,4,6-tribromophenol 即 5-39）（图 5-13）具有较好的 α-糖苷酶抑制活性，IC_{50} 值分别为 60.3 μmol/L 和 110.4 μmol/L，蜈蚣藻也因此有潜力成为降血糖保健品材料之一（Kim et al.，2008）。

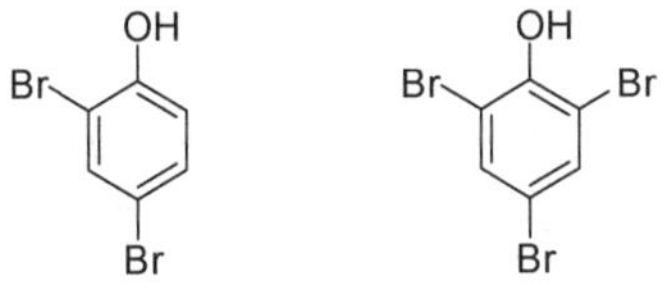

图 5-13　从蜈蚣藻提取的溴酚化合物的结构

另外，研究人员从红藻 *Polyopes lancifolia* 中分离出的二(2,3-溴-4,5-二羟基苯)醚（图 5-14）也具有极好的 α-糖苷酶抑制活性，其对酿酒酵母和嗜热脂肪芽孢杆菌 α-糖苷酶的 IC_{50} 值分别为 0.098 μmol/L 和 0.120 μmol/L，对大鼠小肠蔗糖酶和麦芽糖酶的 IC_{50} 值分别为 1.00 mmol/L 和 1.20 mmol/L（Kim et al.，2010）。

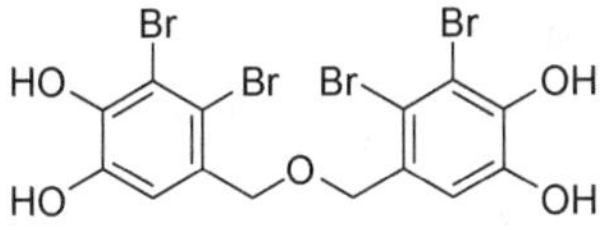

图 5-14　从红藻 *Polyopes lancifolia* 分离出化合物的结构

目前，α-糖苷酶抑制活性最好的化合物当数从鸭毛藻中分离提取得到的二(2,3,6-三溴-4,5-二羟基苯)醚（图 5-15），其 IC_{50} 值为 0.03 μmol/L（Kurihara et al.，1999a），而且从分离化合物的 α-糖苷酶抑制活性可以看出，化合物的溴原子数量越多，其 IC_{50} 值越低，如 3-溴-4,5-二羟基苯甲醇（5-42）的 IC_{50} 值为 100 μmol/L，当多一个溴取代时（5-43b），IC_{50} 值降为 89 μmol/L，当所有位置都被溴取代时（5-43a），其 IC_{50} 值降至 11 μmol/L。因此，可以认为化合物溴原子的数量与其具有的 α-糖苷酶抑制活性有非常密切的关系。可见，溴原子对这类化合物活性的发挥有着很重要的作用（Lin et al.，2012）。

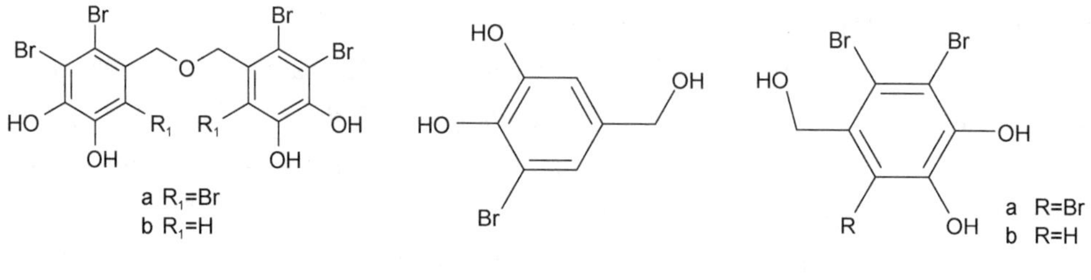

5-41　　5-42　　5-43

图 5-15　从鸭毛藻中分离提取化合物的结构

这些化合物都可能作为 α-糖苷酶抑制剂的先导物，为糖尿病治疗药物的开发提供基础，能提取出这些溴酚化合物的藻类也可以作为保健品用于糖尿病患者的平日治疗。

二、二甲基肽酶-4（DPP-4）抑制剂

内源性肠降血糖素胰高血糖素样肽 GLP-1 和肠抑胃肽 GIP 能通过细胞内信号途径增加胰岛素合成及促进胰岛素释放，GLP-1 亦能减少胰岛 α 细胞分泌胰高血糖素，使肝葡萄糖生成减少，而 DPP-4 能够通过降解 GLP-1 和 GIP，起到负调控作用。DPP-4 抑制剂类降血糖药具有全新的降血糖机制，同时具有不增加体重、不引起低血糖反应、不引起水肿等优越性。因此，DPP-4 抑制剂的应用给 2 型糖尿病的治疗带来新的希望。

作为 DPP-4 抑制剂，氟代化合物——西他列汀（sitagliptin）（图 5-16）是第一个被美国食品药品监督管理局（FDA）批准通过的针对 2 型糖尿病的降血糖药物（Wang et al.，2013）。西他列汀在体内主要通过抑制 DPP-4 的负调控作用，保护内源性肠降血糖素和增强其作用并降低循环中胰高血糖素水平，从而控制血糖水平。目前，由于较好的降血糖效果，西他列汀具有非常大的市场价值。

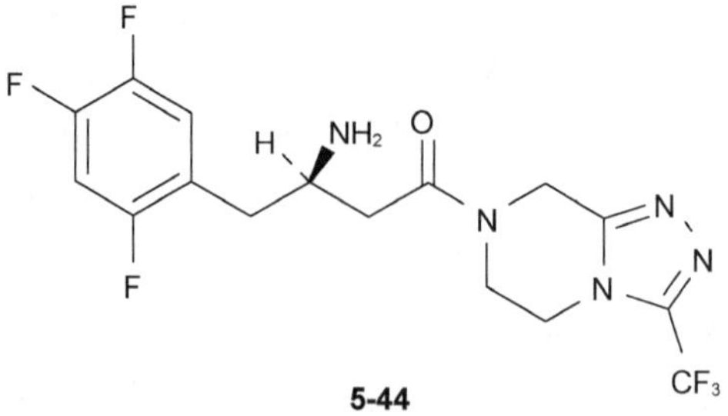

5-44

图 5-16　sitagliptin 的结构

曲格列汀（trelagliptin）（图 5-17）是另一个含氟的 DPP-4 抑制剂。曲格列汀的疗效在所有实验中均得到了证实，能够有效控制血糖，同时具有良好的安全性和耐受性。由于目前市场上还没有一周服用一次的降血糖药物，因此曲格列汀的出现，为糖尿病的治疗提供了一个新的方便的选择，提高了患者的便利性和依从性，从而可能转化成更好的血糖控制及疾病结局（Inagaki et al.，2014）。因此，2015 年 3 月，曲格列汀被获准在日本用于 2 型糖尿病的治疗。

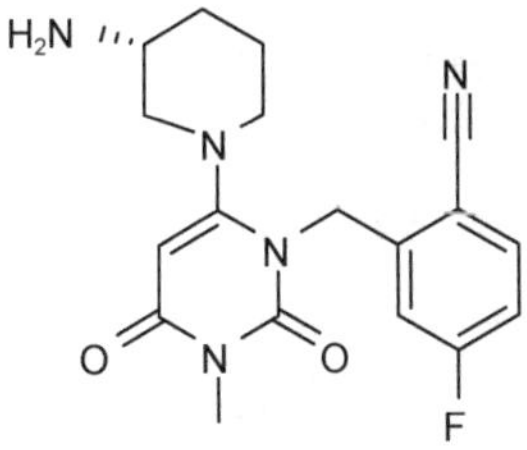

5-45

图 5-17　trelagliptin 的结构

奥格列汀（omarigliptin）（图 5-18）也是一个含氟的新型强效、高选择性、超长效、每周给药一次的 DPP-4 抑制剂，并于 2015 年 9 月得到日本当局的批准用于 2 型糖尿病的治疗。奥格列汀 3 期临床数据显示，与安慰剂相比，奥格列汀能够显著降低糖化血红蛋白（HbA1c）水平，同时具有与每日一次 50 mg 剂量西他列汀相同的疗效和耐受性（Biftu et al.，2014）。

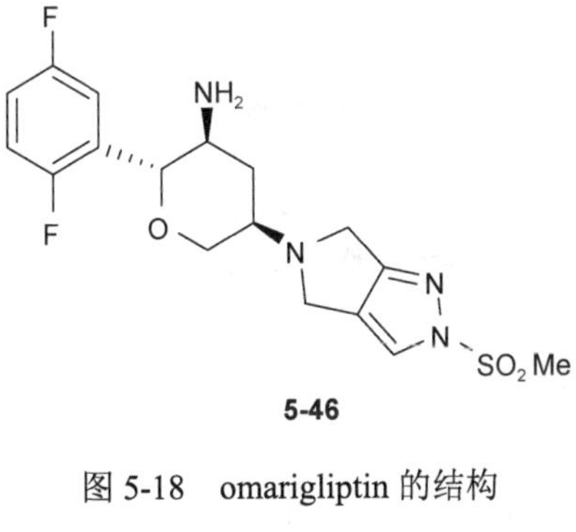

5-46

图 5-18　omarigliptin 的结构

曲格列汀和奥格列汀都为每周给药一次的 DPP-4 抑制剂口服降血糖药，改善了用药从依性。用药依从性差是临床实践中常见的问题，特别是对于慢性无症状性疾病，如 2 型糖尿病、脂质异常和高血压病。对于 2 型糖尿病患者，改善用药依从性对于长期治疗期间维持良好的血糖水平，从而预防 2 型糖尿病的加重及并发症的发生和进展至关重要。

三、PTP1B 抑制剂

PTP1B 是胰岛素信号通路的一个重要的负调控因子，它能够通过去磷酸化激活信号分子，从而使胰岛素信号通路发生异常，从而导致胰岛素抵抗。因此，PTP1B 已经成为 2 型糖尿病治疗的一个重要靶点。

史大永教授团队从海洋红藻松节藻中提取分离得到的溴酚化合物 BPN 具有很好的 PTP1B 抑制活性（IC_{50} 值=0.84 mol/L），经过结构修饰获得了 PTP1B 抑制活性更好且选择性更佳的溴酚化合物 HPN（IC_{50} 值=0.63 mol/L）（图 5-19）。同时动物实验表明，HPN 能够降低糖尿病小鼠（db/db）的食量和喝水量，中、高剂量的 HPN 能显著降低糖尿病小鼠的血糖水平、血脂水平及血浆胰岛素水平，另外 HPN 降低糖尿病小鼠糖化血清蛋白和糖化血红蛋白的作用也很明显（Shi et al.，2013）。由此可见，HPN 作为 PTP1B 抑制剂有很好的降血糖活性，为溴酚化合物作为 2 型糖尿病治疗药物进行开发和应用提供了基础。

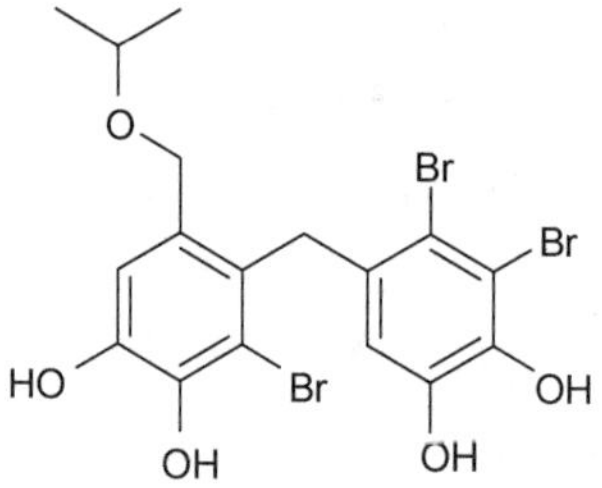

5-47

图 5-19　HPN 的结构

目前，已经有越来越多的溴酚化合物被报道具有 PTP1B 抑制活性。从海洋红藻鸭毛藻中提取分离出的 3 种溴酚化合物（图 5-20）：2,3,6-三溴-4,5-二羟基苯

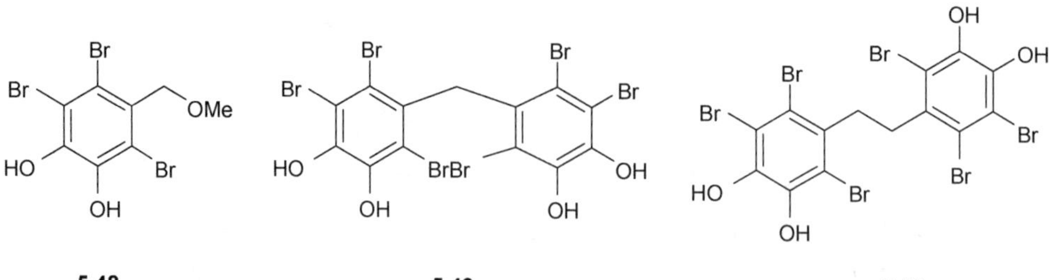

5-48　　　　　　**5-49**　　　　　　**5-50**

图 5-20　从红藻鸭毛藻中提取分离化合物的结构

甲醚（5-48）、二(2,3,6-三溴-4,5-二羟基苯甲烷)（5-49）、1,2-二(2,3,6-三溴-4,5-二羟基苯乙烷)（5-50）表现出很好的 PTP1B 抑制活性，为以 PTP1B 为靶点的糖尿病治疗药物的研发提供了先导化合物结构，而且提取分离得到的化合物具有更优越的 PTP1B 抑制活性，化学合成的一些化合物也表现出较好的 PTP1B 抑制活性（Liu et al.，2011；Shi et al.，2012）。

史大永教授团队的江波等通过化学合成制备了一系列的溴酚化合物，通过体外筛选发现，3,4-二溴-5-(2-溴-3,4-二羟基-6-(异丁氧甲基)苄基)苯-1,2-二醇（5-51）表现出最好的 PTP1B 抑制活性，其 IC_{50} 值=1.50 μmol/L，并且表现出较好的选择性。动物（db/db）体内实验也表明，该溴酚化合物能够降低 db/db 鼠的体重和摄食量，并能够显著降低血糖水平及血脂水平。经过该溴酚化合物处理小鼠的糖化血清蛋白和糖化血红蛋白水平也明显下降（Jiang et al.，2013）。

同组的张仁帅等通过以溴酚取代五没食子酰葡萄糖的多酚合成了一系列化合物，结果发现其中化合物 5-52 表现出极好的 PTP1B 抑制活性（IC_{50} 值=199 nmol/L），且细胞实验表明化合物 5-52 能够在肌细胞中有效激活胰岛素信号通路（Zhang et al.，2017）。

四、醛糖还原酶抑制剂

醛糖还原酶作为多元醇途径中的首个催化酶，主要负责体内葡萄糖向山梨醇转化，这也是出现糖尿病后遗症（如白内障和神经疾病）的主要原因。抑制醛糖还原酶的活性，可明显抑制糖尿病患者诸多器官中山梨醇含量的异常升高，从而减轻糖尿病的并发症，因此，醛糖还原酶抑制剂可作为糖尿病后遗症的防治药。目前，从红藻 *Symphyocladia latiuscula* 中提取分离获得的溴酚化合物 5-51～5-55（图 5-21）具有较好的醛糖还原酶抑制活性（其 IC_{50} 值分别为 0.11 μg/mL、0.4 μg/mL、0.4 μg/mL、1.15 μg/mL、0.25 μg/mL），因此能够应用于像糖尿病眼病、神经性疾病等糖尿病并发症的治疗中（Wang et al.，2005）。

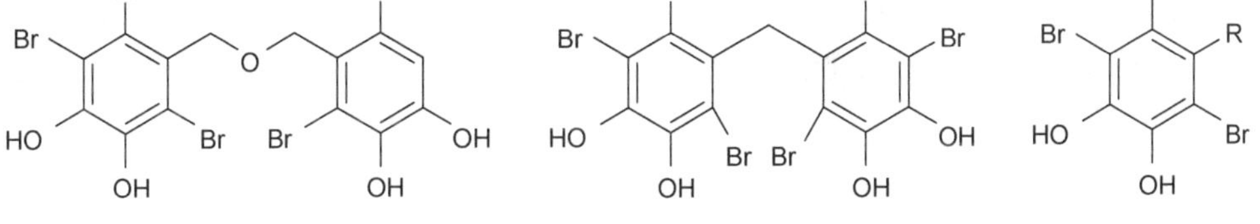

5-51　　5-52 R=Br　5-53 R=H　　5-54 R= CH_3　5-55 R=CHO

图 5-21　从红藻 *Symphyocladia latiuscula* 中提取分离化合物的结构

五、葡萄糖转运蛋白 SGLT-2 抑制剂

1. 氯代化合物

SGLT-2 主要在肾脏中表达，约 90%的葡萄糖通过 SGLT-2 的作用被重吸收。这表明 SGLT-2 在葡萄糖的重吸收中起着重要的作用。因此，SGLT-2 抑制剂可以阻断近曲小管对葡萄糖的重吸收，通过尿排出多余的葡萄糖，以达到降低血糖的目的。

作为 SGLT-2 抑制剂，氯代化合物——达格列净（dapagliflozin），（5-56）（Meng et al.，2008）于 2014 年被美国 FDA 批准用于 2 型糖尿病的治疗，其化学结构如图 5-22 所示。达格列净拥有非常好的降血糖效果，除了可以减轻体重、减少甘油三酯外，还可以改善血压。同时由于它不依赖于胰岛素，因此可以应用于糖尿病的任何阶段，在新发生糖尿病和使用胰岛素的患者中都有相同的降血糖效果。另外，长期使用这类药物，可以使血糖得到更好且平稳的控制。也正是因为这些优势，达格列净在糖尿病的临床治疗中有着很强的竞争力。

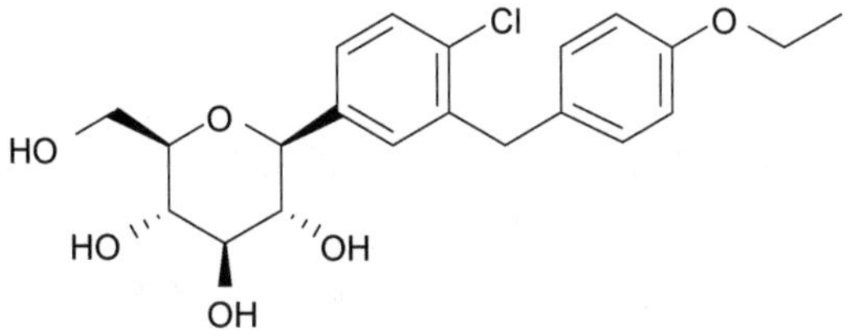

5-56

图 5-22　dapagliflozin 的结构

LX4211（5-57）是另一个临床效果很好的氯代化合物，其是一种独特的 SGLT-1/SGLT-2 双重抑制剂，IC_{50} 值分别为 36 nmol/L 和 1.8 nmol/L，其化学结构如图 5-23 所示。SGLT-1 是胃肠道葡萄糖吸收的主要转运蛋白，SGLT-2 主要负责肾脏葡萄糖的吸收。因此，LX4211 可以通过抑制 SGLT-1 降低餐后血糖水平并增加胃肠道肽如 GLP-1 和多肽 YY 激素（PYY）的释放，从而减少经胃肠道入血的葡萄糖，也可以通过抑制 SGLT-2 来增加葡萄糖的排出（Zambrowicz et al.，2013）。

2. 氟代化合物

canagliflozin（又名 invokana、卡格列净），（5-58）是 SGLT-2 抑制剂中第一个获批的药物，在 2013 年被美国 FDA 批准，适用于 2 型糖尿病成人患者通过结合饮食控制和体育锻炼来控制血糖，其化学结构如图 5-24 所示。该药物的 3 期临

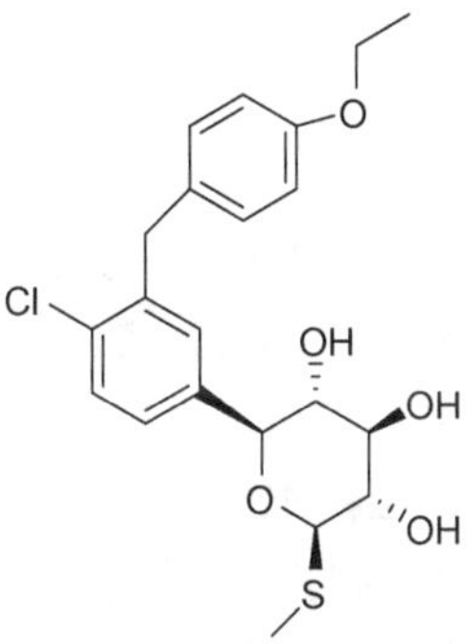

5-57

图 5-23　LX4211 的结构

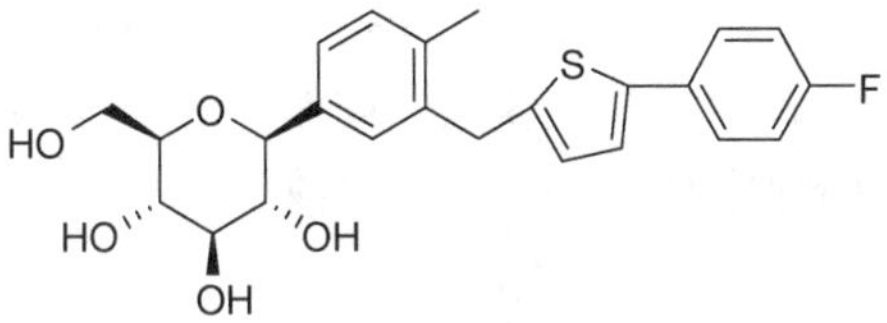

5-58

图 5-24　canagliflozin 的结构

床试验表明其能显著控制血糖，并能减轻体重，降低血压，可降低患低血糖的风险（Forst et al.，2014）。

ipragliflozin（又名 suglat、伊格列净），（5-59）是口服有效的含氟 SGLT-2 抑制剂，2014 年 1 月在日本获得新药批准，可单独使用或与其他降血糖药联合应用，治疗 2 型糖尿病，其化学结构如图 5-25 所示。Ipragliflozin 在小鼠中能够计量依赖地降低血糖及血浆胰岛素水平，增加尿葡萄糖排泄，还能减少糖基化蛋白，调节肝脏和外周组织的胰岛素敏感性，改善 beta 细胞功能，调控肝脏胰岛素抵抗，以促进较高的肝糖输出恢复至正常水平（吕昕泽等，2015）。

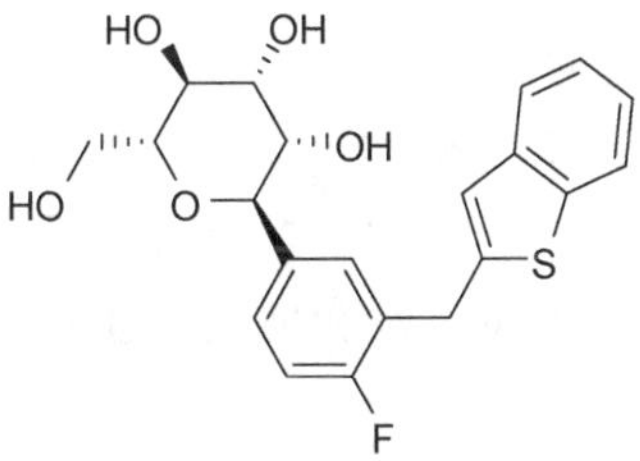

5-59

图 5-25　ipragliflozin 的结构

六、糖尿病并发症治疗药物

ulimorelin 又名 TZP-101（5-60），是一个靶向生长激素促分泌素受体的 ghrelin 激动剂，其化学结构如图 5-26 所示。ghrelin 是一个由 28 个氨基酸组成的脑肠肽，与其受体结合后可产生广泛的生物学效应，能够调节胃动力，促使胃酸分泌，调控胰腺的内外分泌功能，以控制血糖水平（贺星等，2010）。

糖尿病自主神经病变见于 50% 的糖尿病患者，自主神经功能异常多累及消化道，使得胃排空延迟，这就是糖尿病性胃轻瘫。它是糖尿病的一种胃肠道并发症，是因为胃轻度瘫痪致使胃蠕动减弱，病患的食物滞留在胃中，排出到肠道的时间延长，通常表现为餐后饱胀、腹胀、腹痛、呕吐、恶心及体重减轻。据分析，1 型或 2 型糖尿病患者约 50% 以上患有糖尿病性胃轻瘫。而 ghrelin 能够改善红霉素、胃动素等药物对术后肠梗阻患者的疗效不佳这一问题。因此 ghrelin 激动剂 TZP-101 在糖尿病胃肠道并发症的治疗中具有潜力的应用前景。

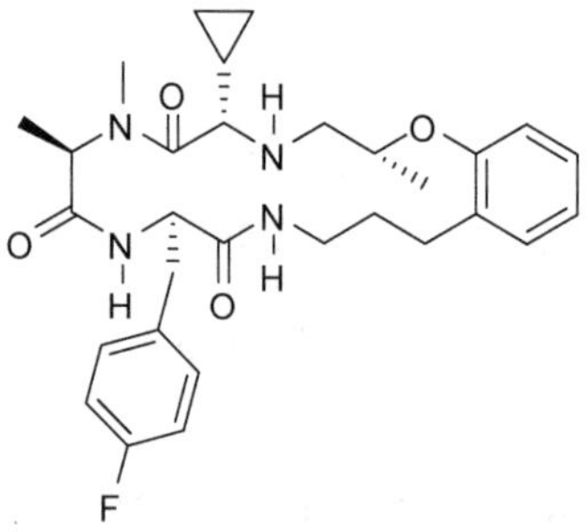

5-60

图 5-26　ulimorelin 的结构

七、肥胖预防药物

葡萄糖-6-磷酸脱氢酶（G6PD）是磷酸戊糖途径（PPP）的首个关键酶。此途径以葡萄糖-6-磷酸为起始物，在限速酶 G6PD 的作用下生成具有重要生理功能的还原型辅酶（NADPH）和 5-磷酸核糖，而 NADPH 作为供氢体参与体内脂肪酸和胆固醇的生物合成，因此 G6PD 抑制被认为是抗肥胖的途径之一，另外在 G6PD 缺乏的患者体内，脂肪活性和血清脂蛋白水平都有明显的下降，表明 G6PD 在脂肪酸合成过程中有重要的作用。可见，G6PD 是肥胖治疗过程中的潜在靶点。

目前，从松节藻中提取分离出了 5 种具有 G6PD 抑制活性的化合物，其中，对称溴酚二聚体表现出最好的抑制活性，其 IC_{50} 值为 0.85 μmol/L（Mikami et al.，

2013）。2016 年，Mikami 等（2016）又从松节藻科的藻类中提取分离出了 11 种溴酚化合物（5-61～5-71），化学结构如图 5-27 所示。在这 11 种化合物中，溴酚二聚体比单聚体表现出更好的肠膜明串珠菌和酿酒酵母葡萄糖-6-磷酸脱氢酶抑制活性，而相比之下，二芳基甲烷型二聚体对酿酒酵母 G6PD 的抑制活性比苯酚二聚体好。同时，3-溴-2-(2,3-二溴-4,5-二羟基苯)-4,5-二羟基苯甲醚能够选择性地抑制酿酒酵母 G6PD。这 11 种溴酚化合物的 G6PD 抑制活性见表 5-3。

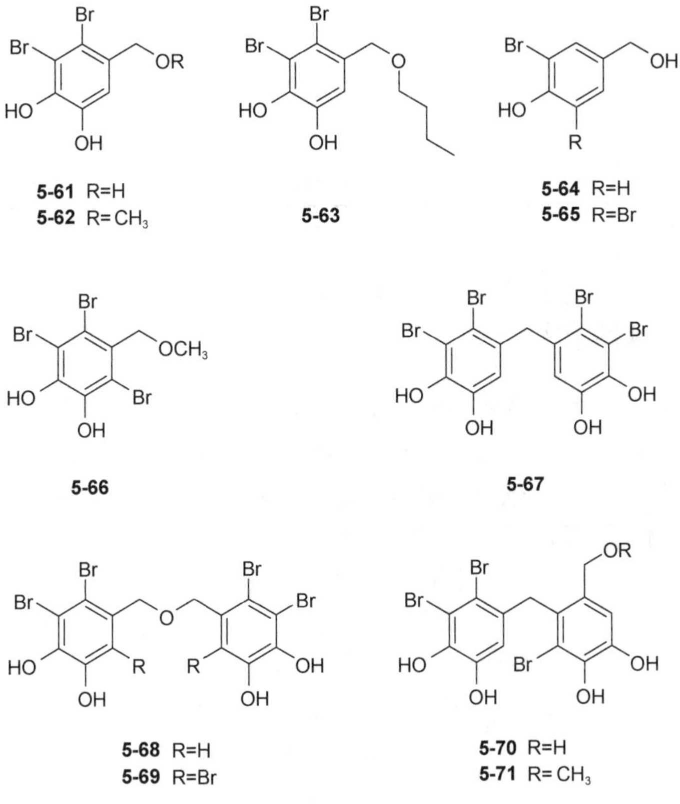

图 5-27　从松节藻中提取分离的 11 种溴酚化合物的结构

表 5-3　从松节藻中提取分离的 11 种溴酚化合物的 G6PD 抑制活性

化合物	IC_{50} 值（μmol/L）	
	LmG6PD	ScG6PD
5-61	218±5.0	40.4±8.1
5-62	＞1000	572±3
5-63	321±18	＞1000
5-64	＞1000	＞1000

续表

化合物	IC$_{50}$ 值（μmol/L）	
	LmG6PD	ScG6PD
5-65	＞1000	50.2±6.0
5-66	289±32	401±89
5-67	4.54±0.82	0.47±0.03
5-68	0.85±0.10	3.23±0.05
5-69	0.97±0.10	0.95±0.04
5-70	4.01±0.30	0.39±0.23
5-71	86.1±5.0	0.53±0.18
儿茶素	7.70±0.14	2.55±0.14

注：儿茶素为对照

八、无靶点降血糖药物

2009 年 5 月，美国 FDA 通过并批准溴代化合物——甲磺酸溴隐亭（bromocriptine mesylate，5-72）作为治疗乙型糖尿病（T2DM）的一种新药，其化学结构如图 5-28 所示。该药物不管是单独使用还是与磺脲类、双胍类及胰岛素联用均能较好地控制血糖，降低体重，而且不增加患心血管疾病的风险，被认为是一种有效、安全的糖尿病治疗药物。目前认为溴隐亭的降血糖机制主要是其能够增加中枢神经的多巴胺活性，并且使下丘脑分泌去甲肾上腺素和使 5-羟色胺分泌减少，致使肝糖原的输出减少且脂肪的分解被抑制，还能够增强组织对葡萄糖的利用，以改善糖耐量异常及胰岛素抵抗。也有研究表明，溴隐亭能够增加肥胖人群的能量消耗，增加脂肪分解，减少脂肪生成，促进脂代谢平衡。

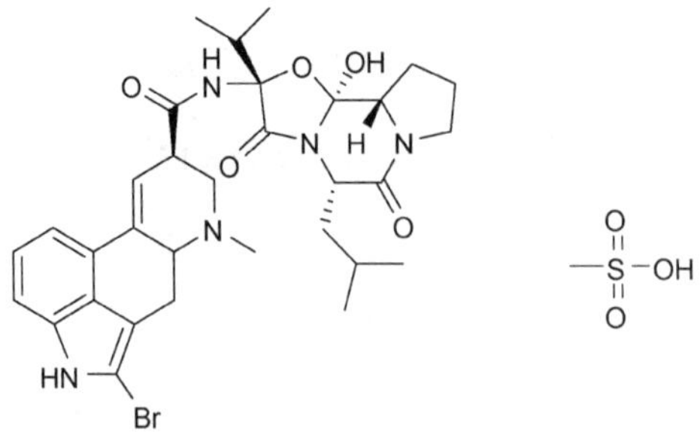

5-72

图 5-28　bromocriptine mesylate 的结构

由此可见，溴隐亭不仅能够降低血糖，而且能够减轻体重，其为新诊断的 T2DM 或使用其他降血糖药物效果较差的患者提供了一条新的途径（包薇萍等，2013）。

第三节　卤代化合物的抑菌活性研究

许多天然来源的卤代化合物有强大的抗真菌性能。aurantoside K 是一种从日本富士山 *Melophlus* 海绵中分离出来的新型四酸糖苷类化合物，它是已知 aurantoto I 的去甲基化类似物（Kumar et al.，2012）。aurantoside K 表现出广泛的抗真菌活性，包括白色念珠菌（野生型 ATCC 32354 和两性霉素抗性 ATCC 90873，MIC 值分别为 31.25 μg/mL 和 1.95 μg/mL）、新隐球菌、黑曲霉、青霉菌、孢子根霉等。从印度尼西亚海绵 *Theonella swinhoei* 中分离出一种四酸糖苷类卤代化合物 aurantoside J，它是已知 aurantoside G 的差向异构体（Angawi et al.，2011），但 aurantoside J 的抗真菌活性与 aurantoside G 和 I 相比是微不足道的。

在先导化合物中引入卤原子是种较常见的结构修饰手段，经卤代修饰的化合物的抗菌能力得到增强，可能的原因是卤原子含有孤对电子，其参与共轭，致使整个分子电子云分布发生改变，离域化效应十分明显。也有可能是引入卤原子导致目标化合物与靶标的亲和性增强，抑菌活性升高。

卤代化合物的抗真菌机制是选择性地抑制真菌细胞色素 P450（CYP450）依赖性的 14-α-脱甲基酶活性，致使细胞膜通透性发生变化，从而导致胞内重要物质丢失，使得真菌死亡。Patel 等（1984）从一株稀有放线菌 *Streptosporangium* sp.的代谢产物中分离获得了氯酚嗪类化合物 chlorophenazine，它对多种真菌（如皮肤真菌和念珠菌）都有抑菌活性，MIC 值为 0.25～8 μg/mL。

一、伏立康唑

在最近的几十年里，真菌已经成为住院患者的一个主要威胁，特别是那些免疫功能严重不全者，极易受到系统的真菌感染，很多时候由假丝酵母和曲霉菌引起（Farowski et al.，2007）。由于顽固的和新的机遇性致病真菌的快速出现，针对特定结构和功能的新抗真菌剂已经开始快速发展。在不同的用于治疗侵略性真菌感染的化学药物中，唑类特别是苯三唑是在临床中应用最多的一种抗真菌剂（Patel et al.，1984）。这些化合物抑制麦角固醇（真菌细胞膜的一个主要组成成分）的合成，特别是它们抑制依赖真菌细胞色素 P-450 的羊毛甾醇通过 14-α-脱甲基酶转变为麦角固醇（Heeres and Meerpoel，2010）。这种抑制导致细胞膜中麦角固醇的消耗和有毒中间甾醇的积累，引起细胞膜通透性增强和真菌生长受到抑制（Lorand and Kocsis，2007）。

伏立康唑（voriconazole）（5-73）是一种与氟康唑（fluconazole）（5-74）相关的现代苯三唑，其化学结构如图 5-29 所示，被美国辉瑞制药有限公司在 2002 年首次推入市场，用于治疗无法忍受其他治疗方法或难治疗的真菌感染和侵袭性曲霉病住院患者。虽然氟康唑是抗真菌的一种选择，可治疗人类两种主要的真菌病原体（白色念珠菌和隐球菌）感染，但它对第三种主要的病原体曲霉属真菌引起的感染缺乏有效性。辉瑞制药有限公司的科学家发现在邻近氟康唑的一个三唑环上引入一个甲基，提高了抗曲霉属真菌的能力，由于它能发挥与羊毛甾醇的 13-β-甲基等同的功能（Kelly et al.，1993）。邻近分叉点上的三唑环被取代的六元杂环化合物具有广谱的体外活性和抗曲霉属真菌的作用机制，存在于伏立康唑中的 5-氟-4-嘧啶基是效果最好的一个取代基（Chandrasekar et al.，2001）。此外，2,4-二氟苯基部分用于获得抗其他真菌病原体的高活性（Herbrecht，2004）。

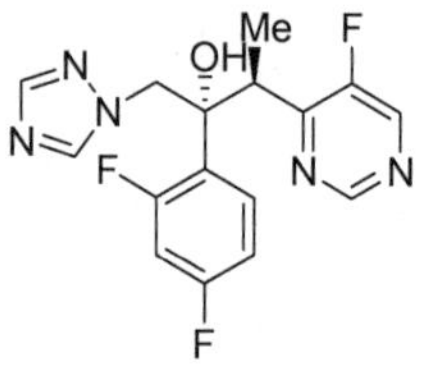

voriconazole (5-73) 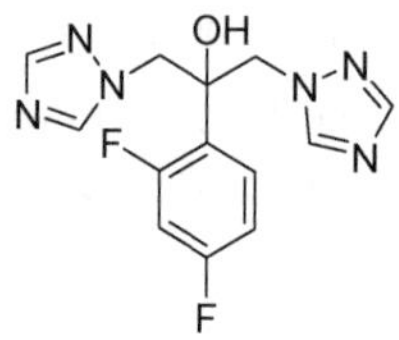   fluconazole (5-74)

图 5-29　voriconazole 和 fluconazole 的结构

二、泊沙康唑

唑类抗真菌剂的化学结构如图 5-30 所示，大约于 30 年前发现，是当前在临床

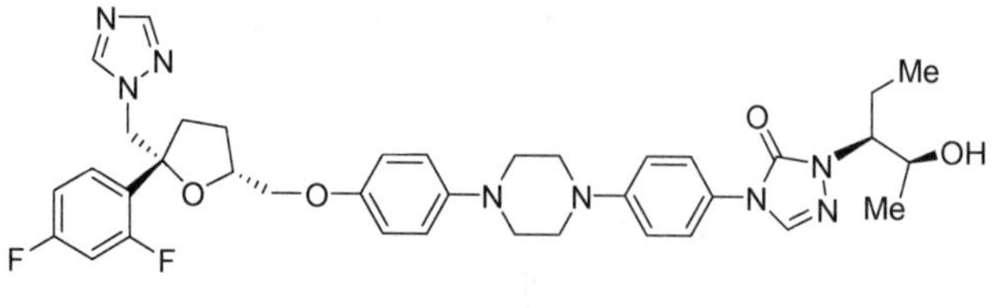

posaconazole (5-75)

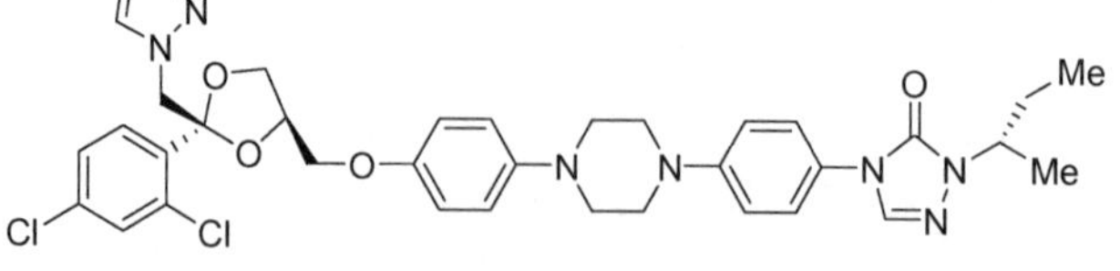

itraconazole (5-76)

图 5-30　posaconazole 和 itraconazole 的结构

中应用最广泛的抗真菌剂。在这类化合物中，泊沙康唑（posaconazole）（5-75）是在 2006 年经美国 FDA 批准的第二代苯三唑抗真菌药物，用于预防免疫功能高度不全的成年患者感染侵袭性曲霉属真菌和假丝酵母（Bennett et al.，2006）。研究发现，在结构上类似伊曲康唑（itraconazole，第一代苯三唑）（5-76）的 Sch 51048 羟基化衍生物，抗菌范围更大和生物利用度更高（Bennett et al.，2006；Farowski et al.，2007）。

泊沙康唑拥有广谱的抗真菌活性，事实上它是第一个经过验证的可抗接合菌的唑类抗菌剂，接合菌是包含毛霉和根霉在内的非常难治愈的一类菌。

第四节　卤代化合物的抗炎活性研究

Khan 等（2008）从韩国海岸筛选了代表三种类型的 37 种海藻，通过抑制鼠耳红斑和水肿实验来研究它们的抗炎活性。一种韩国人普遍食用的褐藻裙带菜和一种绿藻长石莼对与多不饱和脂肪酸相关的炎症反应表现出最好的抑制活性（Khan et al.，2008）。此外，omega-3 多不饱和脂肪酸也影响几种参与脂肪和碳水化合物代谢的基因表达，还会影响几种转录因子的活性，包括肝脏核转录因子（HNF4α 和 γ）、过氧化物酶体增殖物激活受体（PPARα、β、γ1 和 γ2）、固醇调控元件结合蛋白-1c（SREBP-1c）和肝 X 受体（LXRα）（Jump et al.，2005）。

磷酸二酯酶 4（PDE4）的选择性抑制剂作为抗炎剂被研究了许多年，特别是在呼吸道领域如哮喘和慢性阻塞性肺疾病方面（Lipworth，2005）。第一代 PDE4 选择性抑制剂是咯利普兰（rolipram）（5-77），第二代则是吡拉米特（piclamilast）（5-78）（Ashton et al.，1994）。最终面世的第一种 PDE4 选择性抑制剂是罗氟司特（roflumilast）（5-79），是由德国阿尔塔那股份公司生产的口服药物，其化学结构如图 5-31 所示。罗氟司特在 2010 年获得欧洲联盟批准，2011 年在美国用于治疗

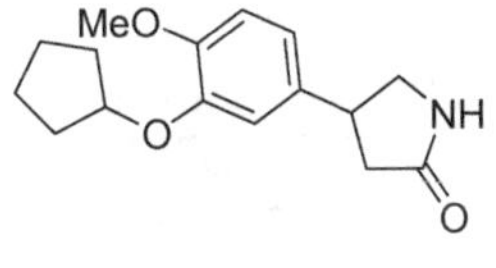

rolipram (**5-77**)

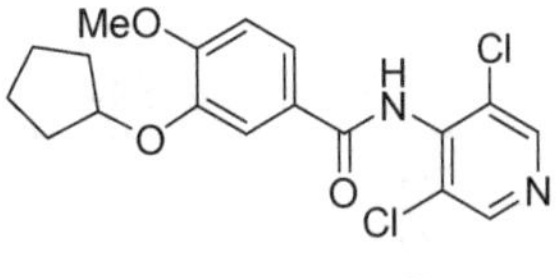

piclamilast (**5-78**)

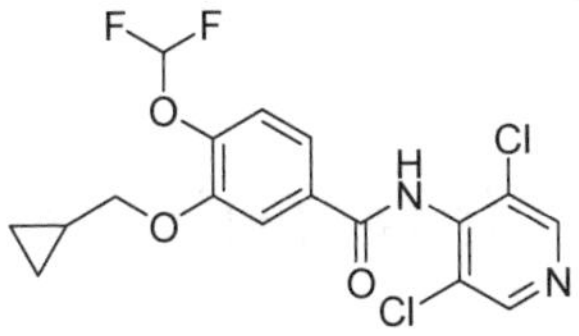

roflumilast (**5-79**)

图 5-31　rolipram、piclamilast 和 roflumilast 的结构

加重期慢性阻塞性肺疾病。虽然罗氟司特的结构很接近吡拉米特，只是引入了氟原子，但是罗氟司特的生物学或药理学作用还没有公开。

第五节 卤代化合物的抗氧化作用研究

海藻来源的卤代酚类化合物因在食品、化妆品和药物方面的潜在用途而得到越来越多的研究。这些化合物的抗氧化作用已通过实验研究得到了广泛的探索。

抗氧化剂可以与体内常见的自由基，如羟自由基、过氧阴离子自由基等发生反应，防止脂质过氧化，从而达到祛斑、防皱及抗衰老的功效（涂国荣等，1999）。在红藻和褐藻中发现的卤代酚类化合物，大多显现出非常明显的自由基清除能力。在红藻中分离得到的溴酸盐和双酚显示出潜在的 1,1-二苯基-2-苦基肼（DPPH）自由基清除活性。例如，Li 等（2008）在 *Polysiphonia urceolata*（Rhodomelaceae）中分离提取得到了化合物 5-80 和 5-81，化学结构如图 5-32 所示，其对 DPPH 的抗氧化活性如表 5-4 所示。根据其研究，自由基清除剂的抗氧化活性与羟基的数量有关，而溴化通过使芳香苯环的活性降低来略微降低溴酚化合物的自由基清除能力。除此之外，海藻中多糖对自由基也具有清除作用，如田晓华等（1997）发现褐藻硫酸多糖能够显著清除自由基。

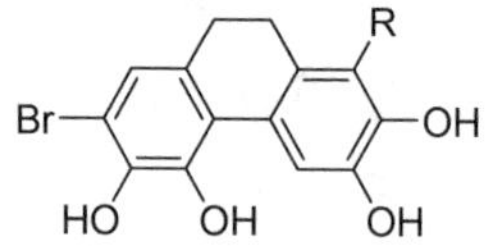

5-80 R=H
5-81 R=Br

图 5-32 化合物 5-80 和 5-81 的结构

表 5-4 化合物 5-80 和 5-81 对 DPPH 的抗氧化活性

化合物	$IC_{50} \pm SD$（μmol/L）
5-80	6.8
5-81	6.1
丁羟甲苯	83.8

注：丁羟甲苯为对照

第六节 卤代化合物的抗病毒活性研究

一、恩曲他滨

恩曲他滨（emtricitabine）（5-82）是一种口服核苷类逆转录酶抑制剂（NRTI），

其选择性地抑制 1 型人类免疫缺陷病毒（HIV-1）与乙型肝炎病毒（HBV）的复制（Borgia and Gentile，2006；Saag，2006；Doong et al.，1991；Nelson and Schiavone，2004），是于 2003 年 7 月被美国 FDA 批准用于治疗 HIV 和 HBV 感染的光学活性药物，其化学结构如图 5-32 所示。在高效抗逆转录病毒疗法（HAART）中恩曲他滨也与其他药物组合使用。恩曲他滨的商品名为 emtriva。

　　自从发现 3′-叠氮基-3′-脱氧噻吩（AZT）为抗 HIV-1 的有效药物以来，已经开发出许多核苷作为潜在的抗 HIV 药物。但是毒性及 AZT 耐药病毒的出现要求人们开发具有更高活性和选择性的新型抗 HIV 药物，这就是胞苷衍生物拉米夫定（lamivudine）（5-83）所面临的情况，其化学结构如图 5-33 所示。恩曲他滨是从拉米夫定衍生物中寻找到的具有更高活性的抗 HIV-1 药物。在拉米夫定的胞苷环 5 位引入氟原子后其抗 HIV-1 效力和治疗指数比母体化合物强 4～10 倍（Nelson and Schiavone，2004）。

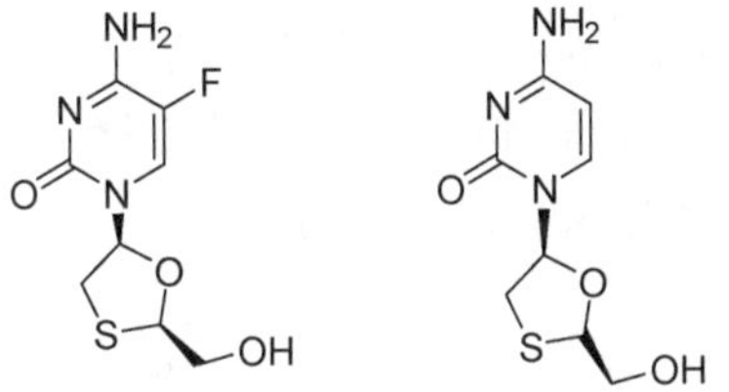

emtricitabine (**5-82**)　　lamivudine (**5-83**)

图 5-33　emtricitabine 和 lamivudine 的结构

二、替拉那韦

　　替拉那韦（tripanavir）（5-84）是选择性非肽性 HIV-1 蛋白酶抑制剂（PI），用于治疗多重 PI 抗性患者，化学结构如图 5-33 所示。2005 年 6 月，美国 FDA 根据随机评估 RESIST-1 和 RESIST-2 研究的数据，批准了加快 tripanavir 研究的请求。tripanavir 最初由辉瑞制药有限公司发现，然后由 Boehringer Ingelheim 开发，该药物的名称为 aptivus（Rusconi，2009；Orman and Perry，2008；Temesgen et al.，2005）。

　　目前有 10 个美国 FDA 批准的蛋白酶抑制剂，但它们大多数是肽模拟物，因此，它们的治疗效果常常受到低口服生物利用度和快速排泄限制。tripanavir 是第一种非肽性抗逆转录病毒药物，具有良好的蛋白酶抑制作用。鉴定出化合物 5-85 为活性 HIV-1 蛋白酶抑制前体化合物后，基于结构设计几个迭代循环反应发现，含有磺酰胺基的 5,6-二氢-4-羟基-2-吡喃酮是非常有希望的候选物，化学结构如图 5-34 所示。磺酰胺部分的 R 基团研究表明，4-三氟甲基-2-吡啶基取代基可以使其对 HIV-1 蛋白酶的抑制能力达到纳摩尔级别。此外，通过对 tripanavir 与 HIV-1 蛋白酶三重突变体（Q7K/L33I/L63I）复合物的晶体结构研究表明，tripanavir 与酶活性位点适当结合（Thaisrivongs et al.，1996）。

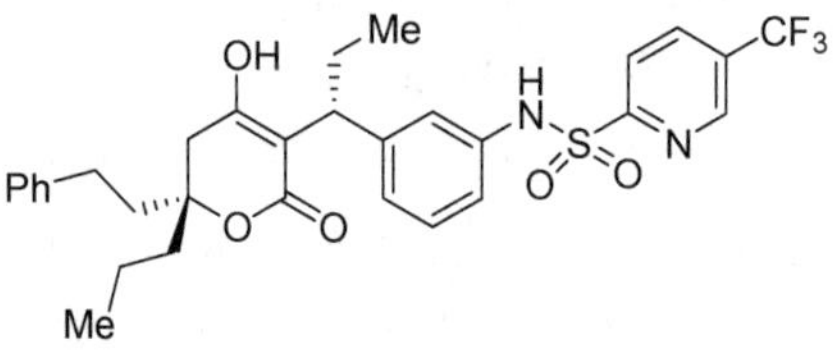

tripanavir (**5-84**)

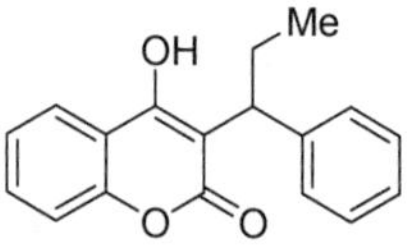

5-85

图 5-34　tripanavir 和 5-85 的结构

三、拉替卡韦

拉替卡韦（raltegravir）（5-86）是新一代整合酶抑制剂的第一个成员（Schacker，2010），化学结构如图 5-35 所示。HIV-1 整合酶是病毒复制所需的三种病毒编码酶之一，因此是治疗 HIV-1 感染的理想目标。

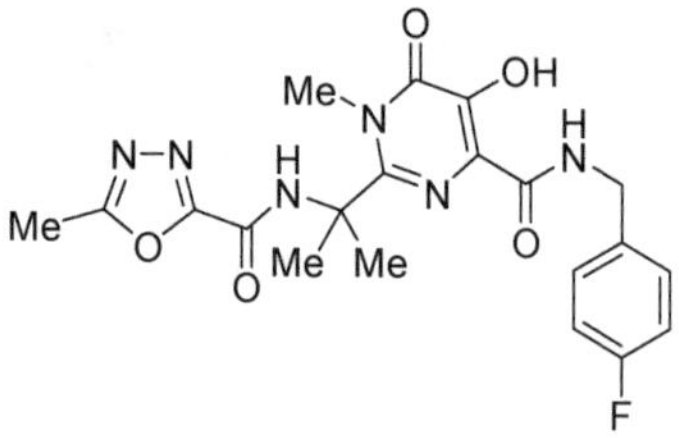

5-86

图 5-35　raltegravir 的结构

这类嘧啶酮甲酰胺表现出可有效抑制 HIV 整合酶催化的链转移过程，2007 年被美国 FDA 批准为不能从高效抗逆转录病毒疗法中受益的艾滋病患者的一线治疗药物。

HIV 整合酶促进病毒 DNA 插入宿主基因组。具体来说，HIV 整合酶催化二核苷酸从病毒 DNA 的 3′端切割，随后将被处理的病毒 DNA 插入宿主细胞基因组中，这个过程是由羟基介导的称为"链转移"的亲核反应，通过酶的变构抑制阻断第二步反应（Al-Mawsawi and Neamati，2011）。

四、马拉维诺

马拉维诺（maraviroc）（5-87）是趋化因子受体 CCR5 的特异性、缓慢可逆性和非竞争性拮抗剂,化学结构如图 5-36 所示,是一种新型 HIV-1 治疗药物,其靶向病毒感染的早期步骤,因为趋化因子受体 CCR5 对于 HIV-1 进入宿主细胞是必需的(Carter and Keating,2007;Dorr et al.,2005)。其是 2007 年美国 FDA 批准的第一个用于治疗艾滋病的 CCR5 拮抗剂(Underwood et al.,2004)。

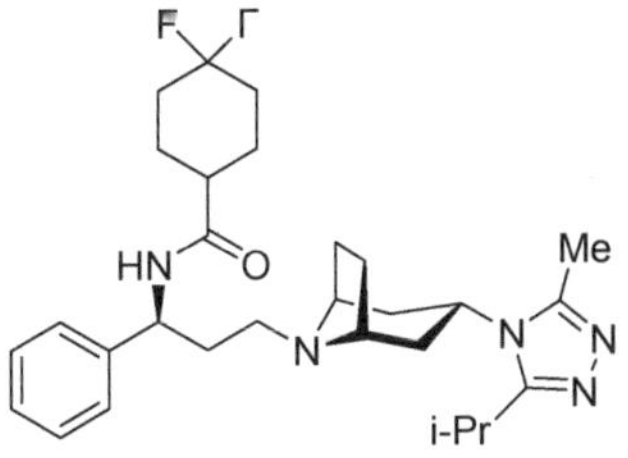

5-87

图 5-36 maraviroc 的结构

传统上,高效抗逆转录病毒疗法基于病毒生命周期中的两种关键酶,即 HIV-1 逆转录酶和 HIV-1 蛋白酶。尽管两种酶的有效抑制剂的发现令人印象深刻,但是寻求治疗艾滋病的新型药物的医疗需求仍未得到满足,特别是随着耐药病毒的出现。maraviroc 已经成为一种新的有希望的药物,可与其他抗逆转录病毒药物联合用于治疗。它是辉瑞制药有限公司高通量筛选咪唑并吡啶 CCR5 配体时发现的(Kuritzkes et al.,2008)。

CCR5 拮抗剂的发展面临的一个重大挑战是其对 HERG 钾离子通道的亲和力较低,HERG 钾离子通道在心律控制中起关键作用。因此,分子结合 HERG 钾离子通道的能力与最终的心脏毒性密切相关。在众多酰胺官能团的取代基中,4,4-二氟环己基部分的作用非常突出,它使化合物显示出纳摩尔级别的抗病毒活性,并且对 HERG 钾离子通道缺乏亲和力,可能是由环己基的空间需求及沿着离子通道的二氟部分产生偶极子引起的(Palani and Tagat,2006;Price et al.,2008)。

五、GW-275175X

人巨细胞病毒(HCMV)是艾滋病患者等免疫功能低下人群最常见的危及视力和生命的机会性感染病毒。

在开发口服活性高、毒性较低的 HCMV 抗病毒剂过程中发现了 GW-275175X(5-88),化学结构如图 5-37 所示,其是一种病毒 DNA 加工过程抑制剂,具有良好的抗病毒活性,并且在广泛的药代动力学和毒性分析实验(包括 1 期临床试验)中显示出有希望的结果(Price et al.,2006)。尽管如此,到 2000 年 11 月,GW-275175X 的开发停止了。

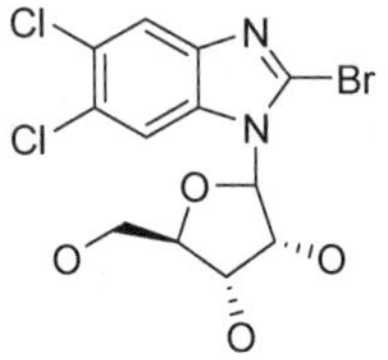

5-88

图 5-37　GW275175X 的结构

六、马立巴韦

马立巴韦（maribavir）可以强效抑制 HCMV 复制，目前正在进行预防移植患者感染 HCMV 的临床开发，其结构如图 5-38 所示。maribavir 的主要靶点是病毒编码的蛋白激酶 UL97，一种参与病毒 DNA 合成和释放的酶（Underwood et al.，2004；Biron et al.，2002；Wolf et al.，2001）。maribavir 最初由葛兰素史克制药有限公司开发用于治疗艾滋病患者的 HCMV 感染，HIV 感染者的初步概念验证研究显示 maribavir 具有抗病毒活性（Krosky et al.，2003）。2003 年，ViroPharma 公司授权 maribavir 开发，用于预防和治疗移植患者的 HCMV 感染。在 BMT 患者中进行了安慰剂对照的剂量范围 2 期临床研究，结果显示预防性使用 maribavir 减少了需要预先抗 HCMV 治疗的患者数量（Lalezari et al.，2002）。目前，ViroPharma 公司正在进行两项关键的国际 3 期临床试验，这些试验在接受异基因干细胞或实体器官移植的患者身上进行，结果显示预防性使用 maribavir 减少了需要预先抗 HCMV 治疗的患者数量（Winston et al.，2008）。

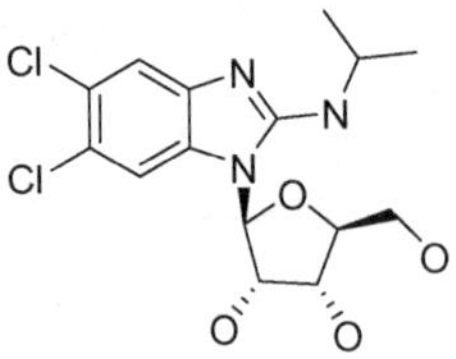

5-89

图 5-38　maribavir 的结构

七、碘苷

尽管理论上病毒复制所必需的任何病毒分子都是潜在的药物靶标，但是几乎所有临床上有用的抗疱疹病毒药物都是靶向单一病毒酶的核苷类似物，如 DNA 聚合酶，其在病毒 DNA 复制中执行关键步骤。20 世纪 60 年代初，核苷类似物碘苷（idoxuridine）（5-90）（图 5-39）在治疗疱疹性角膜炎方面是有效的，这是抗病毒药物开发的一个里程碑，因为它证明了靶向疱疹病毒蛋白的合成化合物在治疗人类感染性疾病方面在临床上是有效的（Kaufman et al.，1962）。

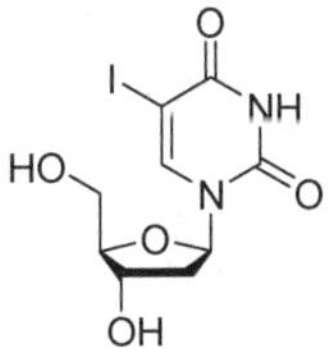

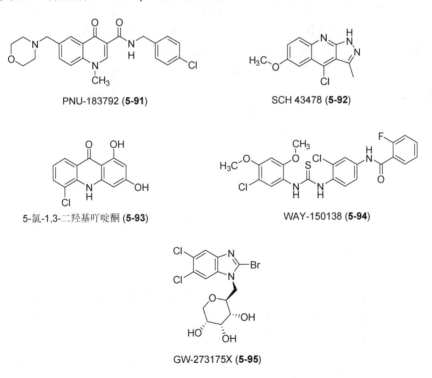

5-90

图 5-39　idoxuridine 的结构

八、PNU-183792

PNU-183792（5-91）是一种靶向病毒 DNA 聚合酶的非核苷类药物（图 5-40）。该药物对广泛的疱疹病毒及其 DNA 聚合酶具有抑制活性。但是相比较之下，它们对人 DNA 聚合酶 α、δ 和 γ 亚基的抑制作用要小得多，其中 PNU-183792 在浓度

PNU-183792 (**5-91**)

SCH 43478 (**5-92**)

5-氯-1,3-二羟基吖啶酮 (**5-93**)

WAY-150138 (**5-94**)

GW-273175X (**5-95**)

图 5-40　靶向病毒 DNA 聚合酶的非核苷类药物的结构

高达 100 μmol/L 的情况下，在多种细胞系中没有细胞毒活性。这类药物似乎与 dNTP 竞争性地抑制聚合酶，并且耐药突变体的研究数据连同模拟实验的结果表明，该类药物可以抑制聚合酶与 dNTP 和 DNA 模板链 18S 的靶位点结合（5-92～5-95）。PNU-183792 可口服使用并在多种动物模型呈现出较好的药效（Fayad et al., 2018）。目前，其临床前动物研究正在进行中。

第七节　卤代化合物的杀虫和除草活性研究

卤代化合物的应用范围极其广泛，涉及人们生产、生活的各个方面。其中，在农业领域，某些种类的卤代化合物有着较好的应用前景。

一、卤代乙酰胺类化合物

具有图 5-41 所示结构（5-96）的化合物称为卤代乙酰胺化合物，R_1 为取代或未取代 C_6～C_{14} 芳基（苯基、萘基、蒽基和菲基，优先选用苯基或萘基）或者是由 O、S、N 组成的含有一个或两个杂原子的取代或未取代 C_3～C_6 杂芳基（呋喃基、唑嗯基、吡咯基、苯并呋喃基、苯并噻嗯基、吲哚基、噻唑基、吡唑基、咪唑基和吡啶基，优先选用五元环杂芳基和具有稠碳环的五元环杂芳基），R_2 和 R_3 均为卤原子、C_1～C_6 芳基或 C_1～C_6 烷氧基，R_4 为取代或未取代 C_1～C_{12} 烷基、取代或未取代 C_6～C_{14} 芳基、C_2～C_{12} 链烯基或 C_2～C_{12} 炔基，Y 为 Cl、Br、I 等卤原子（加滕祥三等，1987）。卤代乙酰胺类化合物作为除草剂相继在日本和德国获得专利许可。

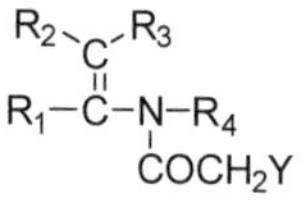

$$R_1-\overset{\overset{R_2-C-R_3}{|}}{\underset{\underset{COCH_2Y}{|}}{C}}-N-R_4$$

5-96

图 5-41　卤代乙酰胺类化合物的结构

二、卤代苯醚类化合物

卤代二苯醚类化合物及其衍生物在工农业领域被大量使用，尤其在农药的合成中扮演着举足轻重的角色。下面对卤代硝基二苯醚、卤代羟基二苯醚、卤代氨基二苯醚及其衍生物的发展与应用进行介绍。

1. 卤代硝基二苯醚

美国罗门哈斯公司于 1960 年发现了一个具有良好除草活性的除草醚，从而开创了二苯醚类除草剂研究的先河，随后在各方共同努力推动下，二苯醚类除草剂发展更加蓬勃，不断出现活性更强的除草剂，这也使二苯醚类除草剂在农业除草剂领域占据着重要位置。除草醚（5-97）的化学结构如图 5-42 所示。

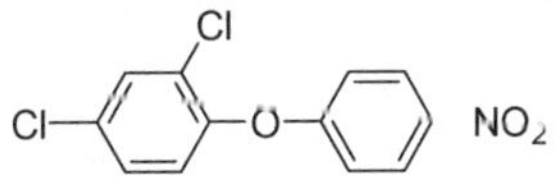

5-97

图 5-42　除草醚的结构

1976 年日本的 Takeo 申请了一项关于二苯醚的专利，该专利通过研究发现，除草剂的除草活性与二苯醚不同位置的取代基种类息息相关，随后研究人员通过对传统的二苯醚类除草剂进行结构优化改进，从而推出了一种新型的高效除草剂（5-98），结构如图 5-43 所示。

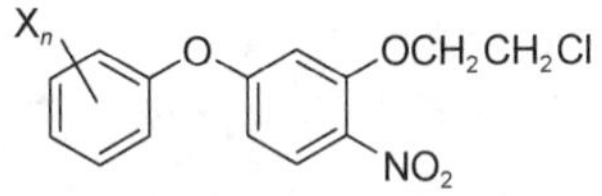

n=1~3; X=Cl, Br **(5-98)**

图 5-43　新型除草剂的结构

与除草醚（NIP）、草枯醚（CNP）等传统醚类除草剂相比，这类新型的除草剂在低剂量下仍能够表现出良好的除草活性，尤其是针对难消灭的杂草时效价较高；除此之外，针对杂草优秀的长时间作用能力是此类除草剂的又一优点，从而导致这类除草剂的使用剂量及使用频率有效减少，对环境的伤害得以降低。科研人员在此除草剂的基础上，又通过不断改进，提高了其选择性、安全性及活性等，以期待得到更经济高效的除草产品（辛莹，2004），如化合物 5-99 和 5-100（图 5-44）。

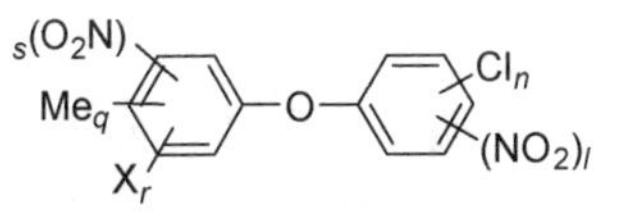

X=Br, Cl; l=0, 1, 2; n, r=0~3; s, q=0~1 **(5-99)** 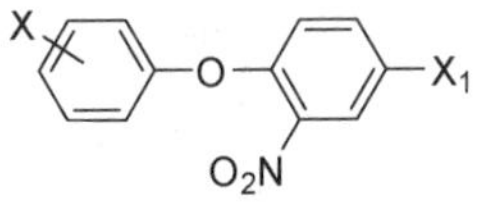　　　X, X$_1$= 卤素 **(5-100)**

图 5-44　其他类除草剂的结构

2. 卤代羟基二苯醚

氯代羟基二苯醚是一类重要的卤代苯醚类化合物，在工农业领域因广谱高效的杀菌能力及毒副作用小的表现而得到广泛的应用。多溴代羟基二苯醚是近年来被发现并广泛深入研究的二苯醚类化合物，最早是由科研人员从一种海洋海绵中提取出来的，经研究发现天然多溴代羟基二苯醚类化合物对革兰氏阳性菌及革兰氏阴性菌都具有良好的抑菌能力。

卤代羟基二苯醚在作为除虫剂及除草剂方面都具有良好的表现，使其在农业领域被广泛使用。1971 年，科学家首次发现并报道了芳氧基苯酚丙酸酯类化合物（5-101），对这类化合物的合成及生物活性评价进行了阐述说明，其结构如图 5-45 所示。

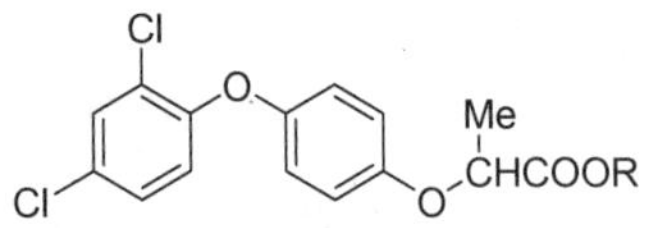

5-101

图 5-45　芳氧基苯酚丙酸酯类化合物的结构

1973 年，日本住友化学有限公司合成了一系列的芳氧基苯酚丙酸酯类化合物，并通过化合物除草性能评价从所得的化合物中筛选出了高效的可用的除草剂。通过研究发现，以此类化合物为主要成分的除草剂在除杂草的同时对其他阔叶植物没有损伤作用，体现出此类化合物作为除草剂有着令人振奋的选择性，也使得芳氧基苯酚丙酸酯类化合物被广泛地应用于农作物的种植中。

1992 年，该公司又发现了另一种相似的，同样以卤代羟基二苯醚为原料合成的可作为新型农业杀虫剂使用的化合物（5-102），其结构如图 5-46 所示。

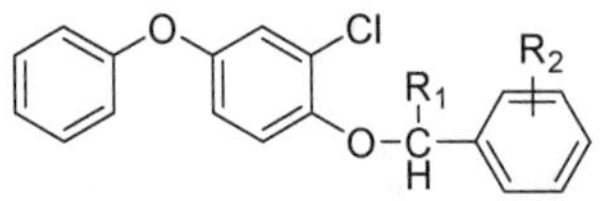

R_1=H, R; R_2=H, 卤素 (**5-102**)

图 5-46　以卤代羟基二苯醚为原料合成的化合物的结构

1993 年，该公司对此类化合物进行了更多的研究，尤其在其合成方案方面做了优化改进，并申请了新的杀虫剂专利。之后，瑞士汽巴精化公司也申请了以卤代羟基二苯醚为母体的有机磷类化合物用作杀虫剂的专利。此类化合物如此受青睐的原因主要表现在其对不同发育时期及不同害虫均具有广泛的杀伤能力（马梦林，2003）。

3. 卤代氨基二苯醚

氯代氨基二苯醚是一类在工农业领域十分重要的醚类化合物，氨基作为活性基团，常以中间体的形式合成多种化学品，相关研究报道表明，卤代氨基二苯醚类衍生物具有很高的化工利用度，在生产活动中常扮演重要的角色。

Inayoshi 等（1985）报道了其所得的化合物（5-103），结构如图 5-47 所示。这类化合物是杀死细菌、真菌等微生物的有效成分，对人体及农作物生长有很好的作用，广泛地用于农药领域。

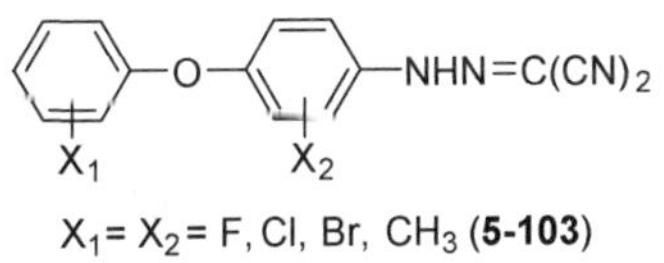

$X_1 = X_2 = F, Cl, Br, CH_3$ **(5-103)**

图 5-47　氯代氨基二苯醚类化合物的结构

卤代氨基二苯醚类化合物同样最常出现在农业除草剂中，伴随着研究的深入及发展，越来越多的新型高效价低毒性除草剂不断被研发出来，卤代氨基二苯醚类化合物促进除草剂发展的作用是不容忽视的。

三、卤代吡啶类化合物

现代农药领域中新药的合成一般具有三个特征：含氟、杂环及手性。目前，在众多含氟杂环化合物中应用最多的是含氟吡啶类化合物，原因主要是受到合成技术手段的限制。卤代吡啶类化合物中除了氟化物外，还包含少部分的氯化物、溴化物及碘化物，它们通常以中间体的形式出现在农药的合成过程中。例如，含氯、含溴吡啶类化合物通常被用作含氟吡啶类化合物合成的中间体，所以含氯吡啶类化合物及含溴吡啶类化合物的合成在卤代吡啶类化合物的合成中是十分重要的，受到越来越多学者的关注。

五氯吡啶已被证实是一种重要的具有广阔发展前景的农药及精细化工中间体，以五氯吡啶为原料合成的农药中间体 3,5,6-三氯吡啶-2-酚、3,5-二氯-氨基-6-氟-吡啶酚，已被大量应用于工业合成杀虫剂和除草剂中，除此之外，吡啶环上多种卤代化合物的合成原料也是五氯吡啶，说明五氯吡啶对于农化行业来讲具有非同的意义（江镇海，2007a）。

含氟吡啶类化合物 4-氨基-3,5-二氯-6-氟-吡啶-2-酚是除草剂氟草烟合成的关键中间体，氟草烟是一种在 20 世纪 80 年代由美国陶氏益农公司开发的针对阔叶型杂草的除草剂，被用于多种作物，如小麦、大麦、玉米等，以此来防除多种恶性杂草生长。其具有内吸传导性的特点，通常用于苗后茎叶处理（江镇海，2007b）。

2-氯-5-三氟甲基吡啶（5-104）（图 5-48）是日本石原产业株式会社开发的除草剂精吡氟禾草灵合成过程的重要中间体，同时是合成 2,3-二氯-5-三氟甲基吡啶的前体物，也是美国陶氏益农公司开发的吡氟氯禾灵合成过程的关键原料。这类除草剂因在植物中具有良好的输导选择性和高效性，已在世界范围内被广泛采用

（徐杰和张伟，2006）。

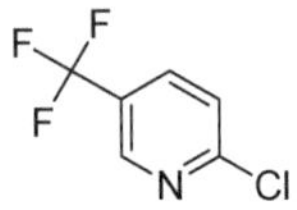

5-104

图 5-48　2-氯-5-三氟甲基吡啶的结构

四、二卤代吡唑酰胺类化合物

在二卤代氯虫苯甲酰胺结构的基础上，研究人员设计合成了一系列拥有新颖结构的二卤代吡唑酰胺类化合物（图 5-49）。对其杀虫活性进行评价后发现，部分化合物在浓度 0.05 mg/L 时对小菜蛾具有较高的致死率。以该类化合物为主要成分的杀虫剂杀伤鳞翅目害虫时具有高效、持久、抗性小、毒性低的特点，是绿色化学杀虫剂的典型代表（Lahm et al.，2006）。

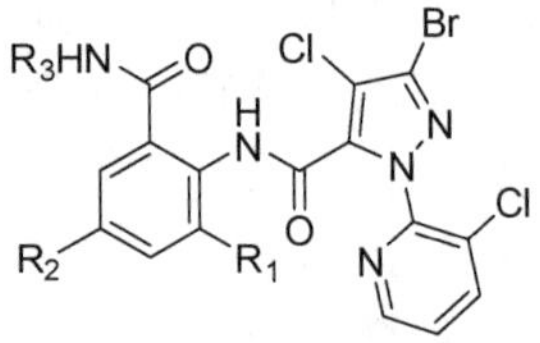

5-105

图 5-49　二卤代吡唑酰胺类化合物的结构

图 5-49 是该类化合物的基本结构（5-105），R_1、R_2 和 R_3 位置加入不同的取代基，可以构成十几种不同的化合物。具有该结构通式的化合物在控制、防治虫害的过程中，可根据实际需要单独使用，也可以与其他杀虫剂或杀菌剂联合使用，从而加强综合防控效果（耿丙新等，2014）。

五、二卤代丙烯类化合物

由于对环境保护的重视，人类对农药毒性及其对环境影响的要求越来越严格，开发活性高、毒性低、选择性高、安全性高、环境相容性好的化合物成为农药研究的新目标。近年来，部分新型高效、低毒的杀虫剂被用来替代高毒有机农药，二卤代丙烯类杀虫剂便是其中一类。

二卤代丙烯类化合物针对有害昆虫具有优秀的杀伤防治效果，该类化合物通常被用于园林、农业用杀虫剂制备而得到广泛的应用，具备高活性、低毒性和对环境友好的特点。二卤代丙烯类化合物（5-106）的通式如图 5-50 所示。

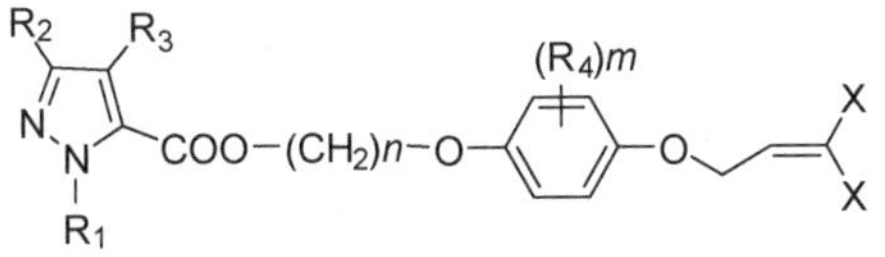

5-106

图 5-50 二卤代内烯类化合物的结构

该结构 R_1 为 C_1~C_5 烷基、苯基或取代苯基；R_2 为 C_1~C_5 烷基或 C_1~C_5 卤代烷基；R_3 为氢、卤素、C_1~C_3 烷基、C_1~C_3 烷氧基、硝基、氰基、硫氰基、三氟甲基磺酸基或三氟甲基亚磺酸基；R_4 为卤素、C_1~C_5 烷基、氰基或硝基；X 为卤素；n 为 2~4，m 为 2~4。例如，二卤代丙烯类杀虫剂啶虫丙醚（pyridalyl）（5-107）是日本住友化学有限公司于 1997 年开发（JPn，kokai tokkyo koho JP09194418，US5922880）的一类新型杀虫剂，是一种高效、低毒且安全的杀虫剂（倪珏萍等，2009），化学结构如图 5-51 所示。

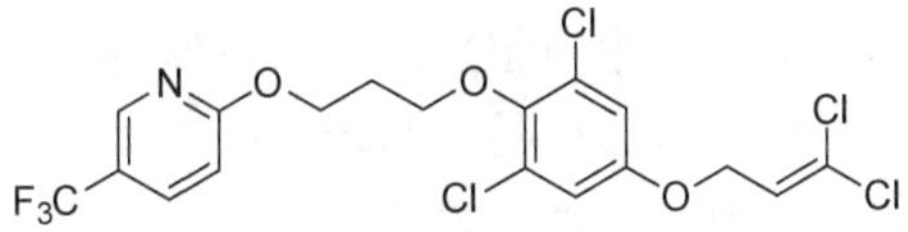

5-107

图 5-51 pyridalyl 的结构

第八节 卤代化合物在心血管疾病中的作用研究

一、罗苏伐他汀

罗苏伐他汀（rosuvastatin）（5-108）（图 5-52）又称瑞舒伐他汀钙、罗舒伐他汀钙、超级他汀钙。它是由阿斯利康（AstraZeneca）公司开发的他汀类降血脂药物，可用于原发性高胆固醇血症和混合性脂质失调的治疗（黄敏，2015）。该药于 2002 年 11 月首次在荷兰获批，2003 年 2 月首次在加拿大上市，之后在新西兰与英国陆续获批上市，2003 年 8 月通过美国 FDA 上市审批。罗苏伐他汀上市后，在药效及安全性方面均表现出优良的效果，被誉为"超级他汀"。罗苏伐他汀是一种选择性 3-羟基-3-甲基戊二酸单酰辅酶 A（HMG-CoA）还原酶抑制剂，其作用的靶器官是肝脏，而肝脏具有降低胆固醇的能力，罗苏伐他汀通过增加肝脏低密度脂蛋白（LDL）细胞表面受体的数目，促进 LDL 的吸收与分解代谢，同时抑制极低密度脂蛋白（VLDL）的肝内合成，由此降低 VLDL 和 LDL 的微粒总数（杨钢和王鸣和，2004）。

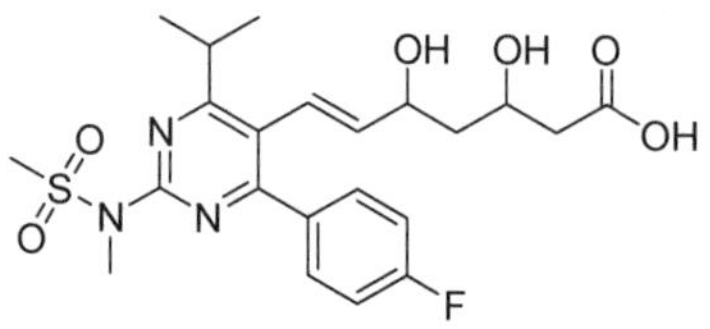

5-108

图 5-52　rosuvastatin 的结构

二、依折麦布

依折麦布（ezetimibe）（5-109）（图 5-53）又称依泽替米贝，是由 Schering-Plough 和 Merck 公司合作研制的一类新型胆固醇吸收抑制剂，于 2002 年 10 月被美国 FDA 批准上市。依折麦布通过与小肠刷状缘膜小囊泡的膜蛋白结合，从而达到抑制小肠对胆固醇吸收、降低血清及肝脏中胆固醇含量的效果（何培源等，2012）。有研究表明，依折麦布并未直接作用于小肠和肝脏胆固醇的合成过程，只通过阻止肠壁囊泡中外源性胆固醇转运至细胞内胆固醇池来抑制外源性胆固醇转运至淋巴，其并不影响新合成的胆固醇参与到小肠的脂蛋白中（高治平等，2008）。此外，依折麦布通过抑制植物固醇的吸收获批成为首个治疗罕见遗传性植物固醇血症的药物。临床研究数据表明，当依折麦布与他汀类或贝特类（如非诺贝特）药物合用时会获得更好的临床治疗效果。总之，依折麦布是一种新型的能降低胆固醇吸收的抑制剂，在临床治疗过程中表现出优良的药理活性与安全性，具备优秀的血脂调控能力，为广大的患者带来了福音（王燕，2018）。尽管如此，但依折麦布对心血管疾病发病率和致死率方面的长期影响仍需要在临床上不断跟进检验。

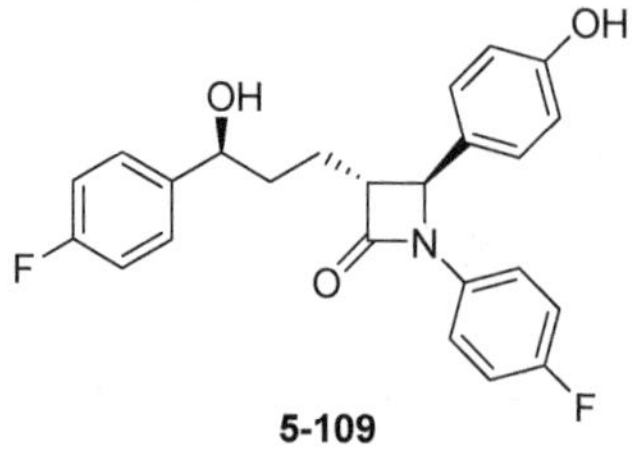

5-109

图 5-53　ezetimibe 的结构

第九节　卤代化合物在中枢神经系统疾病中的作用研究

一、依他普仑

依地普仑（lexapro）（5-110）（图 5-54）是 Forest 公司研制的抗抑郁症药，其是一种选择性 5-羟色胺再摄取抑制剂（selective serotonin reuptake inhibitor，SSRI），SSRI 通过增加大脑中血清素的量来起作用，而 5-羟色胺（5-HT）是一种调节人情绪的化学物质（白燕等，2010）。lexapro 于 2002 年 8 月获美国 FDA 批准上市。目前，该药的专利保护已经到期，美国 FDA 于 2012 年 3 月 14 日批准了首种用于治疗成人抑郁症和焦虑症的仿制药上市（夏训明，2012）。

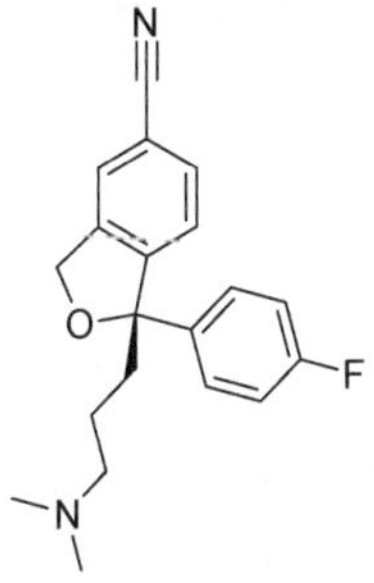

5-110

图 5-54　lexapro 的结构

二、阿瑞吡坦

阿瑞吡坦（aprepitant）（5-111）（图 5-55）是美国 FDA 于 2003 年批准上市的第一个神经激肽-1（NK-1）受体阻滞剂，其通过与 NK-1 受体（主要存在于中枢神经系统及其外围）结合来阻滞 P 物质发挥功能（丁军，2015）。P 物质和 NK-1 受体都位于中枢神经系统，与中枢神经系统的多种生物功能有关，如调节情感行为和调节应激反应，包括焦虑和抑郁。此外，P 物质在疼痛传播和催吐反应中也起着关键作用。阿瑞吡坦可以通过人血-脑屏障，其对 NK-1 受体具有高度的选择性和结合亲和性，而与 NK-2 和 NK-3 受体的结合能力很弱，通过与大脑中的 NK-1

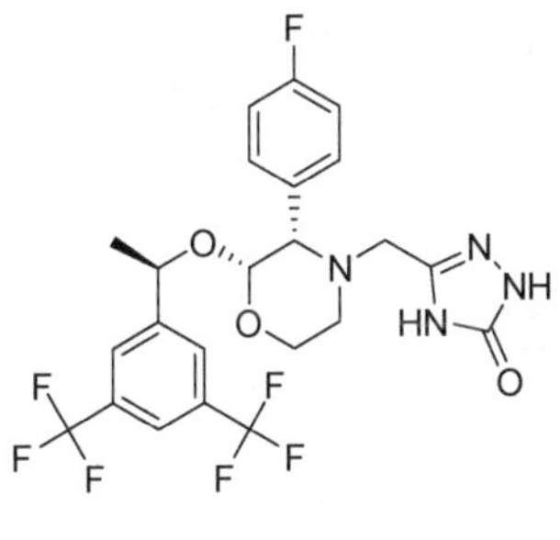

5-111

图 5-55　aprepitant 的结构

受体相结合起到治疗效果（饶志方，2013）。此外，阿瑞吡坦对其他治疗如化疗引发恶心和呕吐症状的药物靶点（如多巴胺受体、5-HT 受体）具有较低的亲和作用，与这些药物相比，阿瑞吡坦减少恶心、呕吐的效果更明显。此外，阿瑞吡坦能够通过与其他药物联合使用（如地塞米松或 5-HT、受体阻滞剂昂丹司琼）来减弱呕吐作用。研究表明，阿瑞吡坦还具有治疗抑郁及其他精神疾病的作用。阿瑞吡坦目前被普遍认为是对化疗引起的呕吐止吐效果最好的药物之一（童庭敏等，2013）。

三、帕利哌酮

非典型抗精神病药物是近年来广泛使用的一种药物，它通过降低大脑中的多巴胺水平来治疗精神分裂症和相关的中枢神经系统疾病。虽然它们通常通过抑制脑内的多巴胺和 5-羟色胺受体产生药效（熊子珺等，2017），但事实证明它们比所谓的"典型"抗精神病药物要优越，减少了相关副作用（锥体外系症状）。帕利哌酮（paliperidone）（5-112）（图 5-56）是利培酮在血浆中的活性代谢产物，其与利培酮的药理作用相似，帕利哌酮主要是通过与 5-HT2A 和多巴胺 D2 受体产生拮抗作用来发挥抗精神病的能力，并能亲和其他 5-HT 受体亚型如 5-HT2C、5-HT1D 和 5-HT1A，同时起到辅助治疗的作用。帕利哌酮上市请求于 2006 年 12 月被美国 FDA 批准，用于治疗精神分裂症；2008 年 9 月，帕利哌酮缓释片获得中国国家药品监督管理局的审核批准，商品名为芮达（董佳丽等，2015）。此外，研究人员通过运用独特的渗透性控释口服给药系统技术，保证了能 24 h 精准控制药物释放过程，使得药物的有效利用程度得到极大的提升，能让患者获得更好的依从性及更加迅速控制疾病症状的能力（缪兴芳等，2011）。

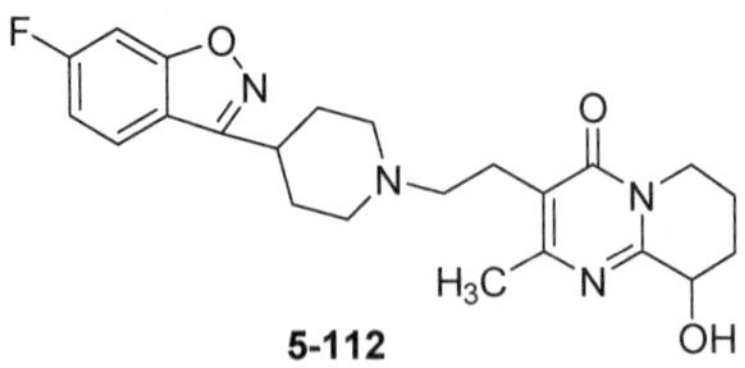

图 5-56　paliperidone 的结构

四、伊潘立酮

伊潘立酮（iloperidone）（5-113）（图 5-57）是由 Titan 公司研发的用于治疗成人急性精神分裂症的非典型抗精神病专利药，2009 年获美国 FDA 批准上市，它是一种混合型多巴胺 D2/5-羟色胺 5-HT2A 受体阻断剂（常麦会和李乐华，2010）。伊潘立酮能够高亲和性地与 5-羟色胺 5-HT2A 和多巴胺 D2、D3 受体结合，对多巴胺 D4、5-羟色胺 5-HT6 和 5-HT7 及去甲肾上腺素 NEα1 受体也具有中度的亲和性，但对 5-HT1A、多巴胺 D1 及组胺 H1 受体具有较低的亲和性，而对胆碱能毒蕈碱受体没有亲和性。伊潘立酮通过与多巴胺 D2 和 D3、5-羟色胺 5-HT1A、去甲肾上腺素 NEα1/α2c 受体结合来阻断信号传递。通过短期及长期的安全实验来比较伊潘立酮与目前使用的抗精神病药物，发现伊潘立酮的副作用明显更少，包括患者体重增加幅度低，不诱导糖尿病产生，锥体外系症状少（较少的认知下降、嗜睡率下降）等（双梅，2014）。因此，这对于许多依赖现有药物仅能治疗部分疾病症状的精神分裂症患者是一个福音，伊潘立酮可能成为首个个性化精神病治疗药。伊潘立酮的上市，也有可能使其成为治疗精神分裂症的第一个基因靶向性药物。

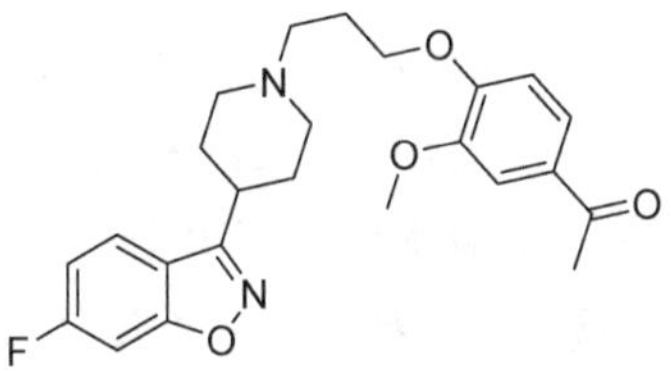

5-113

图 5-57　iloperidone 的结构

五、卢非酰胺

卢非酰胺（rufinamide）（5-114）（图 5-58）是 2008 年美国 FDA 批准的一种抗惊厥药物，用于辅助治疗与 Lennox-Gastaut 综合征有关的癫痫发作（闫雪莲和杜小莉，2010）。卢非酰胺是 5-取代-苯烷基-3-氨基甲酰-4H-1,2,4-三唑类化合物的先导化合物，2007 年 1 月在欧盟上市，在美国已进入 3 期临床开发阶段，在日本处于 2 期临床开发阶段。卢非酰胺对局部癫痫发作和泛发性强直-阵挛癫痫发作有治疗益处，既可单独给药，也可联合给药。卢非酰胺在结构上和已经上市的癫痫治疗药物并不相关，其主要通过限制神经元钠依赖性活动电位的

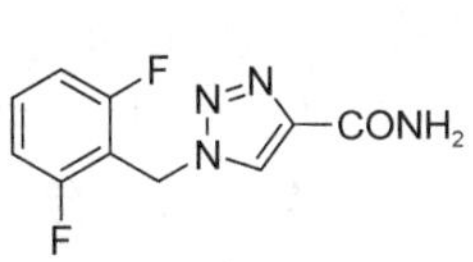

5-114

图 5-58　rufinamide 的结构

激发来达到抗痉挛作用（刘洁，2015）。卢非酰胺的治疗窗口宽，对之前治疗耐受的局部或返发性癫痫患者仍对卢非酰胺有反应。除癫痫外，卢非酰胺还在进行治疗神经病理性疼痛的 2 期临床开发。

第十节　卤代化合物的其他生物活性研究

一、卤代化合物在内分泌系统中的治疗作用

西那卡塞（calcimimetic）（5-115）（图 5-59）是目前唯一一个被美国 FDA批准的用于治疗透析性慢性肾病患者的继发性甲状旁腺功能亢进症及甲状旁腺癌患者的高钙血症的人体拟钙剂。继发性甲状旁腺功能亢进症是一种由高水平甲状旁腺激素引起的紊乱，是对低血钙水平的一种反应，主要是由肾功能不正常引发的。继发性甲状旁腺功能亢进主要导致患者骨骼系统异常。拟钙剂是一组化合物，其作用机制是通过对细胞外钙的模拟，将钙敏感受体的变构激活（负责释放甲状腺激素）呈现在几个组织中。继发性甲状旁腺功能亢进症的治疗目标是降低甲状腺激素和血钙、血磷水平，防止出现由矿物质代谢失调引起的骨骼疾病及全身影响。甲状旁腺主细胞的钙敏感受体是甲状腺激素分泌的主要调节剂，西那卡塞能提高钙敏感受体对细胞外钙的敏感性，降低甲状腺激素水平，从而使血浆钙浓度降低，进而产生一系列临床治疗作用（鹿冬梅等，2019）。

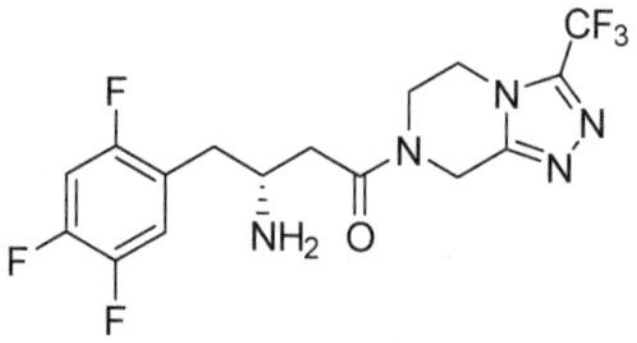

5-115

图 5-59　calcimimetic 的结构

二、卤代化合物在营养调节中的作用

尼替西农（nitisinone）（5-116）（图 5-60）商品名为 orfadin，是由瑞士罕见病制药商 Swedish Orphan Biovitrum（SOBI）研发的，作为酪氨酸和苯丙氨酸饮食限制的辅助用药，适用于罕见儿科 I 型遗传性酪氨酸血症（HT-1）的治疗。I 型遗传性酪氨酸血症是酪氨酸代谢过程的终末酶延胡索酰乙酰乙酸水解酶（FAH）编码基因发生突变以致 FAH 活性降低或缺失导致的患儿肝功能衰竭、肾功能不全和神经系统并发症。当 FAH 活性下降时，酪氨酸分解代谢发生障碍，中间代谢产物如马来酰乙酰乙酸、延胡索酰乙酰乙酸、琥珀酰乙酰乙酸及琥珀

酰丙酮等有毒副产物在儿童体内积累，从而造成机体的损伤，导致 HT-1 的发生。HT-1 是一种罕见的常染色体隐性遗传病，多数患儿为急性型，起病于新生儿或婴儿期。虽然 HT-1 是一种罕见的疾病，在全世界范围内仅影响 1/10 的人，但它有严重的临床后果，大多与肝功能失常有关。事实上，在 2002 年之前，HT-1 的唯一有效治疗方法是肝移植。然而，美国 FDA 在那一年批准了用于治疗 HT-1 的 nitisinone，大大增加了患者的预期寿命。随后其胶囊配方 orfadin 于 2005 年上市，目前已获欧盟及全球多个国家批准。nitisinone 是羟苯丙酮酸二氧酶的竞争性抑制剂，该酶在酪氨酸分解代谢途径中可增加延胡索酰乙酰乙酸酶的活性，通过阻断 HT-1 患者酪氨酸的分解，减少代谢中间体马来酰乙酰乙酸盐和延胡索酰乙酰乙酸盐的积累，从而减少体内有毒副产物的量（钟倩，2004）。

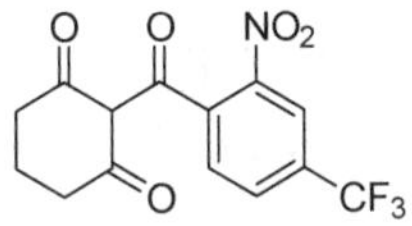

5-116

图 5-60　nitisinone 的结构

参 考 文 献

白燕, 姜红燕, 许秀峰. 2010. 草酸依地普仑治疗抑郁症的Ⅱ期临床研究[J]. 昆明医学院学报, 31(7): 22-26.

包薇萍, 郑仁东 刘超, 等. 2013. 溴隐亭降糖及减重的研究进展[J]. 中国糖尿病杂志, 21(4): 370-372.

常麦会, 李乐华. 2010. 新型抗精神病药伊潘立酮的研究进展[J]. 中南药学, 8(11): 858-862.

丁军. 2015. 阿瑞吡坦合成工艺研究进展[J]. 食品与药品, 17(1): 68-71.

董佳丽, 常艳玲, 黄震, 等. 2015. 新型非典型抗精神病药物的应用及研究进展[J]. 上海医药, (7): 61-64.

高治平, 于伟霞, 袁皓瑜, 等. 2008. 依泽替米贝对血管平滑肌源性荷脂细胞胆固醇蓄积的影响[J]. 中国动脉硬化杂志, 16(1): 25-28.

耿丙新, 陈蔚燕, 许良忠. 2014. 二卤代吡唑酰胺类化合物的合成及其应用[J]. 农药, (4): 11-13.

何培源, 李静, 蒋立新. 2012. 依折麦布临床研究最新进展[J]. 心血管病学进展, 33(2): 168-171.

贺星, 张馨文, 刘永贵, 等. 2010. Ulimorelin[J]. 现代药物与临床, 25(4): 308-312.

黄敏. 2015. 罗苏伐他汀对 2 型糖尿病合并冠心病患者炎性因子水平、调控因子活性和胰岛素抵抗的影响[J]. 河北医药, 37(2): 191-193.

加藤祥三, 竹松哲夫, 冈本秀则, 等. 1987. 卤代乙酰胺化合物制备方法及其作除草剂的应用[P]: 日本, CN86104339.

江镇海. 2007a. 卤代吡啶类化合物在农药中的应用前景看好[J]. 农药市场信息, (3): 24.

江镇海. 2007b. 原料与中间体: 卤代吡啶类化合物在农药中的应用前景[J]. 农化市场十日讯, (8): 16.

林厚文, 汤海峰, 刘皋林, 等. 2002. 海洋软体动物蓝斑背肛海兔抗肿瘤活性成分研究(Ⅱ)[J]. 第二军医大学学报, 23(3): 243-245.

刘洁. 2015. 卢非酰胺选择性抑制 C 纤维介导的伤害性初级传入发挥镇痛作用[D]. 陕西: 中国人民解放军空军军医大学硕士学位论文.

鹿冬梅, 杨沿浪, 王金宝, 等. 2019. 西那卡塞联合骨化三醇对 MHD 尿毒症继发甲状旁腺功能亢进患者矿物质及骨代谢的影响[J]. 贵阳医学院学报, 44(8): 965-970.

吕昕泽, 孙波, 杨微, 等. 2015. 治疗 2 型糖尿病新药 ipragliflozin[J]. 中国新药杂志, 24(3): 241-244.

马梦林. 2003. 卤代苯醚类化合物的合成与抑菌活性研究[D]. 四川: 四川大学硕士学位论文.

缪兴芳, 宋杰, 姜萍. 2011. 新型抗精神病药帕利哌酮缓释片的临床研究进展[J]. 中国新药杂志, 20(22): 2215-2220.

倪珏萍, 刘丽, 刘婷, 等. 2009. 二卤代丙烯类化合物及其制备方法和用途[P]: 中国, CN 101348464 A.

饶志方. 2013. 阿瑞吡坦临床疗效及其与化疗药物的相互作用[J]. 中国药师, 16(2): 290-294.

双梅. 2014. 伊潘立酮片与利培酮片治疗急性精神分裂症疗效及安全性的双盲对照研究[J]. 中国新药杂志, 23(23): 2772-2776.

田晓华, 丛建波, 施定基, 等. 1997. 褐藻硫酸多糖清除活性氧自由基作用及动力学的ESR研究[J]. 营养学报, 19(1): 32-37.

童庭敏, 骆红豆, 麦冬妮, 等. 2013. 新型化疗止吐药物阿瑞吡坦的制备研究进展[J]. 浙江化工, (9): 7-12.

涂国荣, 张利兴, 苏昆, 等. 1999. 自由基与皮肤衰老的关系及天然抗衰老植物在化妆品中的应用[J]. 日用化学品科学, (S1): 82-85.

王燕. 2018. 依折麦布联合瑞舒伐他汀治疗低密度脂蛋白胆固醇未达标的急性冠状动脉综合征的临床研究[J]. 现代药物与临床, 33(12): 3161-3166.

夏训明. 2012. 抗抑郁症药 Lexapro(escitalopram)专利到期首个仿制药获准上市[J]. 广东药学院学报, 28(2): 116.

辛莹. 2004. 卤代三苯醚类化合物的合成与抑菌活性研究[D]. 四川: 四川大学硕士学位论文.

熊子珺, 李从荣, 李海云, 等. 2017. 5-羟色胺 2A 受体基因多态性与帕利哌酮治疗精神分裂症临床效果的关系[J]. 广西医学, 39(1): 26-34.

徐杰, 张伟. 2006. 卤代吡啶类化合物的合成及应用[J]. 精细化工中间体, 36(10): 4-9.

闫雪莲, 杜小莉. 2010. Lennox-Gastant 综合征相关癫痫发作的辅助治疗药物——卢非酰胺[J]. 中国药学杂志, 45(4): 319-320.

杨钢, 王鸣和. 2004. 他汀类降脂新药罗苏伐他汀的临床应用[J]. 世界临床药物, (1): 28-30.

钟倩. 2004. 儿科酪氨酸血症治疗药尼替西农(nitisinone)[J]. 世界临床药物, 25(4): 252-253.

Al-Mawsawi L Q, Neamati N. 2011. Allosteric inhibitor development targeting HIV-1 integrase[J]. Chem Med Chem, 6(2): 228-241.

Angawi R F, Bavestrello G, Calcina B, et al. 2011. Aurantoside J: a new tetramic acid glycoside from *Theonella swinhoei*. Insights into the antifungal potential of aurantosides[J]. Marine Drugs, 9(12): 2809-2817.

Ashton M J, Cook D C, Fenton G, et al. 1994. Selective type IV phosphodiesterase inhibitors as antiasthmatic agents. The syntheses and biological activities of 3-(cyclopentyloxy)-4-methoxybenzamides and analogs[J]. Journal of Medicinal Chemistry, 37(11): 1696-1703.

Bennett F, Saksena A K, Lovey R G, et al. 2006. Hydroxylated analogues of the orally active broad spectrum antifungal, Sch 51048 (1), and the discovery of posaconazole [Sch 56592; 2 or (S, S)-5][J]. Bioorganic & Medicinal Chemistry Letters, 16(1): 186-190.

Bharate S B, Yadav R R, Battula S, et al. 2012. Meridianins: marine-derived potent kinase inhibitors[J]. Mini Rev Med Chem, 12(7): 618-631.

Biabani M A F, Laatsch H. 1998. Advances in chemical studies on low-molecular weight metabolites of marine fungi[J]. Journal Fur Praktische Chemie-practical Applications and Applied Chemistry, 340(7): 589-607.

Biftu T, Sinha-Roy R, Chen P, et al. 2014. Omarigliptin (MK-3102): a novel long-acting DPP-4 inhibitor for once-weekly treatment of type 2 diabetes[J]. Journal of Medicinal Chemistry, 2: 3205-3212.

Biron K K, Harvey R J, Chamberlain S C, et al. 2002. Potent and selective inhibition of human cytomegalovirus replication by 1263W94, a benzimidazole L-riboside with a unique mode of action[J]. Antimicrob Agents Chemother, 46(8): 2365-2372.

Borgia G, Gentile I. 2006. Treating chronic hepatitis B: today and tomorrow[J]. Current Medicinal Chemistry, 13(23): 2839-2855.

Bugni T S, Ireland C M. 2004. Marine-derived fungi: a chemically and biologically diverse group of microorganisms[J]. Natural Product Reports, 21(1): 143-163.

Butler M S, Capon R J, Lu CC. 1992. Psammopemmins (AC), novel brominated 4-hydroxyindole alkaloids from an Antarctic sponge, *Psammopemma* sp.[J]. Australian Journal of Chemistry, 45(11): 1871-1877.

Cabrita M T, Vale C, Rauter A P. 2010. Halogenated compounds from marine algae[J]. Marine Drugs, 8(8): 2301-2317.

Carter N J, Keating G M. 2007. Maraviroc[J]. Drugs, 67(15): 2277-2290.

Chandrasekar P H, Manavathu E. 2001. Voriconazole: a second-generation triazole[J]. Drugs Today (Barc), 37(2): 135-148.

de la Mare J A, Lawson J C, Chiwakata M T, et al. 2012. Quinones and halogenated monoterpenes of algal origin show anti-proliferative effects against breast cancer cells *in vitro*[J]. Invest New Drugs, 30(6): 2187-2200.

Doong S L, Tsai C H, Schinazi R F, et al. 1991. Inhibition of the replication of hepatitis B virus *in vitro* by 2',3'-dideoxy-3'-thiacytidine and related analogues[J]. Proceedings of the National Academy of Sciences of the United States of America, 88(19): 8495-8499.

Dorr P, Westby M, Dobbs S, et al. 2005. Maraviroc (UK-427, 857), a potent, orally bioavailable, and selective small-molecule inhibitor of chemokine receptor CCR5 with broad-spectrum anti-human immunodeficiency virus type 1 activity[J]. Antimicrob Agents Chemother, 49(11): 4721-4732.

Farowski F, Vehreschild J, Cornely O A, et al. 2007. Posaconazole: a next-generation triazole antifungal[J]. Future Microbiology, 2(3): 231-243.

Fayad Z A, Swirski F K, Calcagno C, et al. 2018. Monocyte and macrophage dynamics in the cardiovascular system: JACC macrophage in CVD series (Part 3)[J]. Journal of the American College of Cardiology, 72(18): 2198-2212.

Fernando I P, Kim M, Son K T, et al. 2016. Antioxidant activity of marine algal polyphenolic compounds: a mechanistic approach[J]. J Med Food, 19(7): 615-628.

Forst T, Guthrie R, Goldenberg R, et al. 2014. Efficacy and safety of canagliflozin over 52 weeks in patients with type 2 diabetes on background metformin and pioglitazone[J]. Diabetes, Obesity and Metabolism, 16(5): 467-477.

Franco L H, Palermo J A. 2003. Synthesis of 2-(pyrimidin-4-yl)indoles[J]. Chemical and Pharmaceutical Bulletin, 51(8): 975-977.

Gompel M, Leost M, De Kier Joffe E B, et al. 2004. Meridianins, a new family of protein kinase inhibitors isolated from the ascidian *Aplidium meridianum*[J]. Bioorganic & Medicinal Chemistry Letters, 14(7): 1703-1707.

Heeres J, Meerpoel L, Lewi P. 2010. Conazoles[J]. Molecules, 15(6): 4129-4188.

Herbrecht R. 2004. Voriconazole: therapeutic review of a new azole antifungal[J]. Expert Review of Anti-infective Therapy, 2(4): 485-497.

Inagaki N, Onouchi H, Sano H, et al. 2014. SYR-472, a novel once-weekly dipeptidyl peptidase-4 (DPP-4) inhibitor, in type 2 diabetes mellitus: a phase 2, randomised, double-blind, placebo-controlled trial[J]. The Lancet Diabetes & Endocrinology, 2(2): 125-132.

Inayoshi C, Muraksmi R, Fukuara F, et al. 1985. Phenylhydrazones and Microbicides Containing Them[P]: 日本, JP07206800.

Jiang B, Guo S J, Shi D Y, et al. 2013. Discovery of novel bromophenol 3,4-dibromo-5-(2-bromo-3,4-dihydroxy-6-(isobutoxymethyl) benzyl) benzene-1,2-diol as protein tyrosine phosphatase 1B inhibitor and its anti-diabetic properties in C57BL/KsJ-db/db mice[J]. European Journal of Medicinal Chemistry, 64: 129-136.

Jump D B, Botolin D, Wang Y, et al. 2005. Fatty acid regulation of hepatic gene transcription[J]. Journal of Nutrition, 135: 2503-2506.

Kaufman H, Martola E L, Dohlman C. 1962. Use of 5-iodo-2'-deoxyuridine (IDU) in treatment of herpes simplex keratitis[J]. Arch Ophthalmol, 68: 235-239.

Kelly S L, Arnoldi A, Kelly D E, et al. 1993. Molecular genetic analysis of azole antifungal mode of action[J]. Biochemical Society Transactions, 21(4): 1034-1038.

Khan N A, Choi J S, Lee M C, et al. 2008. Anti-inflammatory activities of methanol extracts from various seaweed species[J]. Journal of Environmental Biology, 29: 465-469.

Kim K Y, Nam K A, Kurihara H, et al. 2008. Potent α-glucosidase inhibitors purified from the red alga *Grateloupia elliptica*[J]. Phytochemistry, 69(16): 2820-2825.

Kim K Y, Nguyen T H, Kurihara H, et al. 2010. α-glucosidase inhibitory activity of bromophenol purified from the red alga *Polyopes lancifolia*[J]. Journal of Food Science, 75: H145-H150.

Krosky P M, Baek M C, Coen D M. 2003. The human cytomegalovirus UL97 protein kinase, an anti-viral drug target, is required at the stage of nuclear egress[J]. Journal of Virology, 77(2): 905-914.

Kumar R, Subramani R, Feussner K, et al. 2012. Aurantoside K, a new antifungal tetramic acid glycoside from a Fijian marine sponge of the genus *Melophlus*[J]. Marine Drugs, 10(1): 200-208.

Kurihara H, Mitani T, Kawabata J, et al. 1999a. Inhibitory potencies of bromophenols from Rhodomelaceae algae against α-glucosidase activity[J]. Fisheries Science, 65(2): 300-301.

Kurihara H, Mitani T, Kawabata J, et al. 1999b. Two new bromophenols from the red alga *Odonthalia corymbifera*[J]. Journal of Natural Products, 62(6): 882-884.

Kuritzkes D, Kar S, Kirkpatrick P. 2008. Fresh from the pipeline-Maraviroc[J]. Nature Reviews Drug Discovery, 7(1): 15-16.

Lahm G P, Selby T P, Freudenberger J H, et al. 2006. Insecticidal anthranilic diamides: a new class of potent ryanodine receptor activators[J]. Cheminform, 37(6): 4898-4906.

Lalezari J P, Aberg J A, Wang L H, et al. 2002. Phase I dose escalation trial evaluating the pharmacokinetics, anti-human cytomegalovirus (HCMV) activity, and safety of 1263W94 in human immunodeficiency virus-infected men with asymptomatic HCMV shedding[J]. Antimicrob Agents Chemother, 46(9): 2969-2976.

Li K, Li X M, Ji N Y, et al. 2008. Bromophenols from the marine red alga *Polysiphonia urceolata* with DPPH radical scavenging activity[J]. Journal of Natural Products, 71: 28-30.

Lin X K, Liu M. 2012. Bromophenols from marine algae with potential anti-diabetic activities[J]. Journal of Ocean University of China, 11(4): 533-538.

Lipworth B. 2005. Phosphodiesterase-4 inhibitors for asthma and chronic obstructive pulmonary disease[J]. Lancet, 365: 167-175.

Liu X, Li X M, Gao L X, et al. 2011. Extraction and PTP1B inhibitory activity of bromophenols from the marine red alga *Symphyocladia latiuscula*[J]. Chinese Journal of Oceanology and Limnology, 29(3): 686-690.

Lorand T, Kocsis B. 2007. Recent advances in antifungal agents[J]. Mini-Reviews in Medicinal Chemistry, 7(9): 900-911.

Martin G D A, Tan L T, Jensen P R, et al. 2007. Marmycins A and B, cytotoxic pentacyclic C-glycosides from a marine sediment-derived actinomycete related to the genus streptomyces[J]. Journal of Natural Products, 70(9): 1406-1409.

Mathieu V, Wauthoz N, Lefranc F, et al. 2013. Cyclic versus hemi-bastadins. Pleiotropic anti-cancer effects: from apoptosis to anti-angiogenic and anti-migratory effects[J]. Molecules, 18(3): 3543-3561.

Meng W, Ellsworth B A, Nirschl A A, et al. 2008. Discovery of dapagliflozin: a potent, selective renal sodium-dependent glucose cotransporter 2 (SGLT2) inhibitor for the treatment of type 2 diabetes[J]. Journal of Medicinal Chemistry, 51(5): 1145-1149.

Mikami D, Kurihara H, Kim S M, et al. 2013. Red algal bromophenols as glucose 6-phosphate dehydrogenase inhibitors[J]. Marine Drugs, 11(10): 4050-4057.

Mikami D, Kurihara H, Ono M, et al. 2016. Inhibition of algal bromophenols and their related phenols against glucose 6-phosphate dehydrogenase[J]. Fitoterapia, 108: 20-25.

Nelson M, Schiavone M. 2004. Emtricitabine (FTC) for the treatment of HIV infection[J]. International Journal of Clinical Practice, 58(5): 504-510.

Orman J S, Perry C M. 2008. Tipranavir: a review of its use in the management of HIV infection[J]. Drugs, 68(10): 1435-1463.

Palani A, Tagat J R. 2006. Discovery and development of small-molecule chemokine coreceptor CCR5 antagonists[J]. Journal of Medicinal Chemistry, 49(10): 2851-2857.

Patel M, Hegde V, Horan A C, et al. 1984. A novel phenazine antifungal antibiotic, 1,6-dibydroxy-2-chlorophenazine fermentation, isolation, structrue and biological properties[J]. Journal of Antibiotics, 37(9): 943.

Perry N B, Ettouati L, Litaudon M, et al. 1994. Alkaloids from the antarctic sponge *Kirkpatrickia varialosa.*: Part 1: Variolin b, a new antitumour and antiviral compound[J]. Tetrahedron, 50(13): 3987-3992.

Price D A, Armour D, de Groot M, et al. 2006. Overcoming HERG affinity in the discovery of the CCR5 antagonist maraviroc[J]. Bioorg Med Chem Lett, 16(17): 4633-4637.

Price D A, Armour D, Leishman D, et al. 2008. Overcoming hERG affinity in the discovery of maraviroc; a CCR5 antagonist for the treatment of HIV[J]. Current Topics in Medicinal Chemistry, 8(13): 1140-1151.

Qi X, Liu G, Qiu L, et al. 2015. Marine bromophenol bis(2,3-dibromo-4,5-dihydroxybenzyl) ether, represses angiogenesis in HUVEC cells and in zebrafish embryos via inhibiting the VEGF signal systems[J]. Biomedicine & Pharmacotherapy, 75: 58-66.

Ranganatha V L, Vijay Avin B R, Thirusangu P, et al. 2013. Synthesis, angiopreventive activity, and *in vivo* tumor inhibition of novel benzophenone-benzimidazole analogs[J]. Life Sciences, 93(23):

904-911.

Rusconi S. 2009. Tipranavir: a novel protease inhibitor for HIV therapy[J]. Expert Review of Clinical Pharmacology, 2(2): 147-153.

Saag M S. 2006. Emtricitabine, a new antiretroviral agent with activity against HIV and hepatitis B virus[J]. Clinical Infectious Diseases, 42(1): 126-131.

Safavi M, Esmati N, Ardestani S K, et al. 2012. Halogenated flavanones as potential apoptosis-inducing agents: synthesis and biological activity evaluation[J]. Eur J Med Chem, 58: 573-580.

Schacker T. 2010. New tools to track HIV[J]. Nature Medicine, 16(4): 373-374.

Shi D Y, Guo S J, Jiang B, et al. 2013. HPN, a synthetic analogue of bromophenol from red alga Rhodomela confervoides: synthesis and anti-diabetic effects in c57bl/ksj-db/db mice[J]. Marine Drugs, 11(2): 350-362.

Shi D Y, Li J, Guo S, et al. 2009. The antitumor effect of bromophenol derivatives *in vitro* and *Leathesia nana* extract *in vivo*[J]. Chinese Journal of Oceanology and Limnology, 27(2): 277-282.

Shi D Y, Li J, Jiang B, et al. 2012. Bromophenols as inhibitors of protein tyrosine phosphatase 1B with antidiabetic properties[J]. Bioorganic & Medicinal Chemistry Letters, 22(8): 2827-2832.

Soria-Mercado I E, Prieto-Davo A, Jensen P R, et al. 2005. Antibiotic terpenoid chloro- dihydroquinones from a new marine actinomycete[J]. Journal of Natural Products, 68(1): 904-910.

Sun H H, Sakemi S. 1991. A brominated (aminoimidazolinyl)indole from the sponge *Discodermia polydiscus*[J]. Journal of Organic Chemistry, 56(13): 4307-4308.

Tarhouni-Jabberi S, Zakraoui O, Ioannou E, et al. 2017. Mertensene, a halogenated monoterpene, induces G2/M cell cycle arrest and caspase dependent apoptosis of human colon adenocarcinoma HT29 cell line through the modulation of ERK-1/-2, AKT and NF-kappaB signaling[J]. Mar Drugs, 15(7): 221-234.

Temesgen Z, Cainelli F, Vento S, et al. 2005. Tipranavir[J]. Drugs Today (Barc), 41(11): 711-720.

Thaisrivongs S, Skulnick H I, Turner S R, et al. 1996. Structure-based design of HIV protease inhibitors: sulfonamide-containing 5,6-dihydro-4-hydroxy-2-pyrones as non-peptidic inhibitors[J]. Journal of Medicinal Chemistry, 39(22): 4349-4353.

Underwood M R, Ferris R G, Selleseth D W, et al. 2004. Mechanism of action of the ribopyranoside benzimidazole GW275175X against human cytomegalovirus[J]. Antimicrob Agents Chemother, 48(5): 1647-1651.

Wang J, Sanchez-Rosello M, LuisAceña J, et al. 2013. Fluorine in pharmaceutical industry: fluorine-containing drugs introduced to the market in the last decade (2001-2011)[J]. Chemical Reviews, 114(4): 2432-2506.

Wang L J, Guo C L, Li X Q, et al. 2017. Discovery of novel bromophenol hybrids as potential anti-cancer agents through the ros-mediated apoptotic pathway: design, synthesis and biological evaluation[J]. Marine Drugs, 15(11): 343.

Wang M, Ye C, Liu M, et al. 2015. Synthesis and antitumor activity of 5-(5-halogenated-2-oxo-1H-pyrrolo[2,3-b]pyridin-(3Z)-ylidenemethyl)-2,4-dimethyl-1H-pyrrole-3-carboxamides[J]. Bioorganic & Medicinal Chemistry Letters, 25(14): 2782-2787.

Wang W, Okada Y, Shi H, et al. 2005. Structures and aldose reductase inhibitory effects of bromophenols from the red alga *Symphyocladia latiuscula*[J]. Journal of Natural Products, 68(4): 620-622.

Winston D J, Young J A, Pullarkat V, et al. 2008. Maribavir prophylaxis for prevention of cytomegalovirus infection in allogeneic stem cell transplant recipients: a multicenter, randomized, double-blind, placebo-controlled, dose-ranging study[J]. Blood, 111(11): 5403-5410.

Wolf D G, Courcelle C T, Prichard M N, et al. 2001. Distinct and separate roles for herpesvirus-conserved UL97 kinase in cytomegalovirus DNA synthesis and encapsidation[J]. Proceedings of the National Academy of Sciences of the United States of America, 98(4): 1895-1900.

Yamada T, Iritani M, Doi M, et al. 2001. Absolute stereostructures of cell-adhesion inhibitors, macro-sphelides C, G and I, produced by a *Periconia* species separated from an *Aplysia* sea hare[J]. Journal of the Chemical Society, Perkin Transactions, 1(22): 3046-3053.

Zambrowicz B, Ogbaa I, Frazier K, et al. 2013. Effects of LX4211, a dual sodium-dependent glucose cotransporters 1 and 2 inhibitor, on postprandial glucose, insulin, glucagon-like peptide 1, and peptide tyrosine tyrosine in a dose-timing study in healthy subjects[J]. Clinical Therapeutics, 35(8): 1162-1173.

Zhang R S, Yu R L, Xu Q, et al. 2017. Discovery and evaluation of the hybrid of bromophenol and saccharide as potent and selective protein tyrosine phosphatase 1B inhibitors[J]. European Journal of Medicinal Chemistry, 134: 24-33.

附录　本书化合物名称对照表

Ac$_2$O	乙酸酐
AcOH	乙酸
AIBN	偶氮二异丁腈
B(OH)$_2$	硼酸(取代基)
BF$_3$K	三氟硼酸钾(取代基)
BF$_3$-OEt$_2$	三氟化硼乙醚
Biphenyl-PCy$_2$	二环己基膦基联苯
BMIDA	*N*-甲基亚胺二酰基硼(取代基)
Bn	苄基
Boc	叔丁氧羰基
BOP-Cl	双(2-氧代-3-噁唑烷基)次磷酰氯
BPin	频哪醇硼酸酯
Bu$_3$SnCl	三丁基氯化锡
CAN	硝酸铈铵
Cbz	苄氧羰基
CDCl$_3$	氘代氯仿
CDI	*N,N*-碳酰二咪唑
ClCO$_2$Et	氯甲酸乙酯
CSA	樟脑磺酸
CuI	碘化亚铜
DABCO	三乙烯二胺
dba	二亚苄叉丙酮
DBU	1,8-二氮杂双环[5.4.0]十一碳-7-烯
DCC	二环己基碳二亚胺
DCE	1,2-二氯乙烷
DCM	二氯甲烷
DDQ	2,3-二氯-5,6-二氰基苯醌

DEAD	偶氮二甲酸二乙酯
DEPC	焦碳酸二乙酯
DHP	邻苯二甲酸二己酯
DIAD	偶氮二甲酸二异丙酯
DIBALH	二异丁基氢化铝
DIC	N,N'-二异丙基碳二亚胺
DIEA	N,N-二异丙基乙胺
DIPEA	二异丙基乙基胺
DMAP	二甲氨基吡啶
DMDO	二甲基过氧化酮
DME	乙二醇二甲醚
DMF	*N,N*-二甲基甲酰胺
DMPI	苯基异氰酸酯
DMSO	二甲基亚砜
DPE-Phos	(2-二苯基膦基)苯基醚
DPPB	1,4-双(二苯基膦)丁烷
dppe	1,2-双(二苯膦)乙烷
DPPP	1,3-双(二苯膦)丙烷
EDA	乙二胺
EDCI	1-(3-二甲氨基丙基)-3-乙基碳二亚胺盐酸盐
Et$_2$NH	二乙基胺
Et$_3$SiH	三乙基硅烷
EtMgBr	乙基溴化镁
EtOAc	乙酸乙酯
EtOH	乙醇
EWG	吸电子基团
HBTU	苯并三氮唑-*N,N,N',N'*-四甲基脲六氟磷酸盐
HMPA	六甲基磷酰三胺
HMPT	六甲基磷酰胺
HOBt	1-羟基苯并三唑
HONphth	*N*-羟基酞酰亚胺
HOSU	*N*-羟基丁二酰亚胺

IBX	2-碘酰基苯甲酸
ImH	咪唑
iPr$_2$NEt	二异丙基乙基胺
KHMDS	双(三甲基硅烷基)氨基钾
LDA	二异丙基氨基锂
L-DIPT	L-(+)-酒石酸二异丙酯
LHMDS	双三甲基硅基胺基锂
LiNTMS$_2$	六甲基二硅基氨基锂
LTMP	四甲基哌啶锂
m-CPBA	间氯过氧苯甲酸
Me$_3$Al	三甲基铝
MeCN	乙腈
MeI	三聚氰胺
MEMCl	2-甲氧基乙氧基甲基氯
MeOH	甲醇
MeOTf	三氟甲磺酸甲酯
Mes	甲磺酰基
MOMcl	氯甲基甲醚
MsCl	甲磺酰氯
MsOH	甲磺酸
NaHMDS	二(三甲基硅基)氨基钠
NaNTMS$_2$	六甲基二硅基氨基钠
NBS	*N*-溴代丁二酰亚胺
n-Bu$_3$SnH	氢化三丁基锡
n-BuLi	正丁基锂
NCS	*N*-氯代丁二酰亚胺
NFSI	*N*-氟代双苯磺酰胺
NH$_2$OTHP	O-(四氢-2H-吡喃-2-基)羟基胺
NHMDS	双(三甲基硅基)氨基钠
NIS	*N*-碘代丁二酰亚胺
NMM	*N*-甲基吗啉
NMP	*N*-甲基吡咯烷酮

n-Pr₂NET	二正丙基乙基胺
NXS	N-卤代丁二酰亚胺
Oct₃P	三辛基磷
o-NBNH₂	邻硝基苄胺
Pd(dba)₂	双(二亚苄基丙酮)钯
Pd(PPh₃)₄	四(三苯基膦)钯
Pd/C	钯碳
PDC	重铬酸吡啶
Ph₃PCl₂	三苯基二氯化磷
PhI(CN)OTf	氰酸三氟甲磺酸碘苯
PhMe	甲苯
PhSeBr	溴化苯基硒
PhSeSePh	二苯基二硒醚
PhSH	苯硫酚
PhSTMS	苯硫基三甲基硅试剂
PIFA	二(三氟乙酰氧基)碘苯
PivCl	三甲基乙酰氯
PLE	酯水解酶
PMB	对甲氧基苄基
PMBCl	对甲氧基苯甲基氯
PMe₃	三甲基磷
PMP	1-苯基-3-甲基-5-吡唑啉酮
PPh₃	三苯基膦
PPTS	吡啶对甲苯磺酸盐
PPy	聚吡咯
Pr₂NEt	二异丙基乙基胺
p-TSA	对甲苯磺酸
PyBOP	1H-苯并三唑-1-基氧三吡咯烷基鏻六氟磷酸盐
pyr	吡啶
RCHO	醛
s-BuLi	仲丁基锂
Sc(OTf)₃	三氟甲磺酸钪

SEM	(三甲基硅)乙氧基甲基
SES	三甲基硅基乙磺酰基
SESCl	三甲基硅基乙磺酰氯
SmI$_2$	二碘化钐
TBAF	四丁基氟化铵
TBDPS	叔丁基二苯基硅醚
TBDPSCl	叔丁基二苯基氯硅烷
TBS	叔丁基二甲基硅基
TBSCl	叔丁基二甲基氯硅烷
TBSOTf	叔丁基二甲硅基三氟甲磺酸酯
TDI	甲苯-2,4-二异氰酸酯
TEA	三乙胺
TEMPO	2,2,6,6-四甲基哌啶氧化物
TES	三羟甲基甲胺基乙磺酸
TESCl	三乙基氯硅烷
TFA	三氟乙酸
TfOH	三氟甲磺酸
THF	四氢呋喃
THP	四氢吡喃
TIPS	三异丙基硅基
TMEDA	四甲基乙二胺
TMS	三甲基硅基
TMSCl	三甲基氯硅烷
TMSI	三甲基碘硅烷
TMSOTf	三氟甲磺酸三甲硅酯
trisyl azide	2,4,6-三异丙基苯磺酰叠氮
trisyl-N$_3$	2,4,6-三异丙基苯磺酰叠氮化物
TsCl	对甲苯磺酰氯
TsOH	对甲苯磺酸
VAZO	偶氮二异丁腈